Antonio Malvasi
Andrea Tinelli
Gian Carlo Di Renzo

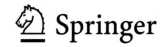

Management and Therapy of Early Pregnancy Complications
First and Second Trimesters

# 妊娠早期并发症的
# 管理与治疗 第一和第二孕期

安东尼奥·马尔瓦西
主　编　〔意〕安德列·蒂内利
吉安·卡洛·迪伦佐
主　译　夏恩兰

天 津 出 版 传 媒 集 团
天津科技翻译出版有限公司

著作权合同登记号:图字:02-2019-99

## 图书在版编目(CIP)数据

妊娠早期并发症的管理与治疗:第一和第二孕期/
(意)安东尼奥·马尔瓦西(Antonio Malvasi),(意)安
德列·蒂内利(Andrea Tinelli),(意)吉安·卡洛·迪伦佐
(Gian Carlo Di Renzo)主编;夏恩兰主译. —天津:
天津科技翻译出版有限公司,2021.6
　　书名原文: Management and Therapy of Early
Pregnancy Complications: First and Second Trimesters
　　ISBN 978-7-5433-4108-1

　　Ⅰ.妊… Ⅱ.①安… ②安… ③吉… ④夏… Ⅲ.
①妊娠合并症–诊疗 ②妊娠病–并发症–诊疗 Ⅳ.
①R714.2

中国版本图书馆 CIP 数据核字(2021)第 018261 号

Translation from the English Language Edition:
Management and Therapy of Early Pregnancy Complications:
First and Second Trimesters
Edited by Antonio Malvasi,Andrea Tinelli and Gian Carlo Di Renzo
Copyright © 2016 Springer International Publishing Switzerland
This edition has been translated and published under licence from
Springer International Publishing AG.
All Rights Reserved.

授权单位:Springer-Verlag GmbH
出　　　版:天津科技翻译出版有限公司
出 版 人:刘子媛
地　　　址:天津市南开区白堤路 244 号
邮政编码:300192
电　　　话:(022)87894896
传　　　真:(022)87895650
网　　　址:www.tsttpc.com
印　　　刷:天津海顺印业包装有限公司
发　　　行:全国新华书店
版本记录:889mm×1194mm　16 开本　22 印张　400 千字
　　　　　2021 年 6 月第 1 版　2021 年 6 月第 1 次印刷
　　　　　定价:220.00 元

(如发现印装问题,可与出版社调换)

# 主译介绍

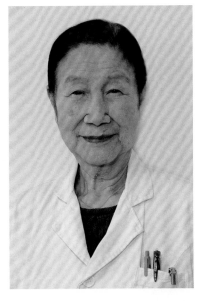

夏恩兰，我国宫腔镜诊治医学的奠基人与开拓者。现任首都医科大学妇产科学系教授，硕士研究生导师，首都医科大学附属复兴医院宫腔镜中心主任。1955年毕业于西北医学院。1990年在我国率先引进并开展宫腔镜电切术。1993年创建了国内第一家宫腔镜诊治中心，继续进行临床实践、普及推广与科学研究。1994年开展腹腔镜，并在国内首创应用宫腔镜与腹腔镜联合诊治妇科疾病。2014年引进"海聚工程"的全球知名生殖与妇科内镜专家、英国谢菲尔德大学医学院李天照教授，组建了一支科研实力强、临床经验丰富、技术娴熟的团队，并取得了较好的临床实践效果。

多年来夏恩兰教授与她的团队通力合作，勇于实践创新，进行科学研究，总结经验，著书立说。曾在国内外医学杂志发表论文253篇，荣获各级科技成果奖30项，《宫腔镜技术的临床应用与基础研究》获2004年国家科技进步二等奖。主编宫腔镜和腹腔镜参考书4部，主译妇科内镜参考书5部。在宫腔镜技术方面有多项创新，尤其在子宫畸形诊治方面有较深造诣，在国内外首创宫腔镜单角子宫成形术，创新改良腹腔镜宫颈环扎术为极简式，引起国内外重视。

自1992年起，每年举办大型国际宫/腹腔镜学术研讨会共28期，宫/腹腔镜"手把手"培训班79期，带教进修医生2000余人，培养了大批妇科内镜人才。经过30多年的不断探索和发展，夏恩兰教授带领的以宫腔镜技术为代表的妇科内镜团队逐步建立和形成了以宫腔镜诊治技术为特色的现代妇科内镜技术体系，在较短时间内达到了国内领先、与国外同步发展的先进水平。

夏恩兰教授曾多次荣获省市级先进个人(先进工作者)称号，1992年起享受国务院政府特殊津贴，2012年获中国第一届妇产科医师奖，2015年获首都医科大学颁发的吴阶平"桃李奖"，同年获APAGE年会暨第7届CGEG会议颁发的"妇科内镜终身成就奖"。2017年5月，在西班牙举办的全球第一届宫腔镜大会上，由于她对妇科事业的热爱，孜孜以求，以及在宫腔镜推广应用中的突出贡献，夏恩兰教授被誉为全球只有四人获此殊荣的"世界宫腔镜之父"称号，并被授予"特殊贡献奖"。

# 译校者名单

**主　译**　夏恩兰

**副主译**　于　丹

**译校者**　(按姓氏汉语拼音排序)

| | | | | |
|---|---|---|---|---|
| 郭　艳 | 黄　睿 | 黄晓武 | 李云飞 | 刘琳琳 |
| 刘玉环 | 罗　静 | 罗伊洋 | 马　宁 | 彭雪冰 |
| 宋冬梅 | 王　婧 | 夏恩兰 | 肖　豫 | 谢　薇 |
| 杨　雪 | 杨玲玲 | 于　丹 | 张晓昱 | 赵玉婷 |
| 郑　杰 | 周凤琼 | 周巧云 | | |

# 编者名单

**Maria Andrikopoulou, MD, PhD** Department of Obstetrics and Gynecology, Winthrop-University Hospital, Mineola, NY, USA

**Domenico Baldini, MD** Center for Medically Assisted Fertilization, MoMò Fertilife, Bisceglie, Italy

**Cynthia Bean, MD** Department of Obstetrics and Gynecology, Winfred L. Wiser Hospital for Women and Infants, The University of Mississippi Medical Center, Jackson, MS, USA

**Juan Carlos Bello-Muñoz, MD, PhD** Maternal-Fetal Medicine Unit – Obstetrics Department, Quiron University Hospital Barcelona, Barcelona, Spain

**Vincenzo Berghella, MD, FACOG** Department of Obstetrics and Gynecology, Sidney Kimmel Medical College at Thomas Jefferson University, Philadelphia, PA, USA

**Maria Pia Brisigotti, MD, PhD** Course in Paediatric Science, Fetal-Perinatal and Paediatric Pathology, University of Genoa, Genoa, Italy
UOSD Feto-perinatal Pathology, IRCCS Istituto Giannina Gaslini, Genoa, Italy

**Howard Carp, MB, BS, FRCOG** Department of Obstetrics and Gynecology, Sheba Medical Center, Tel Hashomer, Israel
Sackler School of Medicine, Tel Aviv University, Tel Aviv, Israel

**Daniela A. Carusi, MD** Department of Obstetrics and Gynecology, Brigham and Women's Hospital, Harvard Medical School, Boston, MA, USA

**Gian Carlo Di Renzo, MD, PhD** Department of Obstetrics and Gynecology, Centre for Perinatal and Reproductive Medicine, Santa Maria della Misericordia University Hospiatal, Perugia, Italy

**Jamil ElFarra, MD** Department of Obstetrics and Gynecology, Winfred L. Wiser Hospital for Women and Infants, The University of Mississippi Medical Center, Jackson, MS, USA

**Ezio Fulcheri, MD, PhD** Division of Anatomic Pathology, Departement of Surgical and Diagnostic Science, University of Genoa, Genoa, Italy
UOSD Feto-perinatal Pathology, IRCCS Istituto Giannina Gaslini, University of Genoa, Genoa, Italy

**Antonio R. Gargiulo, MD, PhD** Center for Infertility and Reproductive Surgery and Center for Robotic Surgery, Brigham and Women's Hospital, Harvard Medical School, Boston, MA, USA

**Sandro Gerli, MD, PhD** Department of Obstetrics and Gynecology, University of Perugia, Perugia, Italy

**Audrey Gilbert, MD, FRCSC** Department of Obstetrics and Gynecology, McGill University, Montréal, QC, Canada

**Stephanie H. Guseh, MD** Department of Obstetrics and Gynecology, Brigham and Women's Hospital, Harvard Medical School, Boston, MA, USA

**Paul W. Hendrix, DO** Division of Maternal Fetal Medicine, Department of Obstetrics, Gynecology and Reproductive Sciences, Yale University School of Medicine, New Haven, CT, USA

**Bradley S. Hurst, MD** Reproductive Endocrinology and Infertility, Carolinas HealthCare System, Charlotte, NC, USA

**Louise P. King, MD, JD** Department of Obstetrics and Gynecology, Beth Israel Deaconess Medical Center, Harvard Medical School and Center for Bioethics, Boston, MA, USA

**Dimitrios Kiortsis, MD, PhD** Department of Physiology, University of Ioannina Medical School, Ioannina, Greece

**Ioannis P. Kosmas, MD, MSc, PhD** Department of Obstetrics and Gynecology, Xatzikosta General Hospital, Ioannina, Greece

Laboratory of Human Physiology, The International Translational Medicine and Biomodelling Research Group, Department of Informatics and Applied Mathematics, Moscow Institute of Physics and Technology (State University), Dolgoprudny, Moscow Region, Russia

**Jun Kumakiri, MD, PhD** Department of Obstetrics and Gynecology, Juntendo University Faculty of Medicine, Tokyo, Japan

**Jessica Kuperstock, MD** Department of Obstetrics and Gynecology, Beth Israel Deaconess Medical Center, Harvard Medical School, Boston, MA, USA

**Keun-Young Lee, MD, PhD** Division of Maternal and Fetal Medicine, Department of Obstetrics and Gynecology, Kangnam Sacred Heart Hospital, College of Medicine, Hallym University, Seoul, South Korea

**Antonio Malvasi, MD** Department of Obstetrics and Gynecology, Santa Maria Hospital, G.V.M. Care and Research, Bari, Italy

International Translational Medicine and Biomodelling Research Group, Department of Applied Mathematics, Moscow Institute of Physics and Technology (State University), Moscow Region, Russia

**James N. Martin Jr, MD, FACOG, FRCOG** Department of Obstetrics and Gynecology, Winfred L. Wiser Hospital for Women and Infants, The University of Mississippi Medical Center, Jackson, MS, USA

**Ljiljana Mirković, MD** Head of Obstetric Intensive Care Unit, Medical Faculty, University of Belgrade, Belgrade, Serbia

Clinic for Gynecology and Obstetrics, Clinical Center of Serbia, Belgrade, Serbia

**Ospan Mynbaev, MD, MSc, PhD, ScD** Laboratory of Human Physiology, The International Translational Medicine and Biomodelling Research Group, Department of Informatics and Applied Mathematics, Moscow Institute of Physics and Technology (State University), Dolgoprudny, Moscow Region, Russia

**Reshama Navathe, MD, FACOG** Department of Obstetrics and Gynecology, Sidney Kimmel Medical College at Thomas Jefferson University, Philadelphia, PA, USA

**Camran Nezhat, MD** Center for Special Minimally Invasive Surgery, Stanford Medical Center, Palo Alto, CA, USA

**Farr R. Nezhat, MD** Department of Obstetrics and Gynecology, Winthrop-University Hospital, Mineola, NY, USA

Department of Obstetrics and Gynecology, New York-Presbyterian/Weill Cornell, New York, NY, USA

**Rie Ozaki, MD** Department of Obstetrics and Gynecology, Juntendo University Faculty of Medicine, Hongo, Bunkyo-ku, Tokyo, Japan

**Elena Pacella, MD** Department of Sense Organs, Faculty of Medicine and Dentistry, Sapienza University of Rome, Rome, Italy

**Luis Alonso Pacheco** Unidad Endoscopia, Centro Gutenberg, Malaga, Spain

**Michael J. Paidas** Division of Maternal Fetal Medicine, Yale Women and Children's Center for Blood Disorders and Preeclampsia Advancement, National Hemophilia Foundation – Baxter Clinical Fellowship Program at Yale, New Haven, CT, USA

Department of Obstetrics, Gynecology and Reproductive Sciences, Yale University School of Medicine, New Haven, CT, USA

**William H. Parker, MD** Minimally Invasive Gynecologic Surgery, UCLA Medical Center, Santa Monica, CA, USA

Department of Obstetrics and Gynecology, UCLA School of Medicine, Los Angeles, CA, USA

**Leonardo Resta, MD** Section of Pathological Anatomy, Department of Emergency and Organ Transplantation (DETO), University of Bari, Bari, Italy

**Luis Cabero Roura, MD, PhD, FRCOG(hon), FACOG(hon)** Department of Ob/Gyn and Center for Perinatal and Reproductive Medicine, Vall d'Hebron University Hospital, Universidad Autonoma de Barcelona, Barcelona, Spain

**Stefan Iliev Savchev, MD, PhD** Maternal-Fetal Medicine Unit – Obstetrics Department, Quiron University Hospital Barcelona, Barcelona, Spain

**Stavros Sifakis, MD, PhD** Department of Obstetrics and Gynecology, University Hospital of Heraklion, Crete, Greece

**Ga-Hyun Son, MD** Department of Obstetrics and Gynecology, Hallym University, Seoul, South Korea

**Ji-Eun Song, MD** Department of Obstetrics and Gynecology, Hallym University, Seoul, South Korea

**Radmila Sparić, MD** Clinic for Gynecology and Obstetrics, Clinical Center of Serbia, Belgrade, Serbia

Medical Faculty, University of Belgrade, Belgrade, Serbia

**Satoru Takeda, MD** Department of Obstetrics and Gynecology, Juntendo University Faculty of Medicine, Tokyo, Japan

**Constantina Tatsi, MD** Department of Obstetrics and Gynecology, Xatzikosta General Hospital, Ioannina, Greece

**Andrea Tinelli, MD, PhD** Department of Obstetrics and Gynecology, Vito Fazzi Hospital, Lecce, Italy

Laboratory of Human Physiology, The International Translational Medicine and Biomodelling Research Group, Department of Informatics and Applied Mathematics, Moscow Institute of Physics and Technology (State University), Dolgoprudny, Moscow Region, Russia

Institute of Physics and Technology (State University), Moscow, Russia

Division of Experimental Endoscopic Surgery, Imaging, Technology and Minimally Invasive Therapy, Department of Obstetrics & Gynecology, Vito Fazzi Hospital, Lecce, Italy

**Abraham Tsur, MD** Department of Obstetrics and Gynecology, Sheba Medical Center, Tel Hashomer, Israel

Sackler School of Medicine, Tel Aviv University, Tel Aviv, Israel

**Togas Tulandi** Reproductive Medicine, McGill University, Montréal, QC, Canada

Department of Obstetrics and Gynecology, McGill University Health Center, Montréal, QC, Canada

**Avinoam Tzabari, MD, PhD** Department of Obstetrics and Gynecology, Medical Center Yoseftal Hospital, Eilat, Israel

**Ughetta Vergari, PhD** Department of Classical Philology and Philosophical Sciences, International Center of Bioethics and Human Rights, University of Salento, Lecce, Italy

**Anthony M. Vintzileos, MD** Department of Obstetrics and Gynecology, Winthrop-University Hospital, Mineola, NY, USA

**Richard Viscarello, MD** Department of Obstetrics and Gynecology, Maternal Fetal Care P.C., The Stamford Hospital, Stamford, CT, USA

# 中文版序言

　　妊娠早期和中期并发症的发生相当常见,发病率超过 20%。在许多病例中,当孕妇出现出血或腹痛等症状时,她们总是担心这是否是将要流产的迹象。她们迫切地希望被关注,适当的检查以及专家的协助能够让她们相信妊娠情况一切良好。并且,如果需要的话,可以进行必要的治疗,以帮助她们保住胎儿。

　　至少可以通过两种方法对这些具有妊娠早期并发症的孕妇的护理进行改善。

　　首先,存在顾虑的妊娠早期妇女应随时能够进入专门从事妊娠早期并发症诊断和管理的诊疗中心。这些中心通常被称为"妊娠早期评估中心"(EPAU)。这些妊娠早期评估中心在英国发展了 20 多年,其中较早的一家是在我曾经工作过的谢菲尔德大学医院。这些评估中心逐渐变得非常受欢迎,需求量很大,因而不久之后,英国的每个城市和大多数综合医院都建立了自己的 EPAU 来处理妊娠早期并发症,如妊娠早期出血、流产和宫外孕及其他并发症。这些评估中心由一个工作团队来进行管理,团队成员包括对妊娠早期并发症特别感兴趣并接受过专门培训的护士、超声医生以及妇产科医生,这就像为解决妊娠晚期问题而建立的产房一样。在我国,首都医科大学附属复兴医院是较早建立 EPAU 的医院之一,这与夏恩兰教授的努力密不可分。

　　其次,是为那些希望为妊娠早期并发症患者进行护理的人群提供教育机会,帮助他们获得必要的知识。Malvasi 等编写的这本书,特别致力于妊娠早期并发症的管理和治疗这一备受关注的重要课题。我相信本书对国内妇产科临床医生们掌握必要的知识来处理相关问题会有很大帮助。此外,夏恩兰教授和她的团队在翻译工作中一丝不苟的工作态度,确保了本书中文版与原著作的学术水平相当。

　　本人将此书力荐给所有生殖医学专家、为孕妇提供紧急护理的医生以及实习妇科医生,同时本书也适用于那些希望了解本领域最新进展,以及与其日常实践工作存在很大相关性的产科医生。

英国谢菲尔德大学教授

香港中文大学教授

首都医科大学客座教授

北京市特聘专家

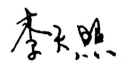

2020 年 6 月 28 日

# 中文版前言

妇女肩负着传宗接代、养儿育女、人口繁衍的社会责任。足够数量的人口是国家繁荣昌盛的基石。近年来，随着我国人口出生率的下降和老龄化的日益加剧，国家对人口政策做了相应的调整，全面开放了二孩政策，同时着力提高人口素质。认真执行国家的生育政策，不断提高技术水平，保护孕产妇的生命安全，减少产科并发症，是妇产科医生的神圣责任！

产科学是专门研究孕产妇生理、病理的临床学科。产科并发症非常多见，关系到孕产妇和胎儿的生命，如何预防、早期识别、准确诊断、及时和正确处理这些并发症，是值得深入研究的课题。目前国内详述妊娠并发症，尤其是第一和第二孕期并发症的参考书还较为少见。首都医科大学附属复兴医院宫腔镜中心团队受天津科技翻译出版有限公司之约，将 *Management and Therapy of Early Pregnancy Complications：First and Second Trimesters* 一书翻译成中文出版，这是一件迫切需要和十分有意义的工作。我们中心学习英国的先进经验，于 2017 年成立了专门致力于照顾和关爱妊娠早期妇女，处理妊娠早期并发症的"妊娠早期评估中心（EPAU）"。该书的出版对于我国正在兴起的"EPAU"，无异于雪中送炭，必定能够对妇产科医生在预防和诊治产科并发症方面有所帮助。

该书是一部完整、系统地讲述有关第一、第二孕期妊娠并发症的书籍。全书共 15 章，第 1 章介绍了从懵懂的 14 世纪到科技高度发达的 21 世纪，对产科并发症的认识和治疗简史，其后 14 章分别详述了妊娠第一和第二孕期罹患的自然流产、异位妊娠、妊娠滋养细胞疾病、妊娠期附件病变、子宫肌瘤、盆腔炎性疾病、宫颈功能不全、妊娠期糖尿病、妊娠期高血压病、妊娠期血栓形成倾向及与辅助生殖技术相关的并发症等，同时对妊娠第一和第二孕期并发症的症状学、现代诊断方法、药物治疗、子宫动脉栓塞术、磁共振引导聚焦超声治疗、开腹手术及腹腔镜和宫腔镜等微创手术治疗、患病期间全周期管理及心理支持等进行了全面阐述，是一部极富临床实用价值的妊娠早期并发症诊治相关参考书。

本书内容新颖、病例丰富、编排清晰、图文并茂、可读性强，涵盖了有关妊娠早期并发症的病因、临床、病理等基本信息，以及治疗过程中发生的并发症及错误解析等，有助于提高诊治者对疾病的分析判断能力，是广大妇产科临床医生、辅助生殖医生、社区医生、护理及妇幼保健工作者必备的工具书，也可作为医学院校本科生、研究生教学的辅助教材。

感谢天津科技翻译出版有限公司刘子媛经理和陈妍华主任的悉心指导和审校。

感谢香港中文大学威尔士亲王医院生殖医学主任李天照教授作序和指导。

感谢英国皇家大学哈默史密斯医院妇产科 Saravelos S.顾问医生的帮助。

夏思思

2021 年 2 月 15 日

# 前　言

　　自古以来,产科并发症在临床上屡见不鲜。由于需要治疗的患者有两个:母亲和胎儿,导致需要监测和治疗的情况更加复杂。几个世纪以来,随着超声、激光、微创手术和心血管造影术等新技术的出现,产科并发症的治疗技术也在逐步发展。针对不同人群的人口统计学和社会学新的变化以及新的科学发现使母婴医学这个特殊的新领域应运而生。在本书中,作者对产科并发症的现代诊断和治疗进行了阐述,如微创手术(内镜手术,包括宫颈环扎术)和辅助生殖技术(ART)。现代产科能够在诊断的同时开展手术治疗,比如对于宫外孕、附件病变和子宫肌瘤的病例。但直到 20 世纪末,子宫破裂等产科并发症一直是无法避免的。近年来,由于剖宫产的数量呈指数级增长,子宫破裂问题比以前更为普遍,甚至可能导致母亲和胎儿的死亡。在过去的一个世纪中,工业化国家妇女的生育年龄已普遍超过 40 岁,从而导致了一些妊娠相关疾病的发病率升高,如糖尿病、高血压和血栓栓塞症。如今,一些罕见且复杂的新情况,例如更年期患者,也可以进行辅助生殖技术,可能导致母胎问题和妊娠并发症的显著增加。

　　此外,在医疗资源丰富的国家,卫生领域的一个主要问题就是医疗事故。在产科工作的医生经常被迫以"防御性医疗"的方式进行工作,以避免为医疗事故担责。这意味着医疗、法律和保险费用的增加,以及院内工作环境更为紧张。由于有关产科并发症的医疗意外和医疗事故之间的界限模糊,许多医生被迫采取防御性措施,以免受到不公正的法律指控,以及因此造成的重大经济损失和心理创伤,本书也就此类问题有所阐述。

　　希望本书能够阐明妊娠早期和中期的常见并发症,并对此领域的同仁和专业人士开展日常工作有所助益。

Antonio Malvasi

Andrea Tinelli

Gian Carlo Di Renzo

# 致　谢

感谢医学绘图学院的 Antonio Dell'Aquila，为本书所绘制的插图精美绝伦，并与本书著者 Antonio Malvasi 博士长期合作。

# 目 录

# 第 1 章
# 产科并发症简史

Stefan Iliev Savchev, Juan Carlos Bello-Muñoz, Gian Carlo Di Renzo, Luis Cabero Roura

　　一直以来,人们写了诸多关于女性疾病的医学文章。自 Hippocrates 研究报道女性身体之后,有 1/5 的医学藏书是关于女性身体的[63]。Soranus of Ephesus 是一位著名的医学家,在 Galen(图 1.1a,b)出生前去世,他发表的最重要的文献正是关于妇产科的[46]。

　　在 14~15 世纪,出现了一本专门的妇产科论著,涵盖一百多个章节[53]。这些章节大多侧重讲述分娩及其并发症,有关妊娠早期和晚期并发症的阐述在历史上发挥了重要作用。在少许保存完好的记录中,特别记载了此类并发症中的一些病例,并强调了其治疗的重要性。例如,公元 408 年,拜占庭皇帝 Arcadius 的妻子 Eudoxia 皇后发生了流产感染,最后导致死亡,其经过被详细记录(图 1.2)。根据 Cedrenus 和 Zonaras 的记载[50],由于胎死腹中,发生了严重的感染,从而导致皇后死亡。"混合寄生虫的血液"从她的生殖道大量流出。她的身体闻起来好像已经死了好多天,散发着恶臭,以至于印度的所有草药和香料都无法遮掩。她全身滚烫,高烧成了她"真正的火葬"。她的病情进一步恶化,她的随从"召见 Arsakios 修道院院长为她举行圣

餐"。之后,"孩子流产了,是个死婴。"她的随从们满意地诵读祷文(他们认为皇后可以无恙了),不幸的是,在仪式期间,皇后也去世了。当然,这对继承王位和历史有着重要的影响。

　　古人真正感兴趣的另一个问题是,妇女是否有能力怀孕或是否已怀孕。在古埃及[33,54],医生们已经认识到性行为和怀孕之间的生殖关系。他们认为,男性贡献"种子"种植在女性肥沃的子宫土地上。精液被认为起源于脊髓(图 1.3a,b)。这种误解是由埃及祭司提出的,他们向众神献祭公牛(他们认为公牛的阴茎是脊柱的延伸,因为控制公牛阴茎的肌肉附着在骶骨上)。因此,不孕症更多的是男性原因,而不是女性的原因。生殖过程中的母体部分还不清楚,因为他们不知道精子进入子宫和输卵管,也不认识卵巢。他们认为,女性的身体是胎儿的孵化器,子宫是一条血管,胎盘在胎儿营养中的重要作用已经得到了重视。

　　在古埃及已知的妊娠诊断方法中,仅有几种方法流传至今,如详细记录晨起呕吐次数和"洋葱试验"。"洋葱试验"指将洋葱放进阴道深处,并在早晨检查妇女的呼吸气味,有洋葱气味为阳性的结果(图 1.4)。无月经与妊娠之间的关系在古代文献中没有描述。因而,妊娠早期流产的内容没有涉及,病理状态(如宫外孕)等更深入的内容均未提及。

　　关于怀孕测试的第一次描述来自柏林,它也给出了预测胎儿性别的指示:将孕妇的尿液倒在大麦和小麦的谷粒上。如果种子发芽了,诊断为怀孕。如果大麦先发芽,胎儿是男孩,如果小麦先发芽,那就意味着是女孩,如果都没有发芽,表示没有怀孕[85]。

　　妊娠早期并发症的正确诊断和处理是近年来发展起来的,与现代影像技术的发展密切相关。我们认为,

S.I. Savchev, MD, PhD • J.C. Bello-Muñoz, MD, PhD
Maternal-Fetal Medicine Unit – Obstetrics Department, Quiron
University Hospital Barcelona, Barcelona, Spain

G.C. Di Renzo, MD, PhD
Department of Obstetrics and Gynecology, Centre for Perinatal
and Reproductive Medicine, Santa Maria della Misericordia
University Hospiatal, Perugia, Italy
e-mail: giancarlo.direnzo@unipg.it

L.C. Roura, MD, PhD, FRCOG(hon), FACOG(hon) (✉)
Department of Ob/Gyn and Center for Perinatal and Reproductive
Medicine, Vall d'Hebron University Hospital, Universidad
Autonoma de Barcelona, Barcelona, Spain
e-mail: lcaberor@sego.es

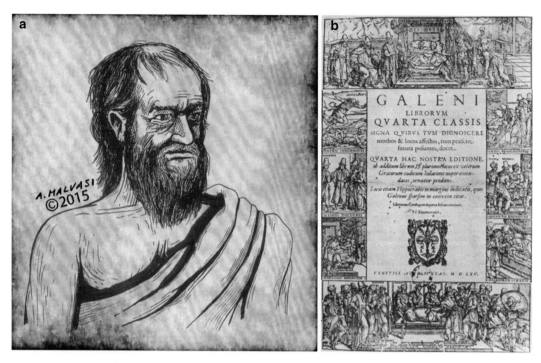

图 1.1　(a)Galen 和 (b)他的著作。"Galeni⋯.omnia quae exant opera in Latinum sermonem conversa". Juntarum quarta editionem. (Venetiis 1565. Folio 360 × 240，front. Inc.Voll. 11)

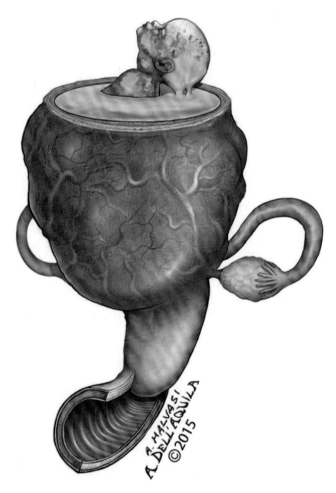

图 1.2　流产感染。

读者有兴趣了解妇产科学的发展史，也有兴趣了解古代医者对自然流产、复发性妊娠丢失（流产）、晚期异位妊娠和妊娠滋养细胞疾病的认识和理解。

## 1.1　流产

在古代文明中，人们已使用各种疗法来防止流产的发生和再次发生。一直以来，人们使用净化仪式、特别祈祷和各种药物疗法，用以防止流产的发生。许多古代文明中都有纪念和帮助哀悼失去胎儿的仪式[33,43,79]。这些仪式加强了妊娠早期流产对男性和女性的影响[49]。

在中世纪，人们对妊娠早期流产的态度发生了很大的变化，主要是因为医生、牧师和律师们关心的是流产背后是否有犯罪意图。反复流产的真正原因以及预防或治疗流产的方法在很大程度上仍被忽视。

19 世纪，人们很少怀疑流产的数字。Jackson[44]查看了 18 世纪英国法院的记录，其中记载了女性在为自己辩护杀婴指控的过程中描述流产的情况。Shannon Withycombe 博士[84]研究了 19 世纪的医学资料和个人观点，发现了当时医疗记录中有关流产原因的信息。Kastor 通过仔细阅读 Lewis 和 Clark 探险队的资料，认为 Sacagawea 在途中的流产是经过救治的（图 1.5）。

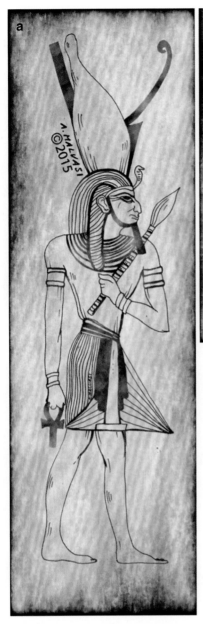
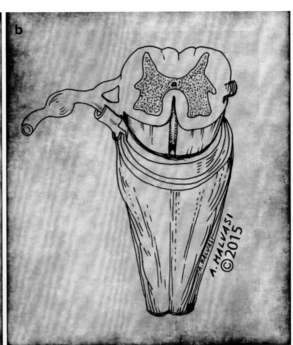

图 1.3　(a) 古埃及人及 (b) 其男性生育观念:精液起源于脊髓。

Sacagawea 是一个加拿大雇佣军的妻子,该雇佣军被探险家雇来带领他们穿越西部的荒野领土(即今天美国的内布拉斯加州)。探险队的记录讲述道,整个队伍由于这位女子的流产而停止了前进, 大量的出血几乎夺去了这位年轻女子的生命,她用"从树林里采集的树根和浆果制成的茶"来治疗自己[47]。

在过去的 50 年里,学者们记录的流产描述和临床经验在逐渐变化。20 世纪 60 年代以前,资料很少,因此,历史得出的结论有很强的推测性,且广受争议[66,69]。直到 20 世纪初,这一课题一直处于医学研究的底层。正如 Hedley[35]所提到的,"忽视先兆流产的危险即增加

胚胎从子宫排出的风险,在实际流产的病例中,如果不注意,就有相当大的感染风险"。这可能是医学界首次提出流产是一种病理状态,并对其固有的风险进行阐述。

如上所述,直到 20 世纪上半叶,反复流产和先兆流产才成为医学科目。激素的出现和激素用于治疗糖尿病[55]或甲状腺功能减退[61],使得受此类疾病困扰的患者得以成功怀孕。几十年后,人们的兴趣转向了反复流产的免疫学研究[2],认为自身免疫条件在与流产相关的病理生理学中起重要作用[1,8]。

在过去的几十年里, 随着超声在妇科的大规模应用,诊断不能持续的妊娠变得简单明了,"稽留流产"一

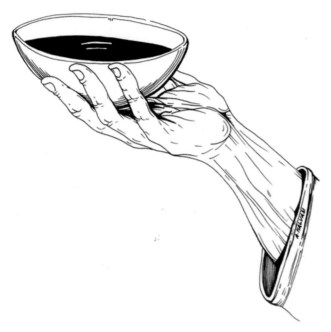

图 1.4 洋葱试验:晨后呼吸中有洋葱气味为阳性结果。

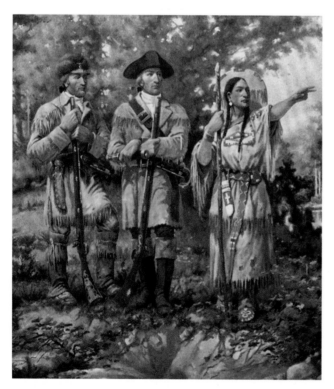

图 1.5 蒙大拿州众议院大厅的壁画:Edgar Samuel Paxson 所画的 *Lewis and Clark at Three Forks*。

词也被添加到医学术语中[28]。意识到在整体妊娠中,有20%~30%的妊娠在孕程的前半期丧失,引发了许多关于流产的病因学、感觉上的重要变化,以及遗传学、血液流变学、免疫学和激素方面的研究。可以说,目前,

医生能够确定这些流产绝大多数的原因[67]。

## 1.2 堕胎

堕胎作为医学上药物去除胎儿的做法,自古以来就被人们所熟知。早期和原始文化中使用的许多方法都是非手术的。体力活动如繁重的劳动、攀登、划桨、负重或跳水等是常见的方法。其他方法包括使用刺激性叶子、禁食、放血、将热水泼到腹部和其他危险方法[19]。最近的文献为我们提供了世界各地不同文化中使用的堕胎方式。在 19 世纪,手术和麻醉的进步为终止不被期待的妊娠提供了另一种方式。将堕胎定为刑事罪,只会使之秘密进行。堕胎的过程很危险,往往会造成严重后果或导致死亡。20 世纪,大多数发达国家的堕胎合法化,手术技术改进,预防性抗生素治疗,以及引进现代药物流产方法。不幸的是,在难以获得医疗设施的发展中国家,堕胎仍然是一种危险的行为,仍然会夺去女性的生命。与流产有关的死亡主要或完全是由于不安全堕胎造成的,因为自然流产很少造成死亡。因为隐瞒,与不安全堕胎相关的死亡率的报道很可能被低估。不安全堕胎造成的产妇死亡人数通常是根据社区报告或医院堕胎死亡数据估计的,根据占所有孕产妇死亡人数的百分比进行估计。此外,来自发展中国家贫穷社区病例的原始登记与较高死亡率之间存在一致的关系[6,82]。

## 1.3 异位妊娠

自从异位妊娠在 Abulcasis(936—1013)的著作中被直接记载以来(图 1.6a,b),直到 19 世纪才被认为是一个普遍的致命事故。关于异位妊娠的机制,第一次描述来自法国医生 Pierre Dionis(图 1.7a,b)。他在 1718年准确而诗意地写道:如果胚胎太大,或者如果输卵管的直径太小,胚胎就停留在输卵管不能前进,并在那里生根发芽,与子宫内妊娠一样,胚胎与输卵管的血管有同样的联系,吸取营养,逐渐长大,但输卵管壁不能像子宫那样扩张,最终将会破裂,胎儿落入腹腔,这就是导致母亲死亡的原因[7]。

1884 年,Robert Lawson Tait(1845—1899)(图 1.8a,b)报道用输卵管切除术成功治疗输卵管妊娠,结束了近170 年的探索,开创了完全根治异位妊娠的时代。1888

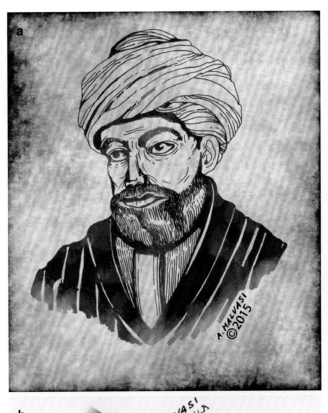

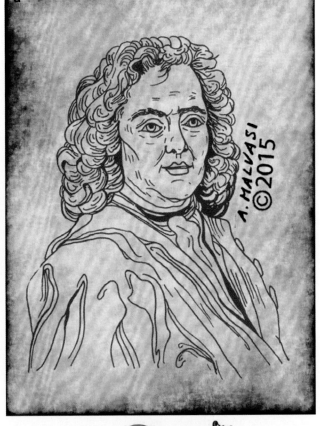

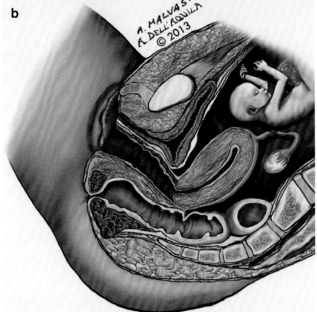

图 1.6　（a）Albucasis。（基于 1988 年 Luciano Sterpellone 的 *I grandi vecchi della medicina* 创作）（b）腹腔妊娠。Albucasis（936—1013），阿拉伯穆斯林医生，首次认识到腹部妊娠，这显然是希腊和罗马医生所不知道的，在 Hippocrates 的著作中也没有提及。

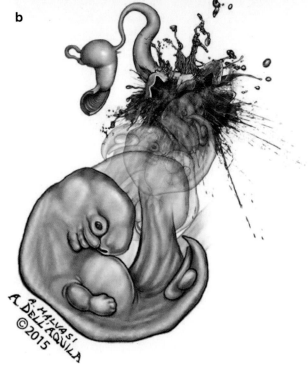

图 1.7　（a）Pierre Dionis。（b）1718 年描述了输卵管妊娠破裂。

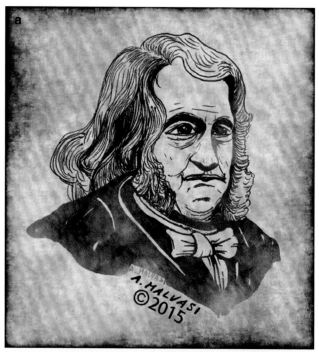

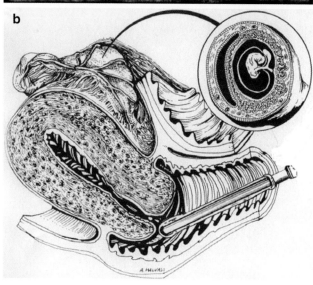

图 1.8　(a)Robert Lawson Tait。(b)Tait 于 1884 年报道使用输卵管切除术成功治疗输卵管妊娠。

年,Tait 报道了 42 例宫外孕破裂开腹手术的结果,其中只有两例死亡,包括他的第一例手术。其中几个病例是妊娠几周后胚胎被输卵管排出至腹腔,但仍然继续生长,直到出现症状和体征需要干预。在其 1888 年发表的另一篇论文中,Tait 从手术后的标本中清楚地发现异位妊娠,确定了这一过程。在此之前,人们对异位妊娠这一过程仅是推测。一直到 20 世纪的最后 20 年,开腹手术一直是治疗甚至诊断异位妊娠破裂的主要手段。现在,大多数异位妊娠可使用超声诊断(图

1.9a,b),β–hCG 水平的定量测量,腹腔镜手术,避免了开腹手术。同时,我们对异位妊娠自然发展史的认识有所改善。通过采用保守的手术方法和使用甲氨蝶呤(methotrexate),可以保护女性未来的生育能力。20 世纪 80 年代,甲氨蝶呤首次用于治疗异位妊娠。Stovall 的研究[77]描述了甲氨蝶呤门诊治疗异位妊娠的情况,随后制订了单剂量方案。110 年来异位妊娠手术治疗和药物治疗的进步大大降低了死亡率,从 1880 年的 72%~90% 降至 1990 年的 0.14%[58]。

## 1.4　妊娠滋养细胞疾病

"滋养细胞疾病"一词描述了胎盘胎膜中出现的持续性肿瘤。它们自古以来被人们所知,但人们对它们的了解却很少。公元前 400 年,Hippocrates 第一次将葡萄胎(图 1.10a,b)描述为"子宫水肿";而在公元 600 年,Aetius of Amida 描述了子宫"充满了囊状物体",可能也代表了这一过程。

1700 年,Smellie 首先提到了葡萄胎,但直到 1827 年,Velpeau 和 Boivin 才第一次认识到葡萄胎是绒毛膜囊性扩张。1889 年,Sanger 提出了"子宫蜕膜细胞肉瘤"一词,称其为一种"源于妊娠蜕膜的恶性肿瘤"。1895 年,Marchand 证明这些肿瘤是妊娠、流产或葡萄胎的后遗症,并描述了合体细胞和滋养层细胞的增殖。1903 年,Teacher 证实了 Marchand 的观点,否定了 Sanger 关于蜕膜肉瘤变性的理论。最后,Fels、Ernhart、Reossler 和 Zondek(图 1.11)报道这一疾病过程中的患者尿液中促性腺激素水平过高[34]。

从历史上看,滋养细胞疾病被划分为葡萄胎或妊娠绒毛膜癌。它们具有 3 个特征:①化疗治愈;②产生人绒毛膜促性腺激素(hCG);③起源于与宿主基因不同的组织。

1956 年,转移性妊娠滋养细胞疾病首次被报道,应用甲氨蝶呤治疗完全有反应[37,48]。初次报道是在 1961 年,约 50% 的患者被治愈,第一次出现了生存期为 5 年的患者[36]。这些肿瘤产生 hCG,这种激素的测定是确定诊断结果、化疗疗效、完全缓解和检测罕见复发的基础。hCG 成为本病最理想的"肿瘤标志物"。由于其起源于胎儿组织,这些肿瘤含有来自父系的组织相容性抗原,可引起比正常情况下对肿瘤相关抗原的更强的免疫反应。

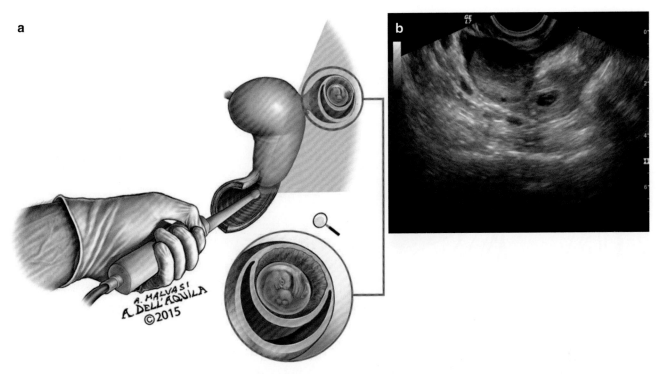

图1.9　输卵管妊娠的超声诊断：(a)经阴道检查输卵管妊娠。(b)输卵管妊娠的超声图像。

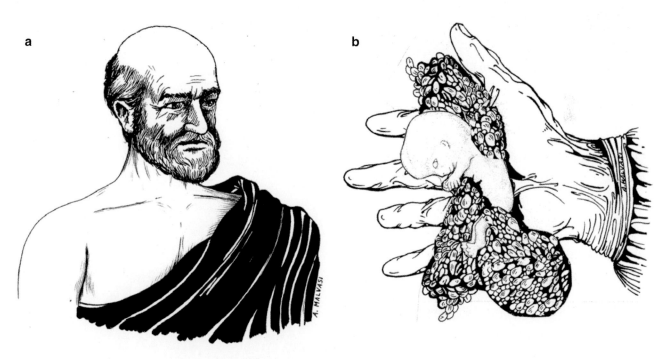

图1.10　(a)Hippocrates(基于雕像创作)。(b)首次描述葡萄胎。

在这些肿瘤化疗成功的早期阶段，人们认为化疗的巨大成功是细胞毒性化疗与免疫排斥协同作用的结果。尽管罕见，但这些病例对许多领域的医学专家来说是有趣的。因为它们可能出现在任何类型的妊娠(足月分娩、流产、异位妊娠或葡萄胎)，产科-妇科医生负责管理妊娠事件和检测滋养细胞疾病后遗症。医学和妇科肿瘤学家继续为这些肿瘤制订更有效的化疗方案，其目标是治愈所有患者，除了少数高风险的患者

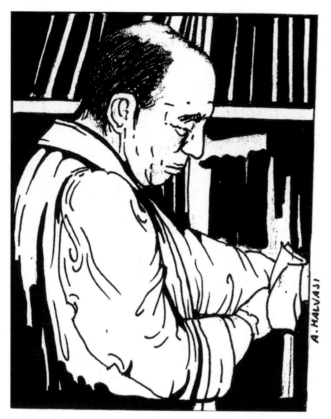

图 1.11　Bernhard Zondek。（基于照片创作）

对治疗无反应，这一目标是可以实现的。内分泌学家致力于研究 hCG 及其亚基的生物学和化学，并开发敏感性和特异性的检测方法。病理学家是诊断各种形式的滋养细胞肿瘤和区分这些肿瘤与其他也可能产生 hCG 肿瘤的关键。细胞遗传学家为我们解释了导致各种不同滋养细胞肿瘤疾病的受精过程。免疫生物学家则积极研究父系抗原在肿瘤中的作用、部分自然史，及其与这些肿瘤治疗反应的相关性[52,64]。

## 1.4.1 产褥期感染

考虑到现有的证据不足，根据现有的历史文献可以推断，产褥热是一种现代疾病。Hippocrates 报道的病例一般并不是真正的产褥热。Hippocrates 本人从来没有把它看作一种单独的和特别的疾病[18]。

学者们首先怀疑，17 世纪下半叶在巴黎 Hôtel-Dieu 出现的不明疾病是产褥热。Phillipe Peu 提到，育龄妇女的死亡率很高，1664 年的情况尤其严重[32]。随着欧洲大型教学医院的发展，由于产褥期发热导致的死亡率持续上升。因此，产褥热可能是最常见的院内疾病。然而，这种认知花费了几十年时间，付出了数十

万人生命的代价。在这里，必须提及医学史上被最不公正对待的英雄之一，Ignaz Philipp Semmelweis 医生，如果没有他，就不可能改写产褥热的发展史（图 1.12）。

Semmelweis 医生 1846—1849 年在维也纳总医院的妇产科诊所工作，签了 3 年的合同。那里和欧洲、北美的医院一样，产褥热猖獗，住院患者中致死率最高可达 40%。他对如此高的死亡率感到困惑，并最终提出了一种感染理论。他认为，最近进行尸检的医生手上有腐朽物质，并在产科诊所进行体检时接触了产妇的生殖器官。然后，他提出了一种使用漂白粉彻底洗手的理论[3,45]。

根据他的理论，能够解释产褥热数据集中的其他特征。例如，为什么冬季死亡率显著高于夏季，因为冬季在产科诊所增加了学生活动和安排尸检。他还记录了维也纳总医院指导助产士学生的第二家产科诊所，其死亡率显然低于指导医生的第一家诊所。

1846 年 12 月，1847 年 1 月、2 月和 3 月，他设法让第一家诊所的助手避开停尸房，将检查限制在最低限度，减少了患者被受污染的手接触的机会，通过这些简单的干预措施，第一个诊所的死亡率在那几个月中

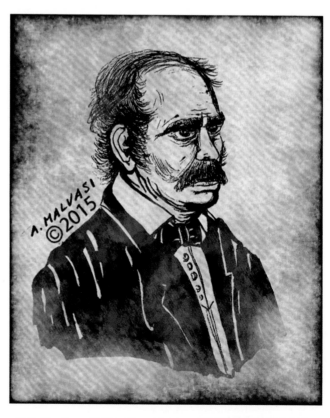

图 1.12　Ignaz Philipp Semmelweis。（基于 1861 年照片创作）

大大降低[70]。

他还能够解释为什么扩张过度的女性总是死亡："感染在扩张过程中最常见。……经常需要人工检查子宫(图 1.13)以确定胎儿的位置和胎位。因此,在使用氯洗手之前,几乎每个扩张期延长的患者都死于产褥热。"

然而,在那个时候,感染的细菌理论还没有得到发展,Semmelweis 的理论与主流医学思想和实践背道而驰。他的想法遭到了排斥和嘲笑。甚至,他的工作合同没有续签,并被维也纳的医学界驱逐。几年后,他在一家精神病院去世[5]。

1878 年,Robert Koch 发现大多数引起感染的微生物不是通过空气传播的,而是通过直接接触从一个表面转移到另一个表面的。因此,外科领域发生了从消毒到无菌的大转变,这一过程试图在手术室和产房创造一个无菌环境。

Joseph Lister 爵士(图 1.14)在 1883—1897 年是一位英国外科医生, 也是无菌外科的先驱者 (图 1.15)。通过应用路易·巴斯德(Louis Pasteur)在微生物学方面的成就, 他在 Glasgow 皇家医院工作时推广了无菌便携式端口的想法。Lister 成功地引入了石碳酸(现称苯酚)对外科器械进行消毒和清洗伤口,从而减少了术后感染,使手术对患者更安全。

最后,英国的产科医生成功地探索了 Semmelweis 想要证明的东西:病理解剖的出现,尸检的增加,均与产褥热的发生率相关。因此,英国的妇产科医院从综

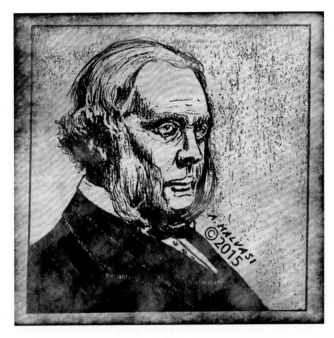

图 1.14 Joseph Lister 爵士。(基于 1947 年 E. Cova 的 *Trattato di Medicina Minore* 创作)

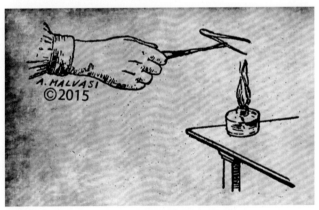

图 1.15 Lister 是消毒的先驱,主要采用火来消毒。[基于 1948 年 Spirito 的 *Manuale di Ostetricia*(Idelson 版)创作]

合性医院迁出, 成为独立的机构。并要求学生们只关注产科,而不进行病理解剖中的细菌检查。

无菌技术的出现和随后的消毒技术, 彻底地改变了产褥期发热情况。20 世纪中叶抗生素进入历史,患者死亡率发生了重大变化。

Alexander Fleming 爵士(1881.8.6—1955.3.11)是苏格兰生物学家、药剂师和植物学家。他最著名的发现是 1923 年的溶菌酶和 1928 年的抗菌物质苄青霉素(青霉素 G)。1945 年,他与 Howard Florey 和 Ernst Boris Chain 共同获得了诺贝尔生理学和医学奖(图1.16)。

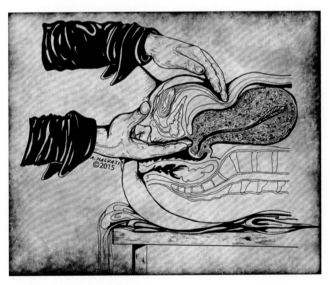

图 1.13 刚做完尸体解剖的医生用手做产褥期子宫双合诊检查。

产褥热仍居全世界孕产妇五大死亡原因的首位,但在发达国家,其发生率远远低于分娩数字的 0.01%。

## 1.4.2 产科成为医学专业

助产工作在整个中世纪仍以女性角色为主。几个世纪以来,"男助产士"会遭到嘲笑。被召唤到分娩妇女床边的医生的主要工作是进行令人绝望的手术:取出死胎(通常是碎片状的),以挽救母亲的生命(图 1.17)。

16 世纪,法国军医 Ambroise Paré(1510—1590)在巴黎创办了一所助产士学校。Paré(图 1.18)写了关于胎足倒转术、臀位取胎术和关于剖宫产的文章(图 1.19)。据说他实施手术不仅仅是在产妇去世后,而且至少两次对活着的产妇进行了手术。Paré 的一名助产士学生去了法国王室,她接生的婴儿之一,一位叫 Henrietta Maria 的女孩,在 1625 年嫁给了国王 Charles 一世,最终在 16 岁时成为英国女王。

最著名的法国男助产士是 Francois Mauriceau(图 1.20)(1637—1709),他的名字对于今天的产科医生来说并不陌生,因为所谓的 Mauriceau-Smellie-Veit 策略就是为了在臀位分娩中处理后出的头部。1668 年,Mauriceau 出版了他的著作 *traite des maladies des femmes grosses*,这本书被翻译成几种语言,出版了多

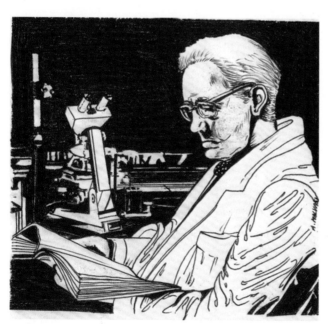

图 1.16　1928 年,Alexander Fleming 从霉菌青霉中发现了抗生素物质青霉素(青霉素 G)。(基于 1988 年 Luciano Sterpellone 的 *I grandi vecchi della medicina* 创作)

种版本。Mauriceau 是一个有远见的先驱者,但是他拒绝做剖宫产手术,他一生中仅使用过一次产钳,但结果却让他失望。

## 1.4.3 手术阴道分娩

最早的手术阴道分娩可追溯到公元前 6 世纪印度医学中的描述。公元前 500 年至公元 500 年的希腊和罗马时期,Hippocrates 的著作中可以找到更多使用工具辅助分娩的记录。在这些情况下,辅助手术器械或厨房用具的使用纯粹是为了清除死胎以避免孕产妇死亡[57]。产钳辅助分娩可降低产妇和新生儿发病率,作为辅助分娩方式已经发展了几个世纪,但多年来,其发明者一直保守着秘密。

### 产钳

16 世纪,法国教徒 William Chamberlen 逃到英国,因为 Catherine De Medici 对新教医生颁布了禁令。他的两个儿子,大 Peter Chamberlen(图 1.21)和小 Peter Chamberlen,开始使用产钳作为辅助分娩的工具。二人都是 Barbar 外科公司的外科医生,因为从不进行学术演讲,所以并不受医生们的青睐。尽管如此,大彼得和小彼得在"助产实践"中都扮演着重要的角色,"助产实践"后来被称为产科[24,38]。

虽然并不完全清楚是兄弟俩中的谁发明了产钳,但通常认为是大彼得。Chamberlen 兄弟要求保护他们的发明,所以产钳一直被秘密保存。它总是装在镀金的箱子里,直到产妇被蒙上眼睛,才将其拿出来。分娩是蒙着毛毯在毛毯下进行,只有 Chamberlen 兄弟才可以接触患者。正是通过这些保密措施,Chambelen 兄弟将产钳的秘密保守了将近一个世纪(图 1.22)。

1670 年 8 月 19 日,Moriceau 与 Hugh Chamberlen 进行了一次历史性会晤,Chamberlen 在会晤中自诩可在 8 分钟内让一名妇女分娩,并提出出售他的发明"产钳",以获得巨额资金。于是,Moriceau 邀请他对一个身材矮小的妇女使用产钳进行分娩,但他没有成功。Chamberlen 和正在分娩的妇女一同在一个上锁的房间里,经过 3 小时的努力,他没能帮助妇女完成分娩。第二天,患者因子宫破裂而死亡。Hugh Chamberlen 回到了伦敦,他和家人将产钳的秘密又保守了将近两个世纪。直到后来,人们在伦敦一所房子的天花板里发现

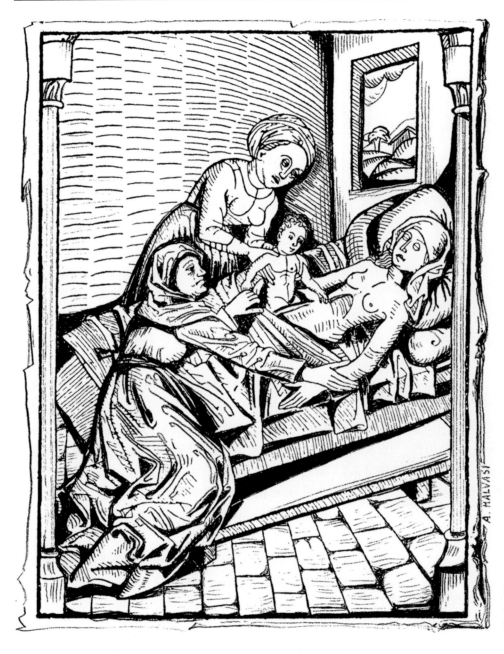

图 1.17 助产士参加剖宫产术。（基于 15 世纪的德国木版画创作）

了产钳。

但 Moriceau 得到了一本 Chamberlen 写的关于"分娩观察"的书（*Observations sur la grossesse et I'accouchement*）。1668 年，Mauriceau（图 1.23）将其翻译成英文，书名为《助产士》（*The Accomplish't Midwife*）。在序言中，Chamberlen 公开提到了他的秘密工具——产钳，并说："我的父亲、兄弟和我自己（据我所知，欧洲没有任何人），通过上帝的祝福和我们的勤劳，长期实践了一种分娩的方式，对产妇和她们的婴儿没有任何伤害。其他人在紧急的情况下也会使用普通的工具进行辅助分娩，但有可能会损伤到妇女和婴儿。"他还为一

直保守这一秘密而道歉："我的父亲和我们两兄弟实践这项技术，以此为生，我不能把它当作我自己的东西来处理，也不能做到把它公之于众而不伤害他们。"

1673 年，在该书翻译成功后，Hugh Chamberlen 应邀成为国王查理二世的医生，并在 1685 年当选为皇家学会的会员。后来，Hugh 支持的詹姆斯二世被迫退位，同时，他被执业医师学院指控无证执业。这导致他逃往荷兰，据说在那里他把一些器械卖给了一位名叫 Van Roonhuysen 的荷兰产科医生，同时卖给了 Cornelius Bokelman 和 Fredrik Ruysch（一位著名的解剖学家）。在他们手中，以及他们的继任者手中，这项技术

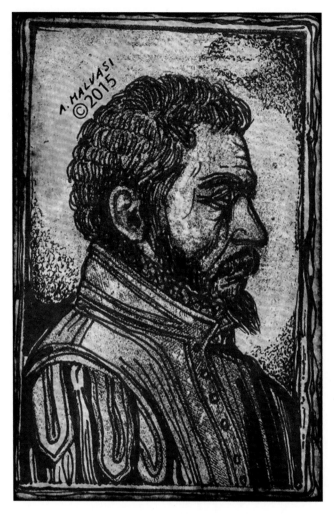

图 1.18 Ambroise Paré。(基于 1573 年 *Deux livres de chirurgie*, *de la génération de l'homme*, *et manière d'extraire les enfans hors du ventre de la mère* 创作)

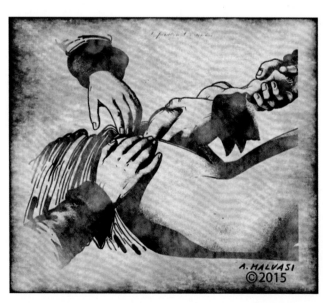

图 1.19 剖宫产术中臀位胎儿的取出。(基于 1822 年 J.P. Maygrier 的 *Foetus desciption* 创作)

仍然是一个秘密。直到 1753 年,它被两位荷兰医生 Jacob De Visscher 和 Hugo van de Poll 买下,目的是让其广为人知。很有可能,从那时到今天,所有知道产钳的人都是原来拥有者的继承人。

对于产钳的改进,有几个人的贡献较为突出。例如,爱丁堡的 Simpson 医生,海德堡的 Franz Naegele 医生,或者奥斯陆的 Kjelland 医生。随着剖宫产手术技术的改进,分娩助产逐渐减少。目前,世界上约有 10% 的分娩是用产钳辅助的,近年来,已使用真空头部吸引器来辅助[15,23]。

**胎位倒转术**

对其最初的概念是改变胎儿的位置,使脚被拉进阴道的操作过程。在古代很少有其使用的证据。在 Aspasia 和 Philumenus 的著作中,我们找到了让胎儿转动的方向。Philumenus 描述 "分娩过程中若胎头梗阻可行内倒转术,以使胎儿足部娩出"。之后,Celsus(图 1.24a,b)给出了类似的方向,但对于所有的描述,它们也仅仅适用于死胎。"医生们可以让胎儿保持头位",他又说,"如果胎儿行倒转术后,医生们可不费力地将胎儿拉出"(Celsus,de Medicina,lib. vii. cap. 29)。从那时起,此类话题似乎都被遗忘了,直到 Pierre Franco 在他的外科工作中提出了应用倒转的方法娩出胎儿。目前,最初意义上的胎位倒转术已不再被认为是一种安全的手术方法。近年来,对臀先露的胎头外倒转术的应用减少了剖宫产[81]。

**剖宫产**

虽然剖宫产手术的早期记录并不十分清楚,但我们仍然有足够的数据来宣布其具有相当的历史。最早的剖宫产记录只是为了从死去的产妇子宫中取出婴儿,这是罗马第二任国王 Numa Pompilius 制定的一项法律,禁止任何妊娠晚期妇女的尸体被埋葬,直到手术完成(图 1.25)。最古老的真实记录是 Georgius 的例子,他是一位著名的演说家,公元前 508 年出生于西西里的 Leontium (图 1.26)。Scipio Africanus 生于此后的 200 多年,据说也是以类似的方式出生的。似乎没有理由怀疑 Julius Caesar(图 1.27)是由这种方式出生的,更不用说剖宫产是因他而得名,但是在他 30 岁的时候,他说他的母亲 Aurelia 还活着,如果她经历了剖宫产那样的分娩方式,是不太可能在世的。我们更倾向

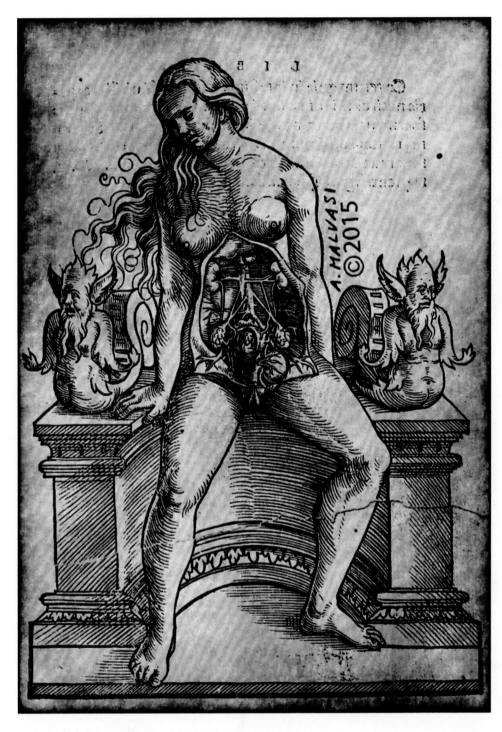

图 1.20　女性解剖。(基于 1554 年苏黎世 Jacob Roof 的 *De conceptu et generatione hominis* 创作)

于 Naegele 教授的解释：罗马 Julian 家族的贵族之一是通过切开子宫而出生的，因此剖宫产这个名词是从手术中得到的(Caesarea, born through a cut)，而不是因人命名的。

　　在所有的医学著作中，最早的记载是 14 世纪中叶的 *Chiurgia Guidonis de Cauliaco*。然而，剖宫产只在母亲去世后才被视为恰当的做法。第一次真正的活体手术是 Jacob Nufer 在 1500 年对自己的妻子进行的手术。他对妻子分娩所带来的痛苦感到焦虑，于是寻求至少 13 名助产士来帮助接生孩子以解除妻子的痛苦。他们尝试了几天，但都失败了。Nufer 实在不能看着妻子受苦了，于是问他的妻子，她是否有信心让他做手术，妻子同意了。Nufer 请求当地政府许可手术，当地政府最初是拒绝的，但最终对 Nufer 的一再请求表示了

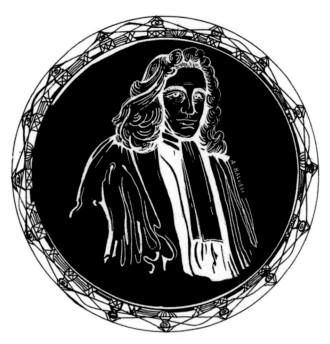

图 1.21    Peter Chamberlen。(基于 1968 年的 *Trattato di Ostetricia e Ginecologia* 创作)

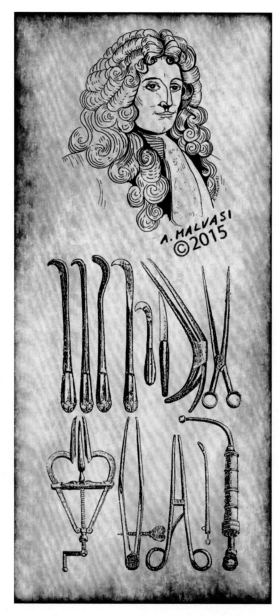

图 1.23    Francois Mauriceau 和他的工具。(基于 1668 年 Mauriceau 的 *Des maladies des femmes grosses et accouchées* 创作)

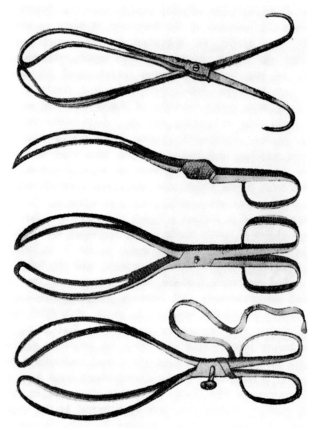

图 1.22    Chamberlen 钳。(来源：*Obsteric Forceps*, Kedarnath DAS, 1929.)

让步。Nufer 的妻子在手术后活了下来，最后又生了五个孩子，全都是阴道分娩，包括一对双胞胎。由于剖宫产手术的致命性，所以很少进行，但仍然有足够的证据证明其偶尔会成功，因而在类似情况下有人会选择剖宫产手术。剖宫产手术最好的手术经验与一些生存记录由法国的 Francois Russet(1525—1598)进行了详尽报告[80]。在 19 世纪后半叶，传统剖宫产术后产妇死亡率仍然接近 100%。

1876 年，意大利产科医生 Eduardo Porro(图 1.28)发明了一种剖宫产技术，将子宫体切开，将子宫颈部残

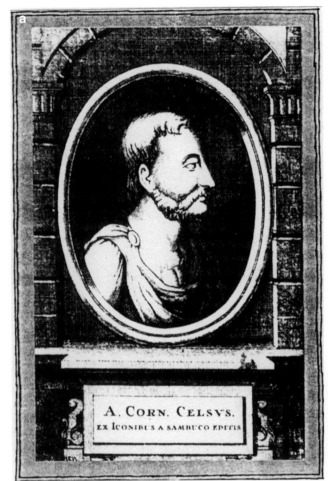

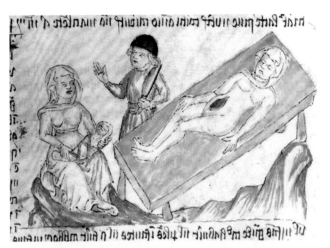

图 1.25　剖宫产产妇死亡情况。（摘自伦敦 Wellcome 图书馆妇科文献剖宫产部分）

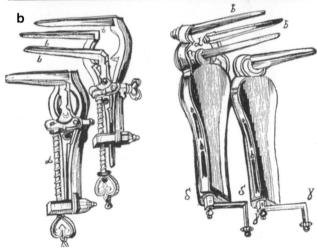

图 1.24　(a)Aurelius Cornelius Celsus。伦敦 Wellcome 图书馆活版。(b)子宫扩张器。（基于 1887 年 Witkkowski G.J. 的 *History of giving birth for all people* 创作）

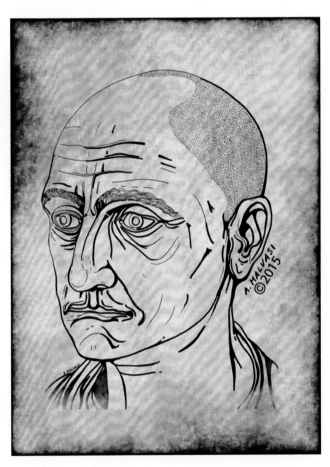

图 1.26　Scipio Africanus。（基于那不勒斯考古博物馆雕塑创作）

端缝合到腹壁切口，以防止危及生命的出血和感染（图 1.29）。

　　第一次的手术是针对患者 Giulia Cavallini（图 1.30）。她出生在威尼托的 Adria，1876 年 4 月来到帕维亚的 San Matteo，新婚，怀孕几个月。Giulia Cavallini 有明确的手术指征：身高 1.48 米，因为儿童期佝偻病导致骨盆变形。Porro 说，"患者产道太窄，这是很明显的事实"，所以 Porro 称这个骨盆"失去分娩的空间。" Porro

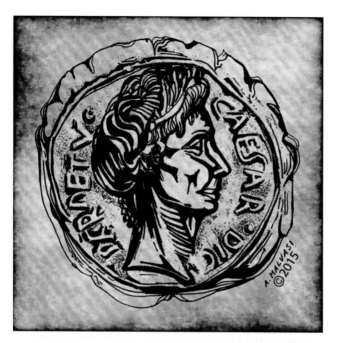

图 1.27　Julius Caesar。(基于公元前 47 年的一枚硬币创作)

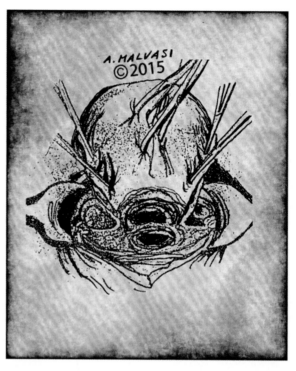

图 1.29　Porro 的剖宫产技术。(基于 Edoardo Porro 的 *Dell'amputazione utero-ovarica come completamento del taglio cesareo* 创作)

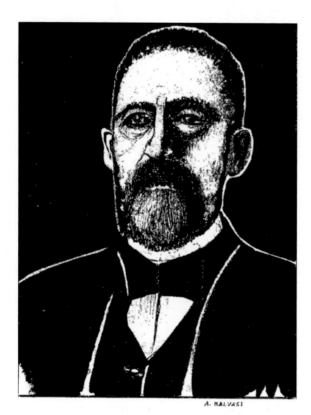

图 1.28　Eduardo Porro 通过切除子宫和附件改进了所谓的剖宫产手术,在 1876 年他最著名的著作 *Della amputazione utero-ovarica come complemento di taglio cesareo* 中描述。1891,他被 Humbert 一世国王任命为王国参议员。(基于 Clendering 图书馆的肖像画创作)

对 Giulia 实施了剖宫产手术(图 1.31),成功取出一个健康的婴儿,取名叫 Maria Alessandrina Cesarina,像她母亲一样健康。

　　Porro 手术之所以成功,是因为他坚持我们今天公认的外科原则,但这些原则在 1876 并没有建立。尽管缺乏血液制品、静脉输液和抗生素,Porro 的手术也将产妇死亡率降低到 58%。他创新并精心设计的剖宫产子宫切除术是产科手术的一项重大创新。

　　直到 19 世纪后半叶,剖宫产一直被认为是最危险的产科手术之一,只能作为最后的选择方式。1878 年之前,剖宫产手术在美国进行了 80 次,孕产妇死亡率为 53%。同样的,腹式子宫切除术也在 19 世纪的最后几十年才获得医学上的认可。1863 年前,90%的腹式子宫切除术是致命的,在美国成功进行子宫切除术并存活的患者只有 3 例。从历史的角度来看,剖宫产子宫切除术是一种自相矛盾的现象,因为它是从为避免腹部分娩的致命危险而演变来的,但加上了一种同样可怕和危险的手术:子宫切除[7]。

　　1882 年,Max Sanger(图 1.32)坚持认为正确缝合子宫是必要的。而后,从 20 世纪开始出现了不做子宫

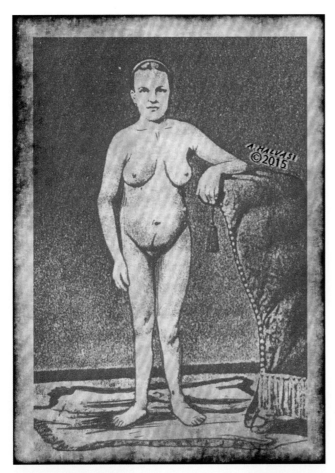

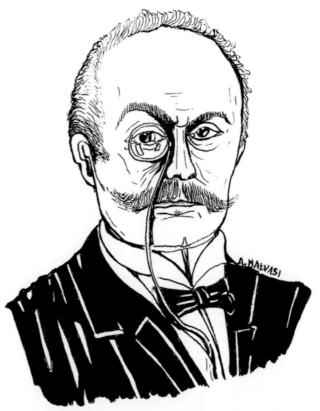

图 1.32 Max Sanger。（基于 1968 年的 *Trattato di Ostetricia e Ginecologia* 创作）

图 1.30 Giulia Cavallini, Porro 的第一个患者。（基于 Edoardo Porr 的 *Dell'amputazione utero-ovarica come completamento del taglio cesareo* 书中照片创作）

切除术的剖宫产。随着外科手术技术的进步，无菌操作、现代输血技术的引进，以及在早期手术即应用 Harris 原则以预防可能发生的感染，1943—1952 年患者的死亡率降低到 0.1%。

1916 年，Edwin Craigin 提出了产科中引用最多的名言："一旦剖宫产，永远是剖宫产。"[59]这个名言针对的是典型的剖宫产切口（子宫上段切口）。随着 John Munro Kerr 引入子宫下段横切口（图 1.33），并认识到

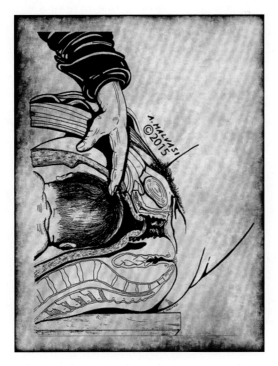

图 1.31 Porro 剖宫产方法。

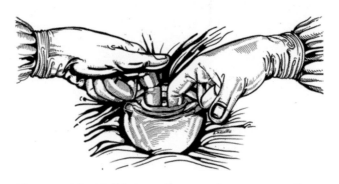

图 1.33 子宫下段横切口。（基于 1939 年 Marshall J.M. 的 Cesarean Section: Lower Segment Operation 创作）

这种切口与产程中子宫破裂率过高无关,而后大家普遍认可一种原则,即一次剖宫产后患者可再行阴道分娩。

## 1.4.4 早产儿的现代护理及胎儿监护的发展

到了 19 世纪,医学界的关注点开始由降低母亲及新生儿的死亡率转向关注其发病率。最好的例子可能是关注早产儿的出生和护理的发展(图 1.34)。20 世纪初,早产儿的生存率低,能帮助这些婴儿的医学知识非常少。存活了一或两天以上的"早产儿"通常被贴上"虚弱"或"先天衰弱"的标签,这意味着天生的脆弱。这些早产儿的存活取决于许多因素,主要是早产的程度和婴儿出生时的体重。许多医生指出先天梅毒的例子,认为早产是自然淘汰有缺陷胎儿的方式[62]。

早产儿在医生眼中并未得到充分重视,医生更关注产妇,而且它属于胎儿还是新生儿也没有明确的界定。这些婴儿和其他新生儿一样,几乎都是在家里出生,除非非常贫困,不得不求助于医院资源而住院。19 世纪期间,早产儿出生时有了更多的产科医生在场,但医生们在产妇复苏之后,更多关注的是母亲[51]。

在巴黎,一种针对早产儿的医疗技术——保温箱的发明,打破了医生过度关注产妇的这种平衡。它的发明与法国产科医生 Stephane Tarnier 有关(图 1.35),他在 19 世纪 70 年代试图找到一种方法来为早产儿保温,这些早产儿在巴黎产科医院的病房里经常死于低体温。他参观巴黎动物园的鸡孵化器展示会之后得到灵感,于是他在 1880 年让动物园的仪器制造商组装了一个类似的设备来照顾婴儿(图 1.36)。这个孵化器的设计并不新奇,但 Tarnier 做出了两项重要的贡献:其一,他从统计学上比较了早产婴儿在使用该设备之前和之后的死亡率,结果显示使用设备后死亡率降低了近一半,从而将医学的关注焦点放在了早产儿身上;其二,使用 Louis Antoine Champetier de Ribes 的气囊(图 1.37),通过机械扩张对分娩进行刺激。

在法国尼斯,医生 Alexandre Lion(发明家的儿子)在 19 世纪 90 年代发明了一种比 Tarnier 的保温箱更先进的设备(图 1.38)。一个大型金属设备配备了一个恒温器,有独立的强制通风系统,命名为"狮牌保温箱",其设

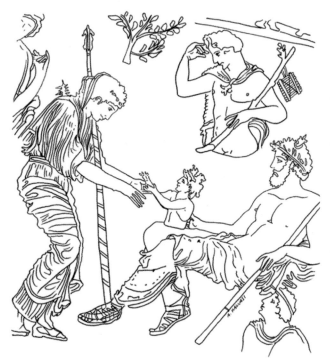

图 1.34　公元前 5 世纪末的零星记录,保存在 Bonn 大学(德国)考古博物馆,代表 Dionysus 从 Zeus 右大腿处第二次诞生。

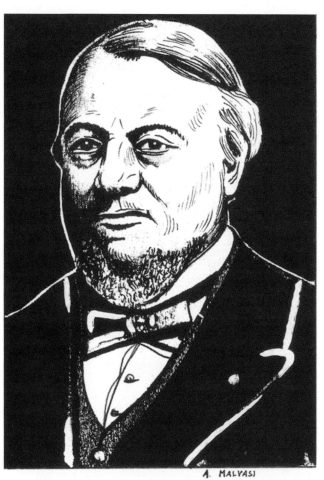

图 1.35　Stephane Tarnier。(基于 Pierre Petit 拍摄的一张照片创作,经伦敦图书馆许可使用。)

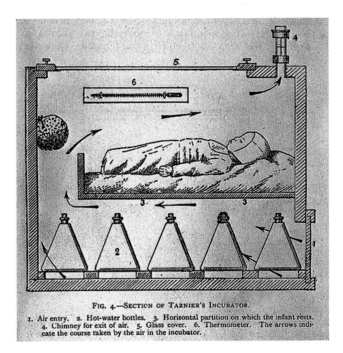

图 1.36　Tarnier 孵化器的部分。（来源：Budin, The Nursling, 1907. Wellcome Library, London.）

计用以弥补不佳护理或生存环境。狮牌保温箱事业的高潮是他开办的 "Kinder-brutenstalt"（婴儿保温箱）展览会，这是一场精心制作的婴儿保温箱展览，在 1896 年柏林博览会上引起了意外的轰动。医学专业人士可能对此不以为然，但其受欢迎程度非常高，以至于在世纪之交，类似规模（甚至更大规模）的保温箱展览成了世界博览会的一个常规特征。从期刊文献上来看，国际上对保温

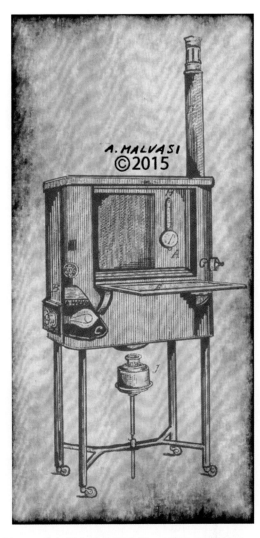

图 1.38　19 世纪更先进的孵化器。（基于 1913 年 Rommel 的 *Cuveuse* 创作）

箱的兴趣比 Tarnier 刚发明时要大得多[9,73]。

自 19 世纪初以来，保温箱的设计随着不断发展的新技术而发生了显著的变化。但不能将其视为早产儿死亡率降低的唯一原因。还有各种各样的支持技术参与其中，包括护理（静脉通路、监测仪和微量采血），以及外部条件（运输系统和转诊网络）[76]。

另一项技术的发明推动了产科几十年来的实践进展。胎儿心率的听诊和随后的电子胎儿监护（electronic fetal monitoring，EFM），引入了胎儿监测状态、胎儿窘迫及如何预防胎儿窘迫的概念。

据报道，胎儿的心音最早是在 17 世纪由 Marsac 发现的。关于胎儿心率可以用来判断胎儿健康的想法最早是由 Killian 在 17 世纪提出的，但没有引起人们的重视，直到 1818 年 Mayor 和 Kergaradec 描述通过将

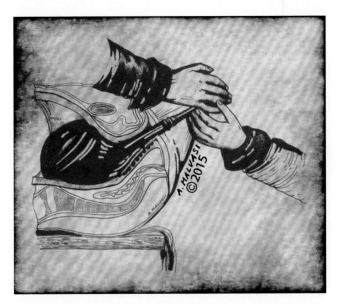

图 1.37　Louis Antoine Champetier de Ribes 的气囊。（基于 1945 年 I. Clivio 的 *Trattato di Ostetricia* 创作）

耳朵放在母体腹部旁来听诊胎儿心音的方法，才引起人们的关注（图 1.39）。到 1833 年时，英国医生 Evory Kennedy 出版了胎儿窘迫指南类书籍，推荐听诊胎儿心率作为分娩监护的方法。几年前，Nauche 和 Maygrier 研究了胎儿经阴道听诊的方式，但由于麻醉及功能性原因未能成功。

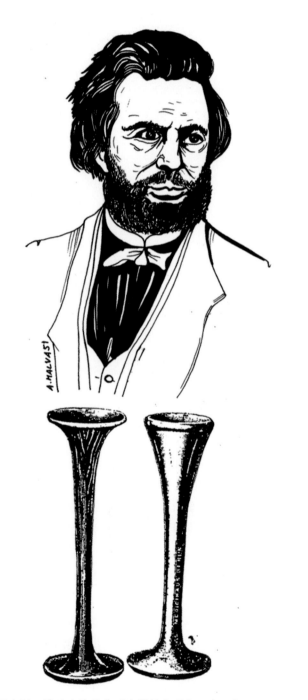

图 1.39　被遗忘的胎儿听诊器的发明者和先驱者 J.A. de Ker-garadec（1787—1877）（上图），Pinard 的产科听诊器（下图）。（基于 1947 年 E. Cova 的 *Trattato di Ostetricia Minore* 创作）

必须提到的是巴黎一位重要的产科医生 Adolphe Pinard 的发明，他以详述大量产科操作和体征而闻名，他献身公共医学事业，捍卫贫困孕妇的医疗保健。1895 年，他发明了胎儿听诊器，这是一种简单的、钟形的装置，用来放大胎儿的心跳声。它很可能是历史上使用最广泛的产科设备，在发达国家一直到 20 世纪 70 年代后期一直是胎儿监测的有用工具，现在仍然被使用于发展中国家。

1893 年，Von Winkel 应用 Pinard 的胎儿听诊器，建立了胎儿窘迫的标准，直到电子胎儿监护技术的出现，这一标准一直保持不变（心动过速，FHR>160；心动过缓，FHR<100；不规则心率；胎粪排出；胎动变化）。20 世纪初，许多作者将发热描述为胎儿心动过速的原因，头部受压和脐带受压是胎儿心动过缓的原因，子宫的过度刺激与胎儿心率反应和胎儿窒息相关。

1917 年，David Hillis 在芝加哥产科医院里首次描述了胎儿听诊器。在众多争议声中，1922 年，与 Hillis 同一机构的上级 Joseph DeLee 再次描述了这款设备，并将其放在了优先选择的地位[16]。该装置最终被称为"DeLee Hillis 胎儿听诊器"，并应用于分娩期胎儿监护，一直持续使用到下个世纪。分娩时胎儿心率的间断性听诊（IA）被广泛推荐。20 世纪 40 年代，Matthews、Marvel 和 Kirschbaum 的电子胎儿听诊器使胎儿监护简单易行，当时 IA 已成为新兴的胎儿监护标准。直到 20 世纪 70 年代，它一直被应用，甚至以不同的形式使用至今[4,65]。

但在 1968 年，Benson 等发表了文章，描述了对 24 863 名产妇应用 IA 分娩监护的结果。他们得出结论，除了在终末心动过缓的极端情况，IA 不是一个"可靠的……胎儿窘迫的指标"。这份报告出现在真正的电子胎儿监测（EFM）设备正在开发的时候，专家们很快就对 IA 不屑一顾，转而支持 EFM[17,42]。

1906 年，Cremer 用腹部和阴道内的导联描述了胎儿心电图的使用，导致其他研究者试图用心电图模式来确定胎儿的状态，但最终得出的结论是，胎儿窘迫并没有产生任何一致的心电图模式。1958 年，现代 EFM 的先驱者 Hon 首次描述了一种连续记录胎儿心电图的系统。1964 年，Callagan 描述了一种商业上可行的系统，这种系统可以用多普勒技术检测 FHR。20 世纪 60 年代，EFM 系统由美国 Hon（1968）、德国的 Hammacher 和乌拉圭的 Caldeyro-Barcia 等公司生产,第一代产品由监测屏等装置构成,并且有长期和短期两种模式可以选择。

今天使用的螺旋电极或胎儿头皮电极(图 1.40)是由 Hon 于 1972 年推出的。随着时间的推移,应用更复杂的电子方法,并与多普勒技术相结合,可以区分胎儿信号和伪影信号,从而催生了现代电子自相关技术。到 1975 年,已有超过 20% 的产妇接受过 EFM 监控,目前这个数字已超过 80%。

直到最近,随着新技术的出现,它们已经被应用到临床实践中,但此前并未对它们的功效进行大规模的研究。在第一次随机临床试验(RCT)开展之前,IA 已被广泛使用了 40 年,而 EFM 已被使用了 10 多年。

虽然 Benson 等在 1968 年对 IA 进行了高度批判,但许多关于 EFM 的 RCT 将其与 IA 进行比较。Cochrane 发表了一项荟萃分析,结果显示 EFM 和 IA 在 Apgar 低评分、新生儿重症监护入院、围生期胎儿死亡或脑瘫(CP)进展方面没有差别。新生儿惊厥减少 50%,但手术辅助阴道分娩率和剖宫产率显著增加。Vintzeileos 等研究显示,EFM 组与 IA 组相比,围生期死亡率的确降低了,即每 1000 例分娩,可预防 1 例围生期死亡,但剖宫产率增加了 2~3 倍。尽管存在这些争议,EFM 作为一种常规的胎儿健康监测方式仍被广泛应用[26]。

尽管电子胎儿监护仪广泛使用(图 1.41a,b),但专业术语和应用标准一直未达到一致,直到 1997 年美国妇产科医师学会(American College of Obstetricians and Gynecologists,ACOG),妇女保健、产科和新生儿护士协会 (Association of Women's Health,Obstetric,and Neonatal Nurses,AWHONN),协同其他专业组织一起采用了 (美国) 国家儿童健康与人类发展研究所(National Institute of Child Health and Human Development,NICHD)用于描述胎儿心率模式的研究计划[60]。

超声检查是产科的革命(图 1.42),因为它可监测妊娠的生理和病理状态。

另一个重要的革命是产科局部和全身麻醉,1800 年由 William Thomas Green Morton(1819—1868)(图 1.43)首次发明。这项技术最初使用氯仿面罩麻醉(图 1.44),由 David Lang 医生指挥其同事实施麻醉,但患者死亡。

## 1.5 一些"被遗忘"的情况

许多妊娠并发症是可以预防和治疗的,它们在发达国家已不再普遍。但在一些发展中国家偏远的农村地区,一些地方病仍是孕妇的沉重负担。恶性疟原虫疟疾、血吸虫病、美洲锥虫病(Chagas' disease)或利什

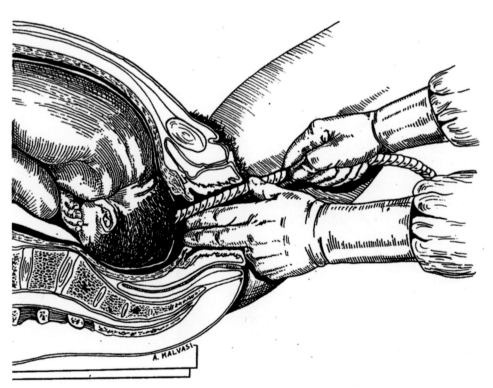

图 1.40 螺旋电极(或胎儿头皮电极)。

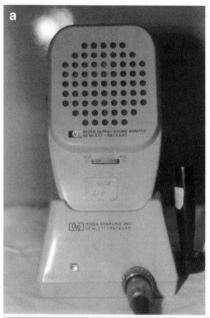

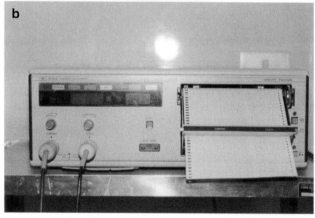

图 1.41　主要的和最古老的电子胎儿监护仪。(a)Sonicaid。(b) HP 8040A, EFM 连接打印机。

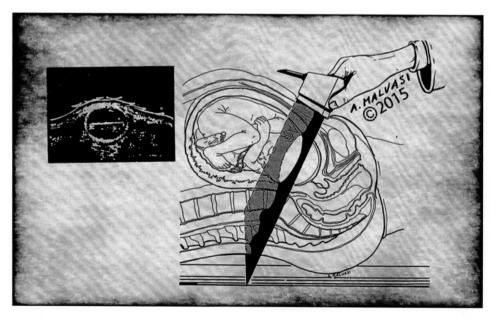

图 1.42　一台装有线性探头的老式超声波机。(基于 D'Addario,Kuriak 的 *Ecografi a Ostetrica* 修改创作，来源:Piccin Nuova Library,1989)

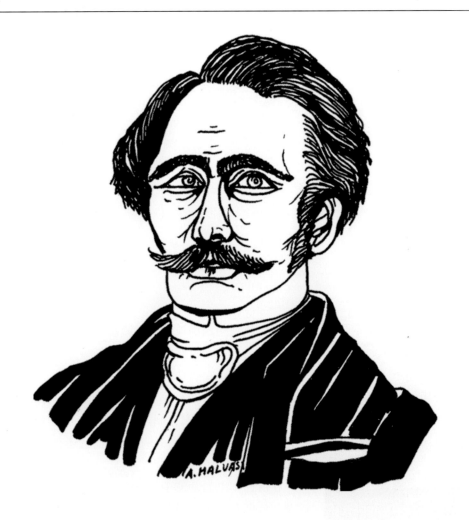

图 1.43　William Thomas Green Morton。（基于照片创作）

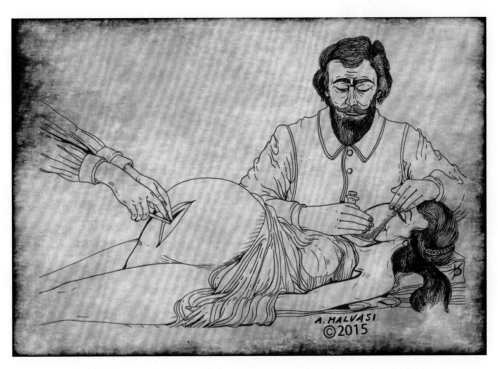

图 1.44　David Lang 医生的氯仿面罩。

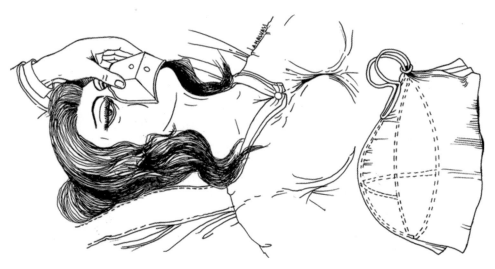

图 1.45  Lang 医生指挥其同事实施麻醉，但患者死亡。

曼病（leishmaniasis）等地方性疾病仍然是全世界孕产妇发病甚至死亡的原因之一[16,22,23]。

20 世纪，一些妊娠并发症如假孕和产后发热（图 1.46）几乎完全消失了。此类疾病其自古以来就有记载，在 20 世纪 40 年代的美国，250 例怀孕中仍有 1 例发生（Daley，1946）（图 1.45）。现在，假孕几乎消失了，是由于广泛使用超声波设备的直接结果。

在过去的一个世纪里，人们对妊娠并发症的认识有了很大的进步。目前，在转诊医院中建立早孕中心已经很普遍，对这些并发症的管理是基于证据的。不幸的是，在发展中国家，这些并发症仍有可能使妇女丧生，为了及时改善这些患者的就医情况，还有许多工作要做（图 1.47）。

在后面本书的章节中，将介绍妊娠早期各种并发症及其诊断和管理的最新情况，由该领域的专家执笔。

总的来说，本书内容清晰详细、图文并茂，涵盖有关妊娠早期并发症的临床和基本信息，可作为临床医生诊治患者的有益参考。

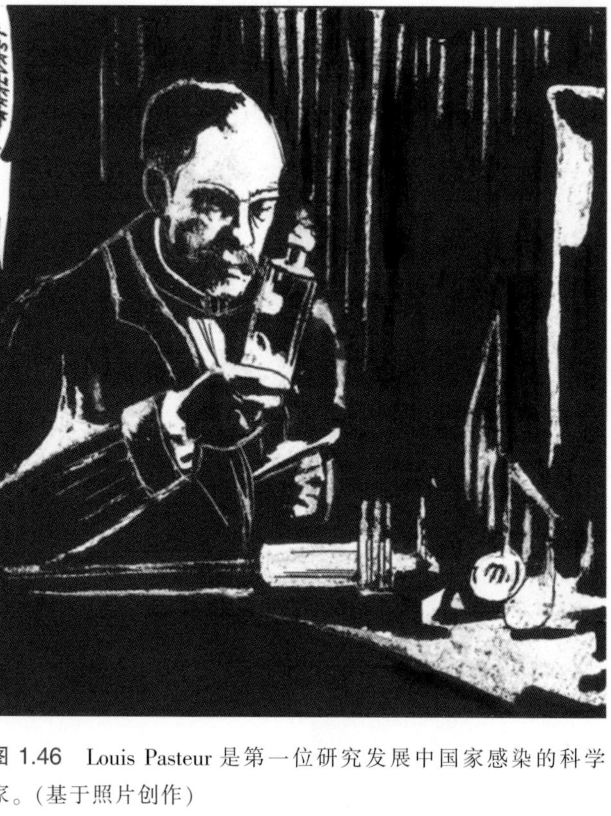

图 1.46  Louis Pasteur 是第一位研究发展中国家感染的科学家。（基于照片创作）

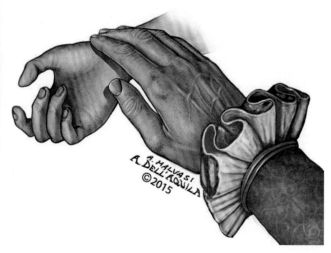

图 1.47  在过去的几个世纪中，对动脉脉搏的评价是临床评价母体状况的几种方法之一。

（肖豫　于丹 译　夏恩兰 审校）

# 参考文献

1. Asherson RA (1988) A "primary" antiphospholipid syndrome? J Rheumatol 15:1742–1746
2. Beard RW, Braude P, Mowbray JF, Underwood JL (1983) Protective antibodies and spontaneous abortion. Lancet Lond Engl 2:1090
3. Benenson S, Mankuta D, Gross I, Schwartz C (2015) Cluster of puerperal fever in an obstetric ward: a reminder of Ignaz Semmelweis. Infect Control Hosp Epidemiol 36:1488–1490. doi:10.1017/ice.2015.241
4. Benzie RJ, Doran TA (1975) The "fetoscope"–a new clinical tool for prenatal genetic diagnosis. Am J Obstet Gynecol 121:460–464
5. Berche P, Lefrère J-J (2011) Ignaz Semmelweis. Presse Médicale Paris Fr 40:94–101. doi:10.1016/j.lpm.2010.04.023
6. Betrán AP, Wojdyla D, Posner SF, Gülmezoglu AM (2005) National estimates for maternal mortality: an analysis based on the WHO systematic review of maternal mortality and morbidity. BMC Public Health 5:131. doi:10.1186/1471-2458-5-131
7. Breen I, Chervenak DC (1986) A history of ectopic pregnancy. In: Langer A, Iffy L (eds) Extrauterine pregnancy. P.S.G. Publishers, Littledon, pp 1–16
8. Brown HL (1991) Antiphospholipid antibodies and recurrent pregnancy loss. Clin Obstet Gynecol 34:17–26
9. Butterfield LJ, Ballowitz L, Desmond M (1993) Premature infants at the expositions. AAP Perinat Section News 18:6–7
10. Campbell S (1969) Prediction of fetal maturity by ultrasonic measurement of the biparietal diameter. J Obstet Gynaecol Br Commonw 76:603–609
11. Campbell S (1977) Early prenatal diagnosis of neural tube defects by ultrasound. Clin Obstet Gynecol 20:351–359
12. Campbell S, Dewhurst CJ (1971) Diagnosis of the small-for-dates fetus by serial ultrasonic cephalometry. Lancet 2(7732):1002–1006
13. Campbell S, Johnstone FD, Holt EM et al (1972) Anencephaly: early ultrasonic diagnosis and active management. Lancet 2(7789):1226–1227
14. Caton D (1999) What a blessing. She had chloroform: the medical and social response to the pain of childbirth from 1800 to the present. Yale University Press, New Haven
15. Chamberlain G, Steer P (1999) Operative delivery. BMJ 318:1260–1264. doi:10.1136/bmj.318.7193.1260
16. Chapman ER (1951) A new fetoscope. Am J Obstet Gynecol 61:939
17. Clerici G, Luzietti R, Di Renzo GC (2001) Monitoring of antepartum and intrapartum fetal hypoxemia: pathophysiological basis and available techniques. Bill Neonate 79:246–253
18. Daniels IR, Rees BI (1999) Handwashing: simple, but effective. Ann R Coll Surg Engl 81:117–118
19. Devereux G (1967) A typological study of abortion in 350 primitive, ancient, and pre-industrial societies. In: Rosen H (ed) Abortion in America: medical, psychiatric, legal, anthropological, and religious considerations. Beacon Press, Boston. OCLC 187445. Retrieved 2008-09-21.
20. Donald I (1962) Clinical applications of ultrasonic techniques in obstetrical and gynaecological diagnosis. Br J Obstet Gynaecol 69:1036
21. Donald I, Abdulla U (1968) Placentography by sonar. J Obstet Gynaecol Br Commonw 75:993–1006
22. Donald I, Macvicar J, Brown TG (1958) Investigation of abdominal masses by pulsed ultrasound. Lancet 271(7032):1188–1195
23. Drife J (2002) The start of life: a history of obstetrics. Postgrad Med J 78:311–315
24. Dunn PM (1999) The Chamberlen family (1560–1728) and obstetric forceps. Arch Dis Child Fetal Neonatal Ed 81(3):F232–F234
25. Earhart AD (2003) The Porro procedure: steps toward decreasing post-cesarean mortality. Prim Care Update OBGYNS 10:120–123.

doi:10.1016/S1068-607X(03)00005-2
26. Everett TR, Peebles DM (2015) Antenatal tests of fetal wellbeing. In: Seminars in fetal and neonatal medicine, vol 20, No. 3. WB Saunders, Philadelphia, pp 138–143
27. False pregnancy (pseudocyesis) false pregnancy causes & false pregnancy symptoms. Womens-health.co.uk. Retrieved 27 Feb 2013
28. Farquharson RG, Jauniaux E, Exalto N, ESHRE Special Interest Group for Early Pregnancy (SIGEP) (2005) Updated and revised nomenclature for description of early pregnancy events. Hum Reprod Oxf Engl 20:3008–3011. doi:10.1093/humrep/dei167
29. Gottesfeld KR, Thompson KE, Holmes JH et al (1966) Ultrasonic placentography-a new method for placental localisation. Am J Obstet Gynecol 96:538–547
30. Greenwood B, Alonso P, ter Kuile FO, Hill J, Steketee RW (2007) Malaria in pregnancy: priorities for research. Lancet Infect Dis 7:169–174. doi:10.1016/S1473-3099(07)70028-2
31. Grennert L, Persson P, Gennser G (1978) Benefits of ultrasound screening of a pregnant population. Acta Obstet Gynecol Scand Suppl 78:5–14
32. Hach W (2007) Puerperal sepsis in the 19th century and Trendelenburg's ligature of the internal iliacal vein. Hamostaseologie 27:111–116
33. Haimov-Kochman R, Sciaky-Tamir Y, Hurwitz A (2005) Reproduction concepts and practices in ancient Egypt mirrored by modern medicine. Eur J Obstet Gynecol Reprod Biol 123:3–8. doi:10.1016/j.ejogrb.2005.03.022
34. Hammond C, Soper J (2008) Gestational Trophoblastic Diseases. Glob Libr Women Med. doi:10.3843/GLOWM.10263. ISSN: 1756–2228.
35. Hedley JP (1924) Abortion and threatened abortion in modern methods in abnormal and difficult labour, The Lancet extra numbers1. Wakely and Son, London, pp 28–35
36. Hertz R (1962) Five years' experience with the chemotherapy of metastatic choriocarcinoma and related trophoblastic tumors in women. Cancer Chemother Rep 16:341
37. Hertz R, Li MC, Spencer DB (1956) Effect of methotrexate therapy upon choriocarcinoma and chorioadenoma. Proc Soc Exp Biol Med Soc Exp Biol Med N Y N 93:361–366
38. Hibbard BM (2000) The obstetrician's armamentarium. Norman Publishing, San Anselmo
39. Hobbins JC, Grannum PA, Berkowitz RL et al (1979) Ultrasound in the diagnosis of congenital anomalies. Am J Obstet Gynecol 134:331–345
40. Hopkins J, Clarke D, Cross W (2014) Inside stories: maternal representations of first time mothers from pre-pregnancy to early pregnancy. Women Birth 27:26–30. doi:10.1016/j.wombi.2013.09.002
41. Hotez PJ, Ferris MT (2006) The antipoverty vaccines. Vaccine 24:5787–5799. doi:10.1016/j.vaccine.2006.05.008
42. Huntingford PJ, Pendleton HJ (1969) The clinical application of cardiotocography. J Obstet Gynaecol Br Commonw 76(7):586–595
43. Iavazzo C, Trompoukis C, Sardi T, Falagas ME (2008) Conception, complicated pregnancy, and labour of gods and heroes in Greek mythology. Reprod Biomed Online 17(Suppl 1):11–14
44. Jackson M (1996) 'Something more than blood': conflicting accounts of pregnancy loss in eighteenth-century England. In: Cecil R (ed) The anthropology of pregnancy loss: comparative studies in miscarriage, stillbirth and neonatal death. Berg, Oxford/Washington, DC, pp 197–214
45. Jarvis WR (1994) Handwashing–the Semmelweis lesson forgotten? Lancet Lond Engl 344:1311–1312
46. Karamanou M, Tsoucalas G, Creatsas G, Androutsos G (2013) The effect of Soranus of Ephesus (98–138) on the work of midwives. Women Birth 26:226–228. doi:10.1016/j.wombi.2013.08.160
47. Kastor PJ, Conevery BV (2008) Sacagawea's 'cold': pregnancy and the written record of the Lewis and Clark Expedition. Bull Hist Med 82:276–310

48. Kolstad P, Hoeg K, Norman N (1972) Malignant trophoblastic neoplasia. Monitoring of therapy. Acta Obstet Gynecol Scand 51:275–281

49. Kuller JA, Katz VL (1994) Miscarriage: a historical perspective. Birth Berkeley Calif 21:227–228

50. Lascaratos J, Lazaris D, Kreatsas G (2002) A tragic case of complicated labour in early Byzantium (404 a.d.). Eur J Obstet Gynecol Reprod Biol 105:80–83

51. Leavitt JW (1986) Brought to bed: childbearing in America, 1750 to 1950. Oxford University Press, New York

52. Lewis JL (1993) Diagnosis and management of gestational trophoblastic disease. Cancer 71:1639–1647

53. Longo LD (1978) Classic pages in obstetrics and gynecology. Curandarum aegritudinem mulierbium, ante, in, et post partum liber, unicus. in, Medici antiqui omnes, …Trotula of Salerno. Venetiis, Apud Aldi Filios, 1547. Am J Obstet Gynecol 131:903–904

54. Longo LD (1978) Classic pages in obstetrics and gynecology. De formato foetu liber singularis, aeneis figuris exornatus. Epistolae duae anatomicae. Tractatus de arthritide, opera posthuma studio Liberalis Cremae. Andrianus Spigelius. Patauriï Apud Io Bap. de Martinis, & Liuiū Pasquatū (1626). Am J Obstet Gynecol 130:71–72

55. Longo LD (1978) Classic pages in obstetrics and gynecology. Pregnancy complicating diabetes. Priscilla White. American Journal of Medicine, vol. 7, pp. 609–616, 1949. Am J Obstet Gynecol 130:227

56. Longo LD (1979) Classic pages in obstetrics and gynecology. La pratique des accouchemens soutenue d'un grand nombre d'observations … Paul Portal. Paris, Gabriel Martin, 1685. Am J Obstet Gynecol 134:81–82

57. Low JA (2009) Operative delivery: yesterday and today. J Obstet Gynaecol Can 31(2):132–141

58. Lurie S (1992) The history of the diagnosis and treatment of ectopic pregnancy: a medical adventure. Eur J Obstet Gynecol Reprod Biol 43:1–7

59. Lurie S, Glezerman M (2003) The history of cesarean technique. Am J Obstet Gynecol 189:1803–1806

60. Macones GA, Hankins GD, Spong CY, Hauth J, Moore T (2008) The 2008 National Institute of Child Health and Human Development workshop report on electronic fetal monitoring: update on definitions, interpretation, and research guidelines. J Obstet Gynecol Neonatal Nurs 37(5):510–515

61. Martin L (1939) Autonomic imbalance and borderline states of thyrotoxicosis: (section of medicine). Proc R Soc Med 32:1424–1429

62. Marx S (1896) Incubation and incubators. Am Medico-Surg Bull 9:311–313

63. Monat T (2013) Searching for ancient secrets in childbirth. Midwifery Today Int Midwife 107:48–49

64. Ng TY, Wong LC (2003) Diagnosis and management of gestational trophoblastic neoplasia. Best Pract Res Clin Obstet Gynaecol 17:893–903

65. Perell A (1958) A new fetoscope attachment. Am J Obstet Gynecol 75:430

66. Pollock S (1990) Embarking on a Rough Passage: The Experience of Pregnancy in Early-Modern Society. In: Valerie Fildes (ed) Women as mothers in pre-industrial England. Routledge, London/New York, pp 39–67

67. Preisler J, Kopeika J, Ismail L, Vathanan V, Farren J, Abdallah Y, Battacharjee P, Van Holsbeke C, Bottomley C, Gould D, Johnson S, Stalder C, Van Calster B, Hamilton J, Timmerman D, Bourne T (2015) Defining safe criteria to diagnose miscarriage: prospective observational multicentre study. BMJ 351:h4579

68. Robinson HP (1973) Sonar measurement of fetal crown-rump length as means of assessing maturity in the first trimester of pregnancy. Br Med J 4(5883):28–31

69. Rublack U (1996) Pregnancy childbirth and the female body in early modern Germany. Past Present 150(1):84–110

70. Shaw LB, Shaw RA (2014) The Pre-Anschluss Vienna School of Medicine – The surgeons: Ignaz Semmelweis (1818–1865), Theodor Billroth (1829–1894) and Robert Bárány (1876–1936). J Med Biogr. doi:10.1177/0967772014532889

71. Sibony O, Luton D, Desarcus B, Deffarges C, Oury JF, Blot P (1996) Hemostasis hysterectomy in obstetrical practice. Evolution of ideas during a century (from Edoardo Porro until the present). J Gynécologie Obstétrique Biol Reprod 25:533–535

72. Silva M, Halpern SH (2010) Epidural analgesia for labor: current techniques. Local Reg Anesth 3:143–153. doi:10.2147/LRA.S10237

73. Silverman WA (1979) Incubator-baby sideshows. Paediatrics 64:127–141

74. Simpson WG (ed) (1871) The Works of Sir JY Simpson, Vol II: Anaesthesia. Adam and Charles Black, Edinburgh, p 177

75. Speert H (1958) Edoardo Porro and cesarean hysterectomy. Surg Gynecol Obstet 106:245–250

76. Stahlman MT (1983) Assisted ventilation in newborn infants. In: Smith GF, Vidyasagar D (eds) Historical review and recent advances in neonatal and peri natal medicine, vol 2. Mead Johnson Nutritional Division, Chicago, pp 21–27

77. Stovall TG, Ling FW, Buster JE (1989) Outpatient chemotherapy of unruptured ectopic pregnancy. Fertil Steril 51:435–438

78. Sykes WS (1982) Essays on the first hundred years of anaesthesia, vol I. Wood Library Museum of Anesthesiology, Park Ridge

79. Todman D (2007) Childbirth in ancient Rome: from traditional folklore to obstetrics. Aust N Z J Obstet Gynaecol 47:82–85. doi:10.1111/j.1479-828X.2007.00691.x

80. Tsoucalas G, Laios K, Sgantzos M, Androutsos G (2015) François Rousset (c. 1525–1598): an innovative and forgotten obstetrician, master of caesarean section. Arch Gynecol Obstet 293(1):227–228. doi:10.1007/s00404-015-3890-z

81. Velzel J, de Hundt M, Mulder FM, Molkenboer JF, Van der Post JA, Mol BW, Kok M (2015) Prediction models for successful external cephalic version: a systematic review. Eur J Obstet Gynecol Reprod Biol 195:160–167. doi:10.1016/j.ejogrb.2015.10.007

82. WHO|Safe and unsafe induced abortion – global and regional levels in 2008, and trends during 1995–2008 [WWW Document], n.d. WHO. URL http://www.who.int/reproductivehealth/publications/unsafe_abortion/rhr_12_02/en/ Accessed 25 Oct 2015

83. Wilson KM (1945) The role of Porro cesarean section in modern obstetrics. Am J Obstet Gynecol 50:761–764. doi:10.1016/0002-9378(45)90052-4

84. Withycombe SK (2010) Slipped away: pregnancy loss in nineteenth-century America. PhD dissertation, University of Wisconsin

85. Worth Estes J (1991) The medical skills of ancient Egypt. In: Carmichael AG, Ratzans RM (eds) Medicine, a treasury of art and literature. Hugh Lauter Levin Associates Inc., New York, pp 31–33

# 第2章
# 自然流产相关并发症

Abraham Tsur，Antonio Malvasi，Ughetta Vergari，Howard Carp

## 2.1 引言

流产是最常见的妊娠并发症，为胎儿出现生存能力前妊娠的丢失(图2.1)，在北美是指从妊娠开始至妊娠20周间的妊娠丢失，在欧洲则是指妊娠24周前(图2.2)的妊娠丢失。虽然已知的临床流产率为15%，但实际上妊娠丢失率可能高达50%[1]。流产的原因有多种，其中包括胚胎异常无法存活或母体环境不能支持其生存(图2.3)。胚胎因素包括染色体畸变，大约60%的流产或胎儿致死性结构异常为染色体畸变所致。无论何种原因引起的流产，最终均以子宫收缩、胎盘剥离和妊娠物的排出为结局。胚胎在排出前已死亡称为"稽留流产"，胚胎存活的情况下也可以发生子宫收缩。胚胎和胎盘的排出常常伴随不同程度的出血，可以是点滴出血，也可以是大量出血。妊娠物可完全排出或部分排出，如为不全流产，需要进行干预，例如刮宫术。以上所提及的任何一种类型的流产都可能出

A. Tsur, MD • H. Carp, MB, BS, FRCOG (✉)
Department of Obstetrics and Gynecology, Sheba Medical Center,
Tel Hashomer, Sackler School of Medicine, Tel Aviv University,
Tel Aviv, Israel
e-mail: carp@netvision.net.il

A. Malvasi, MD
Department of Obstetrics and Gynecology, Santa Maria Hospital,
G.V.M. Care and Research, Bari, Italy

International Translational Medicine and Biomodelling Research
Group, Department of Applied Mathematics, Moscow Institute
of Physics and Technology (State University), Moscow Region, Russia
e-mail: antoniomalvasi@gmail.com

U. Vergari, PhD
Department of Classical Philology and Philosophical Sciences,
International Center of Bioethics and Human Rights,
University of Salento, Lecce, Italy

现并发症,这些并发症可能危及母亲的健康,影响今后的生育。本章将描述这些并发症。

## 2.2 妊娠早期并发症

### 2.2.1 大量出血和弥散性血管内凝血

不全流产常伴随大量出血，应迅速通过手术清除妊娠物。如治疗不及时，可能引起大出血(需要输血)和弥散性血管内凝血 (disseminated intravascular coagulation, DIC)(图2.4 a, b)。DIC在妊娠早期流产中相对罕见，但可发生于妊娠中期流产，特别是在胎儿已死亡但长时间滞留在宫腔内的情况下。胎盘早剥或流产合并感染时可伴发DIC，导致严重的出血[1]，并可能引起羊水栓塞。严重的DIC可导致多脏器功能衰竭甚至死亡[2]，危重患者甚至需要切除子宫。迅速诊断和治疗可阻止此类情况的发生。DIC临床表现为急性出血，并出现以下实验室检查指标的改变:血小板计数减少;凝血酶原时间延长;纤维蛋白原减少;纤维蛋白破坏增加，例如,D-二聚体(D-dimer)水平升高。临床上有数种DIC的评分系统，有助于进行早期诊断、标准化评估和治疗[3]，近期Erez等介绍了一个与妊娠相关的新评分系统[4]。

与不全流产和流产合并感染相关的DIC治疗包括以下四步:

(1)消除可能导致DIC的潜在因素,包括手术清除残留的妊娠组织，对可疑感染者静脉应用广谱抗生素等。

(2)临床和实验室的严密监测。

(3)及时按需输入血液制品,如浓缩细胞、血小板、

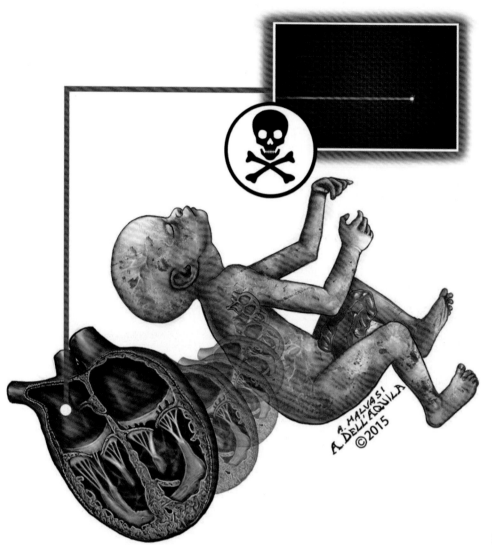

图 2.1　流产是指胎儿出现生存能力前妊娠的丢失。

新鲜冷冻血浆和冷沉淀剂。

（4）血液科的干预。

氨甲环酸（Tranexamic acid）广泛用于产科出血的预防和治疗。但对于不全流产和流产合并感染，其安全性和有效性尚无证据。目前，正在进行一项国际性随机双盲安慰剂对照试验，旨在评估妊娠早期应用氨甲环酸对产后出血导致的死亡、子宫切除和其他并发症的影响（The WOMAN Trial[5]）。该研究结果值得期待，并可能对流产感染和不全流产等情况下应用氨甲环酸具有一定的意义。

重组活性因子Ⅶ（rFⅦa）与氨甲环酸相似，最初用于治疗血友病，对于不全流产或流产感染所致 DIC 的治疗，其安全性和有效性缺乏高质量的证据，还应关注动脉血栓形成的可能。近期的 PPH 治疗指南指出，rF

Ⅶa 可用于其他手术的辅助治疗[5]。

### 2.2.1.1 清宫术中缩宫素的作用

在清宫过程中缩宫素常用于促进子宫收缩。然而一项随机对照双盲试验发现：妊娠早期清宫术后，给予 5 IU 缩宫素和不给予缩宫素对比，应用缩宫素在出血、疼痛和恶心等方面并没有显著优势[7]。

但在 Sheba 医疗中心，对进行清宫手术的大多数患者均给予缩宫素（根据妊娠周数和子宫大小给予 5~10 IU）。我们发现，子宫肌层的收缩有助于清晰辨别子宫的界限，利于手术操作。

### 2.2.2 感染和流产感染

流产感染（图 2.5）是指妊娠胚胎组织发生感染。如果治疗不及时，感染会播散至子宫和盆腔，可进一步

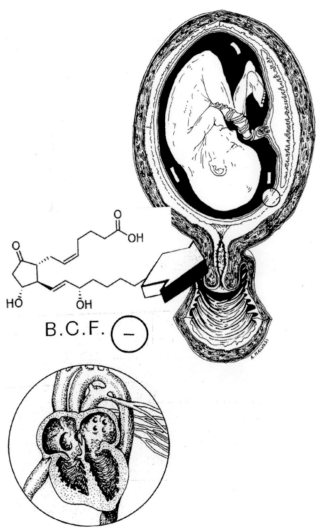

图 2.2　胎儿死亡后常使用前列腺素引产,软化或扩张宫颈。B.C.F,胎心消失。

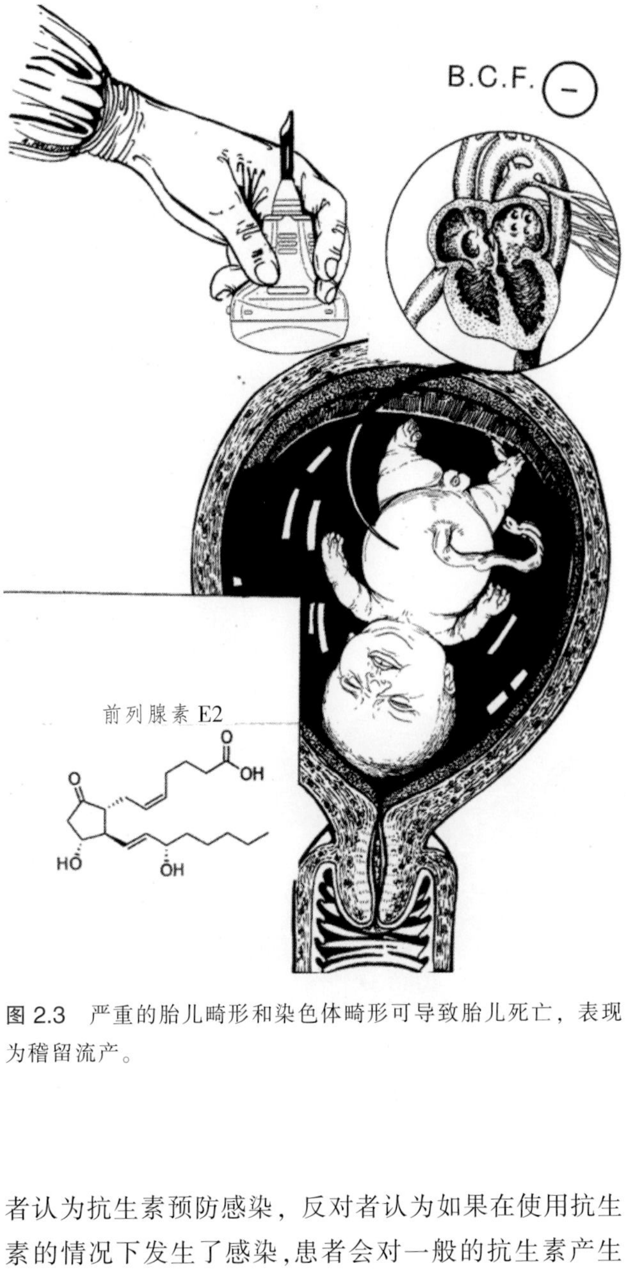

图 2.3　严重的胎儿畸形和染色体畸形可导致胎儿死亡,表现为稽留流产。

前列腺素 E2

导致全身感染,表现为菌血症、败血症、感染性休克和潜在的远端重要脏器的功能衰竭。如果感染组织持续残留于子宫内,细菌和毒素则迅速播散[8]。所涉及的微生物通常为阴道常见细菌。临床医生应该警惕,产生毒素的细菌可导致潜在的致命性感染。例如,金黄色葡萄球菌(可能对某些青霉素具有抗药性),产气荚膜菌和索氏梭菌,A 组链球菌和一些产生毒素的大肠杆菌株[8,9]。

　　流产感染的治疗包括补液、细菌培养和抗生素治疗,其后是迅速刮宫以便清除感染的妊娠组织。据报道,在流产感染导致死亡的病例中常见延误治疗[10]。

### 2.2.2.1 预防性抗生素的作用

　　清宫时是否应用抗生素存在争议 (图 2.6)。支持者认为抗生素预防感染,反对者认为如果在使用抗生素的情况下发生了感染,患者会对一般的抗生素产生耐药性,因此治疗更困难。一项由 Sawaya 等[11]进行并包含 12 个随机试验的荟萃分析显示,预防性应用抗生素可使一半的患者不发生流产后感染,抗生素对于避免发生流产后感染有明显的作用,甚至在低危患者中效果也非常明显。选择抗生素类别的相关证据较少,Sawaya 等[11]的荟萃分析发现,联合应用四环素和甲硝唑(图 2.7)对预防上生殖道感染具有明显的效果。《美国妇产科学院实践公告》(*American College of Obstetrics and Gynecology Practice Bulletin*)(No.104)声明,在术前几小时口服多西环素 100mg,术后立即口服 200mg,既有效又廉价[12]。

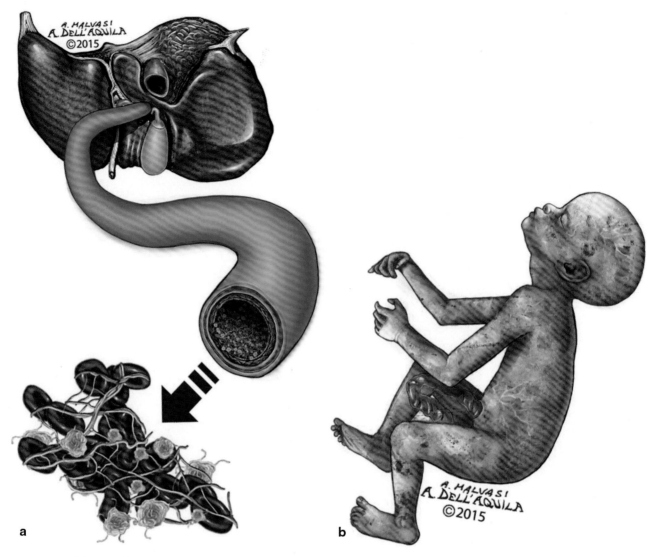

图 2.4　(a)胎儿死亡,特别是妊娠中期胎儿死亡,DIC 合并肝静脉血栓形成,促凝血酶原激酶被释放进入母体循环,导致静脉血栓和弥散性血管内凝血。(b)胎儿死亡。

## 2.2.3 死亡率

在发达国家,自然流产和人工流产相关的死亡报道极其少见。在美国,无论是自然流产还是人工流产,死亡率均少于 1/100 000[13]。在美国,2006—2013 年,文献报道与妊娠相关的死亡率为 16/100 000,其中与人工流产和自然流产相关的死亡仅占 2.7%[14]。然而在世界范围内因流产而致母亲死亡的发生率仍较高,据估计流产并发症相关的死亡占母亲死亡的 7%~14%[15,16]。由于具备行之有效的预防感染措施、严格的无菌操作技术、充足的血液制品和抗生素,发达国家的死亡率相对低。但在世界许多地方,不安全和非法的流产(图 2.8)仍时有发生[17]。他们使用未消毒的器械、没有合适

的手术环境,并缺乏 WHO 定义的具备必需技术的医务人员。

## 2.3　并发症的处理

### 2.3.1 子宫穿孔和盆腔器官损伤

据报道,妊娠早期和中期子宫穿孔的发生率小于 0.5%[18,19]。穿孔最常见的部位是宫底,使用探针(图 2.9)、刮匙(图 2.10)、卵圆钳(图 2.11)或 Karman 吸引管(图 2.12)[19]均可造成子宫穿孔。对 1975—1978 年美国 13 个公共机构的 67 175 例流产清宫术进行分析显示,如果手术由主治医师来完成,子宫穿孔的风险明显低(图

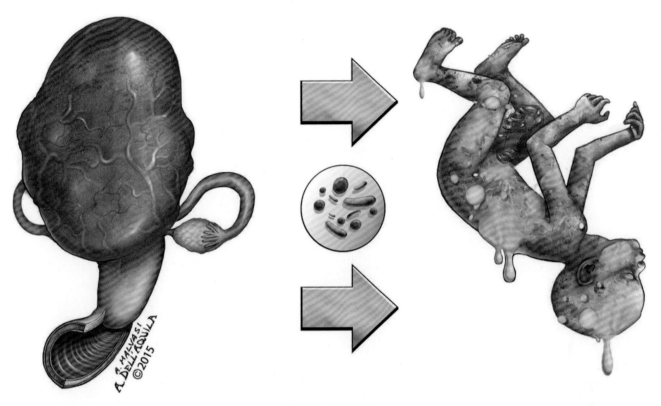

图 2.5　流产感染。

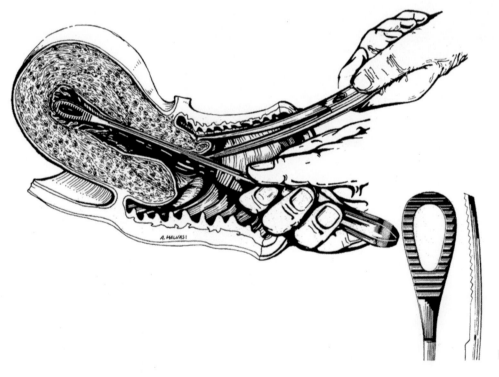

图 2.6　刮宫术。

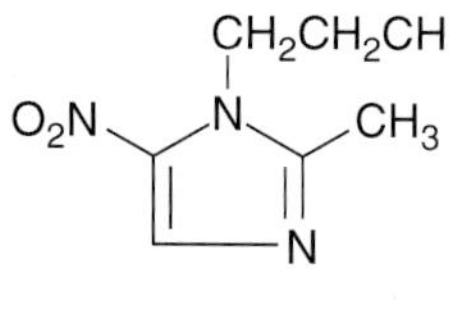

$$O_2N \quad CH_2CH_2CH$$
$$CH_3$$
$$N$$

图 2.7　甲硝唑的化学方程式。

2.13)。手术过程中,应用探针测量宫腔长度时,也可能发生子宫穿孔,特别是合并子宫肌瘤(图 2.14)、子宫畸形、剖宫产切口瘢痕、子宫颈内口狭窄、子宫极度后屈(图2.15)、宫腔粘连(图 2.16)和子宫憩室(图 2.17)等情况。

应用海藻棒(laminaria)扩张宫颈有助于预防子宫穿孔,但在统计学上差异并不显著(RR,0.17;95% CI,

0.02~1.2)[20]。Darney 等[18]回顾性分析了 15 例子宫穿孔的病例,均为妊娠中期进行宫颈扩张和刮宫时发生子宫穿孔,其中 2/3 的病例同时合并小肠损伤,2 例患者切除了子宫。这些病例具有以下特点:未能正确评估妊娠周数、未使用超声引导、手术时宫颈扩张不充分(图 2.18)[21]。子宫穿孔的传统治疗方法为开腹手术,随着内镜技术的不断提高,腹腔镜手术已经成为安全、有效的选择[22]。如果刮宫术尚未完成前发生了穿孔,可在开腹或腹腔镜直视监护下经宫颈完成刮宫术[23]。

### 2.3.1.1 未能诊断的子宫穿孔

一些医生认为,子宫穿孔的实际病例数比临床确

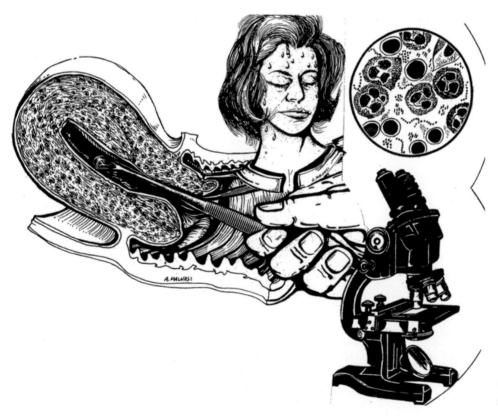

图 2.8　使用未消毒的器械发生流产感染的风险。

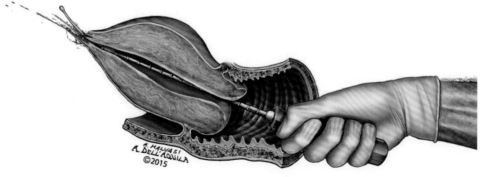

图 2.9　完全流产时过度或错误使用探针,造成子宫穿孔。

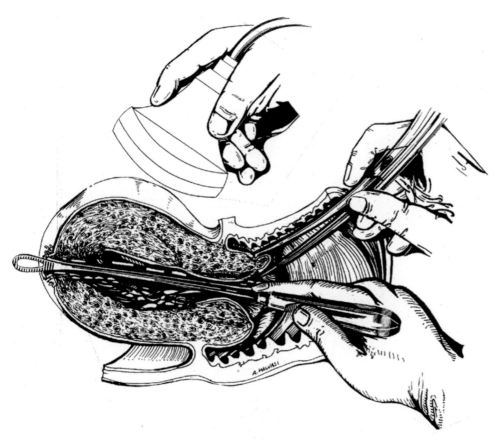

图 2.10　刮匙造成宫底穿孔。

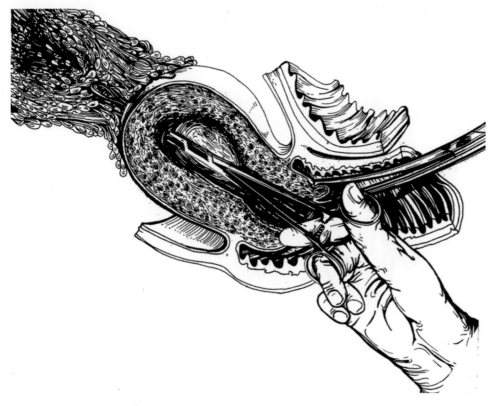

图 2.11　卵圆钳造成宫底穿孔,大网膜被钳夹。

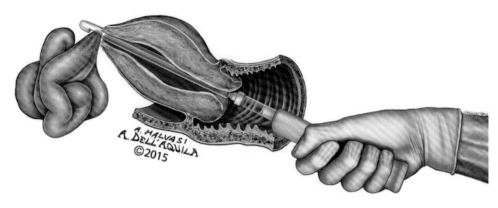

图 2.12　Karman 吸引管造成宫底穿孔,小肠被夹住。

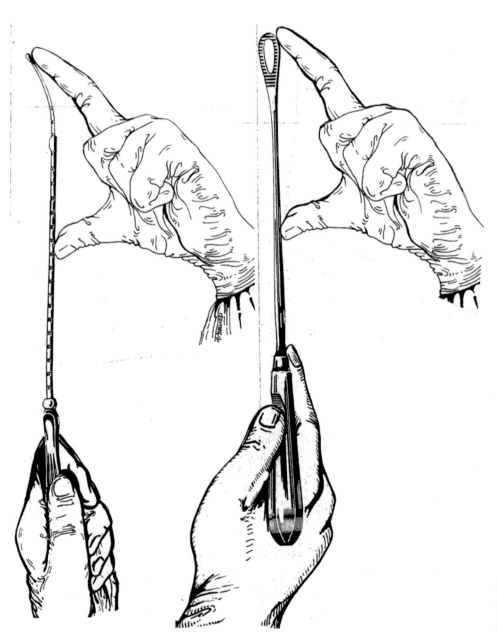

图 2.13　刮宫前使用探针仔细测量宫腔长度,并与刮匙长度相比较,特别是孕中期流产。

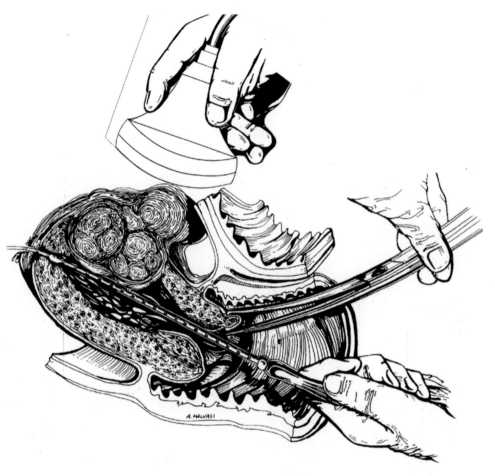

图 2.14　不全流产合并前壁多发壁间肌瘤，探针造成宫底穿孔。

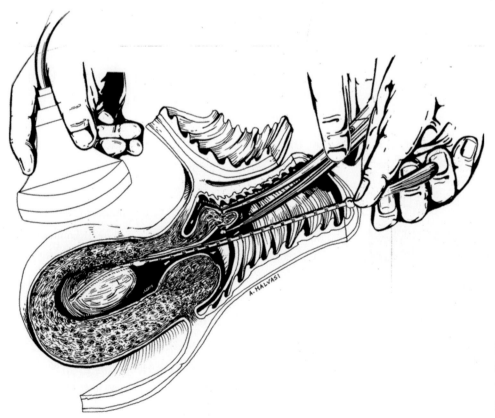

图 2.15　避免子宫穿孔的方法：钳夹、牵拉子宫，探针测量宫腔深度时应用超声核对（在超声引导下去除胚物）。

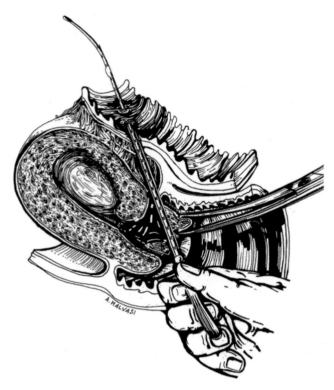

图 2.16　粘连致密导致子宫固定,探针穿孔进入膀胱。

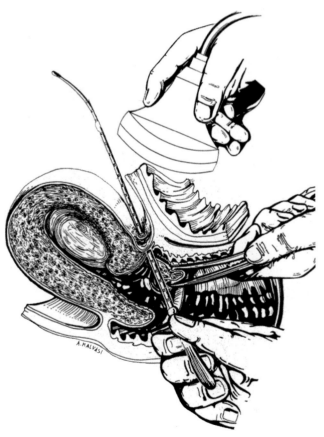

图 2.17　探针通过憩室造成子宫穿孔。

诊的病例数更多，很多未发生后遗症的子宫穿孔未能被诊断。如果器械进入宫腔的深度超过所测量的长度，应怀疑穿孔。未被诊断的子宫穿孔病例，患者清醒时主诉有明显疼痛，穿孔部位出血可能表现为多量阴道出血(图 2.19)。但如果出血进入腹腔或者侧壁穿孔出血进入阔韧带，阴道出血也许并不明显。有时穿孔可发生在宫颈后壁(图 2.20)，并未进入宫腔。因此，一旦怀疑子宫穿孔应监测生命体征。何时需要进一步干预(如使用腹腔镜)呢?如果取出了脂肪或者宫腔外组织，我们的意见是必须进行腹腔镜探查；患者血流动力学不稳定也是腹腔镜探查的指征。在刮宫完成前发生的子宫穿孔，手术需在腹腔镜或超声监护下完成(图 2.22)。如果没有发生子宫穿孔的并发症，患者可在 24~48 小时后出院。如果发生了脏器损伤(图 2.23)，应该进行及时恰当的修补。阔韧带血肿的病例，需应用超声了解出血量并决定随后的治疗方案。

清宫过程中或者清宫术后，未能诊断子宫穿孔可导致进一步的并发症 (图 2.24)。Su 等描述了一名 31 岁的女性，卵巢进入子宫穿孔处[24]，而 Shulman 等描述了子宫穿孔后，小肠进入宫腔内的病例[25](图 2.25)。

## 2.3.2 宫颈裂伤和未来宫颈功能不全

宫颈裂伤可发生在自然流产妊娠物排出过程中，但大多数裂伤发生在宫颈扩张及刮宫过程中(D&C)，或者宫颈扩张及负压吸宫过程中(D&E)。宫颈裂伤可因宫颈把持钳牵拉宫颈(图 2.26)、宫颈扩张过程中的创伤(图 2.27)或刮宫术的创伤引起。

应用渗透性宫颈扩张棒(例如，Laminaria japonica 和 Dilapan-S)[26]或使用米索前列醇软化宫颈，宫颈裂伤可明显减少(图 2.28)[27]。

一项大样本回顾性研究分析了 15 438 例刮宫手术病例，孕周均≤12 周，比较 Laminaria 宫颈扩张棒和坚硬的扩张棒扩张宫颈的作用，发现应用 Laminaria 宫颈扩张棒可预防宫颈裂伤(RR=0.19 CI 0.07~0.52)。如果术者是住院医师而不是主治医师，RR 为 2.0(CI 1.3~2.9)。有趣的是，全身麻醉较局部麻醉容易发生宫颈裂伤(RR=2.6 CI 1.8~3.9)。使用 Laminaria 宫颈扩张棒、采用局部麻醉、有经验的临床医生进行手术，预防子宫穿孔的保护作用是未使用这些保护措施的 27 倍[26]。

对于宫颈裂伤引起的出血可进行直接压迫或电凝

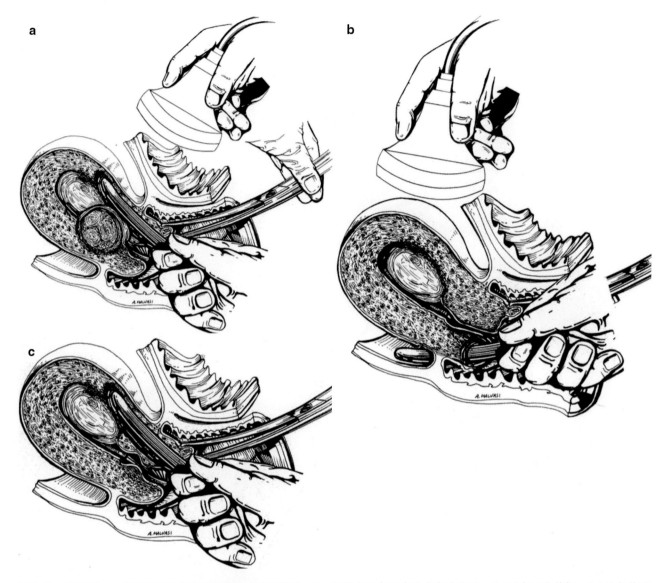

图 2.18 使用 Hegar 扩张器扩张宫颈不充分造成子宫穿孔。(a)后壁大子宫肌瘤造成宫腔变形。(b)子宫过度前倾。(c)子宫前壁穿孔。

止血，一部分患者需要进行缝合。扩宫和刮宫后引起宫颈裂伤的远期重要影响是宫颈功能不全，可导致晚期流产、胎膜早破和早产。具有终止妊娠史的女性，早产的风险明显增高，而且风险随着终止妊娠次数的增加而增加。除宫颈裂伤之外，还有其他的因素增加早产风险。例如，子宫瘢痕导致的胎盘植入，以及患者的社会经济状况等[28]。

### 2.3.3 宫颈狭窄和宫腔积血

宫腔积血，也称为"子宫扩张综合征"，通常在清宫术后即刻或迅速出现(图 2.29)。典型的临床表现为无阴道出血的疼痛，由于积血不能通过宫颈引流而积聚于宫腔内所致。超声检查显示血液积聚于宫腔内 (图 2.30)，可应用探针通过宫颈引流积血来缓解症状；另一种方法是使用刮匙或者吸管吸出积血，但吸管吸引会引起疼痛。肌肉注射或者口服马来酸甲麦角新碱有助于促进子宫收缩。但无论是吸引还是子宫兴奋剂都不能预防宫颈狭窄。如果存在宫颈狭窄，宫腔积血在下次月经来潮时可再次出现。充分的宫颈扩张通常可以解决宫颈狭窄问题(图 2.32)，也可预防进一步的狭窄。

### 2.3.4 麻醉

许多麻醉剂均可用于刮宫术，如全身麻醉、椎管内麻醉(蛛网膜下隙和硬膜外麻醉)或局部麻醉(宫颈旁

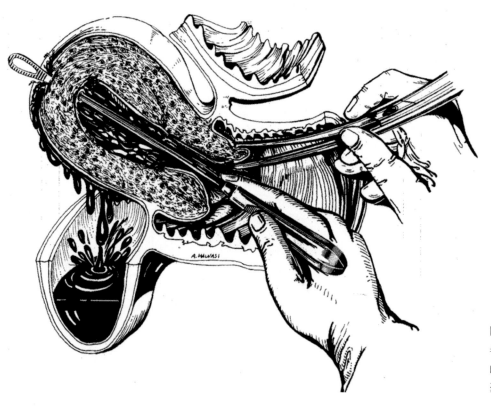

图 2.19　刮匙造成子宫穿孔，器械进入深度超过了测量宫腔的长度，可疑子宫穿孔；出血积聚在道格拉斯窝。

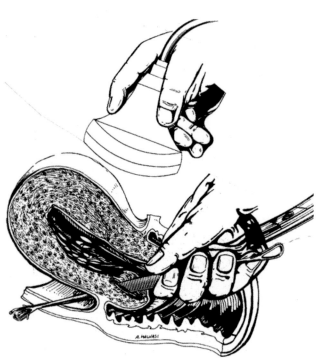

图 2.20　穿孔也可发生于宫颈的后壁。

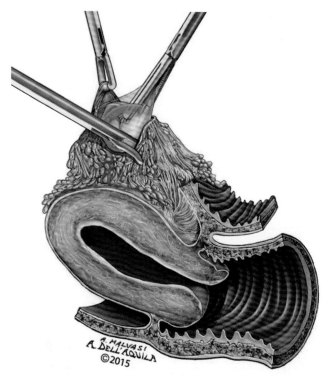

图 2.21　子宫穿孔后，腹腔镜下在附着于子宫前壁的大网膜内取出胎囊。

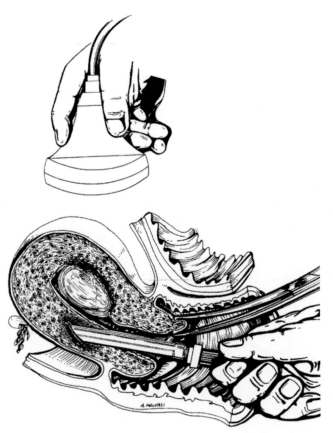

**图 2.22** Karman 吸引管造成子宫后壁穿孔,经腹超声检查发现妊娠囊和子宫后壁穿孔。

"宫颈性休克")。宫颈性休克为自限性,可应用阿托品进行治疗或预防。

椎管内麻醉引起的并发症包括早期、中期或远期的并发症。

早期并发症包括高位阻滞或阻滞时间延长、运动阻滞,以及偶然情况下静脉应用局部麻醉药后引起的癫痫。中期并发症包括硬膜外血肿和感染,如硬膜外出血和脑膜炎[29]。远期神经后遗症最重要,但超出了本章阐述的范围。Grimes 等[30]比较了局部麻醉和全身麻醉的安全性,局部麻醉与发热、抽搐的发生率增加相关,而全身麻醉与出血、子宫穿孔和宫颈损伤的发生率增加相关。尽管任何一种麻醉均可发生不同范畴的并发症,但两种麻醉方式均可安全使用[30]。但应注意,虽然流产相关的死亡率下降,但全身麻醉相关的死亡率却在增加。美国疾病控制与预防中心(CDC)的数据显示,≤12 周的流产患者,全身麻醉相关的死亡率为0.37/100 000,是局部麻醉相关死亡率(0.15/100 000)[31]的两倍多。

## 2.4 晚期并发症

### 2.4.1 疼痛和出血

阻滞),但局部麻醉通常联合静脉镇静。由于椎管内麻醉可加重低血压,失血过多的患者禁用。全身麻醉适用于焦虑的患者或孕周为 13 周及以上的患者[29]。如果应用局部麻醉,可能会发生血管迷走神经性晕厥(称为

某些患者在流产后最初几天甚至几周内疼痛和绞痛都持续存在。流产后的最初几周内阴道流血是正常的,应用米索前列醇药物流产比刮宫后出血量更多、持续时间更长[32]。判断患者是否需要进一步处理具有挑

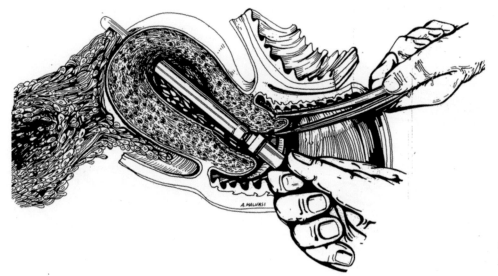

**图 2.23** Karman 吸引管造成子宫穿孔,大网膜吸入宫腔。

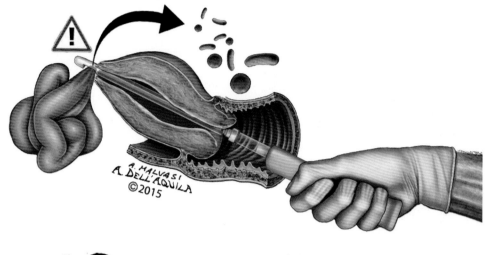

图 2.24  Karman 吸引管造成子宫穿孔并损伤肠管,造成肠道细菌进入腹腔（持续性腹膜炎的高风险）。

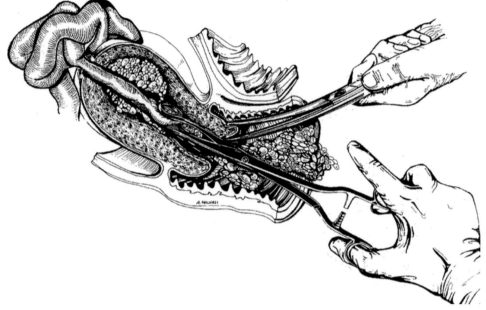

图 2.25  子宫穿孔后小肠进入宫腔。

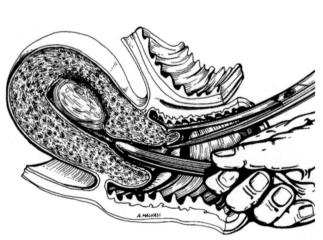

图 2.26  宫颈扩张过程中存在发生宫颈功能不全的风险,小心勿损伤宫颈。术前使用米索前列醇和 Laminaria 宫颈扩张棒行宫颈预处理,有利于宫颈的扩张。

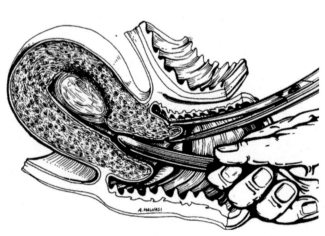

图 2.27  使用 13 号 Hegar 扩张棒扩张宫颈后,因过度扩张导致宫颈裂伤。

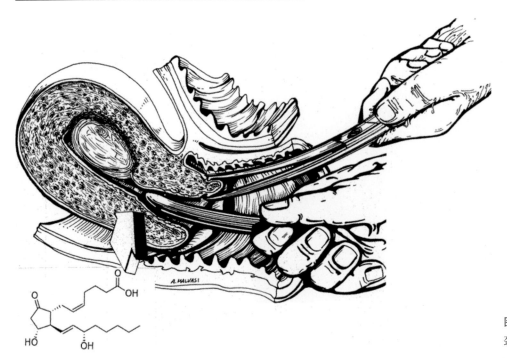

图 2.28 使用前列腺素后宫颈扩张。

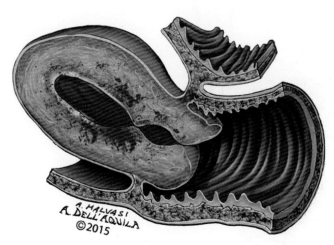

图 2.29 宫腔积血是指血液积聚于宫腔内,清宫术后即刻或迅速出现,引起子宫扩张。

战性,如出现病情恶化、出血增多、疼痛加重或发热等症状,临床医生应考虑是否存在本章中所描述的并发症,如胚物残留和子宫内膜炎。

## 2.4.2 胚物残留 (Retained Products of Conception,RPOC)

胚物残留的临床表现包括不规则阴道出血、盆腔疼痛、子宫压痛和发热。超声表现为高回声的子宫内膜增厚、肌层内或内膜下丰富的低阻血流,明确诊断要依靠超声医师的经验。治疗可采用反复刮宫、吸宫、卵圆钳钳夹(图 2.33)或宫腔镜下胚物组织切除术。宫腔镜下胚物组织切除术可以在直视下切除残留的胎盘组织,可能会减少宫腔粘连的发生、避免吸宫不全[33]。不愿接受手术治疗的患者可使用米索前列醇(图 2.34)。米索前列醇可诱发子宫收缩,据报道,完全流产率为53%~87%[34];孕激素受体调节剂米非司酮联合米索前列醇可加强疗效,但联合应用米非司酮的确切的结论性证据尚不充足[35]。临床经验表明,米索前列醇在排出宫腔内妊娠物方面的效果,随流产发生后时间的延长而降低。

### 2.4.3 Asherman 综合征

Asherman 将宫腔粘连合并闭经和不孕情况以他的名字命名,称为 Asherman 综合征[36]。Asherman 综合征主要与手术操作引起的宫内损伤相关,特别是流产或产后刮宫术(图 2.35)[37]。如果在刮宫时力度过大,可导致内膜基底层甚至子宫肌层的损伤,形成创面,内膜缺失引起粘连。感染在发病机制中也许有一定的作用,但存在争议。流产刮宫术后或大量出血时,宫腔内放置 Foley 导管治疗有时也会引起 Asherman 综合征(图 2.36a,b)。

Polishuk 等[38]发现,子宫内膜炎(图 2.37)的患者与未发生感染的患者相比,宫腔粘连的发生率并无差异。

避免产后或者流产后刮宫、避免对胚物残留的反

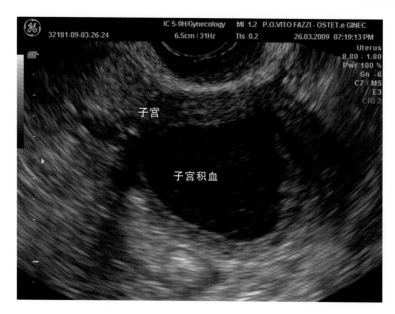

图 2.30  超声显示血液积聚于宫腔内。

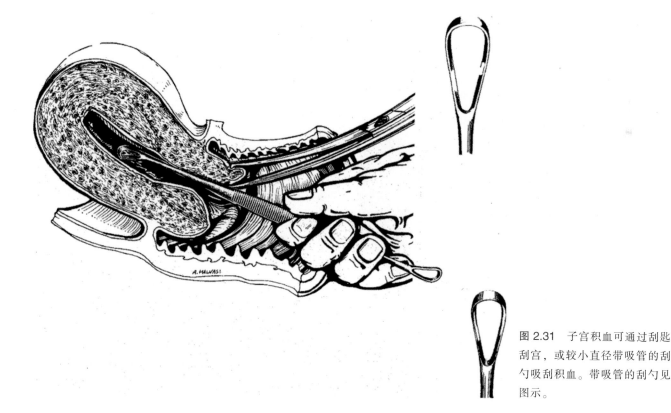

图 2.31  子宫积血可通过刮匙刮宫,或较小直径带吸管的刮勺吸刮积血。带吸管的刮勺见图示。

复刮宫,尽可能减少对子宫的损伤以预防 Asherman 综合征。由于吸宫术时不允许使用过高的负压,因此吸宫术比刮宫术对子宫的损伤更小。也可应用宫腔镜手术治疗胚物残留[39]。宫腔镜可直接观察宫腔内是否存在宫腔粘连(图 2.38a,b)和残留组织,找到胎盘组织和子宫内膜的界面,直视下使用电切环切除残留的妊娠组织(可以不使用电能)。

Asherman 综合征患者在后续妊娠中自发性流产、胎儿宫内生长受限、早产、前置胎盘、胎盘植入甚至子宫破裂的风险较高[36]。

## 2.4.4 Rhesus(Rh)同种异体免疫

Rh-D 阴性的妊娠女性,如胎儿为 Rh-D 阳性,母体接触胎儿血细胞,有产生抗 D 抗体的风险。在以后

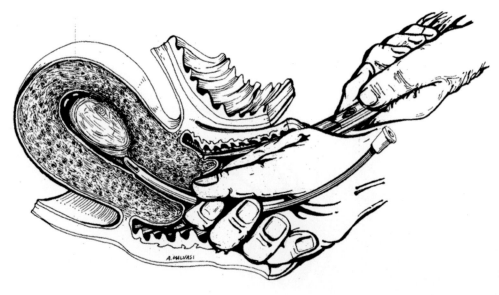

图 2.32　宫颈狭窄位于宫颈管内或内口水平，可通过 Foley 导管、膨胀气球和轻柔的牵拉进行宫颈扩张。

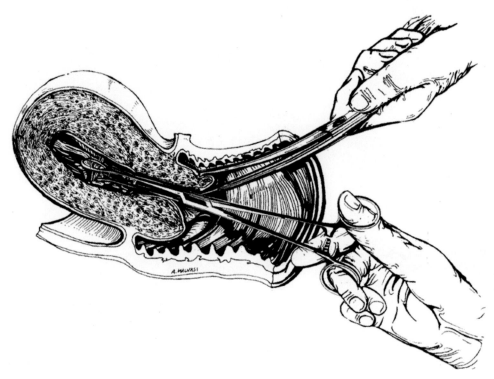

图 2.33　卵圆钳夹取出宫腔内残留的妊娠胚物组织。

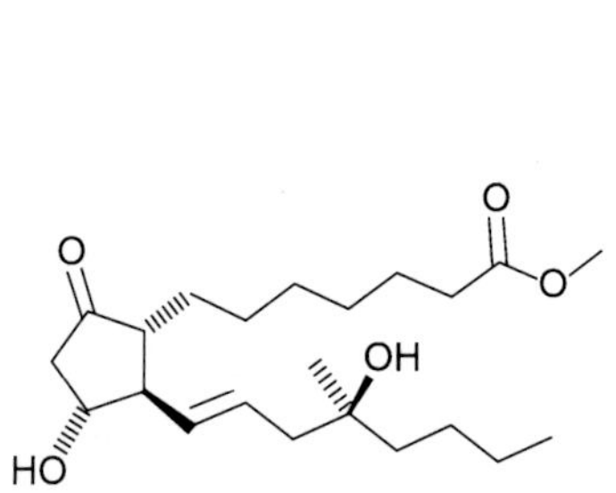

图 2.34　米索前列醇。

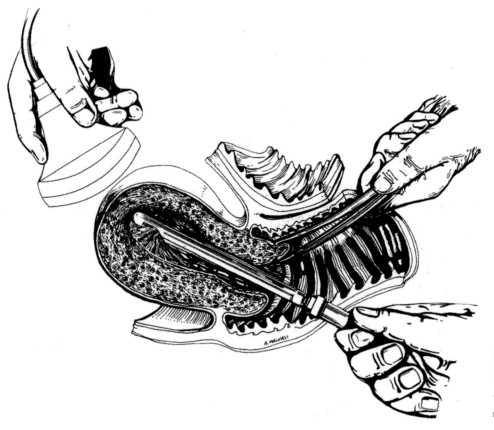

图 2.35 Karman 吸引管灵活,比质硬的金属器械穿孔风险小,部分术者更愿意使用 Karman 吸引管。

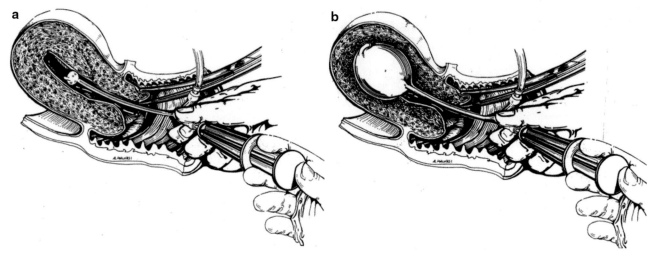

图 2.36 (a)吸宫后,Foley 球囊置于宫腔。(b)球囊充盈。

的妊娠中,如果胎儿是 Rh-D 阳性,母体内的抗体有可能通过胎盘进入胎儿体内,导致胎儿水肿、胎儿和新生儿溶血性疾病(hemolytic disease of newborn,HDN)。新生儿溶血性疾病与严重的发病率和死亡率相关。同种异体免疫可在母体暴露胎儿血细胞 72 小时内,通过给予抗 D 免疫球蛋白进行预防。妊娠 38 天后,在胚胎中可检测到 Rh-D 抗原[40]。1.5%的自然流产与同种异体免疫相关,如果进行诊断性刮宫,这种风险上升至5%[41]。抗 D 免疫球蛋白的剂量可根据情况进行调整,由于妊娠早期自然流产时胚胎的红细胞群较小,给予抗 D 免疫球蛋白 50μg 即可;妊娠中期流产和人工流产则需要调整到 300μg[41]。

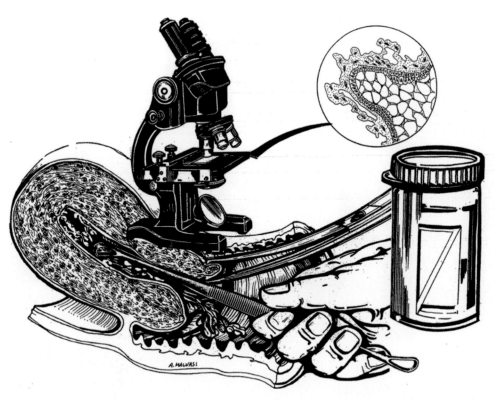

图 2.37　产后子宫内膜炎的病例,应用刮勺清理宫腔。

## 2.4.5 复发性流产

在北美,将复发性流产定义为两次及以上的流产,欧洲则定义为连续三次及以上的流产。如果流产的发生率占全部妊娠的 15%,则连续三次流产的发生率有可能为 0.03%。实际上,连续三次流产的发生率为 1%[42],这表明存在潜在的复发性流产的原因,而非重复的偶然事件。另外,流产的原因中染色体重组占 60%~70%(例如,16-三体、三倍体和单个染色体 X 等)[43]。目前仍未知复发性非整倍体的原因,但已知复发性非整倍体约占由于胎儿非整倍体引起的复发性流产的 15%[44,45]。因此,几乎没有理由认为复发性流产是自然流产的并发症。

## 2.4.6 心理并发症

不同的夫妇对流产的反应迥异,一些人很少表现出来或根本没有反应,而另一些人的应对能力明显低下[46,47],可能会出现空虚、内疚、焦虑和抑郁症状。这些抑郁症状包括躺在床上无所事事、无法胜任日常工作、感觉身体不适等。在流产后一个月,大约一半的女性仍然存在抑郁,一些人的抑郁可持续至流产后半年[48]。

流产使许多夫妇经历一段悲伤的过程[46]。他们因失去孩子和未完成的亲子关系而忧伤。不幸的是,这些夫妇不接受社会安慰,特别是在他们还未告知他人怀孕的消息就发生流产的情况下。即使是妊娠早期流产,许多父母也已经把胎儿当成了一个婴儿,给其起名,与其说话,赋予其特定的个性,想象其未来如何。流产后的心理反应是可逆的,并非所有经历流产的女性均需要心理治疗,医疗团队给予同情和尊敬有助于患者心理状态的调整[49]。对于一些夫妇,心理支持是有帮助的。心理支持可为多种形式,包括团体治疗,分享流产的经历;让他们了解悲伤是一种正常的应对机制,开导夫妇不要过于悲伤;鼓励他们锻炼身体,参与艺术的学习,进行冥想、瑜伽等活动以减少焦虑。这些活动并非特定的活动,可依据患者个体的兴趣和认知的重建进行安排。

### 致谢

本章由 Abraham Tsur 和 Howard Carp 提供文字,由 Antonio Malvasi 和 Ughetta Vergari 提供图片。

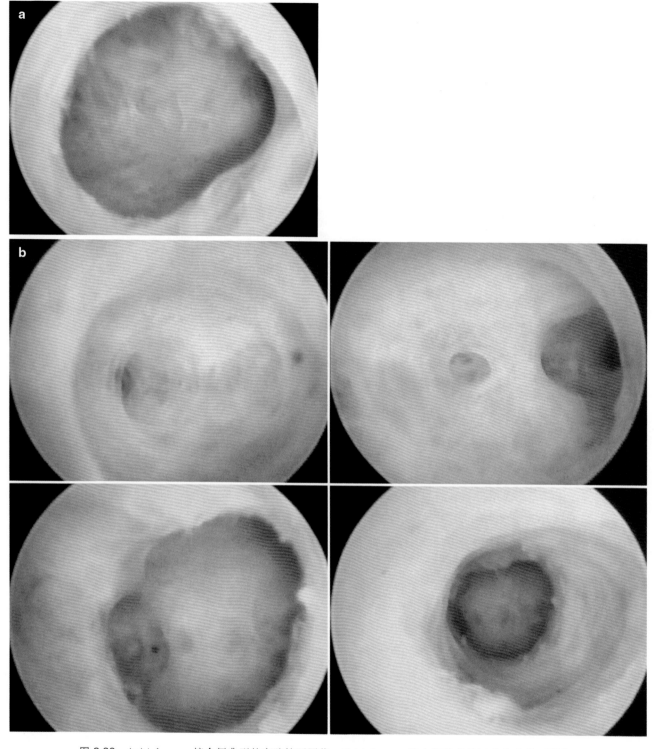

图 2.38　(a)Asherman 综合征典型的宫腔镜下图像。(b)Asherman 综合征的其他四个宫腔镜下图像。

（周巧云 译　黄晓武 审校）

# 参考文献

1. Chard T (1991) Frequency of implantation and early pregnancy loss in natural cycles. Baillieres Clin Obstet Gynaecol 5(1):179–189
2. Berg CJ, Callaghan WM, Syverson C, Henderson Z (2010) Pregnancy-related mortality in the United States, 1998 to 2005. Obstet Gynecol 116(6):1302–1309
3. Taylor FB, Toh CH, Hoots WK, Wada H, Levi M (2001) (ISTH) SSoDICDotISoTaH. Towards definition, clinical and laboratory criteria, and a scoring system for disseminated intravascular coagulation. Thromb Haemost 86(5):1327–1330
4. Erez O, Novack L, Beer-Weisel R, Dukler D, Press F, Zlotnik A et al (2014) DIC score in pregnant women--a population based modification of the International Society on Thrombosis and Hemostasis score. PLoS One 9(4):e93240
5. Shakur H, Elbourne D, Gülmezoglu M, Alfirevic Z, Ronsmans C, Allen E et al (2010) The WOMAN Trial (World Maternal Antifibrinolytic Trial): tranexamic acid for the treatment of postpartum haemorrhage: an international randomised, double blind placebo controlled trial. Trials 11:40
6. Abdul-Kadir R, McLintock C, Ducloy AS, El-Refaey H, England A, Federici AB et al (2014) Evaluation and management of postpartum hemorrhage: consensus from an international expert panel. Transfusion 54(7):1756–1768
7. Nygaard IH, Valbø A, Heide HC, Kresovic M (2011) Is oxytocin given during surgical termination of first trimester pregnancy useful? A randomized controlled trial. Acta Obstet Gynecol Scand 90(2):174–178
8. Eschenbach DA (2015) Treating spontaneous and induced septic abortions. Obstet Gynecol 125(5):1042–1048
9. Finkielman JD, De Feo FD, Heller PG, Afessa B (2004) The clinical course of patients with septic abortion admitted to an intensive care unit. Intensive Care Med 30(6):1097–1102
10. Stubblefield PG, Grimes DA (1994) Septic abortion. N Engl J Med 331(5):310–314
11. Sawaya GF, Grady D, Kerlikowske K, Grimes DA (1996) Antibiotics at the time of induced abortion: the case for universal prophylaxis based on a meta-analysis. Obstet Gynecol 87(5 Pt 2):884–890
12. Bulletins--Gynecology ACoP (2009) ACOG practice bulletin No, 104: antibiotic prophylaxis for gynecologic procedures. Obstet Gynecol 113(5):1180–1189
13. Zane S, Creanga AA, Berg CJ, Pazol K, Suchdev DB, Jamieson DJ et al (2015) Abortion-Related Mortality in the United States: 1998–2010. Obstet Gynecol 126(2):258–265
14. Creanga AA, Berg CJ, Syverson C, Seed K, Bruce FC, Callaghan WM (2015) Pregnancy-related mortality in the United States, 2006–2010. Obstet Gynecol 125(1):5–12
15. Say L, Chou D, Gemmill A, Tunçalp Ö, Moller AB, Daniels J et al (2014) Global causes of maternal death: a WHO systematic analysis. Lancet Glob Health 2(6):e323–e333
16. Kassebaum NJ, Bertozzi-Villa A, Coggeshall MS, Shackelford KA, Steiner C, Heuton KR et al (2014) Global, regional, and national levels and causes of maternal mortality during 1990–2013: a systematic analysis for the Global Burden of Disease Study 2013. Lancet 384(9947):980–1004
17. Rasch V (2011) Unsafe abortion and postabortion care - an overview. Acta Obstet Gynecol Scand 90(7):692–700
18. Peterson WF, Berry FN, Grace MR, Gulbranson CL (1983) Second-trimester abortion by dilatation and evacuation: an analysis of 11,747 cases. Obstet Gynecol 62(2):185–190
19. Ben-Baruch G, Menczer J, Shalev J, Romem Y, Serr DM (1980) Uterine perforation during curettage: perforation rates and postperforation management. Isr J Med Sci 16(12):821–824
20. Grimes DA, Schulz KF, Cates WJ (1984) Prevention of uterine perforation during curettage abortion. JAMA 251(16):2108–2111
21. Darney PD, Atkinson E, Hirabayashi K (1990) Uterine perforation during second-trimester abortion by cervical dilation and instrumental extraction: a review of 15 cases. Obstet Gynecol 75(3 Pt 1):441–444
22. Lawin-O'Brien A, Olowu O, Shahid A, Odejinmi F (2013) Complex organ injuries after mid-trimester termination of pregnancy: pushing boundaries in laparoscopic management. J Minim Invasive Gynecol 20(6):899–902
23. Chen MJ, York S, Hammond C, Gawron L (2015) Uterine perforation during dilation and evacuation prior to fetal extraction–now what? A case report. J Reprod Med 60(5–6):254–256
24. Su S, Tao G, Dong B, Shi L, Dong J (2015) Delayed presentation of uterine perforation with ovary migration after dilatation and curettage. Int J Clin Exp Med 8(4):6311–6314
25. Shulman SG, Bell CL, Hampf FE (2006) Uterine perforation and small bowel incarceration: sonographic and surgical findings. Emerg Radiol 13(1):43–45
26. Schulz KF, Grimes DA, Cates W (1983) Measures to prevent cervical injury during suction curettage abortion. Lancet 1(8335):1182–1185
27. Meirik O, My Huong NT, Piaggio G, Bergel E, von Hertzen H (2012) Regulation WRGoPMoF. Complications of first-trimester abortion by vacuum aspiration after cervical preparation with and without misoprostol: a multicentre randomised trial. Lancet 379(9828):1817–1824
28. Shah PS, Zao J (2009) births KSGoDopL. Induced termination of pregnancy and low birthweight and preterm birth: a systematic review and meta-analyses. BJOG 116(11):1425–1442
29. Reynolds F. (2014) Neurologic complications of pregnancy and neuraxial anesthesia. In: Chestnut's obstetric anesthesia: principles and practice [Internet]. Elsevier/Saunders, Philadelphia, PA
30. Grimes DA, Schulz KF, Cates W, Tyler CW (1979) Local versus general anesthesia: which is safer for performing suction curettage abortions? Am J Obstet Gynecol 135(8):1030–1035
31. Peterson HB, Grimes DA, Cates W, Rubin GL (1981) Comparative risk of death from induced abortion at less than or equal to 12 weeks' gestation performed with local versus general anesthesia. Am J Obstet Gynecol 141(7):763–768
32. Davis AR, Hendlish SK, Westhoff C, Frederick MM, Zhang J, Gilles JM et al (2007) Bleeding patterns after misoprostol vs surgical treatment of early pregnancy failure: results from a randomized trial. Am J Obstet Gynecol 196(1):31.e1–7
33. Hooker AB, Aydin H, Brölmann HA, Huirne JA (2015) Long-term complications and reproductive outcome after the management of retained products of conception: a systematic review. Fertil Steril
34. Neilson JP, Hickey M, Vazquez J. Medical treatment for early fetal death (less than 24 weeks). Cochrane Database Syst Rev. 2006(3):CD002253.
35. van den Berg J, Gordon BB, Snijders MP, Vandenbussche FP, Coppus SF (2015) The added value of mifepristone to non-surgical treatment regimens for uterine evacuation in case of early pregnancy failure: a systematic review of the literature. Eur J Obstet Gynecol Reprod Biol 195:18–26
36. Yu D, Wong YM, Cheong Y, Xia E, Li TC (2008) Asherman syndrome--one century later. Fertil Steril 89(4):759–779
37. Schenker JG (1996) Etiology of and therapeutic approach to synechia uteri. Eur J Obstet Gynecol Reprod Biol 65(1):109–113
38. Polishuk WZ, Anteby SO, Weinstein D (1975) Puerperal endometritis and intrauterine adhesions. Int Surg 60(8):418–420
39. Goldenberg M, Schiff E, Achiron R, Lipitz S, Mashiach S (1997) Managing residual trophoblastic tissue. Hysteroscopy for directing curettage. J Reprod Med 42(1):26–28
40. Bergström H, Nilsson LA, Nilsson L, Ryttinger L (1967)

Demonstration of Rh antigens in a 38-day-old fetus. Am J Obstet Gynecol 99(1):130–133

41. ACOG practice bulletin. (1999) Prevention of Rh D alloimmunization. Number 4, May 1999 (replaces educational bulletin Number 147, October 1990). Clinical management guidelines for obstetrician-gynecologists. Am Coll Obstetr Gynecol Int J Gynaecol Obstet. 66(1):63–70

42. Salat-Baroux J (1988) Recurrent spontaneous abortions. Reprod Nutr Dev 28:1555–1568

43. Stein Z (1981) Early fetal loss. Birth Defects Orig Artic Ser 17:95–99

44. Carp H, Guetta E, Dorf H, Soriano D, Barkai G, Schiff E (2006) Embryonic karyotype in recurrent miscarriage with parental karyotypic aberrations. Fertil Steril 85(2):446–450

45. Sullivan AE, Silver RM, LaCoursiere DY, Porter TF, Branch DW (2004) Recurrent fetal aneuploidy and recurrent miscarriage. Obstet Gynecol 104:784–788

46. Lee C, Slade P (1996) Miscarriage as a traumatic event: a review of the literature and new implications for intervention. J Psychosom Res 40:235–244

47. Athey J, Spielvogel AM (2000) Risk factors and interventions for psychological sequelae in women after miscarriage. Prim Care Update Ob Gyns 7:64–69

48. Nikcevic AV, Tunkel SA, Nicolaides KH (1998) Psychological outcomes following missed abortions and provision of follow-up care. Ultrasound Obstet Gynecol 11:123–128

49. Legendre G, Gicquel M, Lejeune V, Iraola E, Deffieux X, Séjourné N et al (2014) Psychology and pregnancy loss. J Gynecol Obstet Biol Reprod (Paris) 43(10):908–917

# 第 3 章

# 流产病理学诊断

Ezio Fulcheri，Maria Pia Brisigotti，Leonardo Resta

## 3.1 引言

流产的定义为胎儿发育到能存活孕周之前妊娠自然终止[26]。流产通常分为临床妊娠流产和生化妊娠流产。临床妊娠是以超声或组织学检查结果作为诊断依据，而生化妊娠较临床妊娠更早发生，只有通过血 β-hCG 升高来进行诊断。多数生化妊娠流产可能在临床中被忽视。事实表明，在育龄妇女中，生化妊娠流产率甚至可能达到 60%[3]。

流产可以是偶发的，即在育龄妇女中只发生一次的情况；但是如果有两次流产，则为重复流产；如果有三次或更多次流产，多数临床医生将其定义为复发性流产（或习惯性流产）(recurrent miscarriage 或 habitual)[10]。

虽然流产发生很普遍，但由于无法正确评估其体征和症状，故很难明确其发生率。据美国妇产科学会 (American College of Obstetricians and Gynecologists) 称，流产是最常见的导致妊娠终止的方式。据报道，经

E. Fulcheri, MD, PhD (✉)
Division of Anatomic Pathology, Departement of Surgical and Diagnostic Science, University of Genoa, Genoa, Italy

UOSD Feto-perinatal Pathology, IRCCS Istituto Giannina Gaslini, University of Genoa, Largo G.Gaslini 5, Genoa 16147, Italy
e-mail: ezio.fulcheri@unige.it

M.P. Brisigotti, MD
Ph.D course in Paediatric Science, Fetal-Perinatal and Paediatric Pathology, University of Genoa, Genoa, Italy

UOSD Feto-perinatal Pathology, IRCCS Istituto Giannina Gaslini, Genova, Largo G.Gaslini 5, Genoa 16147, Italy

L. Resta, MD, PhD
Section of Pathological Anatomy, Department of Emergency and Organ Transplantation (DETO), University of Bari, Bari, Italy
e-mail: leonardo.resta@uniba.it

人工授精后流产率约占总数的 50%。流产的总体风险为 10%~25%，并随着孕妇年龄的增长而升高。35 岁以上的女性，流产概率为 15%；35~45 岁的女性，流产风险上升至 20%~35%；45 岁以上的女性，流产概率可高达 50%。对于有过流产史的女性，第二次妊娠流产的概率约为 20%，与没有流产史的女性大致相同[20,28]。如果将生化妊娠流产考虑在内，复发性自然流产率可达 20%。

流产可分为妊娠早期流产 (EPL) 和妊娠晚期流产 (LPL)，除了与流产发生的时间有关，还与流产的病因有关。EPL 指从妊娠开始至第 10 周（或妊娠 12 周），即在发育初期，胚芽及器官发育形成期发生的流产。第 12 周至第 22 周发生的流产属于 LPL。妊娠晚期流产主要是由感染引起，而妊娠早期流产主要是由于染色体核型异常导致绒毛结构改变而引起。

## 3.2 妊娠早期流产组织病理学诊断

过去 30 年里，由于导致 EPL 的病因发生了根本性的变化，EPL 组织病理学诊断作为人类生殖病理学的一部分越来越重要。这些病因可分为内因（母亲和胚胎/胎儿及其胎盘的病变）和外因（人为造成的环境改变）。我们发现内在因素包括母亲的年龄、血脂异常和自身免疫；而外在因素，我们可以列举出在土壤或工业生产中辐射、污染、化学物质的增加，还包括食用了劣质或被污染的食物，自愿或非自愿地服用了药物等。

我们还需关注导致流产的人类学和心理学因素。因为妊娠是有目的、有计划的，而流产是意外发生的，尤其是复发性流产。情感上的打击可能会降低一个人对战胜疾病和死亡的信心而无法接受挫败。每一次流

产都是令人悲伤的，它不仅会导致母体在心理和行为上的失衡,也会破坏夫妻双方关系的平衡及未来。

人们越来越重视流产的组织病理的诊断，以期发现以后妊娠复发性流产或母亲有潜在病变的危险有多少的问题,得到更精准的答案。

## 3.3　诊断方法

妊娠早期流产的诊断与"外科病理学"中相关部分的诊断标准不一致。该诊断学涉及面广，并具有关于事后所有特征检查的开放性思维。现今胚胎的检测需要多学科诊断方法综合评估。只有这样才能全面评估妊娠病理改变，包括母体、胎儿、胎儿附属物(如妊娠囊及胎盘)的正常或病理改变，以及蜕膜植入部位相互作用的微妙关系[9]。

这种全面的诊断不仅有助于判断流产(事后)的原因,更重要的是有助于发现母体潜在的病理改变、双亲基因的异常，甚至外在的自然或非自然环境因素(人与自然的关系)。

## 3.4　胚胎及附属物死亡学

确定胚胎停止发育的时间不仅对诊断重要，对临床病例的回顾性分析也非常重要[35]。

在大多数病例中，胚胎停育(胚胎死亡)的时间并非妊娠囊排出或残留发现的时间。

这种差异有助于正确解释胚胎自溶现象，更关键的是通过了解羊膜腔结构可以准确进行的鉴别诊断，因为羊膜腔形态结构的异常亦是流产因素之一。

由此,可分为四种主要情形:

(1)胚胎死亡同时排出，且胚胎死亡前未患病。

(2)胚胎死亡同时排出,但胚胎死亡前已患病且进展至晚期。

(3)胚胎死亡后在子宫内不同时间的停留后排出,但前期未患病。

(4)胚胎死亡后在子宫内不同时间的停留后排出,但前期已患病并进展至晚期。

## 3.5　妊娠囊的形态学定义

诊断学第二个重要方面是妊娠囊形态学异常的定

义。文献中提出了不同的分类系统[22,36],其中一些在过去很常用，但似乎既没有一个被公认有效的分类系统，也没有一个实用的临床分类系统。

需要指出的是，早期流产的诊断学不仅是对病理医生诊断技术的考验，也是明确管理不孕患者尤其是女性不孕患者的重要方法。

许多分类系统仅仅基于流产物的肉眼所见，并不了解诊断过程，所以很难得到验证。在讨论这个问题之前,需要先说明标本是如何收集的。

## 3.6　标本收集

病理医生获得的标本被上述情况尤其是胚胎排出的途径(自然流产、药物流产或通过吸宫和刮宫)所影响。

在自然流产中，通常伴有大量的凝血块,且子宫内膜(蜕膜)常整块脱落。此种情况下可对妊娠囊进行全面的检查并对植入的部位进行准确分析。必须强调，标本可能是再次排出的蜕膜和自发性流产后的残留部分绒毛,而通常患者无法识别。

在使用前列腺素药物流产时，获得的标本通常胚物组织完整。然而，药物流产可以导致黏膜水肿及蜕膜血管充血等改变,在报告中不应作为标本本身病理改变。

在手术获取的标本中，我们必须区分通过吸宫和刮宫获取的标本。在吸宫获取的标本里，所有的绒毛结构均是扭曲变形的，胎儿如为18周以上,均是撕裂及粉碎后取出。在刮宫获取的标本中，包含了大量的血块,蜕膜的边缘会被撕裂分层，且与绒毛组织混合。

显然，妊娠囊的任何大体分类最初均会受收集方式及死亡时间的影响。

以上所述由文献[8]提供。

## 3.7　主要分类

最早的妊娠早期流产分类是在1966年提出的，随后的其他分类并没有对诊断有明显的影响。在我们提出一种新的分类系统之前，有必要对原来的各种分类进行简要的分析。

Fujkura分类[7]是基于妊娠囊完整性、胚胎存在与否及其特征(是不规则的、圆柱形的,还是发育不良的)

进行分类，且强调病理医生获得的标本及妊娠囊是否完整。

Poland 分类[24]专注于胚胎的检查而完全忽略妊娠囊的特征。将胚胎分为三类：①发育不良（1~4mm）；②圆柱状（直径<10mm）；③胚胎头臀径与孕周相符，但存在病理改变。与 Fujikura 分类方法不同的是，这三种胚胎都是从肉眼所见和显微镜下所见两方面进行研究的，包括 Carnegie 分类[21]的一些细分和附属物（卵黄囊和羊膜囊）的部分特征。

我们也需要重视完整的空囊妊娠。

此后 Mall 简化了分类，Poland 分类的各种特点也被简化。Rushton 主要依据胎盘的形态学和组织学特征提出了第四种分类方法[31]，包括三个类别：首先是妊娠早期相关流产，其次存在浸软儿，第三是不存在浸软儿。第三类常见于妊娠晚期流产，而第二类主要是胚胎发育末期的妊娠早期流产。

## 3.8 妊娠囊和胎儿附属物的正常组织学

在讨论妊娠早期流产病理组织学图像前，有必要先明确定义正常组织学图像特征。

蜕膜由底蜕膜、着床位置、包蜕膜及壁蜕膜组成。

底蜕膜（可辨识）特征是其上方肥厚的纤维蛋白条纹。在黄体酮（生理性高孕激素）的作用下，由显著改变的间质细胞组成。这些细胞在疏松的间质中，胞浆颜色较浅，且略分离。我们发现子宫内膜腺体被覆单层立方上皮，血管壁薄厚不均，且有少量平滑肌细胞（平滑肌肌动蛋白免疫组化阳性）[2]。壁层，与子宫内膜修饰的间质（蜕膜细胞）一样，是由增生的绒毛外中间滋养细胞（proliferation of extravillous intermediate trophoblasts，EVIT）浸润而成，胞核松散、核大，且含有丰富的嗜酸性胞质。这些细胞（免疫组化-CD146 及 CK19 阳性）浸润血管壁取代正常细胞，且常见于血管内的凝血块中[6,17,23]。

其他 EVIT 植入蜕膜间质中呈带状排列。在这种情况下，细胞分离，如"鸟群"一样分散，所以组织形态结构消失。

也有一些着床位置受限于子宫内膜间质，局部纤维蛋白样坏死，这些子宫内膜间质也伴有淋巴细胞炎性浸润。这些着床位置与逐渐增大的正常胎盘相比，它们外周以间质细胞和植入的 EVIT 缺血性坏死为特征，形成坏死凹陷。

包蜕膜缺乏纤维蛋白条纹，但存在散在的绒毛，没有滋养层，血管难以识别。该结构大部分由绒毛间质构成，该绒毛间质致密且轻度嗜碱性。子宫内膜间质也较致密，伴有罕见的小血管及散在 EVIT。

流产的标本有时大部分是壁蜕膜。这是一层厚厚的完全蜕膜化的子宫内膜，含有扩张的腺体、被覆单层立方上皮，且彼此分离。子宫内膜血管壁正常或因平滑肌细胞收缩而明显增厚。内皮细胞始终完整且保存良好。

EVIT 稀少。有些细胞核深染、不规则或固缩，标志着细胞功能衰竭。

在被称为 A-S 反应的阶段，子宫内膜的特征是分泌型腺体增生密集，腺体在高孕激素状态下导致远离妊娠囊种植部位的细胞增生及腺体的分泌，使得轮廓不规则、管腔弯曲。腺体细胞肥大，胞浆丰富，透明，呈分泌型，并呈簇状突向管腔内。不典型细胞十分常见，被称为非典型 Arias Stella 现象。

妊娠囊包括具有分支绒毛的绒毛膜板、羊膜、脐带和极少的卵黄囊。

绒毛膜由两个不同部分组成：

平滑绒毛膜是由一层纤维蛋白和一层绒毛膜组成，其上有短而不规则的绒毛分支，主要来自绒毛中间或前干支。绒毛间质特征是迅速退化，滋养层如果没有完全缺失则呈不规则形态。尤其是妊娠第 5 周后的几周内，绒毛被纤维蛋白层包绕。包蜕膜的绒毛膜层变薄，间质部多数有完整血管网却无腺体。

叶状绒毛膜构成绒毛膜的大部分，其继续增生形成绒毛膜板；妊娠 12 周后绒毛膜板形成进而形成胎盘。

绒毛密集但分支规则，最终形成绒毛干和中间型。绒毛细胞由细胞滋养层细胞和合体滋养层细胞的双层上皮组成，前者 II C 染色 P63 呈阳性，后者 hCG 和 PLAP 阳性。绒毛间质是由错综复杂的纤维细胞网组成，典型的细胞特征是核小，有间隙，Hofbauer 细胞悬浮。血管通常无血管壁，血管内皮细胞规则且略突出（IIC CD31 阳性）。

在未成熟的中间绒毛上部，可见中间滋养层细胞芽，Ki67/CD146 呈强阳性[11]。

羊膜由于平滑绒毛膜的存在而难以识别，其内仍含有大量绒毛，而叶状绒毛膜上的膜尚未固定到即将形成绒毛膜板的绒毛上，而绒毛膜板是完整胎盘结构不可分割的部分。因此,在流产物标本中,我们可以见到均匀的浅染色亚羊膜结缔组织形成的羊膜上皮带。羊膜上皮是由单层柱状和立方上皮构成。

脐带仅在 Carnegie 第 10 阶段能识别。在此之前出现的是含有两条动脉及一条静脉的体蒂。偶见报道第二条静脉或部分静脉生成于脐带胶质中。

尿囊和肠脐管残留很少发生,因为它们尚没有功能活性。

卵黄囊是胎儿附属物的一部分,亦是诊断早期流产中最重要的部分。它负责产生红细胞,具有蜂窝状结构,是一个包含小囊腔和间隙的网状结构,我们在其中可见到未成熟的红细胞产物(胎儿幼红细胞)。幼红细胞和成熟红细胞一起释放,并随孕周而改变。在第 7 孕周达到高峰(第 5 胎周,Carnegie 第 13 阶段),此时可见羊膜囊在绒毛膜囊中逐渐扩张,二者开始融合。在第 8 孕周,血液循环中的有核红细胞占红细胞总数的 75%,在第 9 孕周降至 50%,第 10 孕周降至 20%,第 11 孕周降至 10%。在胎盘中,在第 12 孕周时,有核红细胞仅占总数的 1%。

## 3.9 错误解析:避免将正常现象视为病变

关于蜕膜:

(1)坏死区周围的正常炎症反应是绒毛膜板生长机制之一,不能理解为绒毛膜炎。

(2)不应根据壁蜕膜的血管来确定正常或病理改变。

关于绒毛膜结构:

(1)羊膜下绒毛膜层(未来胎儿侧的绒毛膜板)的皱褶不能视为绒毛水肿或间质池。

(2)间质疏松的绒毛干不应视为水肿。

(3)残留在子宫内的绒毛由于缺乏胚胎血管循环导致血管结构破坏,不应视为无血管绒毛。

### 3.9.1 胚胎

对于胚胎的形态学描述,请参阅 Carnegie 胚胎学研究所的分类[21]。

## 3.10 标本类型

在论述早期流产诊断学之前,有必要对以上内容做出总结。

## 3.11 诊断标准和要素

明确流产的经典分类多数基于对流产物标本肉眼所见进行诊断。

在伴有大量子宫内膜的完整妊娠囊排出时,这是对母-胎复合体所有成分进行详细、全面诊断的最佳方式。只有在这种情况下,我们才能做出"萎缩孕卵"的诊断,即由于胚胎发育和形成的异常,导致胚胎早期发育的停滞,是所有胚胎病理学中既普遍又复杂的一个章节。

在妊娠囊排出伴有破损时(如流产前出血或清宫术),标本成分失真,不能代表原始胚胎或自溶残余物。由于胚胎缺失则无法做出完整明确的诊断。

因此,组织病理诊断是基于收集到的流产物、变形和零碎的刮宫组织,通常很难由此识别出单个结构的具体解剖关系,所以很难重建其组织形态学结构。

构成母-胎复合体的所有组成部分,即使收集的标本支离破碎、不完整、混在一起,也必须确认标本量是否足够满足病理诊断。一个或多个部分的缺失会导致诊断仅是局部的、不完整和不全面的甚至只是初步诊断[8]。

当论及诊断标准时,标本是否充足必须放在首位,当然也要在诊断报告中注明。

## 3.12 主要组织病理学特征分类

主要组织病理学的基本分类由 8 个主要的病变组组成。

### 3.12.1 组织结构核型异常改变

这是妊娠早期流产最重要的一个类别[16,29,34]。

#### 3.12.1.1 临床表现

流产中主要染色体异常的发生率为 40%~60%。染色体异常最常见的是常染色体三倍体(约 52%),其次是 X 染色体缺失(45,X0)约为 19%,多倍体约为 22%(其中 16% 为三倍体),结构畸形约为 7%,嵌合体或常染色体单体型约为 8%。由于复发率低,故染色体数目畸变的临床意义仅是相对的。然而也有些家族反复出现非整倍体畸形,在这些病例中,遗传机制不明确,很难对遗传缺陷或嵌合异常体进行临床评估。50%的结构畸变遗传来自平衡异位的父(母)体。在复发性流产的夫妇中,平衡异位(相互易位,罗伯逊易位和倒置易位)发病率约为5%,流产次数和亲代染色体异位发生的频率呈明显比例关系。分子遗传学的持续发展为研究流产尤其是复发性流产的发病机制开辟了新的篇章。我们没有确切的数据,但单亲二体、印记效应、单基因异常及性染色体失活等机制可能在尚无法解释的复发性不良孕史中起到重要的病因病原学作用。

### 3.12.1.2 典型肉眼所见形态特征

通常标本充足,主要成分为绒毛膜,且绒毛结构呈水肿状态,导致组织肿大。可以看到易于识别的苍白半透明的绒毛团。但这不能用于诊断,因为众所周知,在一些核型异常中,绒毛呈纤维化、薄且致密。

也必须考虑到获取标本的方式,因为在吸宫下所得的标本,肉眼所见的绒毛膜成分已发生严重改变,但蜕膜变化不大。

### 3.12.1.3 典型显微镜下形态特征

绒毛膜绒毛的生长和分支模式不规则,其特征是大的水肿绒毛和小绒毛交替出现(图3.1和图3.2)。绒毛膜绒毛形态各异,没有单一的模式,有些看起来很奇异,有些看起来没有什么形状但有很深的凹陷。滋养

细胞层失去原有两种滋养细胞的线性结构,从中心而不是周边开始发生滋养层细胞增生,在细胞质中形成大细胞核或伴空泡。某些增生的中间绒毛滋养细胞胞浆呈高嗜酸性,间质疏松,细胞数量减少,或由组织细胞样巨噬细胞小团块水肿聚集。滋养层退化现象主要包括嗜碱性细胞变性及绒毛膜基底层钙化。

绒毛膜绒毛特性及病理特征是包含滋养层细胞(由带有深凹的切线的交点决定)(图3.3)。血管分布不规则,很难识别绒毛主要分支即绒毛干的前体中丰富的血管。有些绒毛呈血管化或极不规则或血管形成减

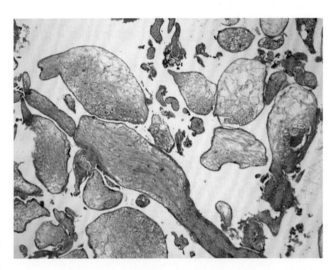

图3.2 胚胎染色体核型异常的绒毛膜绒毛。间质水肿并嗜酸性变性。在滋养层下可见有小破裂的血管。滋养层表现为微小和局灶增生,这与葡萄胎中出现的周边型增生不同。

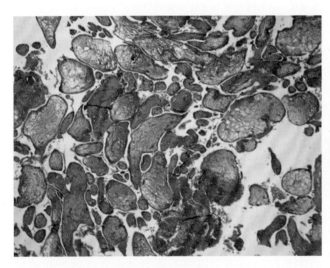

图3.1 具有明显组织结构变化的密集绒毛膜绒毛。绒毛轮廓不规则。可见大小和形态不同的绒毛。在绒毛间隙可观察到少量的纤维蛋白。这些是胚胎遗传疾病的特征。

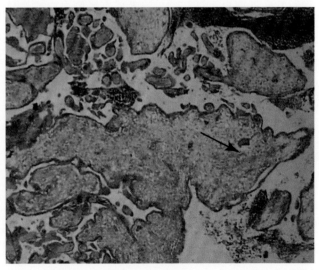

图3.3 我们特别观察到一种扇形绒毛,其轮廓不规则且具有胎盘合体滋养层细胞的假包涵体(箭头所示)。

少(与完全性葡萄胎相鉴别)。如存在此类情况,则循环中
的红细胞与妊娠期并不一致(成红细胞与红细胞之比)。

#### 3.12.1.4 鉴别诊断

最基本的鉴别诊断是流产性水肿,其特点是无滋
养细胞增生,最重要的是绒毛形态不规则并伴凹痕。
然而,主要的鉴别诊断是葡萄胎样退形性病变,包括完
全性(水泡状)和部分性(三倍体)[4,5]。

### 3.12.2 出血性梗死导致妊娠囊与宫壁分离

#### 3.12.2.1 临床表现

这类流产病因有糖尿病、妊娠期高血压和原发性
高血压等多种疾病, 遗传因素 (基因 Stox1、COMT 和
CORIN)似乎也起着重要作用。这些疾病的表现多样,
对妊娠的影响也不同。最近研究表明,吸烟也是导致
流产的重要诱因。

#### 3.12.2.2 典型肉眼所见形态特征

组织内充满大量的血液和凝血块,可以是新鲜凝
血块也可以是纤维化的陈旧血块,妊娠物通常被血块
或蜕膜组织包裹,呈酒红色,凝血块常多于绒毛组织。
凝血块的总量和特征取决于妊娠囊是突然完全分离还
是经历一段时间后逐渐分离。

#### 3.12.2.3 典型显微镜下形态特征

主要的组织学改变是对蜕膜的影响。在底蜕膜,
我们发现近期出血(图 3.4),或者伴有蜕膜血栓或变异
的螺旋动脉的陈旧性出血。在某些情况下, 可以看到
出血性血管壁扩张、破裂,并与间质细胞分离。

第二个特性是无功能腺体浸润性出血。随着持续
性出血,尤其在底蜕膜与宫壁完全分离之前,可以同时
出现炎性浸润。图示可见:①遗留在组织细胞间的凝
血块或新鲜血栓与重新吸收的血栓交替出现(图 3.5);
②新鲜血栓与完全组织化的血栓交替出现(图 3.6)。

在壁蜕膜中,我们发现细胞间质水肿和血管壁断
裂出血。远离植入部位的蜕膜血管形态正常或因平滑
肌细胞增生、玻璃样变导致管壁增厚。妊娠囊从宫壁
完全分离可能是由于各种原因造成,包括妊娠妇女血
液循环病理改变,如血栓性疾病和高血压。由于组织
缺氧甚至缺血性梗死所致的低氧低渗状态,引起绒毛

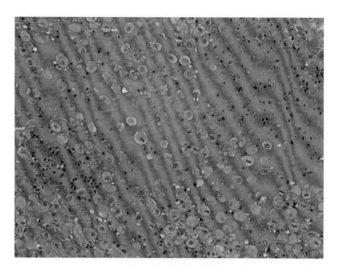

图 3.4　近期出血的蜕膜。

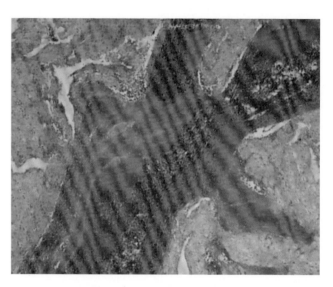

图 3.5　一例因胚囊与宫壁分离导致流产。图为伴有大量出血
灶的蜕膜,部分组织因反复发生出血导致蜕膜出血灶逐渐加重。

受损,最终导致胎盘后出血和反复流产。

在近期发生的大范围宫壁分离时,绒毛膜含有正
常绒毛的多少,取决于出血类型和出血出现的时机,包
括三种主要改变。如果是近期发生的绒毛膜分离,那
么绒毛是正常的。如果是近期发生但不是大范围的妊
娠囊从宫壁分离的情况, 那么绒毛呈水肿状态。而对
于长时间的部分分离,绒毛间质纤维化,合体滋养层轻
度增生,甚至形成合胞体结节,这些现象是由于绒毛膜
板中血块的形成引起绒毛膜与母体血管床之间的分
离,最终导致绒毛膜板呈缺血状态。在这些情况下,由
于淋巴细胞及浆细胞炎性浸润, 导致绒毛间质纤维蛋

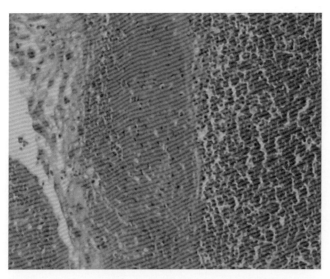

图 3.6   局部组织伴有血栓和由炎症反应导致组织出血。该组织表现的是亚急性和反复出血特征。有必要去鉴别诊断母亲血栓性或凝血障碍相关疾病类型。

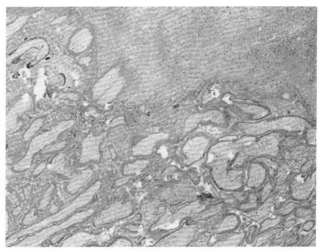

图 3.7   以绒毛组织萎缩为特征的陈旧性缺血性梗死病变,在蜕膜片中含有少量纤维样物质。在病变与子宫内膜之间出现伴有反应性炎症浸润的出血坏死带。

白增加。

### 3.12.2.4 鉴别诊断

鉴于出血和感染均可导致流产,而且很少以单独一种诱因出现,因此鉴别诊断是由于子宫内膜炎或者任何起源或病因引起的血管炎而导致的出血。

## 3.12.3 蜕膜血管病变或母体原有的绒毛膜板缺血与缺氧的系统病变

这是由于母体已患有高血压病,常由于母体退行性血管病特别是动脉粥样硬化或吸烟导致。

应关注吸烟患者,因为吸烟可以增加血管病变风险,特别是年轻妇女和具有心脏病家族遗传倾向的妇女[15,27]。胎盘血管的损伤是决定妊娠和受精的先决条件。

### 3.12.3.1 典型肉眼所见形态特征

由于流产最终是妊娠囊从宫壁上分离而导致出血,肉眼所见与蜕膜出血并无明显差别。绒毛成分通常是正常的,且很薄,经常被压缩成纤维蛋白凝块。

### 3.12.3.2 典型显微镜下形态特征

在底蜕膜,我们发现近期出血最终导致妊娠囊与宫壁分离(图 3.7);蜕膜动脉通常因绒毛间质滋养层细胞增殖而发生改变,并失去血管壁平滑肌成分。

最典型的病理特征是我们可以在内膜中发现纤维蛋白沉积的血管扩张。此外在残留的罕见的平滑肌细胞间还有少量泡沫样组织细胞及罕见的淋巴细胞浸润[12],这些淋巴细胞存在于血管内膜下。子宫内膜间质的蜕膜化与绒毛外中间滋养细胞增殖均为正常形态结构。

已报道的关于壁蜕膜的相关发现是中膜的增生和肥大,同时伴有内膜反应性增厚(图 3.8)。因为血管壁

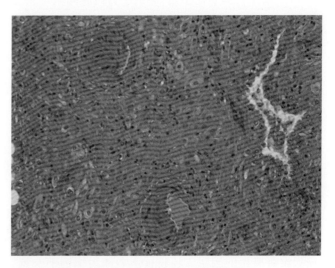

图 3.8   螺旋动脉如正常妊娠一样不被滋养细胞改变的蜕膜组织学图像。由于内膜细胞的增生和中层的硬化导致动脉管腔变窄和(或)消失。这种典型的子宫内膜动脉病变与高龄妊娠、高血压或过度吸烟有关。

平滑肌细胞增生和纤维化导致管壁增厚，所以血管腔即使不是空虚的，功能也受限。

最典型的病变是绒毛膜。绒毛表现为过度成熟和超支化，未成熟绒毛(通常发生在妊娠晚期)，即使较晚发生流产(9~10周)，二者也完全不同步。绒毛有未成熟部分和合胞体，而其间质轻度弥漫纤维化。过度分支的绒毛由增生的毛细血管和前毛细血管(微血管)支持，这些血管扩张，尤其在外缘部分。

当胚胎持续缺血缺氧、胎停育或稽留流产发生时，血管腔呈塌陷状态。通常胎儿血液循环中的成红细胞与红细胞之比与实际孕周不相符。

### 3.12.3.3 鉴别诊断

与所有浅表着床缺陷的鉴别诊断，是由于大量外层中间滋养层细胞增殖不足或黄体功能不全所致子宫内膜蜕膜不完全导致的植入不足。组织学改变较复杂，包括种植部位的底蜕膜血管没有或很少改变，或子宫内膜间质成分存在但间质细胞缺乏蜕膜化。

绒毛膜层的绒毛很薄，分支少，彼此分离，含有纤维间质。缺血导致损伤的唯一共同特性是存在于合胞体结内，位于绒毛末端，且沿着绒毛主干发生。

## 3.12.4 组织结构改变表明植入不足和不充分

这些情况包括:

(1)由于黄体功能不足，导致子宫内膜间质蜕膜化不充分，包括壁蜕膜和底蜕膜[25]。

(2)由于绒毛外滋养细胞增殖不充分，因此母体绒毛膜区面积小，导致绒毛组织着床处螺旋动脉重铸障碍。

### 3.12.4.1 临床表现

黄体功能不全，也称为黄体不足,4%~5%的不孕症或反复流产妇女存在黄体功能不全。表现为月经紊乱，黄体期缩短。

### 3.12.4.2 典型肉眼所见形态特征

没有典型的肉眼大体特征。多数组织标本发现，导致出血的部分原因是妊娠囊从宫壁分离或标本取材方式引起。

### 3.12.4.3 典型显微镜下形态特征

如引言所述，组织结构改变有两种不同的形式。第一种主要是由于母体的改变(黄体功能不足)，第二种主要是由于妊娠囊的改变。

1.底蜕膜的子宫内膜间质很少受孕激素影响，与非蜕膜间质形态相似的小细胞与具有丰富透明胞浆的大细胞交替出现。上皮细胞肥大，无功能腺体结构，且伴有少许分支。螺旋动脉嵌入间隙，但肌纤维无断裂，可抵御绒毛外中间滋养细胞的侵入。在绒毛膜板不断增大的过程中，很少出现炎症反应性坏死组织，但仍会伴有纤细的纤维组织。在蜕膜间质中，绒毛间质滋养层发生缺失、方向改变和排列紊乱。壁蜕膜具有类似的特征，着床部位的滋养细胞增殖缺失显著。绒毛的改变主要是间质支撑轴向的纤维化绒毛低分支和低血管化。合胞芽通常是由滋养细胞的局灶性增生所产生的假合胞芽，绒毛间纤维蛋白较少，几乎不存在退行性病变水肿。

2.虽然组织病理学特征与我们上面所描述的相同，但主要的差异在于底蜕膜。唯一的差异是侵入绒毛的绒毛膜中间滋养层细胞团块缺失。底蜕膜的特征是绒毛间质正常蜕膜化，腺体成分的正常退化和中度间质水肿。主要区别在血管(螺旋动脉)(图3.9)，这些血管很少受到绒毛外中间滋养层细胞的影响，且肌壁

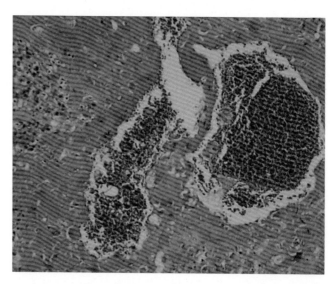

图 3.9　部分螺旋动脉改变的植入部位图片。绒毛外中间滋养细胞较少，且血管内浸润少。这种情况出现于黄体功能不全或绒毛外滋养层细胞原发性缺陷。

内持续存在均匀一致的内环平滑肌细胞（图 3.10），而只有外周的平滑肌细胞受到绒毛外中间滋养层细胞成分侵袭，这些细胞无法侵及管腔，无法替代内膜的内皮细胞层(图 3.11)。间质中的绒毛外中间滋养层没有常规的柱状排列且排列紊乱，难以侵入深部。

### 3.12.4.4 鉴别诊断

鉴别诊断并不是针对导致流产不同情况，而是针对本段中描述的两种不同类型，即前面提出的胚胎绒毛缺血问题(图 3.12 和图 3.13)。非常有必要通过抗平滑肌肌动蛋白和结蛋白免疫组织化学染色，及抗 CD 146 抗体分型绒毛外中间滋养细胞对血管壁进行评估。

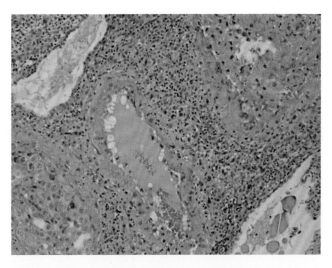

图 3.11 底蜕膜子宫内膜血管的高倍视野，肌壁永久存在。必须要与子宫内膜炎引起的流产相鉴别，子宫内膜炎动脉周围有炎性浸润，并被中间的绒毛外滋养层改变。

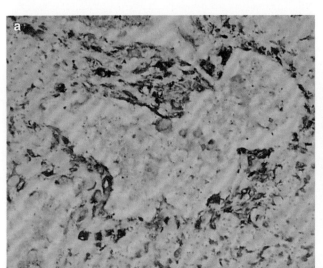

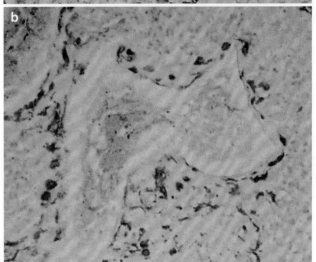

图 3.10 部分螺旋动脉改变的蜕膜。(a)细胞角蛋白 18 的免疫组化反应证实绒毛间质滋养细胞减少。(b)平滑肌肌动蛋白免疫组化反应提示螺旋动脉中存在平滑肌细胞。

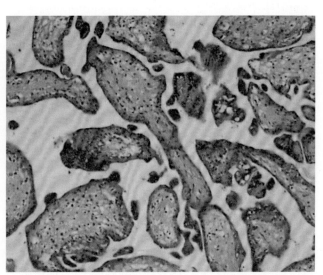

图 3.12 因胎盘植入不足而导致流产。绒毛合胞体呈分支状。

滋养细胞增殖不足也可能与母亲的反应不良或自身免疫有关，是滋养细胞的增殖功能低下和组织结构萎缩的表现，特别是那些已明确会侵入和改变母体血管网的那一部分滋养细胞。每种不良反应都能影响到母体免疫学和胎儿免疫学二者的关系，同时改变它们之间的相互作用以及相应的形态改变。

我们须强调，绒毛外滋养层细胞增殖不成熟会导致妊娠囊受损。这就展开了一个重要的新篇章，即胚胎固有特征与其自身病理相关性。胚胎病理学设有独立章节，因而胚胎检查的内容不在此详述。

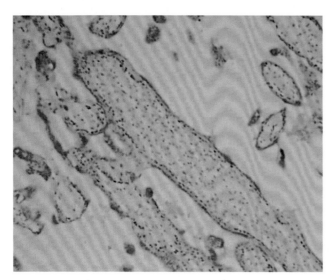

图 3.13 植入不足导致的流产。绒毛分支较少,具有合胞结。图示绒毛细长,P63 免疫组化证实细胞滋养层细胞排列规则。排列规则的滋养层细胞排除了核型异常,并证实了即使缺血影响了绒毛发育但仍排列规则。

## 3.12.5 感染状态

### 3.12.5.1 临床表现

感染是极其严重和具有毁灭性的损伤,并且通常很难明确病原体。微生物学和病毒学可以明确病因。然而,关于病原体的精确诊断在生殖病理方面并不十分有用,而且很少被发现。

感染引起流产的体征和症状包括寒战、发烧、败血症、腹膜炎,它可以导致流产或不完全流产。感染会出现白细胞增多(白细胞 16 000~22 000/mL)。重症患者可出现脓毒血症或内毒素休克,伴有循环衰竭、体温过低、少尿或无尿及呼吸衰竭。其病原体包括大肠杆菌、产气肠杆菌、溶血性链球菌、葡萄球菌和产气荚膜梭菌等厌氧菌。如果脓毒血症是由产气荚膜梭菌引起的,可能会出现血管内溶血。

### 3.12.5.2 典型肉眼所见形态特征

组织丰富,蜕膜组织苍白、呈海绵状,绒毛膜组织正常或肿胀。

### 3.12.5.3 典型显微镜下形态特征

1.急性炎症。表现为底蜕膜和壁蜕膜中大量炎症细胞浸润,主要是淋巴细胞和粒细胞,粒细胞主要成分

是中性粒细胞。在离体蜕膜中,由于在着床过程没有改变,可以看到明显的炎性浸润,这种浸润通常大部分位于子宫内膜间质内(图 3.14)。

在这些情况下,蜕膜血管(螺旋动脉和腔隙间血管)未发生感染及损伤(图 3.15)。

绒毛分支和滋养层均正常,但会发生严重的反应性改变,如间质水肿或嗜碱性变。很少发生绒毛膜结构的炎性浸润,几乎不发生绒毛纤维蛋白沉积。

2.慢性或持续性炎症。通常仅发生中度炎症,累及

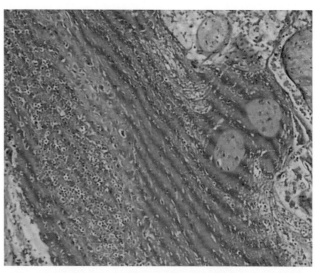

图 3.14 弥漫性子宫内膜炎导致的流产。包蜕膜可见大量淋巴细胞、血浆细胞和中性粒细胞浸润。

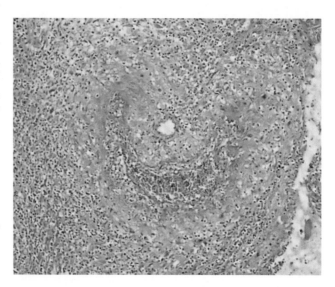

图 3.15 由于弥漫性子宫内膜炎(特别是底蜕膜弥漫性炎性浸润和周围血管浸润)引起的流产。种植部位的螺旋动脉呈有规则的改变。

底蜕膜、壁蜕膜和绒毛组织。前两种感染主要为淋巴细胞和浆细胞感染过程,影响蜕膜小动脉。

绒毛形态正常,通常伴有间质纤维化,有时伴有轻度滋养层增生。

一些特殊感染的主要形态特征如下:

(1)在巨细胞病毒(CMV)感染中,发现大量核深染的嗜酸性粒细胞,同时混有细胞碎屑、纤维蛋白沉积物、红细胞裂解碎屑,它们位于绒毛最外层偏离中心位置。

(2)微小病毒或疱疹病毒感染,其特点是炎症反应轻且间质细胞具有典型的细胞反应性改变。在单纯疱疹病毒(HSV)感染的情况下,细胞中含有体积较大且圆形深染细胞核,是典型的包涵体。

(3)在细菌感染,特别是李斯特菌属感染中,主要感染胎膜内侧的羊膜,罕见于绒毛,可以观察到被苏木精强染色的小细菌团。

关于慢性绒毛间质组织细胞病,有单独的章节论述。主要的组织学改变来自绒毛膜成分,绒毛排列紧密,并在其中穿插含有纤维蛋白的组织细胞,这些组织细胞胞浆丰富,免疫组化抗 CD68 染色阳性。最近,慢性组织细胞间质炎(CHI 或 CHIV)已从同样以非特异性感染形式存在的绒毛板感染中分离出来,此部分内容将在母性反应不良一章一同论述(图 3.16)。越来越多的证据显示其与反复流产相关。

### 3.12.5.4 鉴别诊断

鉴别诊断是在胚胎着床部位感染扩大并伴有炎性

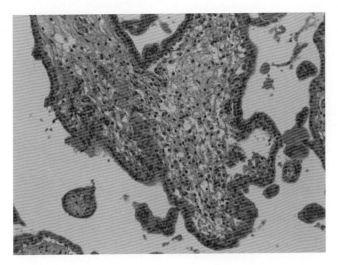

图 3.16　持续性绒毛膜炎可导致流产。绒毛呈间质炎性浸润,滋养细胞轻度增生。

坏死反应,这种改变有时特别明显,并以罕见的坏死组织为特征。在这种情况下,壁蜕膜不会受到炎性浸润。

必须特别注意的是,流产中易出现低水平的非特异性炎症状态,这种情况长期以来被认为是绒毛膜结构改变或绒毛组织营养不良导致的炎症反应。

### 3.12.6 自身免疫性疾病

妊娠本身就促发炎症且呈持续性高凝状态[13,30],因此可以激活潜在免疫缺陷或调节已知的自身免疫性疾病。在复发流产病例中,最常见导致获得性血栓[1]形成的主要原因是抗磷脂综合征(APS)。APS 的诊断至少需要一个临床表现和一项化验检查。化验检查必须有至少间隔 12 周以上的两次或两次以上阳性才具有临床意义。在一项针对复发性流产(RM)的荟萃分析中,APS 的发生率为 15%~20%,而无产科并发症史的非妊娠妇女的发生率为 5%。特别是抗磷脂(aPL)导致流产的发生机制尚不明确,故目前正在深入研究。虽然 aPL 与血栓形成有关,但不能解释与 aPL 相关的所有流产。体外实验证据表明,aPL 与滋养细胞增殖、人绒毛膜促性腺激素的释放、滋养细胞侵入和黏附分子表达的减少有直接关系。它还能诱导细胞凋亡。aPL 引起的损伤似乎由 β2 糖蛋白 I(β2 GPI)介导,它在与循环中的抗体结合中起到辅助因子作用。抗-β2 GPI 抗体结合的另一个作用是通过在蜕膜水平诱导促炎性反应,从而促进补体激活和促炎细胞因子/趋化因子的局部分泌[14]。

母体自身免疫性状态在妊娠早期流产中起着重要作用。即使不能明确妊娠早期流产与个体自身免疫性疾病的相关性,免疫性疾病也明显可以导致流产,故可以将其记录到病例中。这样,医生就可以做相关检查,同时避免浪费时间和精力去探究可能造成流产的所有病因。因此,必须做出明确诊断,其目的是描述疾病特征。值得重申的是,流产通常只是由于先前病史导致的。更重要的是,像子宫内膜炎或急性绒毛膜炎这样的突发疾病,更容易发生在自身免疫缺陷的母体。最后,在鉴别流产原因时,即使诊断出流产似乎与自身免疫疾病无关,例如绒毛的结构异常或核型的改变,也仍有必要去排除可能再次引起流产的共存的自身免疫性疾病。

### 3.12.6.1 典型肉眼所见形态特征

没有典型的肉眼所见特征。组织数量及出血在某种程度上与胚胎和宫壁分离或标本获得方式有关。

### 3.12.6.2 典型显微镜下形态特征[18,32,33]

子宫内膜基底层蜕膜正常,螺旋动脉正常,而绒毛外滋养细胞中度增生。我们发现炎症浸润主要发生在局部,尤其是在壁蜕膜,其中小团状聚集的淋巴细胞挤压未改变的血管壁(图 3.17 和图 3.18)。有些小动脉内

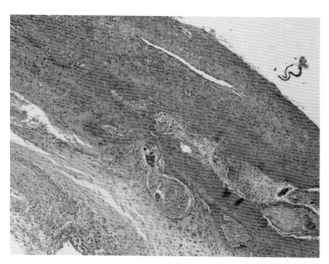

图 3.17 由于母亲自身免疫疾病造成的流产。蜕膜表现为部分螺旋动脉的改变和局灶性炎性浸润。在底蜕膜和壁蜕膜交界处,一些更粗大血管尚未被滋养细胞增殖所改变。该形式非常复杂且结果不明确:胚胎植入不充分(动脉壁较低或改变不充分)的病变普遍存在。另一方面,炎症反应和血管内膜的病变提示是一种非反应性的母体疾病,这可能是所有病变的原因。

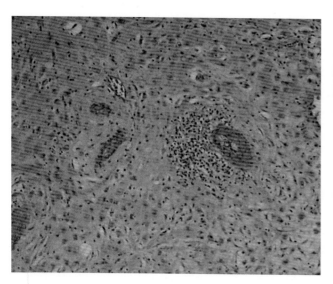

图 3.18 由于母体自身免疫疾病导致流产。壁蜕膜小动脉的特征是内膜层增厚和血管周围出现炎性浸润。子宫内膜间质明显水肿。

膜增厚,内皮细胞增生,这种改变在底蜕膜向壁蜕膜的过渡中更为明显,此处可见尚未受滋养细胞增生影响的较大管腔的血管。在绒毛板中,大量纤维蛋白样物沉积使小团绒毛或单个绒毛形成球状(图 3.19)。尽管绒毛间质中有轻微的炎症浸润,但所有绒毛膜的组织结构都是正常的。只有羊膜-绒毛膜网的主要血管分支才显示内膜增厚和内皮细胞增生的变化,决定管腔是亚狭窄,还是由近期血栓或由组织管壁内微血栓导致的完全阻塞。

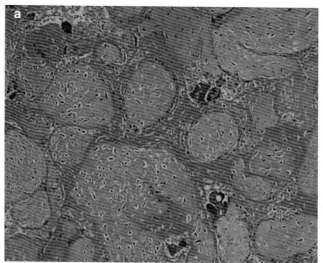

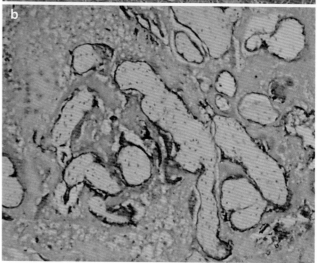

图 3.19 (a)由母体自身免疫疾病引起的流产。在绒膜盘中,大量纤维蛋白样物质包绕绒毛(纤维蛋白样假性梗死),滋养细胞聚集、出现小钙化物。(b)同一个病例的另一个区域:图片显示了嵌入纤维蛋白样物质中的绒毛。用免疫组化方法 ck 18(由滋养层表达),显示绒毛形态轮廓。

### 3.12.6.3 鉴别诊断

鉴别诊断是着床不充分和着床能力缺乏二者同时存在,并与母体的反应异常和自身免疫问题同时存在,而后者的影响更常见。我们应该强调,只有在母体免疫系统正常反应得到保证的情况下,绒毛外滋养膜细胞的增殖才会正常并且有效。

## 3.12.7 胚胎附属结构病理学

胚胎附属结构的病理主要是卵黄囊的病理(图 3.20)[19]。

在 Carnegie 分期为 13~22 的胚胎,脐囊可能会发生早期退化,从而导致对胚胎至关重要的红细胞生成减少。退化程度通常是由中度炎症和亚临床感染状态所决定的,但这种感染不会一发生就造成流产。

反之,由于胚胎病理原因或主要是由于遗传基因异常导致流产时,胚胎发育在早期即停止,仅有脐囊残留。这可能发生在 Carnegie 分期为 4~10 时(胚囊形成时期,第 2 或第 3 孕周)。在很长一段时间里,这种情况易与萎缩性胚囊发生混淆,萎缩性胚囊只有一个完整的、封闭的妊娠囊。这些只有通过精细的检查技术才能进行准确的鉴别诊断。由于卵黄囊仍然存在,即使胚胎早期发育停止,也间接反映了胚胎的存在。

## 3.12.8 胚胎病理学

此处暂且不谈 Poland、Mall 和 Rushton 分类,因为这些分类仅涉及残留在子宫内的胚胎自溶变形后的肉眼所见,因此不在该部分分析胚胎病理学,而在另一部分再进行详尽的全面阐述。胚胎和胎儿病理学是一项需要较高能力的研究,尤其是良好的技术和诊断方法学。因此,为了完成目前工作任务,我们将以下诊断分类作为胚胎病理学的基础和重要组成部分:

(1)胚胎是否存在。

(2)该胚胎是否因死亡后在子宫腔内长期滞留自溶而发生改变。

(3)如果胚胎在妊娠期发育正常,那么应用Carnegie 分类标准足以确定胚胎的发育阶段,而无须对胚胎异常、畸形或病理病变进行任何分析或描述。

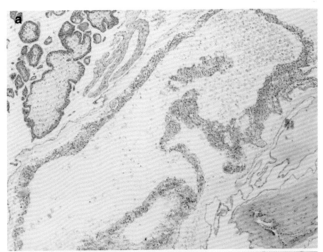

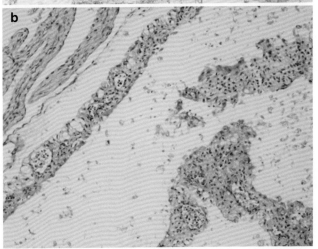

图 3.20　(a)图中卵黄囊(原发性造血器官)的特征结构明显。存在一个丰富囊泡和囊腔网,囊壁很厚,通常缺乏红细胞。左上角有一些正常的绒毛,右下角有一片羊膜。(b)一个特定区域的卵黄囊结构,具有明显的幼稚造血细胞,其特征是细胞内有囊和网格样囊腔。轻微的炎性反应和纤维化会导致该胎儿器官的初期退化。

## 3.13　结论

病理学家在自然流产、流产以及与之相关的不孕症的诊断中发挥着越来越重要的作用。近几十年来,社会人类学不断发展,改变了女性人口的特征,也给城市和农村都带来了显著的种族变化。生育方面的变化是,女性选择妊娠的年龄在增长,并且选择在特定的时间内要一个孩子。而新移民人群渴望生育,这形成了新移民人群和当地人群理念的差异。

显然,我们仅对流产组织进行普通病理诊断是远远不够的。可以肯定的是,只有在最佳条件下,通过对细胞遗传学检查和临床分析,才能做出快速、准确的诊断。

因此,考虑到上述情况及流产偶然发生的情况下,不可能收集到所有必要信息,我们可以从另一个角度考虑这个问题。

有四种不同的情况:

(1)初次流产患者,没有流产病史,在这种情况下,我们只知道末次月经的时间,病理医生得到的信息很少。

(2)初次流产患者曾因不孕症或其他母体疾病就诊,临床资料丰富、充足。

(3)复发性流产患者,临床资料也是丰富、充足的。

(4)复发性流产患者,通常在同一诊所或另一诊所可以得到流产组织,因此可以对先前流产的组织进行诊断和重新评估。但也有可能找不到,因为第一次流产的胚物组织一般不是常规送病理。

仍然需要询问出现这些情况的原因究竟是什么,什么是最低或最高的诊断水平,以及最准确的临床表现类型。正如利用文献回顾难以做出一个正确性很高的诊断一样,一个肯定、详尽的和完整的诊断也是很罕见的。对一些参考性诊断,在不孕症和复发性流产方面都具有很高的诊断价值。除了此领域,参考性诊断在临床解剖学和人类生殖病理学也变得非常重要。排除性诊断在评估复发流产相关问题上也同样很有意义。

根据诊断复杂性的程度,我们去了解妊娠囊和胎膜是至关重要的,但要求病理标本量充足,以便准确地进行组织病理学检查。

(1)卵-蜕膜组织是完全和完整吗?

(2)卵-蜕膜组织是完整的还是破碎的?

(3)卵-蜕膜组织是否不完整(只来源于子宫内膜还是只来源于来自妊娠囊)?这种情况下,检测具有局限性,诊断只能参考。例如,流产时妊娠囊已经先行排出,子宫内膜排出时并不伴妊娠囊排出,而流产者没有意识到。对妊娠囊"大面积分离"的诊断,实际上只表明了排出的方式,其原因尚不明确。

妊娠囊从宫壁分离因果的诊断必须明确。事实上,任何类型的流产都会导致胎囊从宫壁分离,如胎盘早剥,而在另一些情况下,这是妊娠终止的正常后果。

总之,我们有必要去总结和重视这方面问题。

• 无论是偶发性还是复发性妊娠早期自然流产,解剖-临床综合诊断与对流产标本的组织学检查都对自然流产的管理起到决定性作用。

• 如果发生漏诊,无论是女方还是夫妻双方都无法得到很好的治疗。

• 在自然流产中,就像对不孕症夫妇进行诊断一样,对现有的组织或病史进行研究,对母亲的健康具有重要意义。即便是潜在性疾病且孕妇并不知晓,对预防妊娠早期出现的疾病(糖尿病和高血压)仍有价值。

• 减少解剖病理诊断并将费用过高的非特异性检查取消,可以集中精力进行专项检查。

(郭艳 罗静 译　宋冬梅 罗静 审校)

# 参考文献

1. Adelberg AM, Kuller JA (2002) Trombophilias and recurrent miscarriage. Obstet Gynecol Surv 57:703–709
2. Bussolati G, Gugliotta P, Fulcheri E (1984) Immunohistochemistry of actin in normal and neoplastic tissues. In: DeLellis RA (ed) Advances in immunohistochemistry, vol 7, Masson monographs in diagnostic pathology. Masson Publishing, New York
3. Chard T (1991) Frequency of implantation and early pregnancy loss in natural cycles. Baillieres Clin Obstet Gynaecol 5:179–189
4. Chen Y, Shen D, Gu Y, Zhong P, Xie J, Song Q (2012) The diagnostic value of Ki-67, P53 and P63 in distinguishing partial Hydatidiform mole from hydropic abortion. Wien Klin Wochenschr 124:184–187
5. Erfanian M, Sharifi N, Omidi AA (2009) P63 and Ki-67 expression in trophoblastic disease and spontaneous abortion. J Res Med Sci 14:375–384
6. Espinoza J, Romero R, Mee Kim Y, Kusanovic JP, Hassan S, Erez O, Gotsch F, Than NG, Papp Z, Jai Kim C (2006) Normal and abnormal transformation of the spiral arteries during pregnancy. J Perinat Med 34:447–458
7. Fujikura T, Froehlich LA, Driscoll SG (1966) A simplified anatomic classification of abortions. Am J Obstet Gynecol 95:902
8. Fulcheri E, Bulfamante G, Resta L, Taddei GL (2006) The embryo pathology and perinatal pathology in diagnostic anatomic pathology: what has changed and what needs to change. Pathologica 98:1–36
9. Fulcheri E, Mariuzzi GM (2008) Patologia della gravidanza. In: Mariuzzi GM (ed) Anatomia patologica e correlazioni anatomo-cliniche. Piccin Nuova Libraria, Padova
10. Jauniaux E, Farquharson RG, Christiansen OB, Exalto N (2006) Evidence-based guidelines for the investigation and medical treatment of recurrent miscarriage. Hum Reprod 21:2216–2222
11. Kaspi E, Guillet B, Piercecchi-Marti MD, Alfaidy N, Bretelle F, Bertaud-Foucault A, Stalin J, Rambeloson L, Lacroix O,

Blot-Chabaud M, Dignat-George F, Bardin N (2013) Identification of soluble CD146 as a regulator of trophoblast migration: potential role in placental vascular development. Angiogenesis 16:329–342

12. Katabuchi H, Yih S, Ohba T, Matsui K, Takahashi K, Takeya M, Okamura H (2003) Characterization of macrophages in the decidual atherotic spiral artery with special reference to the cytology of foam cells. Med Electron Microsc 36:253–262

13. Krabbendam I, Francks A, Bots ML, Fijnheer R, Bruinse HW (2005) Thrombophilias and recurrent pregnancy loss: a critical appraisal of the literature. Eur J Obstet Gynecol Reprod Biol 118:143–153

14. Meroni PL, Gerosa M, Raschi E, Scurati S, Grossi C, Borghi MO (2008) Updating on the pathogenic mechanism 5 of the antiphospholipid antibodies-associated pregnancy loss. Clin Rev Allergy Immunol 34:332–337

15. Miceli F, Minici F (2005) Effects of nicotine on human cells in vitro: a possible role on reproductive outcome for smoking women. Biol Reprod 72:628–632

16. Minguillon C, Eiben B, Bahr-Porsch S, Vogel M, Hansmann I (1989) The predictive value of chorionic villus histology for identifying chromosomally normal and abnormal spontaneous abortions. Hum Genet 82:373

17. Musizzano Y, Fulcheri E (2010) Decidual vascular patterns in first-trimester abortions. Virchows Arch 456:543–560

18. Nayar R, Lage JM (1996) Placental changes in a first trimester missed abortion in maternal systemic lupus erythematosus with antiphospholipid syndrome; a case report and review of the literature. Hum Pathol 27:201–206

19. Nogales FF, Beltran E, Fernandez PL (1992) The pathology of secondary human yolk sac in spontaneous abortion: findings in 103 cases. In: Fenoglio-Preiser CM, Wolff M, Rilke F (eds) Progress in surgical pathology. Field & Wood/Medical Publishers, Philadelphia

20. Nybo Andersen AM, Wohlfahrt J (2000) Maternal age and fetal loss: population based register linkage study. BMJ 320:1708–1712

21. O'Rahilly R, Muller F (1987) Developmental stages in human embryos. Carnegie Institute, Washington, Publication 637

22. O'Rahilly R, Müller F (2010) Developmental stages in human embryos: revised and new measurements. Cells Tissues Organs 192:73–84

23. Pijnenborg R, Bland JM, Robertson WB, Brosens I (1983) Uteroplacental arterial changes related to interstitial trophoblast migration in early human pregnancy. Placenta 4:397–413

24. Poland BJ, Miller JR, Harris M, Livingston J (1981) Spontaneous abortion: a study of 1961 women and their conceptuses. Acta Obstet Gynecol Scand Suppl 102:1–32

25. Potdar N, Konje JC (2005) The endocrinological basis of recurrent miscarriages. Curr Opin Obstet Gynecol 17:424–428

26. Rai R, Regan L (2006) Recurrent miscarriage. Lancet 368:601–611

27. Rash V (2003) Cigarette, alcohol and caffeine consumption: risk factors for spontaneous abortion. Acta Obstet Gynecol Scand 82:182–188

28. Regan L, Braude PR (1989) Influence of past reproductive performance on risk of spontaneous abortion. BMJ 299:541–545

29. Rehder H, Coerdt W, Eggers R, Klink F, Schwinger E (1989) Is there a correlation between morphological and cytogenetic findings in placental tissue from early missed abortions? Hum Genet 82:377

30. Rey E, Kahn SR, David M, Shrier I (2003) Thrombophilic disorders and fetal loss: a meta-analysis. Lancet 361:901–908

31. Rushton DI (1984) The classification and mechanisms of spontaneous abortion. Perspect Pediatr Pathol 8:269

32. Sherer Y, Tartakover-Matalon S, Blank M, Matsuura E, Shoenfeldt Y (2003) Multiple autoantibodies associated with autoimmune reproductive failure. J Assist Reprod Genet 20:53–57

33. Shoenfeldt Y, Blank M (2004) Autoantibodies associated with reproductive failure. Lupus 13:643–648

34. Stephenson MD, Awartani KA, Robinson WP (2002) Cytogenetic analysis of miscarriages from couples with recurrent miscarriage: a case–control study. Hum Reprod 17:446–451

35. Wang X, Chen C, Wang L, Wang L, Chen D, Guang W, French J (2003) Conception, early pregnancy loss, and time to clinical pregnancy: a population based prospective study. Fertil Steril 79:577–584

36. Yamada S, Samtani R, Lee E (2010) Developmental atlas of the early first trimester human embryo. Dev Dyn 239:1585–1595

# 第 4 章

# 输卵管妊娠

Jun Kumakiri , Rie Ozaki , Satoru Takeda , Antonio Malvasi , Andrea Tinelli

## 4.1 引言

异位妊娠是导致妊娠早期母亲死亡的主要病因之一，10%的孕妇死亡与其相关[1]。然而，近年来由于高分辨率超声检查的发展及有效的血清绒毛膜促性腺激素(hCG)的快速测定应用，提高了早期输卵管妊娠的发现率，使异位妊娠相关的死亡率下降。大多数(93%~98%)异位妊娠位于输卵管内(图4.1)，其中13%在峡部，75%在壶腹部，12%在伞部[2]。输卵管妊娠的主要危险因素包括：既往衣原体感染、既往手术导致的附件粘连及吸烟。另外，由于目前辅助生殖技术的发展和盛行，使异位妊娠包括输卵管妊娠发生率有所增加。

一些研究者推测的病因可能是受损的胚胎、输卵管转运障碍及输卵管环境的改变等，这些因素的综合作用导致早期植入[3]。虽然人类异位妊娠的特点已众所周知，但在动物中的情况还不清楚。因为输卵管妊娠不会发生在实验室、家养或农场动物中，而是仅限于灵长类动物，所以无动物模型存在的条件[4]。卵子植入相关的几个因素在人类和动物中是不同的，例如，有人认为阻止兔子输卵管植入的机制在人类输卵管中是缺乏的[5]。

如果在输卵管妊娠确诊和治疗之前发生输卵管破裂，孕妇可因腹腔内大量出血而导致死亡，所以输卵管妊娠有潜在的生命危险(图4.2)。下面我们总结了异位妊娠的临床表现、诊断、手术和药物治疗方法。

## 4.2 流行病学

在美国，近几十年来异位妊娠的发生率持续增加。1970—1992年，异位妊娠的确诊率增加了6倍[6-9]，在20世纪90年代末似乎才趋于稳定[10]。增加的原因是异位妊娠危险因素的增加。例如，性传播疾病，主要是衣原体感染，已经在世界范围内传播。辅助生殖技术的盛行也增加了异位妊娠的发生率。流行病学数据因被研究的国家不同而异。欧洲和美国约2%的妊娠为异位妊娠[1, 11]。调查者报道每年妊娠总量中异位妊娠发生率为20.70‰，15~44岁妇女的异位妊娠发生率为1.03‰[11]。据报道，英国异位妊娠的发生率占妊娠总量的11.1‰[7]。其他国家的数字与之相似，如1994年挪威为14.9‰[12]，澳大利亚为16.2‰[13]；1991—2000年，

J. Kumakiri, MD, PhD (✉) • R. Ozaki, MD • S. Takeda, MD
Department of Obstetrics and Gynecology, Juntendo University
Faculty of Medicine, 2-1-1, Hongo, Bunkyo-ku,
Tokyo 113-8421, Japan
e-mail: junkumakiri@gmail.com; rieozaki@juntendo.ac.jp;
staked@juntendo.ac.jp

A. Malvasi, MD
Department of Obstetrics and Gynecology, Santa Maria Hospital,
G.V.M. Care and Research, Bari, Italy

International Translational Medicine and Biomodelling Research
Group, Department of Applied Mathematics, Moscow Institute
of Physics and Technology (State University),
Moscow Region, Russia
e-mail: antoniomalvasi@gmail.com

A. Tinelli, MD, PhD
Department of Obstetrics and Gynecology, Vito Fazzi Hospital,
Lecce, Italy

Laboratory of Human Physiology, The International Translational
Medicine and Biomodelling Research Group, Department
of Informatics and Applied Mathematics, Moscow Institute
of Physics and Technology (State University), Dolgoprudny,
Moscow Region, Russia

Institute of Physics and Technology (State University), Moscow, Russia

Division of Experimental Endoscopic Surgery, Imaging,
Technology and Minimally Invasive Therapy, Department of
Obstetrics & Gynecology, Vito Fazzi Hospital, Lecce, Italy
e-mail: andreatinelli@gmail.com

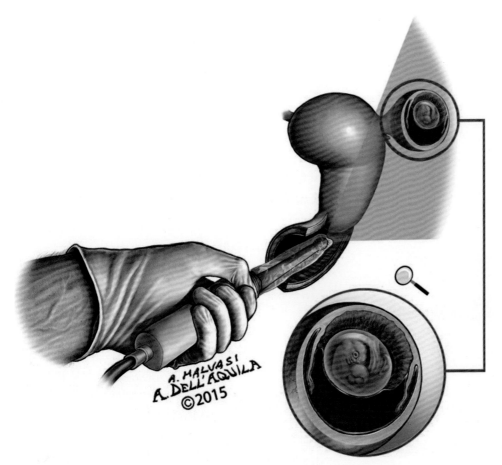

图 4.1 经阴道盆腔超声扫描左输卵管妊娠。

加利福尼亚为11.2‰[14]。美国1991—1999 年的数据估计,异位妊娠死亡率为 31.9/10 000[15]。但美国异位妊娠的死亡率在逐年下降,1980—2007 年,有 876 人死于异位妊娠。从 1980—1984 年到 2003—2007 年间,异位妊娠的死亡率从 1.15/100 000 下降至 0.50/100 000[16]。此外,美国 2003—2007 年非裔的死亡率比白人高 6.8 倍,年龄大于 35 岁的孕妇死亡率比小于 25 岁者高 3.5 倍。大多数异位妊娠为输卵管妊娠,其中 40%~80%发生在壶腹部,10%~28%在峡部,7%~17.4%在伞部,2%~13%在间质部(宫角)[2,17,18](图 4.3)。

## 4.3 病因学

输卵管妊娠的确切病因尚不清楚。有一种假设认为输卵管妊娠是因为胚胎-输卵管运输系统受损及输卵管环境的改变使胚胎早期植入在输卵管内(图 4.4)[19]。输卵管平滑肌收缩在胚胎转运系统中起着关键作用[3,20],并受多种因素调节,包括肾上腺能神经元[21]、类固醇性激素、前列腺素[22-24]、一氧化氮[25,26]、前列环素[27]和 cAMP[28]。当胚胎运输系统由于任何原因受损时,都可能发生输卵管妊娠。另一个关键因素是输卵管内纤毛的活动性影响了胚胎输卵管的运输[28],纤毛细胞数的大量减少可证实输卵管受损[29]。

从分子机制对输卵管妊娠的病因进行的研究发现,几种蛋白质与其发生有关。类固醇性激素受体在输卵管活动中起关键作用,在输卵管妊娠妇女的输卵管中,孕激素受体水平显著减少,雌激素 α 受体缺失[30-32]。白血病抑制因子(LIF)可能参与异位滋养细胞黏附和侵袭,并存在于异位植入部位,可能与输卵管妊娠的发生有关。LIF 抑制剂治疗后,LIF 刺激的胚囊对输卵管上皮细胞的黏附显著降低,LIF 促进胎盘外植体生长,而 LIF 抑制剂联合治疗阻断了这种生长[33]。白细胞介素(IL)作为主要的炎性蛋白也被涉及。以输卵管结扎术的女性输卵管段为对照组,用定量竞争性聚合酶链反应(PCR)分析邻近异位妊娠的输卵管段,和对照组相比,异位妊娠的输卵管中 IL-1βmRNA 表达降低,

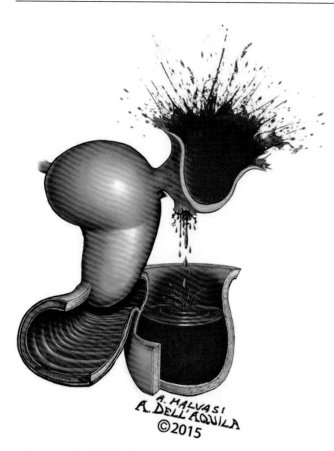

图 4.2　图示输卵管破裂,大量出血聚集在子宫直肠陷凹。

IL-1 受体拮抗剂(IL-1RA)和 IL-1 受体 1 型 mRNA 的表达增加[34]。作者认为在输卵管中,IL-1β 与 IL-1Ra 的低比值和 IL-1 受体的高表达可能与输卵管妊娠有关。免疫组化研究显示输卵管妊娠的 IL-6 和 IL-8 的表达水平显著上调,尤其在邻近输卵管妊娠植入部位[35]。血管内皮生长因子(VEGF)是血管生成的关键因子,有助于建立一种可存活的妊娠并参与妊娠的植入过程。在输卵管中,VEGF 局限于上皮细胞、平滑肌细胞和血管细胞的特定区域[36,37]。与输卵管非种植部位相比,在种植部位 VEGF-A 和 VEGF 受体 mRNA 显著增加[38],这与滋养细胞侵入输卵管壁有关[39]。事实上,在异位妊娠妇女中已发现 VEGF-A 循环水平是升高的[40]。

## 4.4　危险因素

　　异位妊娠的危险因素包括盆腔炎性疾病(图 4.5a)、既往手术史、年龄超过 35 岁、体外受精和吸烟。一项配比病例控制对照研究了两组计划妊娠的妇女,包括

900 例被诊断为异位妊娠的妇女和作为对照组的 889 例宫内妊娠的妇女,发现异位妊娠的显著阳性风险为既往附件手术史(OR=3.99)、未确定的既往盆腔炎性疾病(OR=6.8),不孕症史包括输卵管性不孕(OR=3.62)、非输卵管性不孕(OR=3.34)和体外受精治疗(OR=5.96)。相比之下,既往使用避孕套与异位妊娠呈显著负相关(OR=0.27)[41]。对输卵管妊娠危险因素的认识有助于早期准确诊断,从而及时实施适当的外科手术和药物治疗。表 4.1 列出了异位妊娠的危险因素。

## 4.5　衣原体感染

　　沙眼衣原体感染是世界上最常见的细菌性性传播疾病,估计世界范围内每年有 8900 万感染病例[42]。未治疗的泌尿生殖道沙眼衣原体感染可引起盆腔炎性疾病(图 4.5b)、异位妊娠(图 4.5c)和输卵管病理改变等并发症[43,44]。有盆腔炎性疾病的妇女,输卵管妊娠更加常见。虽然沙眼衣原体感染导致输卵管妊娠的确切机制尚不清楚,但衣原体热休克蛋白与衣原体发育周期受抑制和感染的持续性有关。在原核生物和真核生物中发现的一组高度保守的膜蛋白抗原会引起输卵管炎性反应,导致输卵管阻塞或倾向输卵管植入[45]。反复感染沙眼衣原体被认为会增加输卵管的损伤[46]。

## 4.6　手术史

　　既往输卵管手术(图 4.6)(输卵管造口术、输卵管整形术、输卵管伞成形术、输卵管再吻合术及附件周围粘连松解术)可增加发生输卵管妊娠的风险,这取决于输卵管损伤程度和解剖改变程度[47]。一项回顾性队列研究报道了 2003 年 1 月至 2011 年 9 月在一家医院接受住院手术治疗的 618 例输卵管妊娠患者,术后两年累积复发输卵管妊娠率分别为输卵管切除术的 8.1%、输卵管造口术的 6.3% 及输卵管吻合术的 16.7%。以输卵管切除术患者为参照组,单因素分析显示输卵管吻合术后再发输卵管妊娠的危险性显著增加(HR=2.280;CI=95%,1.121~4.636)[48]。复杂阑尾炎的穿孔可导致腹腔感染和瘢痕形成,进一步导致输卵管阻塞与不孕[49]。根据 4 项研究汇总的荟萃分析显示,阑尾切除术对异位妊娠有显著影响(OR=1.78,$P<0.0001$)[50]。

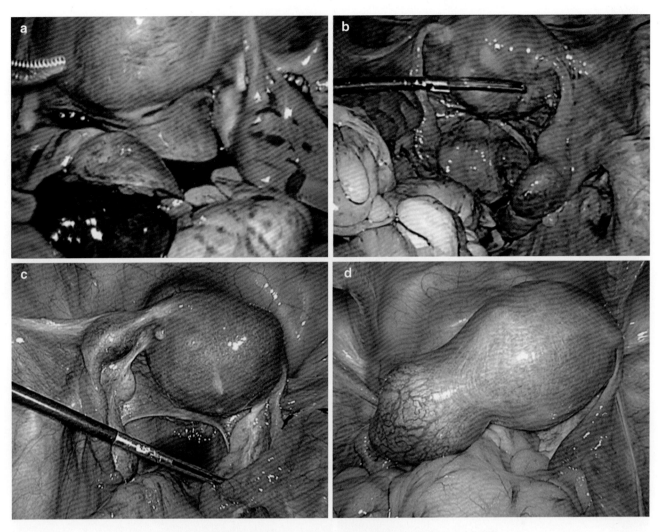

图 4.3　输卵管妊娠位置。(a)伞部,(b)壶腹部,(c)峡部,(d)间质部。

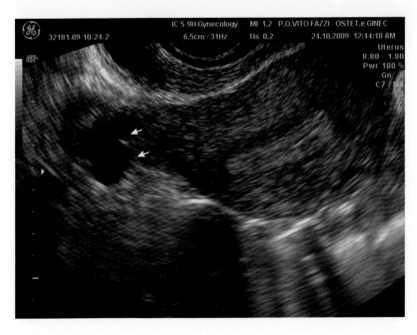

图 4.4　经阴道盆腔超声扫描:5 周大小的子宫外右侧输卵管妊娠,显示为一个小而无回声的圆形图像。

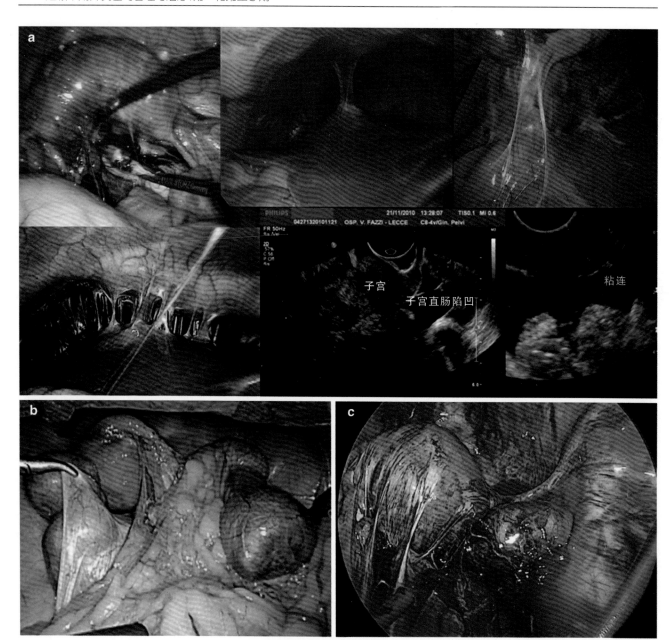

图 4.5　(a)收集盆腔炎性疾病(PID)方面的图像,显示子宫直肠陷凹内的弥漫性粘连,介于子宫、肠、附件和大的韧带之间,Fitz Hugh Curtis 综合征(肝脏和横膈之间粘连)和子宫直肠陷凹内游离液体和粘连的超声图像。(b)既往沙眼衣原体感染引起的双侧输卵管积水。(c)右输卵管壶腹部妊娠合并沙眼衣原体感染引起的粘连。

## 4.7 年龄

　　高龄产妇是输卵管妊娠的危险因素之一，发病率从 21 岁妊娠妇女的 1.4%增加到 44 岁及以上妊娠妇女的 6.9%[51,52]。生理学尚不能清楚解释输卵管妊娠与高龄产妇的相关性,可能的假说认为滋养细胞组织染色体异常增加和年龄相关的输卵管功能改变的增加,延迟了卵子运输,导致输卵管植入[19]。

## 4.8 辅助生殖技术

　　辅助生殖技术(ART)被认为可增加输卵管妊娠的风险(图 4.7)。体外受精(IVF)胚胎移植(ET)后输卵管妊娠发生率比一般人群高 3~5 倍[53]。ART 妊娠后异位妊娠的发生率为 2.1%~8.6%，有输卵管因素不孕史的女性,异位妊娠率可高达 11% [54]。IVF-ET 后输卵管妊娠的风险表明,输卵管损伤在相同发病机制的自然输

表 4.1　异位妊娠的危险因素

| 危险水平 | 危险因素 |
| --- | --- |
| 高 | 异位妊娠史 |
|  | 输卵管手术史(包括女性绝育术) |
|  | 生殖道感染和盆腔炎性疾病(由沙眼衣原体和淋病引起) |
|  | 辅助生殖技术 |
| 中 | 不孕症(输卵管疾病,不明原因不孕) |
|  | 宫内节育器 |
|  | 多个性伴侣 |
|  | 吸烟(包括过去暴露) |
|  | 年龄增加 |
| 低 | 仅孕激素避孕 |
|  | 盆腔手术(包括卵巢囊肿切除术和剖宫产术) |
|  | 腹部手术(包括阑尾切除术和肠手术) |
|  | 阴道冲洗 |
|  | 早性交(<18 岁) |

卵管妊娠中起主要作用(图 4.8)[55]。上皮细胞钙黏蛋白(E-cadherin)是子宫内膜容受性的一个有效标志物。研究表明,E-cadherin 在 IVF 输卵管妊娠后绒毛膜滋养层细胞中强表达,而在自然输卵管妊娠呈阴性或弱表达。作者推测,作为一种黏附分子的 E-cadherin 的差异表达,以及体外受精周期中非最佳的时间和空间条件,导致了输卵管妊娠的发生[56]。此外,ET 技术本身可能是一个潜在的原因,因为 IVF 移植胚胎的数量被认为是输卵管妊娠的一种风险[57]。

## 4.9　吸烟

多项研究显示,吸烟与异位妊娠之间有很强的关联性。一项基于法国人群的研究[58]显示,与从不吸烟的女性相比,吸烟女性与异位妊娠的关系呈显著正相关(校准后 OR=3.9),且与吸烟相关的风险以剂量依赖的方式

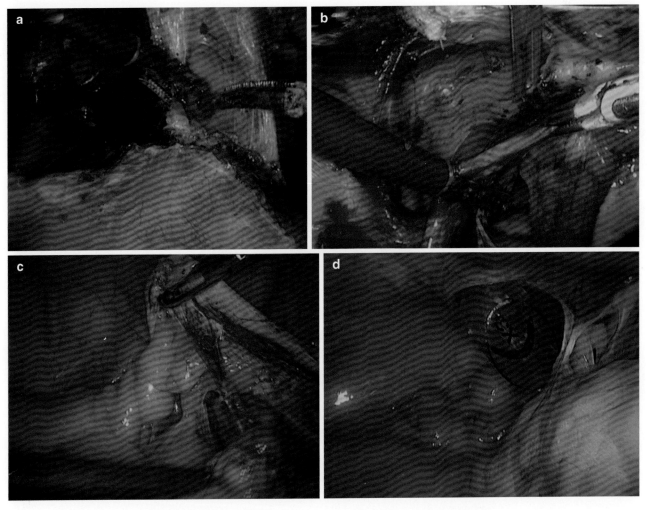

图 4.6　前盆腔输卵管周围手术、伴附件周围粘连松解术的腹腔镜图像。

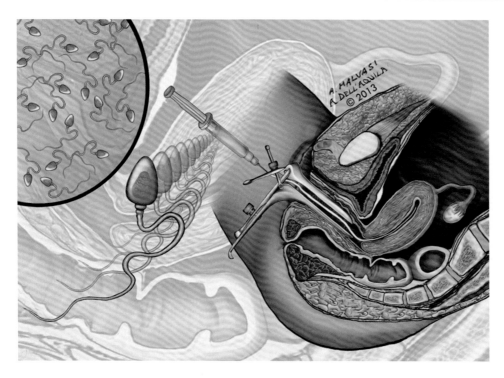

图 4.7　图示子宫内受精。

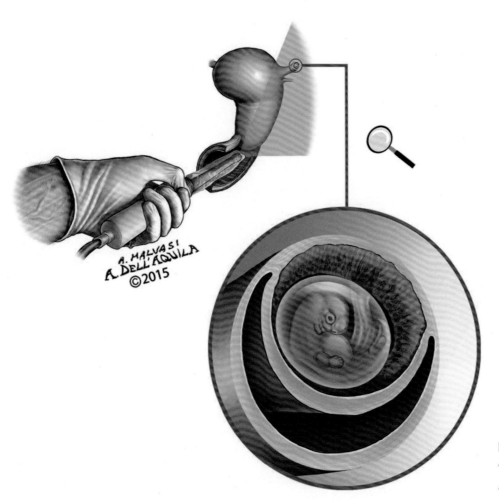

图 4.8　经阴道盆腔扫描发现体外受精-胚胎移植（IVF-ET）后 4 周的早期输卵管妊娠。

增加(每天>20支香烟,校准后OR=5.9)。吸烟增加了前动力蛋白受体1(PROKR1)的转录,PROKR1是一种G-蛋白耦联受体[59],众所周知,其血管生成特性、控制平滑肌收缩性和基因调控对宫内植入很重要。在植入已经发生的输卵管妊娠妇女中,PROKR1在输卵管中的表达被改变。体外实验Illumina HT-12阵列分析了在输卵管上皮细胞系(OE-E6/E7)中人类基因表达的变化,和来自非妊娠妇女且暴露于生理相关浓度可替宁(尼古丁的主要代谢物)的输卵管外植体中的人类基因表达的变化[60]。采用免疫组织化学法和TaqMan反转录聚合酶链反应,对非妊娠的吸烟者和非吸烟者进行输卵管活检定位并

定量分析了此过程鉴别出的可替宁敏感基因。在外植体和细胞系中,阵列分析检测到的主要可替宁诱导的基因表达变化是对促凋亡基因BAD的严重下调。与阵列数据一致,在输卵管活检中,吸烟与BAD转录水平的降低和BCL2基因转录水平的升高密切相关($P<0.05$)。作者认为,吸烟可能改变输卵管上皮细胞的周转率,并与可能导致异位妊娠的结构和功能变化有关。

## 4.10 其他危险因素

众所周知,使用宫内节育器(IUD)(图4.9)会增加

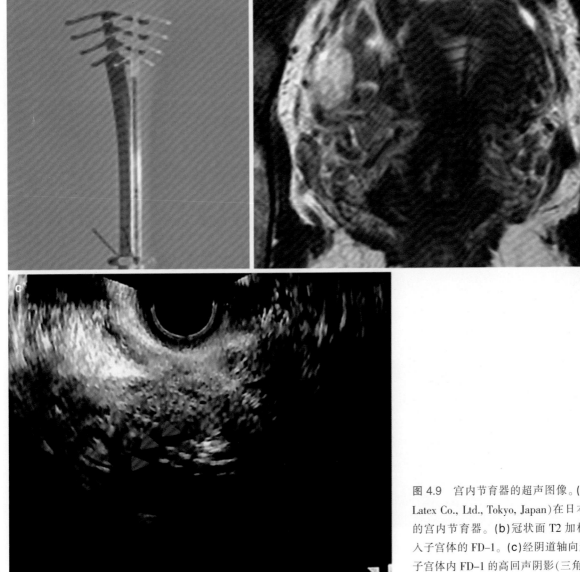

图4.9 宫内节育器的超声图像。(a)FD-1(Füji Latex Co., Ltd., Tokyo, Japan)在日本是一种常用的宫内节育器。(b)冠状面T2加权图像显示插入子宫体的FD-1。(c)经阴道轴向超声检查显示子宫体内FD-1的高回声阴影(三角箭头所示)。

输卵管妊娠的风险。一项回顾性嵌套病例对照研究[61]显示,IUD 与输卵管妊娠(OR=4.39)之间呈显著正相关。另一研究报告指出,以前使用 IUD 与轻微的异位妊娠风险有关,而且随着以前使用 IUD 时间的延长风险增加[62]。有三次或三次以上自然流产的女性,异位妊娠的校正风险特别高。此外,以前的人工流产与异位妊娠之间存在关联,有两次或两次以上人工流产的女性校正 OR 值为 1.9[58]。一项研究评估了异位妊娠和过去及现在使用普通避孕药之间的关联性,发现与那些不使用避孕药的女性相比,使用避孕方法失败的女性异位妊娠的发生率更高 [62]。子宫内膜异位症及其治疗(图 4.10)也与输卵管妊娠的发生有关[41,55,63],子宫内膜异位症引起的盆腔和输卵管粘连可导致输卵管功能异常。

## 4.11 临床表现

妊娠早期（约 5 周）有异位妊娠的妇女通常无症状。随着妊娠期的增加(大于 6 周),可能出现不典型症状,包括生殖器出血和腹痛。虽然超过 50% 的输卵管妊娠妇女可能会出现阴道出血,但这种症状并不典型,而且生殖器出血量通常很少。阴道出血有时被误认为是正常的月经出血或较早的生化妊娠。由于黄体中黄体酮含量不足,子宫内膜不稳定,增厚的子宫内膜蜕膜化导致生殖器出血。根据异位肿块的情况不同,与输卵管妊娠相关的腹痛范围从轻微到严重不等。这种疼痛与输卵管扩张有关(图 4.11),因增生绒毛和出血进入管腔导致。当异位肿块在输卵管流产,由于腹腔积血引起腹腔刺激,可能出现中至重度腹痛。在盆腔检查中,经常注意到单侧输卵管包块区附件压痛,但很少触及输卵管包块。此外,双手检查应小心轻柔,因为人工压力偶尔也会导致脆弱的异位包块破裂 (图 4.12)。相反,虽然临床症状对于早期辅助诊断有用,但最近的一项研究报道显示,1/3 的异位妊娠妇女没有临床体征,9% 的妇女没有症状[64,65]。在临床过程中,通常在妊娠 7 周后,输卵管包块有时会破裂(图 4.13)。破裂可能是由于输卵管管腔造成的异位包块生长受限所致。当破裂发生时,由于大量的腹腔积血引起腹膜刺激,可能会出现严重的腹胀和明显的压痛(图 4.14)。当这些体征明显,且女性有低血压和心动过速的倾向时,应选择立即进行血液回输,通过循环保持足够的血流量,并进行手术治疗阻止出血。

## 4.12 诊断

诊断工具和技术的进步大大提高了输卵管妊娠的诊断准确性。然而,与早期自然妊娠的区分是不可避免的,自然流产与输卵管妊娠的鉴别也是必要的。此外,输卵管妊娠的早期诊断对于预防因输卵管妊娠破裂引起的大出血而导致的孕产妇死亡具有重要意义。

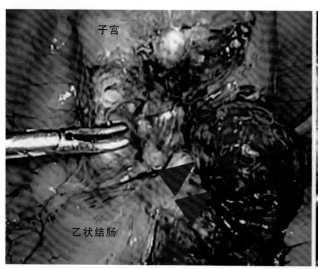
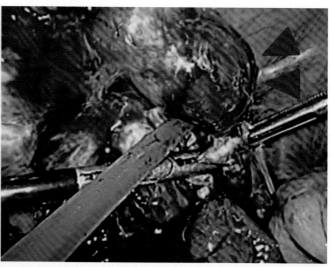

图 4.10    右输卵管壶腹部妊娠(三角箭头所示)与盆腔子宫内膜异位症导致的严重粘连。

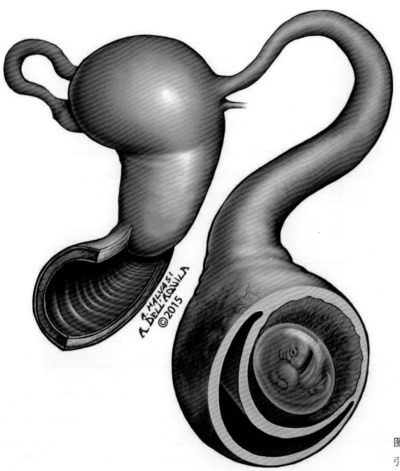

图 4.11　图示过度膨胀的左侧未破裂输卵管妊娠，引起轻至重度的腹痛。

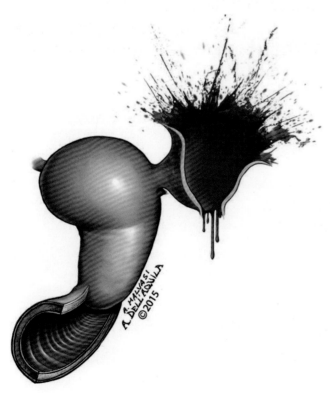

图 4.12　显示脆弱的异位包块的输卵管破裂，伴大量出血。

### 4.12.1 超声

超声是可疑输卵管妊娠的首选诊断工具。近年来，超声技术有了显著的进步，高分辨率图像有助于早期发现异位包块（图 4.15）。经阴道超声（TVS）（图 4.16）诊断输卵管妊娠被认为优于经腹超声检查（TAS）。诊断输卵管妊娠的第一步是使用 TVS 分析宫内孕囊的可见度和存活情况来区分自然妊娠和流产（图 4.17）。如果妊娠 5 周后 TVS 未见妊娠囊，当怀疑有输卵管妊娠时，应仔细评估其他因素。但在一些输卵管妊娠的病例中，在宫腔内出现假囊，被 TVS 误诊为自然妊娠[66,67]。此外，虽然宫内宫外同时妊娠被认为非常罕见，发生率仅为 1/30 000，但 ART 后宫内宫外同时妊娠的发生率增加，据报道约 0.8% 的妊娠在不孕治疗后发生（图 4.18）[68]。众所周知，既往手术是导致输卵管异位妊娠的危险因素之一。一项收录了 80 例异位妊娠病例的文献回顾显示，51 例（63.8%）在既往输卵管妊娠中接受过输卵管切除术等手术（图 4.19）[69]。经阴道超声可

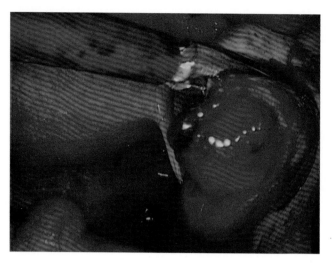

图 4.13 腹腔镜图像显示妊娠 7 周时的输卵管妊娠破裂,血液聚集在子宫直肠陷凹。

见道格拉斯窝内游离的无回声液体(图 4.20),通常在宫内妊娠和异位妊娠中都可以检测到[70],28%~56% 的输卵管妊娠妇女被检测到无回声液体[70,71]。回声表现反映了输卵管妊娠的情况,而且与术中所见腹腔积血密切相关[72]。经腹部超声观察到的肝肾隐窝液体的存在,提示可能发生输卵管妊娠破裂导致了严重的腹腔内出血(图 4.21)。最常见的附件异位包块是非均质或非囊性附件包块 (图 4.22),约 60% 的病例出现斑点征[73]。一项前瞻性研究显示,5000 位育龄妇女(包括 120 例输卵管妊娠者),当患者第一次就诊时,73.9% 的输卵管包块经阴道超声可见[74]。一项包含 10 项研究的荟萃分析显示,TVS 可以用来检测输卵管妊娠包块,其特异性、阳性预测值,敏感性和阴性预测值分别

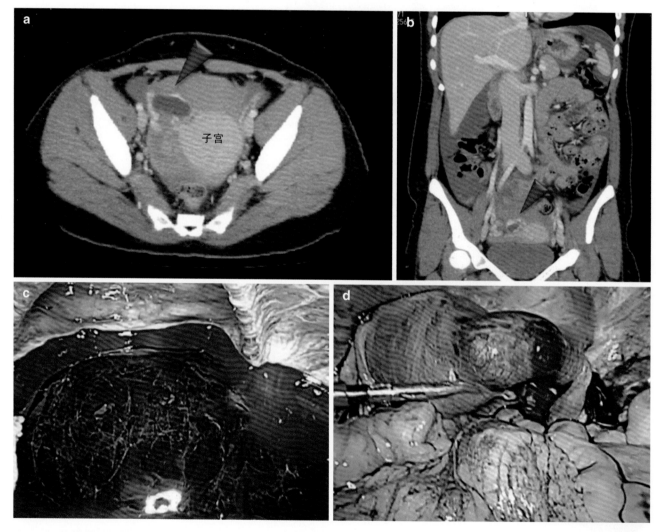

图 4.14 输卵管妊娠破裂患者。CT 提示 (a) 子宫和 (b) 脾、肝周围严重腹腔积血的等密度区。可见扩张的左输卵管峡部(箭头)(a,b)。腹腔镜检查显示 (c) 盆腔大量积血及 (d) 破裂的输卵管峡部持续出血。

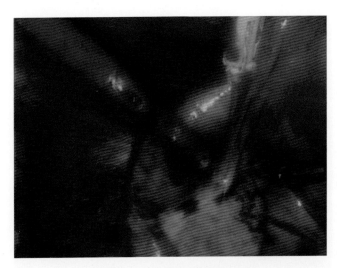

图 4.15　腹腔镜早期发现右侧输卵管异位妊娠。

为98.9%、96.3%、84.4%和94.8%[75]。

## 4.12.2　人绒毛膜促性腺激素

人绒毛膜促性腺激素(hCG)是诊断输卵管妊娠的有效标志物。hCG 的定量测量与 TVS 结果有着准确的相关性[76]。当使用超声检查不能发现宫内妊娠囊时，连续的 hCG 测定对未知位置妊娠(PUL)是有用的，例如早期妊娠、自然流产或异位妊娠。许多医生认为 hCG 的缓慢上升预示着异常妊娠[77]。Silva 等[78]报道，在 200 例异位妊娠妇女中，其 hCG 的初始上升与宫内妊娠妇女相比较慢（两天内增加了 75%）。此外，作者发现

hCG 的初始下降速度要比报道的完全自然流产女性平均值慢（两天下降 27%）。两天内 hCG 浓度翻倍通常用于预测正常妊娠[79,80]。Seeber 等[77]的研究认为，在未知妊娠部位的病例中，如果 hCG 浓度在最初测量后两天内上升少于 53%，流产或异位妊娠将是毫无疑问的[76,81]。作者之所以采用这种可预测的 hCG 升高限度，是因为 99%置信区间表明，小于 1%的存活妊娠 hCG 升高速度甚至比这个还要慢。临床医生还需要知道，部分异位妊娠女性 hCG 浓度的表现是不规律的。Silva 等[78]报道，20.8%的异位妊娠女性 hCG 浓度呈上升趋势，与宫内妊娠女性最小上升值相似,8%的异位妊娠女性 hCG 浓度下降与自然流产相似。因此，尽管测量可疑输卵管妊娠的 hCG 浓度是必要的，但应综合诊断，结合临床表现和超声表现进行评估。据报道，hCG 与 TVS 联合检测异位妊娠有 97%的敏感性和 95%的特异性，避免了刮宫术等有创检查[81]。建议定义一个鉴别区间来确定超声可见的正常妊娠的 hCG 浓度的最佳值，这对于个体机构或临床医生是很重要的。当 hCG 浓度超过鉴别区且宫内妊娠未被超声检查证实时，妊娠是不能存活的，但可能是包括异位妊娠在内的 PUL。重要的是，设置鉴别区的范围要非常小心，因为设置过高或过低都可能导致对异位妊娠诊断的延误或对正常妊娠过多或不必要的干预。根据《美国妇产科医师协会指南》(ACOG)，这个区分范围为 1500~2000mIU/mL[82]。鉴别区的检测可能根据 hCG 的免疫测

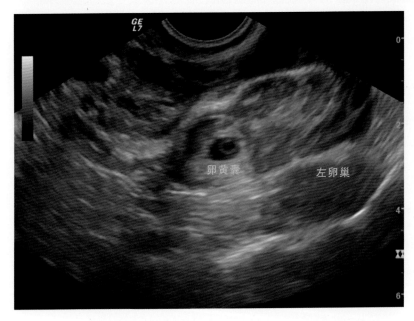

图 4.16　经阴道盆腔超声检查诊断妊娠 5 周时的早期左侧输卵管妊娠。

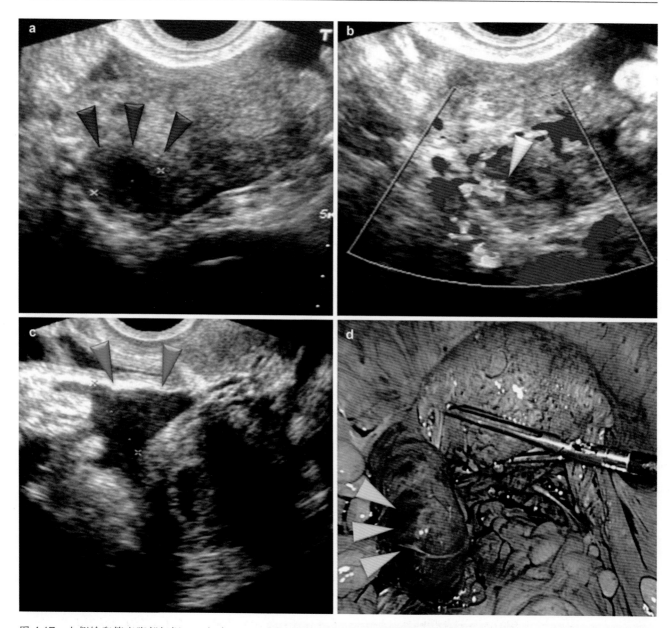

图 4.17　左侧输卵管壶腹部妊娠。(a)超声显示左附件区有一个低回声囊性肿块(红色箭头所示)。(b)彩色多普勒超声显示在囊性肿块中胎儿样病灶内的血流(白色箭头所示)。(c)无回声区(蓝色箭头所示)为子宫周围的腹腔内积血。(d)经超声成像证实的左输卵管壶腹部妊娠(黄色箭头所示)的腹腔镜图像。

定法而不同。Desai 等[83]研究了缺乏 hCG 检测协调性如何影响血清 hCG 浓度鉴别区的解释，他们使用 7 个 hCG 试剂平台评估 80 个含有不同 hCG 浓度的血清样品,得出结论:除了一种常用的 hCG 试剂外,其他试剂均可用于鉴别区为 1500~3500IU/L 的 hCG 浓度测定。

### 4.12.3 其他血清标志物

　　根据异位妊娠的生物学条件对标志物进行分类,包括胚胎移植相关的子宫内膜功能和血管生成、胚胎

活力相关的黄体功能和滋养细胞功能[84-86]。因妊娠 8~10 周血清黄体酮浓度稳定[87],血清黄体酮作为早期妊娠生存能力的标志已被广泛研究。然而,一项荟萃分析评估了 26 项研究,得出结论:虽然低于 5ng/mL 的血清黄体酮浓度对未知部位妊娠的存活率有很好的预测作用,但它并不能区分未知部位妊娠和输卵管妊娠[88]。提示单一的血清黄体酮浓度仅可评估未知部位妊娠中异位妊娠的风险,而不能鉴别异位妊娠与自然流产。然而, 血清黄体酮浓度结合其他血清标志物的测定有时

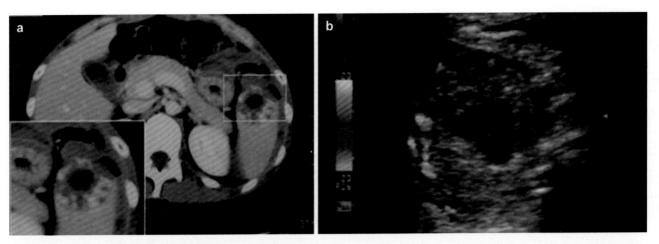

图 4.18　辅助生殖技术后输卵管-脾同时妊娠。虽然在输卵管切除术后发现了右侧输卵管壶腹部妊娠 6 周的胎囊,但患者血清人绒毛膜促性腺激素水平在妊娠 8 周时升高。(a)上腹部 CT 显示一个囊性病灶伴随脾脏下极水肿。(b)超声检查显示脾脏下极的妊娠囊和有心脏搏动的胎儿(参见 Refaat 等[68])。

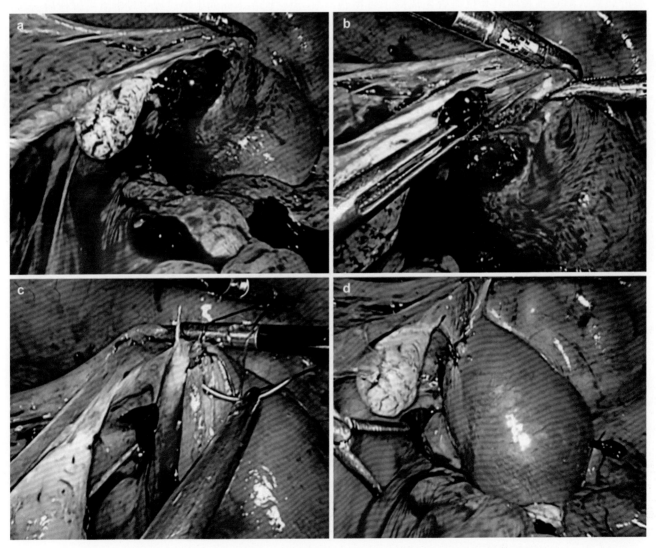

图 4.19　辅助生殖技术后的异位妊娠。(a,b)腹腔镜检查显示异位妊娠与破裂的异位肿块,位于同侧输卵管残端,在之前的输卵管切除术后持续存在。(c,d)异位组织切除后,用可吸收缝线关闭残端。

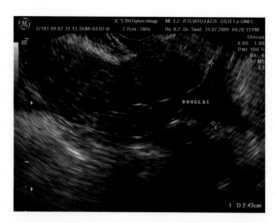

图 4.20  经阴道超声扫描显示,子宫直肠陷凹内有无回声游离液体,通常在宫内和异位妊娠中都能发现。

可能有助于鉴别输卵管妊娠和自然流产。在一项回顾性病例对照研究中,包括 50 例异位妊娠妇女和 50 例流产妇女,测定了黄体酮和抗血管生成因子可溶性 FMS 样酪氨酸激酶-1(sFLT-1)的血清水平。虽然黄体酮和 sFLT-1 曲线下面积(AUC)较低,分别为 0.756(截止点:6ng/mL,灵敏度=60%,特异度=72.7%)和 0.842(截止点;93pg/mL,灵敏度=84.5%,特异度为 86.3%);这两种标志物的结合使 AUC 增加到 0.910[89]。表 4.2 列出了其他诊断输卵管妊娠的血清标志物。

一项包含 55 例输卵管壶腹部妊娠的前瞻性研究,评估了超声图像和血管内皮生长因子(VEGF)血清浓度的相关性,通过多元回归分析表明,有胚胎或有胎儿心跳的壶腹部异位妊娠囊的超声图像和血清 VEGF 值有显著相关性[90]。作者认为,血清 VEGF 促进滋养细胞组织侵入输卵管壁,并与胚胎心脏活动有关。

MicroRNA(miRNA)是一种非编码 RNA 分子,在转录后水平上调控基因表达。虽然 miRNA 最近才被发现,但它们在不同的生物过程中发挥着关键作用,包括

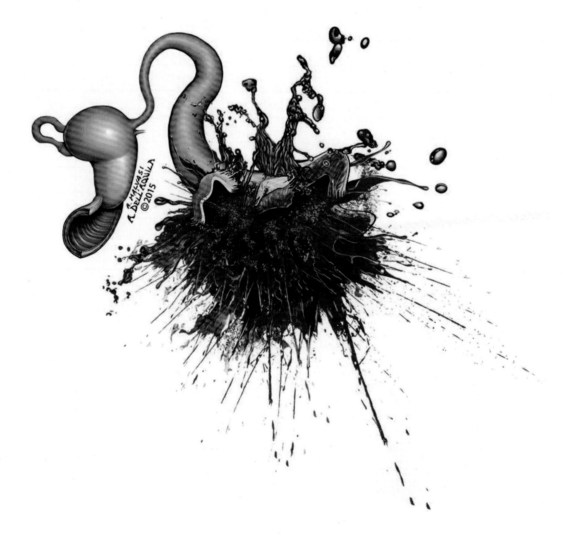

图 4.21  图示一个突然破裂的输卵管妊娠,通常引起严重的腹腔积血。

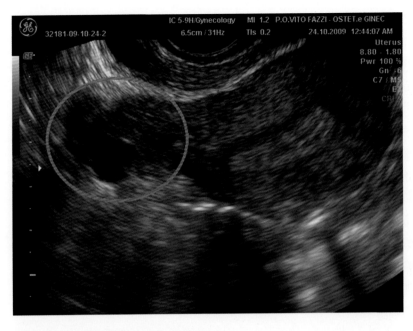

图 4.22  经阴道超声检查显示附件异位包块最常见：不均质或非囊性附件包块(橙色环)。患者有早期右侧输卵管妊娠。

**表 4.2  输卵管异位妊娠血清生物标志物**

| 主要分类 | 生物学功能 | 标志物 |
|---|---|---|
| 与胚胎相关 | 滋养层功能 | hCG(人绒毛膜促性腺激素) |
| | | Hyperglycosylated hCG(高糖基化人绒毛膜促性腺激素) |
| | | 激活素 A |
| | | PAPP-A(妊娠相关血浆蛋白-A) |
| | | SP1(特异性 β1 糖蛋白) |
| | | hPL(泌乳素) |
| | | ADAM-12(去整合素和金属蛋白酶-12) |
| | | 胎盘 mRNA |
| | | 胎盘 miRNA |
| | | 卵泡抑素 |
| | | AFP(甲胎蛋白) |
| | | 游离胎儿细胞 DNA |
| | 黄体功能 | 黄体酮 |
| | | 抑制素 A |
| | | 雌二醇 |
| | | 松弛素和肾素 |
| | 血管生成 | VEGF(血管内皮生长因子) |
| | | PlGF(胎盘生长因子) |
| | | 血管生成素 |
| 与植入相关 | 子宫内膜功能 | LIF(白细胞抑制因子) |
| | | 糖原 |
| | | Muc-1(黏蛋白-1) |
| | | 肾上腺髓质素 |
| | | 肌动蛋白 B |
| | 其他组织功能 | CK (肌酸激酶) |
| | | 平滑肌重链肌球蛋白和肌红蛋白 |
| | | 细胞因子 |
| | | 糖类抗原 CA125 |

发育、细胞增殖、分化和细胞凋亡。约3%的人类基因可以编码miRNA,而miRNA对多达30%的人类蛋白编码基因的表达进行了微调[91]。近来,miRNA已被仔细研究,因为它们与许多疾病有关,miRNA已被视为诊断和预后的生物标志物和药物反应的预测因子。妊娠相关的循环miRNA已被认为是诊断妊娠相关并发症和异位妊娠的潜在生物标志物[92~95]。在一项回顾性病例对照分析中,包含89例宫内妊娠、自然流产或异位妊娠的妇女[96],血清hCG、黄体酮、miR517a、miR519d和miR525-3p的浓度在异位妊娠和自然流产的妇女中明显低于存活宫内妊娠的妇女。与此相反,异位妊娠妇女与存活宫内妊娠和自然流产妇女相比,miR-323-3p浓度显著升高。首先使用hCG,添加黄体酮,然后再添加miR-323-3p的逐步分析显示,对异位妊娠

的诊断敏感性为96.3%,特异性为72.6%。

### 4.12.4 其他诊断方法

如果血清hCG浓度没有正常升高,而且被诊断为未知部位的妊娠,推荐子宫内膜诊刮术[1]。通过子宫内膜诊刮术确定是否存在绒毛膜绒毛,有助于区分自然流产与输卵管妊娠。hCG浓度在刮宫后12小时内下降不超过15%或刮宫样本不含有绒毛膜绒毛的妇女被诊断为异位妊娠[97]。然而,绒毛膜的缺失并不一定意味着异位妊娠,因为完全自然流产的宫内妊娠患者,绒毛膜也不存在[98]。此外,刮宫术是诊断异位妊娠的一种有创技术,具有发生不良事件的风险[1]。盆腔磁共振成像(MRI)可能有助于检测输卵管妊娠(图4.23)。当经阴道超声未能发现附件异常植入的位置,或者不能区

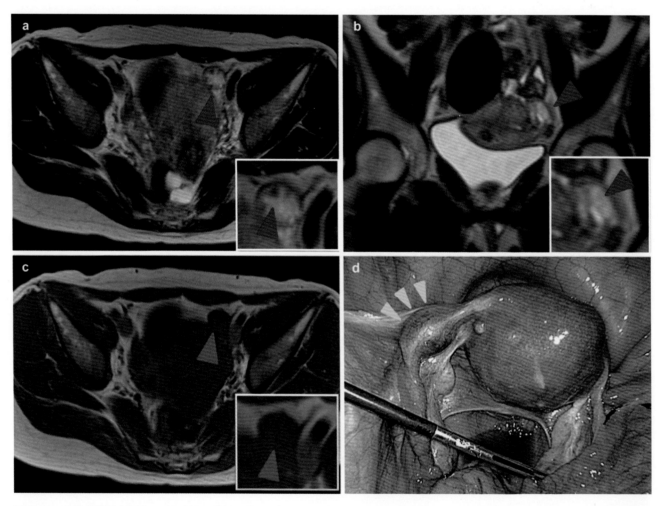

图4.23　左输卵管峡部妊娠5周时的磁共振成像(MRI)。子宫左侧囊性妊娠囊样包块,在(a)轴面和(b)冠状面T2加权图像显示为高强度区域(红色箭头所示)。(c)T1加权的低强度区域表示非出血性囊性包块(蓝色箭头所示)图像。(d)MRI检测到的输卵管峡部妊娠(黄色箭头所示)的腹腔镜下图像。

分异位妊娠与不全流产时，MRI 是一种极好的方法，以确诊或更好地明确可疑的输卵管妊娠。MRI 诊断输卵管妊娠的优势在于新鲜血液的可识别性，因为它可对良好的组织做对比和对异常植入部位进行准确定位 [99]。一项回顾性研究评估了 27 例输卵管妊娠患者盆腔 MRI 的特征，全部患者均可发现一个边界清晰、厚壁的囊性肿块，被认为是子宫外侧或毗邻的妊娠囊[100]。27 例妊娠囊样结构的成分可分为三类：26%(7/27) 的病例表现为非特异性液体，在 T1 加权图像 (WI) 呈低信号，在 T2-WI 上呈高信号，但没有增强的固体成分。56%(15/27) 的病例表现为乳头状固体成分，代表胚胎组织，在 T2-WI 上呈显著增强的等强信号。19%(5/27) 的病例在 T1- 和 T2-WI 上表现为高信号，代表新鲜血液或因血液降解而未见固体成分的液体。此外，研究表明以下这些 MRI 特征有助于输卵管妊娠的诊断，包括和高强度血块相关的输卵管扩张或腹腔积液 T1-WI 信号强度高于膀胱，T1-WI 上透明液体信号，以及 T2-WI 上的高强度盆腔信号。

## 4.13  治疗

输卵管妊娠结局，在 20 世纪最初 1/4 阶段是致命的。最近，由于早期诊断方法和医疗的发展而有了显著改善，手术和药物治疗均被使用。输卵管切除术作为输卵管妊娠的根治性手术 (图 4.24 和 图 4.25)，而当患者需要保留生育功能时，选择输卵管切开取胚术。

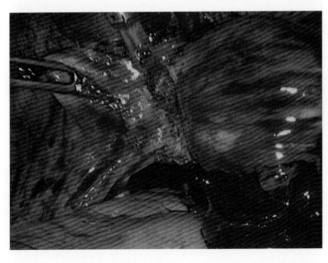

**图 4.24**  腹腔镜下左输卵管切除术，为输卵管妊娠破裂和腹腔内出血的根治性手术。

此外，腹腔镜手术因比开腹手术微创，成为金标准的手术方法。在一些输卵管妊娠妇女中可使用甲氨蝶呤药物治疗，对于特定患者甲氨蝶呤治疗后的高恢复率可以预测。

## 4.14  期待疗法

期待疗法偶尔适用于症状和临床上稳定的输卵管妊娠妇女。早期输卵管妊娠且 hCG 水平较低的妇女是期待治疗的最佳人选。20%~30% 的异位妊娠在开始时与 hCG 水平降低有关[101]，根据美国妇产科医师协会 (ACOG) 指南，如果初始 hCG 水平 <200 mU/mL，88% 的患者可自行消退，可以自行消退的发生率随着 hCG 水平增加而降低[82]。在 107 例输卵管妊娠妇女中，75 例 (70%) 接受期待疗法的女性获得成功[102]。女性期待疗法的成功率与初始血清 β-hCG 有关，初始血清 β-hCG ≤175 IU/L 占 96%(32/33 例)，β-hCG 为 175~1500 IU/L 占 66%(40/60 例)，而 β-hCG>1500 IU/L 仅为 21%(3/14 例)。研究还表明期待疗法的成功率与低黄体酮水平(<10 nmol/L)、孕周 ≤42 天及妊娠测定直径 >15 mm 等因素相关。一项前瞻性观察研究验证了输卵管妊娠妇女期待治疗临床方案的有效性和安全性[103]。期待疗法的选择标准包括临床表现稳定且没有或仅有轻微腹痛，超声检查没有明显的腹腔积血，异位妊娠测量平均直径 <30mm，且无胎心，血清 β-hCG<1500 IU/L，患者同意期待治疗。在 146 例接受期待疗法的输卵管妊娠妇女中，104 例 (71.2%) 自行消退，2 例 (1.4%) 失访，其余 40 例 (27.4%) 失败。在另一项建立血清 hCG 浓度清除曲线的研究中，161 例诊断为非存活输卵管妊娠妇女的期待疗法成功[104]。这个研究报道平均初始血清 hCG 水平为 488 IU/L(范围 41~4883)，血清中 β-hCG 的清除时间中位值为 19(范围 5~52)天。在血清 hCG 稳定下降的患者中，β-hCG 平均半衰期为 82.5 小时。而在最初阶段下降停滞的患者，其 β-hCG 平均半衰期为 106.7 小时。最近的一项多中心随机对照试验[105]发现期待疗法对具有以下一些特征的女性来说，单剂量甲氨蝶呤治疗是一种替代疗法，这些特征包括经阴道超声检查可见异位妊娠且血流动力学稳定、停滞不前的血清 hCG 浓度 <1500 IU/L，或未知部位的妊娠且血清 hCG 浓度 <2000 IU/L，这个研究表明单

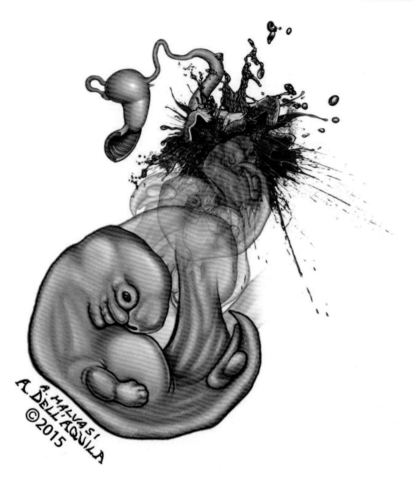

图 4.25　图示右侧输卵管妊娠的严重破裂,伴有胚胎排入盆腔。

剂量氨甲蝶呤与期待疗法相比,初次治疗成功率无显著性差异,分别为 31/41(76%)和 19/32(59%)(相对风险:1.3,95% CI,0.9~1.8)。

## 4.15　手术治疗

### 4.15.1　腹腔镜手术

　　腹腔镜手术是治疗输卵管妊娠的最佳方法(图 4.26),腹腔镜手术方法已经标准化。腹腔镜手术是一种微创手术,可以缩短住院时间、减少失血、减轻术后疼痛。20 世纪 90 年代进行的随机对照研究,比较了开腹手术和腹腔镜手术两种方法的结局,显示腹腔镜手术优于开腹手术[106,107]。此外,在输卵管通畅、宫内妊娠和术后输卵管妊娠复发等方面无明显差异。一项随机对照研究比较了腹腔镜手术与开腹手术进行输卵管切开取胚术治疗异位妊娠后粘连的形成[108],显示接受剖腹手术的女性比接受腹腔镜手术的女性更容易在手术一侧产生粘连。腹腔镜手术的另一个优点是可以通过

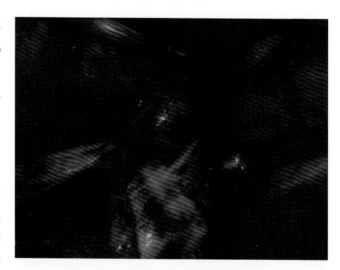

图 4.26　早期左侧输卵管妊娠的腹腔镜保守性治疗。

闭合的腹腔镜视角详细检查腹部。腹腔镜手术的腹部第一切口通常是在脐部,另外还有 2~3 个切口用于腹腔内操作。近年来,腹腔镜手术治疗输卵管妊娠的创伤随着开口减少而降低[109-114],包括单孔腹腔镜手术(图 4.27)。然而,手术的持续时间往往更长。因此,需

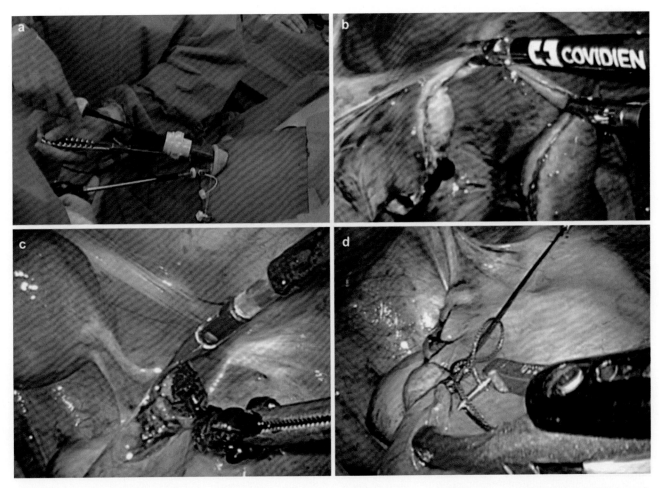

图 4.27　单孔腹腔镜输卵管妊娠手术。使用 SILS-port™(Covidien, MA, USA)，通过一个脐部切口插入腹腔镜手术的多个器械(a)。在单孔腹腔镜输卵管切除术中，使用血管闭合器切除有异位包块的左侧输卵管(b)。在单孔腹腔镜输卵管切开取胚术中，将异位包块通过线性切口从输卵管腔轻轻取出(c)。在单孔腹腔镜输卵管切开取胚术中，使用 SILS-stitch™ (Covidien)缝合输卵管黏膜和浆膜(d)。

要对这些方法进行进一步的随机研究来确认其优势。

## 4.16　手术治疗

### 4.16.1　输卵管切除术

输卵管切除术是治疗输卵管妊娠的根治性手术，完全或部分切除内含异位包块的输卵管。输卵管切除术的指征包括异位妊娠破裂、异位包块直径>5cm、保守治疗后再次输卵管妊娠。切除受累输卵管首先是使用单极或双极器械，在输卵管和卵巢之间的输卵管系膜上打开一个切口，然后通过切割子宫附着部位将输卵管切除。腹腔镜套圈结扎术是一种非常方便的经典手术，然而残留的间质或伞部可能导致同侧再次异位妊娠[115-117]。因此，输卵管应完全切除。最近，可减少失

血和缩短手术时间的血管闭合器(图 4.27b)已经代替单极和双极，用于切除受累的输卵管(图 4.28)。腹腔镜一次性收集袋可用于切除的输卵管移出体外，预防腹腔内异位组织的残留。

### 4.16.2　输卵管切开取胚术

输卵管切开取胚术适用于手术后希望保留生育功能的输卵管妊娠妇女。在受影响的输卵管周围注射 2~4 IU 垂体后叶素(盐水稀释 1:100)可减少手术期间失血和防止广泛凝固引起的热损伤。轻轻提起包块上缘的输卵管浆膜，使用单极针或腹腔镜剪刀在输卵管浆膜做一切口(图 4.29)，随后用剪刀沿长轴直线剪开 3~4cm 长输卵管浆膜和肌层。输卵管管腔完全切开后，使用钳子小心清除输卵管内妊娠组织(图 4.30)。实施输卵管切开取胚术最重要的问题是防止持续性异位妊娠

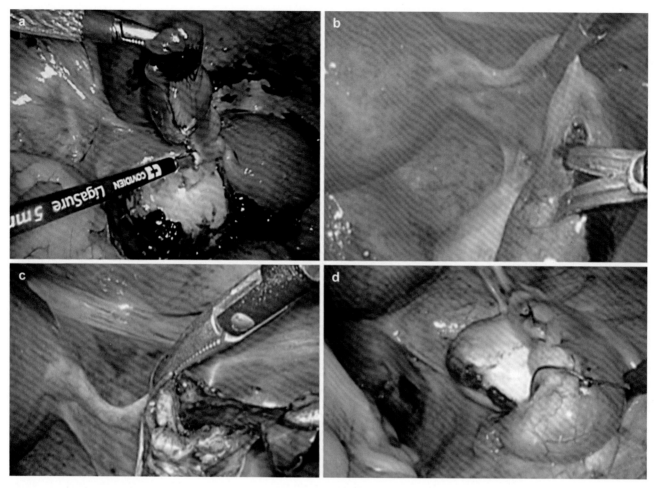

图 4.28    输卵管妊娠的腹腔镜手术过程。(a)采用血管闭合器行输卵管切除术。(b)在腹腔镜输卵管造口术中,使用剪刀剪开输卵管浆膜。(c)用钳子去除输卵管内异位组织。(d)缝合输卵管浆膜。

发生的风险。因此,包块从输卵管取出后,输卵管内腔必须用生理盐水充分冲洗,挤压输卵管时应尽量减少输卵管损伤,以保护输卵管黏膜。在一项包括 102 例壶腹部妊娠患者的比较观察研究中,56 例女性使用特制的适用挤压的输卵管剥离钳进行剥离,46 例行输卵管切开取胚术。虽然两组在出血、手术时间及持续性异位妊娠率并无显著差异,但是使用独特的输卵管剥离钳进行剥离术的女性持续性异位妊娠率趋于较低[118]。通过子宫注射靛蓝胭脂红染色确定输卵管肌层的切割位点(图 4.30)。因为缝合关闭切口可以防止手术后粘连形成而成为首选(图 4.30);然而,在切除组织后是否缝合切开的输卵管浆膜仍有争议[119,120]。一项随机研究比较了输卵管切开取胚术后缝合与否的结局,非缝合组与缝合组手术部位的输卵管通畅度分别是 90% 和 94%。术后 3 个月腹腔镜再次探查发现,33% 的未缝合组和 29% 的缝合组发生输卵管粘连[119]。此外,术后两

组输卵管瘘发生率及累积妊娠率无显著性差异。经治疗的输卵管通畅对 90% 的输卵管妊娠行输卵管切开取胚术的女性是有利的[121]。

### 4.16.3 持续性异位妊娠

输卵管切开取胚术后持续性异位妊娠的发生率为 5%~20%[122]。据报道,术后第 1 天 hCG 较术前 hCG水平下降<50%,和输卵管妊娠保守手术治疗后的持续性异位妊娠的发生显著相关 (图 4.31)(相对风险=3.51)[123]。此外,若术后第 1 天 hCG 下降超过 76%,则没有持续性异位妊娠发生。两项随机对照试验显示,腹腔镜术后持续滋养细胞组织存在的风险高于剖腹探查术后[124,125]。然而,最近的一项回顾性队列研究[126]显示,在 334 例采用腹腔镜下输卵管切开取胚术并经术后系统的甲氨蝶呤治疗的患者中,仅有 9 例(2.7%)发生持续性异位妊娠。一项对 46 例输卵管妊娠妇女进

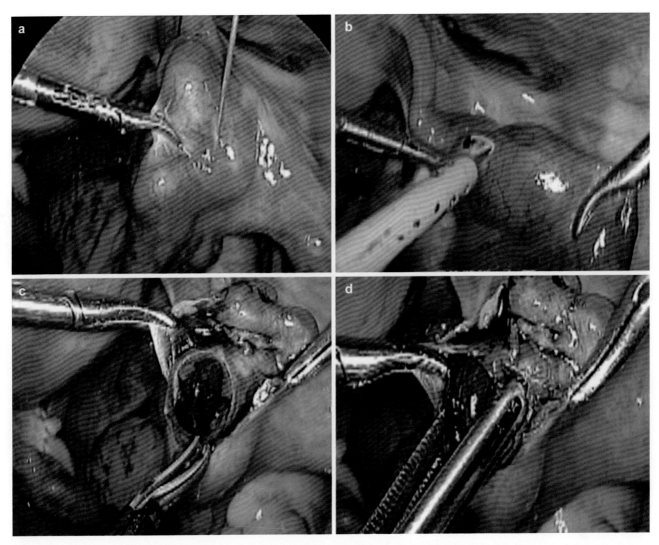

图 4.29　输卵管妊娠的腹腔镜输卵管造口术。生理盐水稀释的血管升压素注入受影响的输卵管周围系膜中(a)。用单极电针在输卵管浆膜上做出切口点(b)。用剪刀沿输卵管的长轴线性锐性分离输卵管浆膜和肌肉(c)。用钳子小心去除输卵管内异位组织(d)。

行的观察性研究显示,腹腔镜输卵管切开取胚术后,只有 1 例(2.1%)女性发生持续性异位妊娠[118]。这些结果表明,腹腔镜技术的进步可以降低持续性异位妊娠的发生率。以下几个因素被认为可能会增加保守性手术后持续性异位妊娠的风险,包括术前高 hCG 水平、破裂输卵管的治疗、吸出有胎心的组织、峡部妊娠和输卵管妊娠异位包块直径。一项回顾性队列研究[127]显示,在 1306 例经腹腔镜保守手术治疗的异位妊娠妇女中,86 例(6.6%)需要进一步治疗持续性异位妊娠。该研究发现术前血清 hCG 水平≥1960 IU/L(OR=1.8;95% CI,1.1~2.8,P=0.02)的患者有明显失败风险。在另一项研究[128]中,134 例患者中有 47 例(35.9%)行初次线性输卵管切开取胚术后发展为持续性异位妊娠,134 例

妇女中有 18 例经子宫输卵管造影或二次剖腹探查评估治疗过的输卵管不通畅。研究表明,手术失败的妇女血清 hCG 水平明显高于手术成功的妇女,所有血清 hCG>10 000 IU/L 的女性手术失败;输卵管切开取胚术对有胎心的异位包块患者也可能失败,因为这些女性术前 hCG 水平较高。一些研究者建议当异位妊娠病灶最大直径>4~6cm 时,不应行腹腔镜切开取胚术[128-130]。据报道,在手术中或术后使用预防性甲氨蝶呤能降低持续性异位妊娠的风险。一项随机研究比较了行线性输卵管切开取胚术与手术后单次剂量甲氨蝶呤治疗的女性异位妊娠发生率[131],结果显示,术后注射甲氨蝶呤的女性持续性异位妊娠的发生率(1.9%)明显低于未注射的女性(14.5%)。此外,预防性甲氨蝶呤治疗后

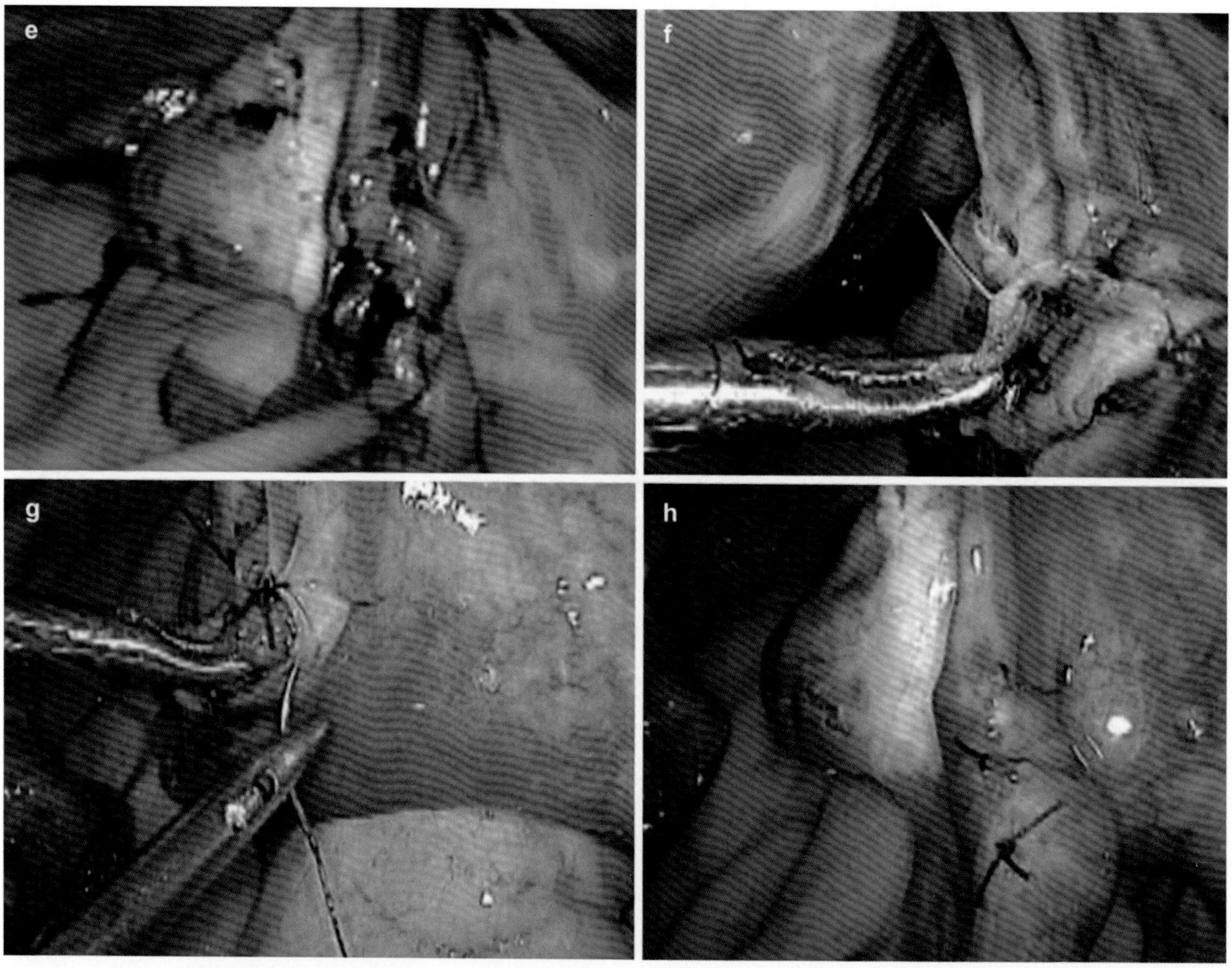

图 4.30 输卵管妊娠的腹腔镜输卵管造口术。使用靛蓝胭脂红染色剂证实输卵管肌层的切割位点(e)。用 3-0 可吸收线连续缝合关闭输卵管肌层和浆膜层(f–h)。

发生持续性异位妊娠的相对风险是 0.13。一项观察性研究评估了腹腔镜下线性输卵管切开取胚术后立即局部注射 50mg 甲氨蝶呤于输卵管壁的妇女持续性异位妊娠的发生率[132],无 1 例发生持续性异位妊娠,而对照组持续性异位妊娠发生率为 17.5%。

## 4.16.4 输卵管切除术与输卵管切开取胚术

如果输卵管破裂或出现严重损伤,输卵管切除术可能是首选。然而,对于未来有生育要求的女性来说,手术治疗输卵管妊娠应该是保守性的输卵管切开取胚术还是根治性的输卵管切除术,仍存在争议。表 4.3 显示了近期比较输卵管切开取胚术和输卵管切除术结局的研究[133–135]。一项基于观察人群的研究[133]评估了使用不同治疗方式的异位妊娠的生殖结局,报道了术后 24 个月累积宫内妊娠率,输卵管切除术后为 67%,输卵管切开取胚术后为 76%,药物保守治疗后为 76%。多因素分析显示,保守治疗后的宫内妊娠率明显高于输卵管切除术(危险比 0.784)。然而,最近的两项多中心随机研究否认了输卵管切开取胚术后生育结局的优越性[134,135]。欧洲异位妊娠手术(ESEP)研究小组[135]报道输卵管切开取胚术后(60.7%)和输卵管切除术后(56.2%)累积妊娠率无明显差异,而发生持续性异位妊娠的比率,输卵管切开取胚术组(7%)的发生率高于输卵管切除术组(<1%)(相对危险度 15.0)。相比之下,两组再发异位妊娠的发生率无显著性差异(8% vs 5%)。然而,如果因输卵管妊娠而行输卵管切除术的女性再次发生对侧输卵管妊娠,选择保留侧输卵管切除术并不完全适宜于她未来的生育要求。因此,应该进一步研究对

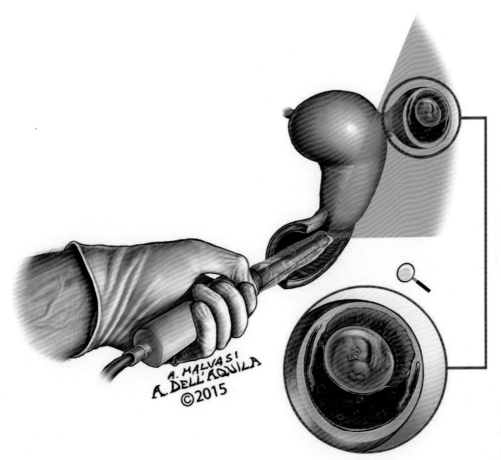

图 4.31  经阴道盆腔超声扫描发现腹腔镜输卵管造口术后的一个持续性异位妊娠。

于再次发生输卵管妊娠的女性更好的手术治疗方法。

### 4.16.5 甲氨蝶呤的药物治疗

甲氨蝶呤已经被用作输卵管妊娠治疗的一种独特的药物，其安全性和有效性已经被证实。甲氨蝶呤的治疗效果在 20 世纪 80 年代后期已经被证明，并被广泛应用于异位妊娠的早期治疗，特别是当早期诊断明确时。另外，甲氨蝶呤应用于手术后预防持续性异位妊娠时常常有效。

## 4.17 作用机制

甲氨蝶呤是一种叶酸拮抗剂，它与二氢叶酸还原酶(DHFR)的催化位点相结合。它是第一种可以对白血病产生缓解作用的药物，也是第一种可以治疗实体瘤的药物，特别是绒毛膜癌。叶酸是一种在 DNA 前体如嘌呤和胸腺嘧啶合成过程中必不可少的成分[136]。甲氨蝶呤和其他叶酸类似物灭活二氢叶酸还原酶，导致在 DNA 和 RNA 合成过程中需要的四氢叶酸辅酶因子

的消耗。为了捕获细胞内叶酸类似物，叶酸聚谷氨酸合成酶增加更多的谷氨酸残基到分子上。这些残基不容易穿透细胞膜，因此，这一机制可以有效地增加细胞内药物的浓度，从而延长药物在细胞内的作用。这种作用机制可能是药物单剂量给药可行的原因。叶酸通过二氢叶酸还原酶增加单碳键降解为四氢叶酸，随后转移至 DNA 和 RNA 的合成。在胸苷酸形成过程中，当四氢叶酸赠予一个甲基至脱氧尿甘酸时，它将转化成二氢叶酸。为了保持反应的持续进行，二氢叶酸必须又被二氢叶酸还原酶降解为四氢叶酸，从而可以继续提供随后反应所需的甲基。当二氢叶酸还原酶被叶酸类似物抑制时，二氢叶酸聚合谷氨酸在细胞内聚集形成毒性底物。当这种情况发生时，单碳转移反应停止，DNA 和 RNA 的合成也终止。

亚叶酸是四氢叶酸的甲酰衍生物，在体外容易代谢为四氢叶酸，它具有像叶酸一样的维生素作用。它可以在没有二氢叶酸还原酶的作用下激活，这就解决了由于甲氨蝶呤引起的二氢叶酸还原酶减少的影响，但作用机制仍不清楚。所以亚叶酸(甲酰四氢叶酸)预

表 4.3　比较输卵管切开取胚术和输卵管切除术治疗输卵管异位妊娠的近期研究

| 作者 | 研究设计 | 病例数 | 手术纳入标准 | 持续性输卵管妊娠 | 重复性输卵管妊娠 | 累积妊娠率 |
|---|---|---|---|---|---|---|
| de Bennetot 等[133] | 基于人群的观察性研究 | 共 1064 例：输卵管切开取胚术 646 例；输卵管切除术 299 例；药物治疗 119 例 | 包括有症状的、输卵管破裂和 HCG>5000 IU/L 的患者 | NA | 输卵管切开取胚术和输卵管切除术,18.5%；药物治疗 25.5%。 | 术后 24 个月时，输卵管切除术,67%；药物治疗,76%。P=0.74 |
| Femandez 等[134] (DEMETER 研究) | RCT | 共 129 例：输卵管切开取胚术+甲氨蝶呤治疗,66 例；输卵管切除术,63 例 | 包括血流动力学稳定的、输卵管未破裂的和输卵管对侧输卵管健康的患者 | NA | 输卵管切开取胚术+MTX 治疗,4 例 (8%)；输卵管切除术 6 例 (12%)；P=0.96 | 术后 24 个月时，输卵管切开取胚术+甲氨蝶呤治疗,70%；输卵管切除术,64%；P=0.77,HR:1.06;95% CI:0.69~1.63 |
| Mol 等[135] (ESEP 研究) | RCT | 共 446 例：输卵管切开取胚术,215 例；输卵管切除术,231 例 | 包括血流动力学稳定的、输卵管未破裂的和输卵管对侧输卵管健康的患者 | 输卵管切开取胚术,14 例 (7%)；输卵管切除术,1 例 (<1%),P=0.01 | 输卵管切开取胚术,18 例 (8%)；输卵管切除术,12 例 (5%),P=0.19 | 术后 36 个月时，输卵管切开取胚术,62.3%；输卵管切除术,56.2%；P=0.49,HR:1.10;95% CI:0.83~1.46 |

NA，不适用；RCT，随机对照试验；MTX，甲氨蝶呤；HR，风险比；CI，置信区间。

防一些其他抑制性的副反应，允许更高或多重剂量的甲氨蝶呤应用在输卵管妊娠（甲酰四氢叶酸解救）。甲氨蝶呤通过肾脏从体内迅速清除,90%静脉内注射剂量在 24 小时内排泄维持不变。

## 4.18　甲氨蝶呤治疗的预处理

只有当输卵管妊娠已确诊需要诊断性预处理时才应用甲氨蝶呤，以免未确诊的流产妇女承受不必要的副作用和医疗成本。另外,甲氨蝶呤如果在妊娠早期使用有导致胎儿先天畸形的风险。对于具有下列情况的女性可应用甲氨蝶呤，包括无输卵管破裂、血流动力学稳定、无剧烈腹痛或大出血指征，可持续稳定随访直至疾病治愈。ACOG 指南提出了甲氨蝶呤治疗的禁忌证[82]。治疗前, 充分的病史和血液检查必不可少, 以排除绝对禁忌证。因为甲氨蝶呤具有肝脏毒性且经肾脏代谢，具有肝肾疾病的女性不应使用该药。当出现下列实验室数据异常时患者不应使用甲氨蝶呤，如肝转氨酶水平在正常范围之外。其他绝对禁忌证包括贫血, 肌酐水平>1.3~1.5 mg/dL, 血液白细胞计数<3000/μL, 或血小板计数<100 000/μL[137]。摄入叶酸影响甲氨蝶呤的疗效，应该避免[138]。需要拍摄胸片以排除肺部疾病，因为甲氨蝶呤已被证实与严重肺毒性的起因相关[139]。甲氨蝶呤治疗的临床失败提示相对禁忌证。美国生殖医学实践委员会[140]指出，预测治疗失败的相关因素在治疗前已明确，包括异位妊娠肿块直径>4 cm、超声可见胎儿心脏搏动和血清 hCG 水平>5000 mIU/mL，均为相对禁忌证。据报道，输卵管妊娠患者接受单剂量治疗时，初始 hCG 浓度>5000 mIU/mL 比初始 hCG 浓度较低女性的失败率更高（OR=5.5；95% CI,3.0~9.8）[141]。超声下直径为 3~4 cm 的异位妊娠肿块也常是患者的选择标准，虽然有些临床医生没有完全同意这一点作为成功治疗的预测因素。此外,在应用甲氨蝶呤后至少 3 个月应避免妊娠[138]。

## 4.19　甲氨蝶呤治疗的方案

甲氨蝶呤治疗异位妊娠的两种常用方案是多剂量给药和单剂量给药。多剂量方案源于甲氨蝶呤治疗妊娠滋养细胞疾病的经验，首先用于治疗异位妊娠[142]。对于多剂量给药方案，甲氨蝶呤是在第 1、3、5 及 7 天以 1 mg/(kg·d)的剂量给药[143]。在第 2、4、6 及 8 天给予亚叶酸 0.1 mg/kg 的剂量肌内注射来预防过量甲氨蝶呤导致的细胞毒性。女性接受 4 次注射直至血清 hCG 水平在相隔两天的连续两次测量中，至少减少 15%。所有的女性都需要随访至她们血清中 hCG 水平不能被检测出为止。如果 hCG 水平在 4 次剂量注射后第 7 天仍持续增高或趋于平台稳定期，可在两天后追加注射一次剂量。然而，这种情况很可能更需要手术治疗。

单剂量治疗方案，甲氨蝶呤以 50mg/m² 体表面积的剂量肌内注射[144]。因为该剂量低，所以不需要甲酰四氢叶酸解毒。该方案的优点是简化给药及减少随访。但是,如果 hCG 值在第 4 天和第 7 天比初始值没有减少至少 15%，那需要在一周后给予第二次注射。与多剂量给药方案相同，患者应随访至她们的血清 hCG 水平无法检测到。

图 4.32 和图 4.33 显示了两种方案的给药策略。

## 4.20　甲氨蝶呤治疗的临床进程与副作用

临床医生必须充分了解异位妊娠在甲氨蝶呤治疗后的临床进程，以便立即处理治疗失败及输卵管妊娠破裂。有一些患者，在治疗开始后 3~7 天可能会发生短暂性疼痛[145]，即所谓的"单独发作的疼痛"，正常情况下在发作后 4~12 小时内缓解。当发生剧烈且持续的疼痛，怀疑输卵管异位妊娠包块破裂的可能时,应实施手术治疗。提示治疗失败或可能破裂的征象包括血流动力学不稳定，腹部疼痛加重而不考虑 hCG 水平的变化，以及在多剂量方案注射 4 剂后或单剂量方案注射 2 剂后 hCG 浓度迅速增加（两天超过53%）[146]。虽然甲氨蝶呤相关毒性可能包括白细胞减少症、血小板减少、全血细胞减少、恶心、呕吐、口腔炎、黏膜炎、肝和肺的毒性,但这些副作用非常罕见。以前的回顾性研究表明,50 例患者中有 2% 例出现口腔炎,且自发痊愈[144]。此外,一项文献回顾研究表明，单剂量方案比多剂量方案的副作用更少（OR=0.44）[147]。

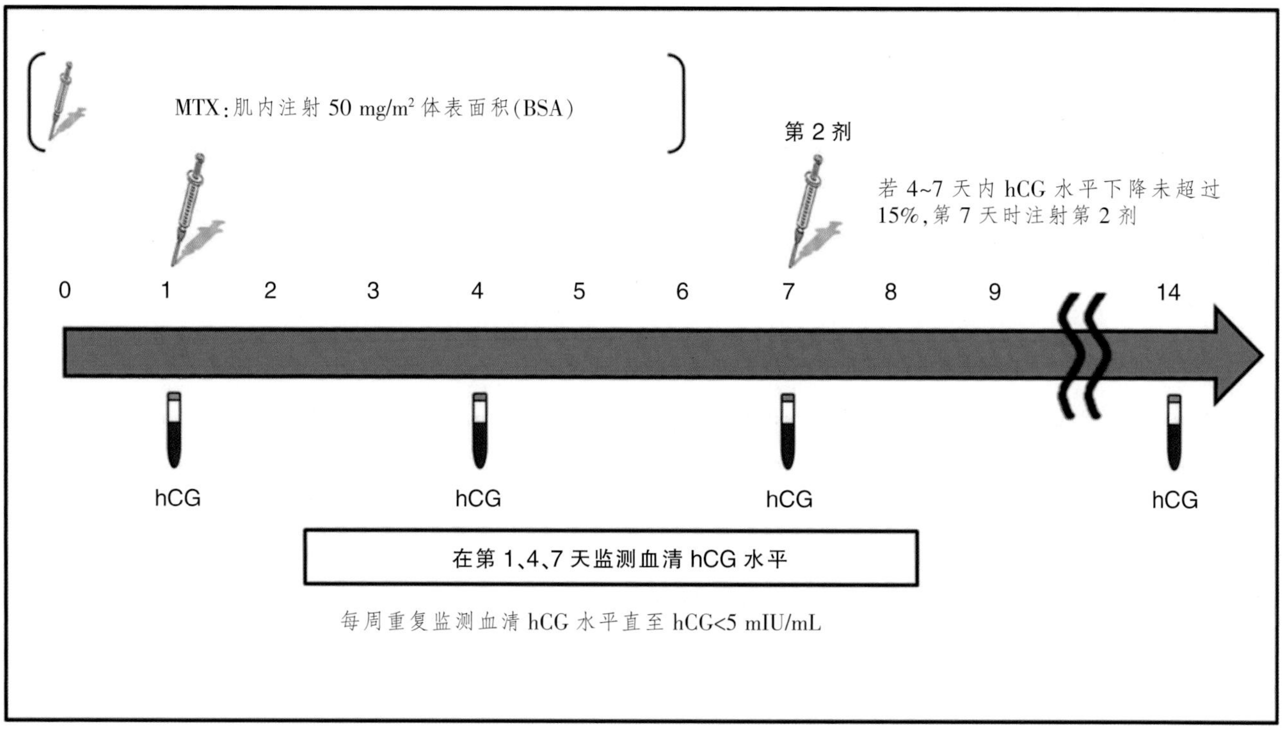

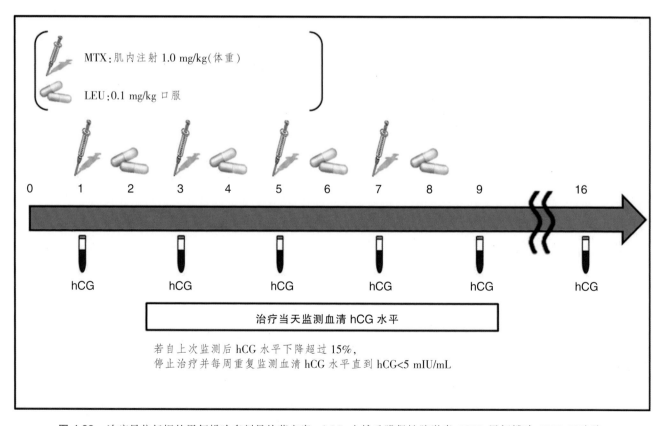

图 4.32    治疗异位妊娠的常用甲氨蝶呤单剂量给药方案。hCG,人绒毛膜促性腺激素;MTX,甲氨蝶呤。

图 4.33    治疗异位妊娠的甲氨蝶呤多剂量给药方案。hCG,人绒毛膜促性腺激素;MTX,甲氨蝶呤;LEU,亚叶酸。

## 4.21 甲氨蝶呤治疗的临床疗效

表4.4列出了近期比较单剂量与多剂量治疗方案的多个研究[147-150]。一项荟萃分析[147]包括26篇文章、共1327例诊断为异位妊娠的妇女，通过甲氨蝶呤治疗总成功率是89%，包括单剂量和多剂量治疗方案。超声提示存在胚胎胎心搏动与治疗失败显著相关(OR 9.90；95% CI,3.76~21.95)。所有患者中36.2%有副作用,包括恶心、腹泻、口腔溃疡或肝转氨酶升高。腹痛在28.3%患者中出现。总成功率在1067例单剂量治疗患者中是88.1%,在260例多剂量治疗患者中是92.7%。在单剂量治疗患者中,14.5%的患者接受超过1次的甲氨蝶呤剂量,1%的患者接受3次或更多次剂量。在多剂量治疗患者中,53.5%的患者接受4次或更多次剂量,6.8%的患者接受超过5次剂量。单剂量方案治疗异位妊娠比多剂量治疗方案的失败率显著增高,但是单剂量治疗中的患者副作用显著减少。两项随机研究证明单剂量方案的成功率与多剂量方案相同[149,150]。另一项随机研究比较了单剂量方案与多剂量方案在108例未破裂型异位妊娠、血流动力学稳定、输卵管肿块直径<3.5cm、无胎儿心脏搏动和hCG<15 000 mIU/mL的两组间成功率无显著性差异(88.9% vs 92.6%)[149]。虽然多剂量组甲氨蝶呤的剂量升高,但两组间并发症发生率无显著性差异。另一项随机研究评价120例未破裂型输卵管妊娠、符合血流动力学稳定性指标、血清hCG

水平达到一个稳定平台期或在48小时间隔内增加<50%和附件包块直径≤3.5cm的患者，单剂量与多剂量方案组间成功率无显著性差异(80.6% vs 89.7%,P=0.21)[150]。hCG水平下降至<5 μg/mL的平均天数,单剂量组明显多于多剂量组(22.3±7.6 vs 18.3±10.7 天,P=0.03)。然而,副作用的发生率在多剂量组是显著升高的(48.3% vs 27.7%,P=0.02)。研究者由此得出结论,认为多剂量给药方案并不优于单剂量给药方案。

## 4.22 局部注射甲氨蝶呤的疗效

虽然研究中采取局部注射的病例数有限,但一些临床医生报道局部注射甲氨蝶呤在具有下述情况的输卵管妊娠妇女是可以接受的,即这些患者血清hCG浓度高、妊娠囊体积大和存在胎儿心血管搏动。一项回顾性研究报道,12名具有胎心血管搏动的异位妊娠患者接受局部与全身注射甲氨蝶呤的联合治疗,成功率是91.6%[15]。一项评估系统性多剂量治疗联合超声引导下局部注射甲氨蝶呤在82例输卵管妊娠患者中的疗效,提示在接受联合治疗的患者中成功率比仅接受系统性多剂量治疗方案的患者高(93.3% vs 73.0%,P=0.05)[152]。系统性治疗中接受超过2次甲氨蝶呤注射的患者占比显著高于联合治疗组(48.6% vs 15.6%,P=0.002)。局部注射甲氨蝶呤对于对甲氨蝶呤治疗有相对禁忌证的患者有时是有效的；但目前仍存在该项技术的实施困难。

**表4.4 比较治疗输卵管异位妊娠的单剂量与多剂量方案的研究**

| 作者 | 研究设计 | 患者数量 | 纳入标准 | 成功率 |
|---|---|---|---|---|
| Barnhart 等[147] | 荟萃分析 | 单剂量方案,1067；多剂量方案,260 | NA | 单剂量,88.1%;多剂量,92.7%,P=0.035 |
| Lipscomb 等[148] | 回顾性队列研究 | 单剂量方案,546;多剂量方案,97 | 异位包块,<3.5~4 cm;无胎儿心血管搏动 | 单剂量,90%;多剂量,95%,P=0.18 |
| Alleyassin 等[149] | RCT | 单剂量方案,54;多剂量方案,54 | 异位包块,<3.5 cm;无胎儿心血管搏动;血清 hCG<15 000 mIU/mL | 单剂量,88.9%;多剂量,92.6%,P=0.07,OR 0.64,95% CI,0.17~2.4 |
| Guvendag Guven 等[150] | RCT | 单剂量方案,62;多剂量方案,58 | 血流动力学稳定的异位包块,<3.5cm;无胎儿心血管搏动;血清hCG 在48h 内稳定或增长≤50% | 单剂量,80.6%;多剂量,89.7%,P=0.21,OR 0.90,95% CI,0.77~1.05 |

NA,未提及;RCT,随机对照研究;OR,优势比;CI,置信区间。

## 4.23 手术与甲氨蝶呤治疗的比较

几项随机对照研究比较输卵管妊娠的甲氨蝶呤治疗与腹腔镜手术治疗[153-157]发现,在入选的患者中甲氨蝶呤治疗与腹腔镜的手术治疗是同等效果。另外,已经报道两种治疗后的生育率是没有差异的。一项随机对照研究比较 34 例接受全身甲氨蝶呤治疗和 40 例接受腹腔镜输卵管造口术治疗的患者,发现 18 个月内累计自然宫内妊娠率是没有显著差异的:分别为 36% 和 43%[155]。一项近期的随机研究比较单剂量甲氨蝶呤与腹腔镜手术治疗输卵管妊娠患者 106 例的疗效,所有患者血流动力学稳定、孕囊直径<3.6 cm、血清 hCG<2000 IU/L[156],两者间成功率和随后的自然宫内妊娠率均无显著性差异(分别为 74%甲氨蝶呤治疗 vs 87%手术后,和 73%甲氨蝶呤治疗 vs 62%手术后)。相比之下,据报道全身甲氨蝶呤治疗对患者健康相关的生活质量的影响较腹腔镜手术更低。一项随机对照试验包括 79 例血流动力学稳定、未破裂型输卵管妊娠的妇女与没有活动性出血征象的患者,在接受全身甲氨蝶呤治疗和腹腔镜输卵管造口术后,她们与健康相关的生活质量的比较[157]。研究者发现,通过医疗结局学习简表-20 评估,与健康相关的生活质量,在甲氨蝶呤治疗后比腹腔镜输卵管造口术后受损更严重。身体功能、角色功能、社会功能、心理健康、健康观念和痛苦都是甲氨蝶呤治疗组比手术组更差。

## 4.24 结论

虽然输卵管妊娠是一种常见的妇科疾病,其危险因素已被评估,但它的具体病因尚不清楚。所以,需要进一步的研究来阐明输卵管妊娠的病因,以便更好地预防和研发新的诊断与治疗方法。准确地早期诊断输卵管妊娠对于促进及时治疗以避免孕妇致死性结局是刻不容缓的。

目前,虽然手术与药物治疗已经被证实有效,但建议努力研发更微创(图 4.34 至图 4.37)和高效的治疗与处理方法,以避免降低患者健康相关的生活质量。

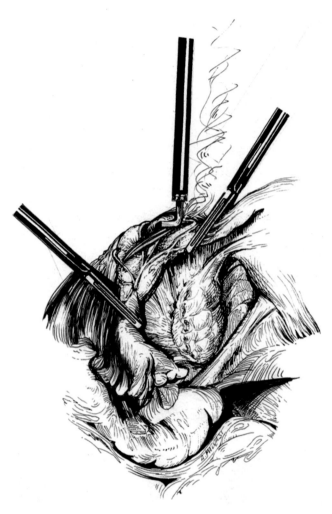

图 4.34　腹腔镜手术治疗输卵管妊娠的示意图。第一步:单极(弯角针)切开输卵管。

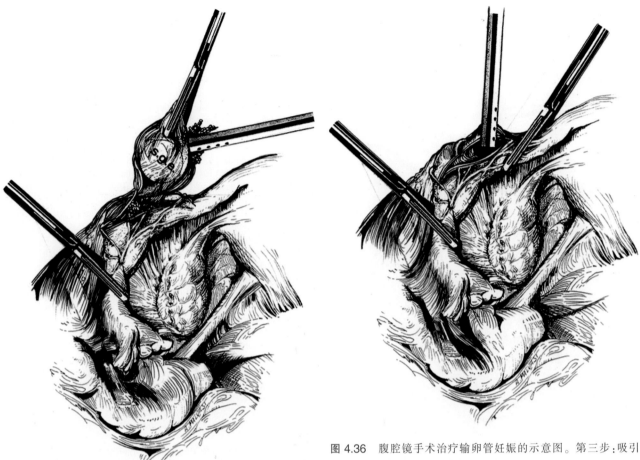

图 4.36　腹腔镜手术治疗输卵管妊娠的示意图。第三步：吸引输卵管内残留的宫外孕碎片。

图 4.35　腹腔镜手术治疗输卵管妊娠的示意图。第二步：去除宫外孕病灶。

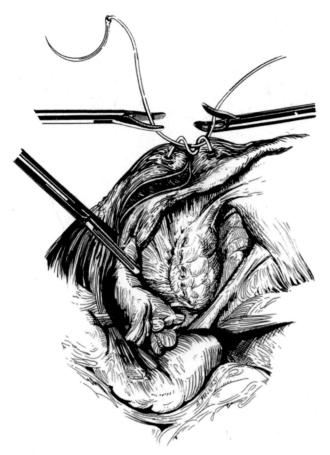

图 4.37 腹腔镜手术治疗输卵管妊娠的示意图。第四步：缝合输卵管切开处以吻合止血。

（刘琳琳 李云飞 译 刘玉环 夏恩兰 审校）

# 参考文献

1. Farquhar CM (2005) Ectopic pregnancy. Lancet 366:583–591
2. Bouyer J, Coste J, Femandez H et al (2002) Sites of ectopic pregnancy: a 10 year population-based study of 1800 cases. Hum Reprod 17:3224–3230
3. Shaw JL, Dey SK, Critchley HO et al (2010) Current knowledge of the aetiology of human tubal ectopic pregnancy. Hum Reprod Update 16:432–444
4. Corpa JM (2006) Ectopic pregnancy in animals and humans. Reproduction 131:631–640
5. Paierstin CJ, Eddy CA, Koong MK et al (1990) Rabbit endosalpinx suppresses ectopic implantation. Fertil Steril 54:522–526
6. Wolfman W, Holtz G (1983) Update on ectopic pregnancy. Can Med Assoc J 129:1265–1269
7. Van Den Eeden SK, Shan J, Bruce C et al (2005) Ectopic pregnancy rate and treatment utilization in a large managed care organization. Obstet Gynecol 105:1052–1057
8. Fylstra DL (1998) Tubal pregnancy: a review of current diagnosis and treatment. Obstet Gynecol Surv 53:320–328
9. Barnhart K, Esposito M, Coutifaris C (2000) An update on the medical treatment of ectopic pregnancy. Obstet Gynecol Clin North Am 27:653–667
10. Prisarska MD, Carson SA, Buster JE (1998) Ectopic pregnancy. Lancet 351:1115–1120
11. Varma R, Gupta J (2009) Tubal ectopic pregnancy. BMJ Clin Evid 20, pii: 1406
12. Bakken IJ, Skjeldestad FE (2003) Incidence and treatment of extrauterine pregnancies in Norway 1990–2001. Tidsskr Nor Laegeforen 123:3016–3020
13. Boufous S, Quartararo M, Mohsin M (2001) Trends in the incidence of ectopic pregnancy in New South Wales between 1990–1998. Aust N Z J Obstet Gynaecol 41:436–438
14. Lewis G (2007) Saving mothers' lives: reviewing maternal deaths to make motherhood safer 2003–2005. CEMACH, London
15. Calderon JL, Shaheen M, Pan D et al (2005) Multi-cultural surveillance for ectopic pregnancy: California 1991–2000. Ethn Di 15:S5–20–4
16. Grimes DA (2006) Estimation of pregnancy-related mortality risk by pregnancy outcome, United States, 1991 to 1999. Am J Obstet Gynecol 194:92–94
17. Creanga AA, Shapiro-Mendoza CK, Bish CL et al (2011) Trends in ectopic pregnancy mortality in the United States: 1980–2007. Obstet Gynecol 117:837–843
18. Douglas CP (1963) Tubal ectopic pregnancy. BMJ 5361:838–841
19. Rana P, Kazmi I, Singh R et al (2013) Ectopic pregnancy: a review. Arch Gynecol Obstet 288:747–757
20. Perez MS, Viggiano M, Franchi AM et al (2000) Effect of nitric oxide synthase inhibitors on ovum transport and oviductal smooth muscle activity in the rat oviduct. J Reprod Fertil 118:111–117
21. Eddy CA, Pauerstein CJ (1980) Anatomy and physiology of the fallopian tube. Clin Obstet Gynecol 23:1177–1193
22. Ziganshin AU, Vafina ZR, Fatkullin IF (2004) Pharmacological characterization of P2-receptors in human fallopian tube. Bull Exp Biol Med 137:242–245
23. Wanggren K, Lalitkumar PG, Stavreus-Evers A et al (2006) Prostaglandin E2 and F2alpha receptors in the human Fallopian tube before and after mifepristone treatment. Mol Hum Reprod 12:577–585
24. Wanggren K, Stavreus-Evers A, Olsson C et al (2008) Regulation of muscular contractions in the human Fallopian tube through prostaglandins and progestogens. Hum Reprod 23:2359–2368
25. Ekerhovd E, Norstrom A (2004) Involvement of a nitric oxide-cyclic guanosine monophosphate pathway in control of fallopian tube contractility. Gynecol Endocrinol 19:239–426
26. Ekerhovd E, Brannstrom M, Alexandersson M et al (1997) Evidence for nitric oxide mediation of contractile activity in isolated strips of the human Fallopian tube. Hum Reprod 12:301–305
27. Arbab F, Matijevic-Aleksic N et al (2002) Prostacyclin is an autocrine regulator in the contraction of oviductal smooth muscle. Hum Reprod 17:3053–3059
28. Lindblom B, Hamberger L, Ljung B (1980) Contractile patterns of isolated oviductal smooth muscle under different hormonal conditions. Fertil Steril 3:283–287
29. Jansen RP (1984) Endocrine response in the fallopian tube. Endocr Rev 5:525–551
30. Vasquez G, Winston RM, Brosens IA (1983) Tubal mucosa and ectopic pregnancy. Br J Obstet Gynaecol 90:468–474
31. Land JA, Arends JW (1992) Immunohistochemical analysis of estrogen and progesterone receptors in fallopian tubes during ectopic pregnancy. Fertil Steril 58:335–337
32. Horne AW, King AE, Shaw E et al (2009) Attenuated sex steroid receptor expression in Fallopian tube of women with ectopic pregnancy. J Clin Endocrinol Metab 94:5146–5154
33. Krishnan T, Winship A, Sonderegger S et al (2013) The role of leukemia inhibitory factor in tubal ectopic pregnancy. Placenta 34:1014–1019
34. Huang HY, Chan SH, Wu CH et al (2005) Interleukin-1 system messenger ribonucleic acid and protein expression in human fallopian tube may be associated with ectopic pregnancy. Fertil Steril 84:1484–1492
35. Balasubramaniam ES, Van Noorden S, El-Bahrawy M (2012) The

expression of interleukin (IL)-6, IL-8, and their receptors in fallopian tubes with ectopic tubal gestation. Fertil Steril 98:898–904

36. Gordon JD, Mesiano S, Zaloudek CJ et al (1996) Vascular endothelial growth factor localization in human ovary and fallopian tubes: possible role in reproductive function and ovarian cyst formation. J Clin Endocrinol Metab 81:353–359

37. Lam PM, Briton-Jones C, Cheung CK et al (2003) Vascular endothelial growth factor in the human oviduct: localization and regulation of messenger RNA expression in vivo. Biol Reprod 68:1870–1876

38. Lam PM, Briton-Jones C, Cheung CK et al (2004) messenger RNA expression of vascular endothelial growth factor and its receptors in the implantation site of the human oviduct with ectopic gestation. Fertil Steril 82:686–690

39. Cabar FR, Pereira PP, Schultz R (2010) Vascular endothelial growth factor and beta-human chorionic gonadotropin are associated with trophoblastic invasion into the tubal wall in ectopic pregnancy. Fertil Steril 94:1595–1600

40. Daniel Y, Geva E, Lerner-Geva L et al (1999) Levels of vascular endothelial growth factor are elevated in patients with ectopic pregnancy: is this a novel marker? Fertil Steril 72:1013–1017

41. Li C, Meng CX, Zhao WH et al (2014) Risk factors for ectopic pregnancy in women with planned pregnancy: a case-control study. Eur J Obstet Gynecol Reprod Biol 181:176–182

42. Lal JA, Malogajski J, Verweij SP et al (2013) Chlamydia trachomatis infections and subfertility: opportunities to translate host pathogen genomic data into public health. Public Health Genomics 16:50–61

43. Bébéar C, de Barbeyrac B (2009) Genital Chlamydia trachomatis infections. Clin Microbiol Infect 15:4–10

44. Land JA, van Bergen JEAM, Morré SA et al (2010) Epidemiology of Chlamydia trachomatis infection in women and the cost-effectiveness of screening. Hum Reprod Update 16:189–204

45. Ault KA, Statland BD, King MM et al (1998) Antibodies to the chlamydial 60 kilodalton heat shock protein in women with tubal factor infertility. Infect Dis Obstet Gynecol 6:163–167

46. Rank RG, Dascher C, Bowlin AK et al (1995) Systemic immunization with Hsp60 alters the development of chlamydial ocular disease. Invest Ophthalmol Vis Sci 36:1344–1351

47. Madhuri P (2012) Ectopic pregnancy after infertility treatment. J Hum Reprod Sci 5:154–165

48. Li J, Jiang K, Zhao F (2015) Fertility outcome analysis after surgical management of tubal ectopic pregnancy: a retrospective cohort study. BMJ Open 5:e007339

49. Urbach DR, Marrett LD, Kung R et al (2001) Association of perforation of the appendix with female tubal infertility. Am J Epidemiol 153:566

50. Elraiyah T, Hashim Y, Elamin M et al (2014) The effect of appendectomy in future tubal infertility and ectopic pregnancy: a systematic review and meta-analysis. J Surg Res 192:368–374

51. Nybo Andersen AM, Wohlfahrt J, Christens P et al (2000) Maternal age and fetal loss: population based register linkage study. BMJ 320:1708–1712

52. Goddijn M, van der Veen F, Schuring Blom GH et al (1996) Cytogenetic characteristics of ectopic pregnancy. Hum Reprod 11:2769–2771

53. Marcus SF, Brinsden PR (1995) Analysis of the incidence and risk factors associated with ectopic pregnancy following in-vitro fertilization and embryo transfer. Hum Reprod 10:199–203

54. Clayton HB, Schieve LA, Peterson HB et al (2006) Ectopic pregnancy risk with assisted reproductive technology procedures. Obstet Gynecol 107:595–604

55. Chang HJ, Suh CS (2010) Ectopic pregnancy after assisted reproductive technology: what are the risk factors? Curr Opin Obstet Gynecol 22:202–207

56. Revel A, Ophir I, Koler M et al (2008) Changing etiology of tubal pregnancy following IVF. Hum Reprod 23:1372–1376

57. Weigert M, Gruber D, Pernicka E et al (2009) Previous tubal ectopic pregnancy raises the incidence of repeated ectopic pregnancies in in vitro fertilization-embryo transfer patients. J Assist Reprod Genet 26:13–17

58. Bouyer J, Coste J, Shojaei T et al (2003) Risk factors for ectopic pregnancy: a comprehensive analysis based on a large case-control, population-based study in France. Am J Epidemiol 157:185–194

59. Shaw JL, Oliver E, Lee KF (2010) Cotinine exposure increases fallopian tube PROKR1 expression via nicotinic AChRalpha-7: a potential mechanism explaining the link between smoking and tubal ectopic pregnancy. Am J Pathol 177:2509–2515

60. Horne AW, Brown JK, Nio-Kobayashi J et al (2014) The association between smoking and ectopic pregnancy: why nicotine is BAD for your fallopian tube. PLoS One 9:e89400

61. Moini A, Hosseini R, Jahangiri N et al (2014) Risk factors for ectopic pregnancy: a case-control study. J Res Med Sci 19:844–849

62. Li C, Zhao WH, Meng CX et al (2014) Contraceptive use and the risk of ectopic pregnancy: a multi-center case-control study. PLoS One 9:e115031

63. Hjordt Hansen MV, Dalsgaard T et al (2014) Reproductive prognosis in endometriosis. A national cohort study. Acta Obstet Gynecol Scand 93:483–489

64. Tay JI, Moore J, Walker JJ (2000) Ectopic pregnancy. BMJ 320:916–919

65. Kaplan BC, Dart RG, Moskos M et al (1996) Ectopic pregnancy: prospective study with improved diagnostic accuracy. Ann Emerg Med 28:10–17

66. Bourgeot P, Fiadjoe M, Goeusse P et al (1982) Problem in echographic diagnosis: intrauterine pseudo-sac. J Gynecol Obstet Biol Reprod 11:801–807

67. Nyberg DA, Mack LA, Harvey D et al (1998) Value of the yolk sac in evaluating early pregnancies. J Ultrasound Med 7:129–135

68. Refaat B, Dalton E, Ledger WL (2015) Ectopic pregnancy secondary to in vitro fertilisation-embryo transfer: pathogenic mechanisms and management strategies. Reprod Biol Endocrinol 13:30. doi:10.1186/s12958-015-0025-0

69. Mehta TS, Levine D, McArdle CR (1999) Lack of sensitivity of endometrial thickness in predicting presence of an ectopic pregnancy. J Ultrasound Med 18:117–122

70. Nyberg DA, Hughes MP, Mack LA et al (1991) Extra-uterine findings of ectopic pregnancy at transvaginal US: importance of echogenic fluid. Radiology 178:823–826

71. Fleischer AC, Pennell RG, McKee MS et al (1990) Ectopic pregnancy: features at transvaginal sonography. Radiology 174:375–378

72. Sickler GK, Chen PC, Dubinsky TJ et al (1998) Free echogenic pelvic fluid: correlation with hemoperitoneum. J Ultrasound Med 17:431–435

73. Kirk E, Bottomley C, Bourne T (2014) Diagnosing ectopic pregnancy and current concepts in the management of pregnancy of unknown location. Hum Reprod Update 20:250–261

74. Kirk E, Papageorghiou AT, Condous G et al (2007) The diagnostic effectiveness of an initial transvaginal scan in detecting ectopic pregnancy. Hum Reprod 22:2824–2828

75. Brown DL, Doubilet PM (1994) Transvaginal sonography for diagnosing ectopic pregnancy: positivity criteria and performance characteristics. J Ultrasound Med 13:259–266

76. Barnhart K, Mennuti MT, Benjamin I et al (2013) Prompt diagnosis of ectopic pregnancy in an emergency department setting. Obstet Gynecol 84:1010–1015

77. Seeber BE (2015) What serial hCG can tell you, and cannot tell you, about an early pregnancy. Fertil Steril 98:1074–1077

78. Silva C, Sammel MD, Zhou L et al (2006) Human chorionic gonadotropin profile for women with ectopic pregnancy. Obstet Gynecol 107:5–10

79. Braunstein GD, Rasor J, Adler D et al (1976) Serum human chorionic gonadotrophin levels throughout normal pregnancy. Am J Obstet Gynecol 126:678–681

80. Kadar N, Bohrer M, Kemman E et al (1993) A prospective, randomised study of the chorionic gonadotropin-time relationship in

early gestation: clinical implications. Fertil Steril 60:409–412

81. Barnhart KT, Sammel MD, Rinaudo PF et al (2004) Symptomatic patients with an early viable intrauterine pregnancy: HCG curves redefined. Obstet Gynecol 104(1):50–55

82. ACOG (2008) ACOG Practice Bulletin. Medical management of ectopic pregnancy. Obstet Gynecol 111:1479–1485

83. Desai D, Lu J, Wyness SPSS et al (2014) Human chorionic gonadotropin discriminatory zone in ectopic pregnancy: does assay harmonization matter? Fertil Steril 101:1671–1674

84. Senapati S, Barnhart KT (2013) Biomarkers for ectopic pregnancy and pregnancy of unknown location. Fertil Steril 99:1107–1116

85. Cabar FR, Fettback PB, Pereira PP et al (2008) Serum markers in the diagnosis of tubal pregnancy. Clinics (Sao Paulo) 63:701–708

86. Rajendiren S, Dhiman, P (2015) Biomarkers of ectopic pregnancy-present and future. In Contemporary gynecologic practice. InTech, Croatia

87. Stovall TG, Kellerman AL, Ling FW et al (1990) Emergency department diagnosis of ectopic pregnancy. Ann Emerg Med 19:1098–1103

88. Mol BW, Lijmer JG, Ankum WM (1998) The accuracy of single serum progesterone measurement in the diagnosis of ectopic pregnancy: a meta-analysis. Hum Reprod 13:3220–3227

89. Martínez-Ruiz A, Sarabia-Meseguer MD, Pérez-Fornieles J et al (2014) Placental growth factor, soluble fms-like tyrosine kinase 1 and progesterone as diagnostic biomarkers for ectopic pregnancy and missed abortion. Clin Biochem 47:844–847

90. Cabar FR, Pereira PP, Schultz R et al (2015) Association between ultrasound findings and serum levels of vascular endothelial growth factor in ampullary pregnancy. Fertil Steril 103:734–737

91. Sassen S, Miska EA, Caldas C (2008) MicroRNA: implications for cancer. Virchows Arch 452:1–10

92. Zhao Z, Moley KH, Gronowski AM (2013) Diagnostic potential for miRNAs as biomarkers for pregnancy-specific diseases. Clin Biochem 46:953–960

93. Miura K, Higashijima A, Mishima H et al (2015) Pregnancy-associated microRNAs in plasma as potential molecular markers of ectopic pregnancy. Fertil Steril 103:1202–1208

94. Dominguez F, Moreno-Moya JM, Lozoya T et al (2014) Embryonic miRNA profiles of normal and ectopic pregnancies. PLoS One 9:e102185

95. Galliano D, Pellicer A (2014) MicroRNA and implantation. Fertil Steril 101:1531–1544

96. Zhao Z, Zhao Q, Warrick J et al (2012) Circulating microRNA miR-323-3p as a biomarker of ectopic pregnancy. Clin Chem 58:896–905

97. Stovall TG, Ling FW, Carson SA et al (1992) Serum progesterone and uterine curettage in differential diagnosis of ectopic pregnancy. Fertil Steril 57:456–457

98. Nama V, Manyonda I (2009) Tubal ectopic pregnancy: diagnosis and management. Arch Gynecol Obstet 279:443–453

99. Tamai K, Koyama T, Togashi K (2007) MR features of ectopic pregnancy. Eur Radiol 17:3236–3246

100. Si MJ, Gui S, Fan Q et al (2015) Role of MRI in the early diagnosis of tubal ectopic pregnancy. Eur Radiol. doi:10.1007/s00330-015-3987-6

101. Shalev E, Peleg D, Tsabari A et al (1995) Spontaneous resolution of ectopic tubal pregnancy: natural history. Fertil Steril 63:15–19

102. Elson J, Tailor A, Banerjee S et al (2004) Expectant management of tubal ectopic pregnancy: prediction of successful outcome using decision tree analysis. Ultrasound Obstet Gynecol 23:552–556

103. Mavrelos D, Nicks H, Jamil A et al (2013) Efficacy and safety of a clinical protocol for expectant management of selected women diagnosed with a tubal ectopic pregnancy. Ultrasound Obstet Gynecol 42:102–107

104. Helmy S, Mavrelos D, Sawyer E et al (2015) Serum human chorionic gonadotropin (β-hCG) clearance curves in women with successfully expectantly managed tubal ectopic pregnancies: a retrospective cohort study. PLoS One 10:e0130598

105. van Mello NM, Mol F, Verhoeve HR et al (2013) Methotrexate or expectant management in women with an ectopic pregnancy or pregnancy of unknown location and low serum hCG concentrations? A randomized comparison. Hum Reprod 28:60–67

106. Lundorff P, Thorburn J, Lindblom B (1992) Fertility outcome after conservative surgical treatment of ectopic pregnancy evaluated in a randomized trial. Fertil Steril 57:998–1002

107. Murphy AA, Nager CW, Wujek JJ et al (1992) Operative laparoscopy versus laparotomy for the management of ectopic pregnancy: a prospective trial. Fertil Steril 57:1180–1185

108. Lundor VP, Hahlin M, Kallfelt B et al (1991) Adhesion formation after laparoscopic surgery in tubal pregnancy: a randomized trial versus laparotomy. Fertil Steril 55:911–915

109. Bedaiwy MA, Escobar PF, Pinkerton J et al (2011) Laparoendoscopic single-site salpingectomy in isthmic and ampullary ectopic pregnancy: preliminary report and technique. J Minim Invasive Gynecol 18:230–233

110. Savaris RF, Cavazzola LT (2009) Ectopic pregnancy: laparoendoscopic single-site surgery–laparoscopic surgery through a single cutaneous incision. Fertil Steril 92:1170.e5–1170.e7

111. Marcelli M, Lamourdedieu C, Lazard A et al (2012) Salpingectomy for ectopic pregnancy by transumbilical single-site laparoscopy with the SILS system. Eur J Obstet Gynecol Reprod Biol 162:67–70

112. Kumakiri J, Kikuchi I, Kitade M et al (2010) Linear salpingotomy with suturing by single incision laparoscopic surgery for tubal ectopic pregnancy. Acta Obstet Gynecol Scand 89:1604–1607

113. Takeda A, Imoto S, Mori M et al (2011) Early experience with isobaric laparoendoscopic single-site surgery using a wound retractor for the management of ectopic pregnancy. Eur J Obstet Gynecol Reprod Biol 154:209–214

114. Kikuchi I, Kumakiri J, Kuroda K et al (2009) A novel modification of traditional 2-port laparoscopic surgery using a 5-mm flexible scope. J Minim Invasive Gynecol 16:734–738

115. Manea C, Pavlidou E, Urias AA et al (2014) Laparoscopic management of interstitial pregnancy and fertility outcomes after ipsilateral salpingectomy – three case reports. Front Surg 1:34. doi:10.3389/fsurg.2014.00034

116. Zuzarte R, Khong CC (2005) Recurrent ectopic pregnancy following ipsilateral partial salpingectomy. Singapore Med J 46:476–478

117. Tan TL, Elashry A, Tischner I et al (2007) Lightning does strike twice: recurrent ipsilateral tubal pregnancy following partial salpingectomy for ectopic pregnancy. J Obstet Gynaecol 27:534–535

118. Liu L, Zhang G, Zhou W et al (2014) Fallopian tube stripping forceps: a novel instrumental design for distal tubal pregnancy laparoscopy. Eur J Obstet Gynecol Reprod Biol 183:109–113

119. Fujishita A, Masuzaki H, Khan KN et al (2004) Laparoscopic salpingotomy for tubal pregnancy: comparison of linear salpingotomy with and without suturing. Hum Reprod 19:1195–1200

120. Tulandi T, Guralnick M (1991) Treatment of tubal ectopic pregnancy by salpingotomy with or without tubal suturing and salpingectomy. Fertil Steril 55:53–55

121. Hajenius PJ, Engelsbel S, Mol BW et al (1997) Randomised trial of systemic methotrexate versus laparoscopic salpingostomy in tubal pregnancy. Lancet 350:774–779

122. Barnhart KT (2009) Clinical practice. Ectopic pregnancy. N Engl J Med 361:379–387

123. Spandorfer SD, Sawin SW, Benjamin I et al (1997) Postoperative day 1 serum human chorionic gonadotropin level as a predictor of persistent ectopic pregnancy after conservative surgical management. Fertil Steril 68:430–434

124. Vermesh M, Silva PD, Rosen GF et al (1989) Management of unruptured ectopic gestation by linear salpingostomy: a prospective, randomized clinical trial of laparoscopy versus laparotomy. Obstet Gynecol 73:400–404

125. Lundorff P, Thorburn J, Hahlin M et al (1991) Laparoscopic surgery in ectopic pregnancy. A randomized trial versus laparotomy.

Acta Obstet Gynecol Scand 70:343–348

126. Kayatas S, Demirci O, Kumru P et al (2010) Predictive factors for failure of salpingostomy in ectopic pregnancy. J Obstet Gynaecol Res 40:453–458

127. Rabischong B, Larraín D, Pouly J et al (2010) Predicting success of laparoscopic salpingostomy for ectopic pregnancy. Obstet Gynecol 116:701–707

128. Fujishita A, Khan KN, Kitajima M et al (2008) Re-evaluation of the indication for and limitation of laparoscopic salpingotomy for tubal pregnancy. Eur J Obstet Gynecol Reprod Biol 137:210–216

129. Vermesh M (1989) Conservative management of ectopic gestation. Fertil Steril 51:559–567

130. Pouly JL, Mahnes H, Mage G et al (1986) Conservative laparoscopic treatment of 321 ectopic pregnancies. Fertil Steril 46:1093–1097

131. Graczykowski JW, Mishell DR Jr (1997) Methotrexate prophylaxis for persistent ectopic pregnancy after conservative treatment by salpingostomy. Obstet Gynecol 89:118–122

132. Akira S, Negishi Y, Abe T et al (2008) Prophylactic intratubal injection of methotrexate after linear salpingostomy for prevention of persistent ectopic pregnancy. J Obstet Gynaecol Res 34:885–889

133. de Bennetot M, Rabischong B, Aublet-Cuvelier B et al (2012) Fertility after tubal ectopic pregnancy: results of a population-based study. Fertil Steril 98:1271–6.e1–3

134. Fernandez H, Capmas P, Lucot JP et al (2013) Fertility after ectopic pregnancy: the DEMETER randomized trial. Hum Reprod 28:1247–1253

135. Mol F, van Mello NM, Strandell A et al (2014) Salpingotomy versus salpingectomy in women with tubal pregnancy (ESEP study): an open-label, multicentre, randomised controlled trial. Lancet 383:1483–1489

136. Barnhart K, Coutifaris C, Esposito M (2001) The pharmacology of methotrexate. Expert Opin Pharmacother 2:409–417

137. Glock JL, Johnson JV, Brumsted JR (1994) Efficacy and safety of single-dose systemic methotrexate in the treatment of ectopic pregnancy. Fertil Steril 62:716–721

138. Oron G, Tulandi T (2013) A pragmatic and evidence-based management of ectopic pregnancy. J Minim Invasive Gynecol 20:446–454

139. Smolen JS, Landewé R, Breedveld FC et al (2013) EULAR recommendations for the management of rheumatoid arthritis with synthetic and biological disease-modifying antirheumatic drugs: 2013 update. Ann Rheum Dis 73:492–509

140. Practice Committee of the American Society for Reproductive Medicine (2006) Medical treatment of ectopic pregnancy. Fertil Steril 86(Suppl):S96–S102

141. Menon S, Colins J, Barnhart KT (2007) Establishing a human chorionic gonadotropin cutoff to guide methotrexate treatment of ectopic pregnancy: a systematic review. Fertil Steril 87:481–484

142. Ory SJ, Villanueva AL, Sand PK et al (1986) Conservative treatment of ectopic pregnancy with methotrexate. Am J Obstet Gynecol 1546:1299–1306

143. Stovall TG, Ling FW, Buster JE (1989) Outpatient chemotherapy of unruptured ectopic pregnancy. Fertil Steril 51:435–438

144. Stika CS, Anderson L, Frederiksen MC (1996) Single-dose methotrexate for the treatment of ectopic pregnancy: Northwestern Memorial Hospital three-year experience. Am J Obstet Gynecol 174:1840–1846

145. Lipscomb GH, Puckett KJ, Bran D et al (1999) Management of separation pain after single-dose methotrexate therapy for ectopic pregnancy. Obstet Gynecol 93:590–593

146. Dudley P, Heard MJ, Sangi-Haghpeykar H et al (2004) Characterizing ectopic pregnancies that rupture despite treatment with methotrexate. Fertil Steril 82:1374–1378

147. Barnhart KT, Gosman G, Ashby R et al (2003) The medical management of ectopic pregnancy: a meta-analysis comparing "single dose" and "multidose" regimens. Obstet Gynecol 101:778–784

148. Lipscomb GH, Givens VM, Meyer NL et al (2005) Comparison of multidose and single-dose methotrexate protocols for the treatment of ectopic pregnancy. Am J Obstet Gynecol 192:1844–1847

149. Alleyassin A, Khademi A, Aghahosseini M et al (2006) Comparison of success rates in the medical management of ectopic pregnancy with single-dose and multiple-dose administration of methotrexate: a prospective, randomized clinical trial. Fertil Steril 85:1661–1666

150. Guvendag Guven ES, Dilbaz S, Dilbaz B et al (2010) Comparison of single and multiple dose methotrexate therapy for unruptured tubal ectopic pregnancy: a prospective randomized study. Acta Obstet Gynecol Scand 89:889–895

151. Halperin R, Vaknin Z, Schneider D et al (2003) Conservative management of ectopic pregnancy with fetal cardiac activity by combined local (sonographically guided) and systemic injection of methotrexate. Gynecol Obstet Invest 56:148–151

152. Wang M, Chen B, Wang J et al (2014) Nonsurgical management of live tubal ectopic pregnancy by ultrasound-guided local injection and systemic methotrexate. J Minim Invasive Gynecol 21:642–649

153. Sowter M, Farquhar C, Petrie K et al (2001) A randomised trial comparing single dose systemic methotrexate and laparoscopic surgery for the treatment of unruptured tubal pregnancy. Br J Obstet Gynecol 108:192–203

154. Saraj A, Wilcox J, Najmabadi S et al (1998) Resolution of hormonal markers of ectopic gestation: a randomised trial comparing single-dose intramuscular methotrexate with salpingostomy. Obstet Gynecol 92:989–994

155. Perdu M, Camus E, Rozenberg P et al (1998) Treating ectopic pregnancy with the combination of mifepristone and methotrexate: a phase II nonrandomized study. Am J Obstet Gynaecol 179:640–643

156. Krag Moeller LB, Moeller C et al (2009) Success and spontaneous pregnancy rates following systemic methotrexate versus laparoscopic surgery for tubal pregnancies: a randomized trial. Acta Obstet Gynecol Scand 88:1331–1337

157. Nieuwkerk PT, Hajenius PJ, Ankum WM et al (1998) Systemic methotrexate therapy versus laparoscopic salpingostomy in patients with tubal pregnancy. Part I. Impact on patients' health-related quality of life. Fertil Steril 70:511–517

# 第 5 章

# 非输卵管异位妊娠：诊断与治疗

Louise P. King, Jessica Kuperstock, Leonardo Resta, Andrea Tinelli, Camran Nezhat

## 5.1 诊断与治疗

### 5.1.1 发病率

非输卵管异位妊娠包括那些发生在子宫与输卵管以外的妊娠。高达 98% 的异位妊娠发生在输卵管。相比之下，非输卵管异位妊娠的发生率如下：2.4% 间质部、12% 峡部、70% 壶腹部、11.1% 伞部、3.2% 卵巢和 1.3% 腹腔[1]。

### 5.1.2 定义

讨论非输卵管妊娠时有一些术语是混淆不清的[2]。通常情况下，医学术语"间质部妊娠"(interstitial pregnancy)和"宫角部妊娠"(cornual pregnancy)含义相同。此外，宫角部妊娠有时用于描述双角子宫或纵隔子宫的妊娠，而《Williams 产科学》定义宫角部妊娠为发生在解剖结构正常子宫的上外侧宫腔的妊娠[2,3]（图 5.1）。

"宫角尖部妊娠"(angular pregnancy)是一个不常应用的术语，其定义为子宫输卵管交界处内侧的妊娠，在宫腔的侧角顶端，使圆韧带向上外侧移位[2]。宫角尖部妊娠可向宫腔移行，进而成为正常宫腔内妊娠（图 5.2）。

相对而言，间质部妊娠位于圆韧带的外侧面[2]（图 5.3）。

腹腔妊娠是指孕囊周围缺乏肌层或其位置远离子宫（图 5.4）。

正确使用明确的术语越来越重要。传统上，腹腔镜检查是诊断异位妊娠的金标准。然而，越来越多的影像学和血清化验的使用，使腹腔镜诊断宫外孕的作用越来越小[2]。在这一章节，我们将应用下面这些定义。间质部妊娠指妊娠囊种植在嵌于子宫肌壁内的输卵管近端。宫角尖部妊娠是指妊娠囊位于双角子宫或纵隔子宫的妊娠。宫角尖部妊娠是指种植入宫内、位于子宫和输卵管交界处内侧的妊娠。卵巢妊娠是指妊娠囊位于卵巢内。腹腔妊娠是指妊娠在腹膜表面或腹腔脏器上。

L.P. King, MD, JD (✉)
Department of Obstetrics and Gynecology,
Beth Israel Deaconess Medical Center,
Harvard Medical School and Center for Bioethics,
Boston, MA, USA
e-mail: lpking@bidmc.harvard.edu

J. Kuperstock, MD
Department of Obstetrics and Gynecology,
Beth Israel Deaconess Medical Center, Harvard Medical School,
Boston, MA, USA

L. Resta, MD
Section of Pathological Anatomy,
Department of Emergency and Organ Transplantation (DETO),
University of Bari, Bari, Italy
e-mail: leonardo.resta@uniba.it

A. Tinelli, MD, PhD
Department of Obstetrics and Gynecology, Vito Fazzi Hospital,
Lecce, Italy

Laboratory of Human Physiology, The International Translational
Medicine and Biomodelling Research Group, Department
of Informatics and Applied Mathematics, Moscow Institute of
Physics and Technology (State University), Dolgoprudny,
Moscow Region, Russia

Institute of Physics and Technology (State University), Moscow, Russia

Division of Experimental Endoscopic Surgery, Imaging,
Technology and Minimally Invasive Therapy, Department of
Obstetrics & Gynecology, Vito Fazzi Hospital, Lecce, Italy
e-mail: andreatinelli@gmail.com

C. Nezhat, MD
Center for Special Minimally Invasive Surgery,
Stanford Medical Center, Palo Alto, CA, USA
e-mail: nezhatinstitute@gmail.com

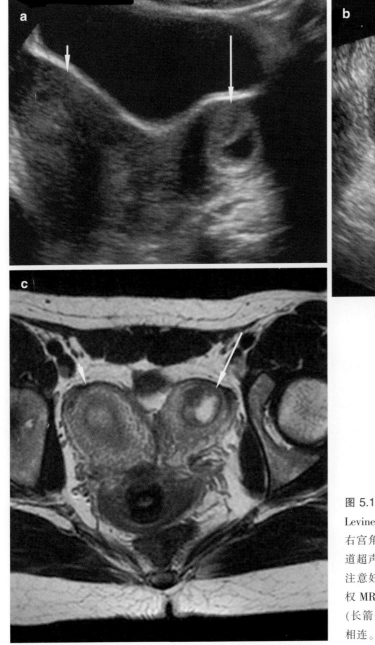

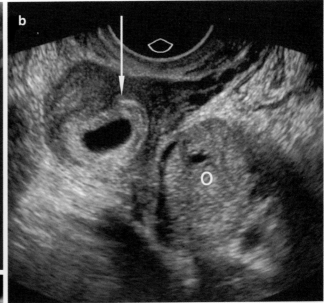

图 5.1　三张宫角部异位妊娠图像。(Courtesy of Dr. Deborah Levine, MD, Boston, Massachusetts) (a) 经腹横切超声图像显示右宫角 (短箭头所示) 和左宫角 (长箭头所示) 处孕囊。(b) 经阴道超声图像显示妊娠在左角 (箭头所示)，与卵巢 (O) 毗邻。请注意妊娠囊后方的子宫肌层很薄。(c) 稍微倾斜的轴向 T2 加权 MR 图像显示子宫的右宫角 (短箭头所示) 和左宫角处孕囊 (长箭头所示)。在其他图像，左宫角显示为萎缩且与子宫颈不相连。

### 5.1.3 风险因素

　　非输卵管异位妊娠的高危因素与输卵管异位妊娠是相同的。这些因素在前面的章节已详细描述。简言之，既往有异位妊娠治疗和输卵管破坏史，或因感染导致盆腔结构破坏，既往手术或子宫内膜异位症都是主要的高风险因素。子宫颈和间质部妊娠在体外受精后更常见，比率为 1.6%，相比普通人群比率为 19/1000[4]。

### 5.1.4 影像学与血清检测诊断

　　宫外孕的诊断是通过血清人绒毛膜促性腺激素 (hCG) 联合经阴道超声共同完成的。对特殊的非输卵管异位妊娠的诊断将在下面的章节中讨论。最常见的表现仍然是有或无腹痛的妊娠早期阴道出血[5]。存在多种计量方法来指导检测可疑的异位妊娠，将在其他章节进行深入的综述[6]。

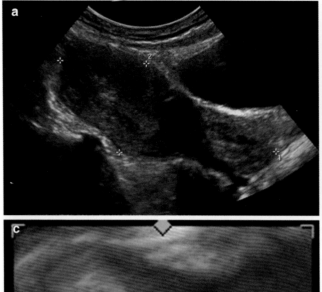

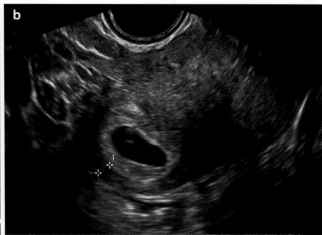

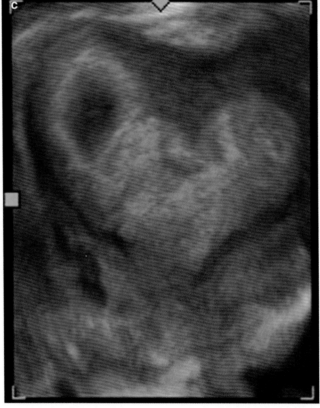

图 5.2 三张宫角尖部异位妊娠图像。(Courtesy of Deborah Levine, MD, Boston, Massachusetts)(a) 日期显示为孕 6 周+5 天的患者经腹子宫超声图像提示子宫内膜腔正常,内膜中线上无妊娠囊。(b)经阴道超声右侧角部图像提示妊娠囊位于右侧高处。通过卡钳测量,妊娠囊与子宫浆膜间肌层厚度只有 4mm(卵黄囊与 3mm 胚胎未显示)。(c)冠状面重建图像显示妊娠囊位置高,位于右侧,但与子宫内膜腔相通。严密随访患者。两周后妊娠囊仍位置高,且其右侧的肌层厚度只有 3mm。9 周后,妊娠囊周边曾关注的情况消失了,妊娠囊位于子宫腔中央。妊娠足月分娩。

## 5.2 间质部异位妊娠

### 5.2.1 发病率和诊断

　　间质部妊娠罕见,仅占输卵管妊娠的 2%~4%[7]。但是,因为这种妊娠种植于穿过子宫肌壁的输卵管,被厚的组织包绕,从而使之更有能力扩张生长(图 5.5a)[2-7]。因此,间质部妊娠与输卵管其他部位的异位妊娠相比,无症状的时间更长,该处输卵管肌壁可以适应进一步

生长的扩张。间质部妊娠很少出现阴道出血。发生在孕 7~16 周妊娠后期的破裂可能导致灾难性的大出血,因子宫该部位的血运丰富,由子宫和卵巢双重的血管供应[7]。

　　综上所述,间质部、宫角部和宫角尖部妊娠,在治疗策略上完全不同。宫角部和宫角尖部妊娠两者都可能潜在发展为宫内妊娠。因此,保持与放射科医生沟通的重要性是显而易见的,通过高分辨率超声波来确定诊断,必要时进行腹腔镜诊断。

　　超声发现包括一空的子宫腔和一个与子宫内膜腔

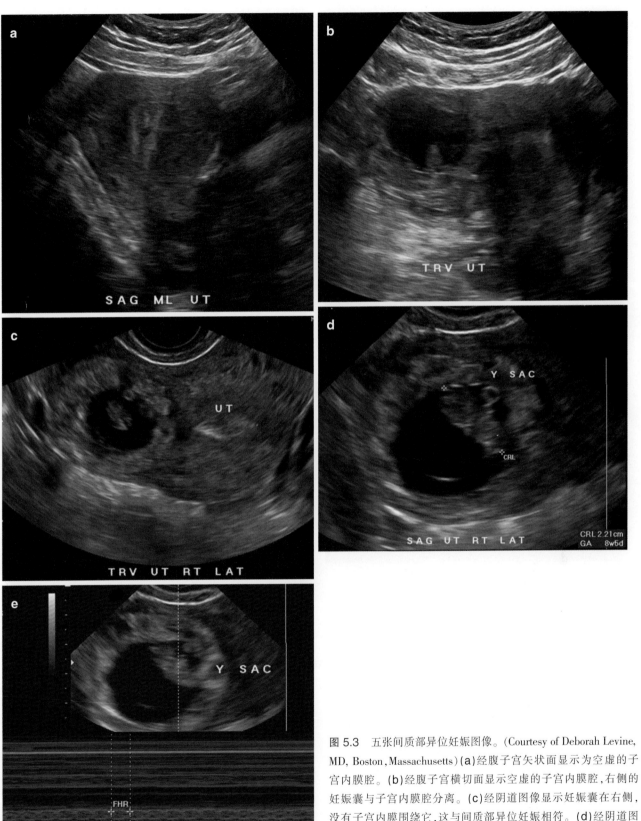

图 5.3 五张间质部异位妊娠图像。(Courtesy of Deborah Levine, MD, Boston, Massachusetts)(a)经腹子宫矢状面显示为空虚的子宫内膜腔。(b)经腹子宫横切面显示空虚的子宫内膜腔,右侧的妊娠囊与子宫内膜腔分离。(c)经阴道图像显示妊娠囊在右侧,没有子宫内膜围绕它,这与间质部异位妊娠相符。(d)经阴道图像显示异位妊娠囊内胎儿头臀长 22mm,相当于孕 8 周+5 天,这比由日期推断的孕 5 周+1 天大将近 4 周。(e)M 型超声提示为心率 178 次/分的存活异位妊娠。

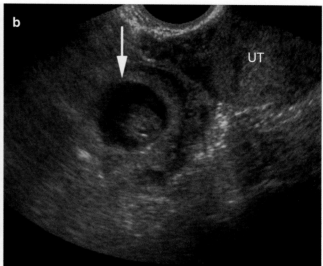

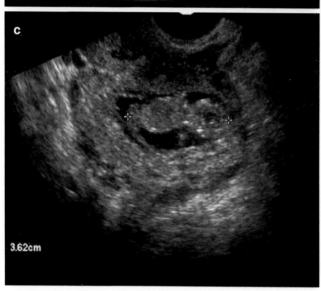

图 5.4　三张腹腔妊娠图像。(Courtesy of Deborah Levine, MD, Boston, Massachusetts)(a)经腹图像显示一个后屈子宫(UT)和子宫上方的肿块/异位妊娠(箭头所示)。(b)经阴道图像显示妊娠囊(箭头所示)完全位于子宫外。(c)头臀长度为 3.3cm 的存活异位妊娠。注意在妊娠囊周围无子宫肌层组织。

侧边相分离的>1cm 的绒毛膜囊,其周围有薄的子宫肌层(图 5.5 b,c)[8]。疑似间质部妊娠、病情稳定的患者,3D 超声或 MRI 能提供更准确的诊断 [9]。MRI 发现一中/高 T2 信号的异质性团块,其周围包绕一 T2 低密度或一完整的低回声连接带的肌层,毗邻 T2 明亮子宫内膜。在超声和 MRI 中都会发现在孕囊中部边缘的宫角区域应该有一个"间质线征(interstitial line sign)"或强回声线[7,9]。手术前可以明确诊断的概率为56%~71%[7]。

假如通过影像学不能做出明确的诊断,在腹腔镜手术中,宫角尖部妊娠表现为无症状的凸起,使圆韧带向外侧偏斜(图 5.6),而间质部妊娠则出现在圆韧带的外侧[7]。

## 5.2.2 风险因素

间质部妊娠的风险因素包括体外受精、促排卵、子宫结构异常、既往输卵管切除史、既往异位妊娠史和感染史[10]。

## 5.2.3 治疗

### 5.2.3.1 手术治疗

过去,间质部妊娠的手术方法是剖腹探查与楔形切除术。楔形切除包括去除妊娠病灶及其周围的肌层组织(图 5.7)。因为子宫此区域血管丰富,有时需要经腹全子宫切除术(图 5.8)。

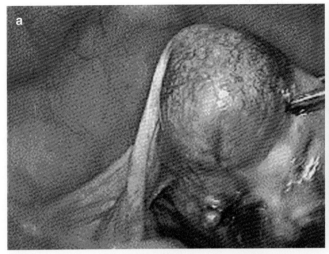

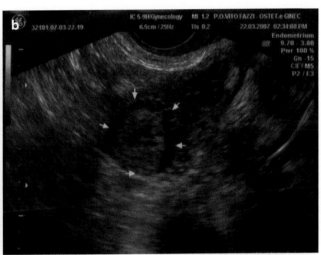

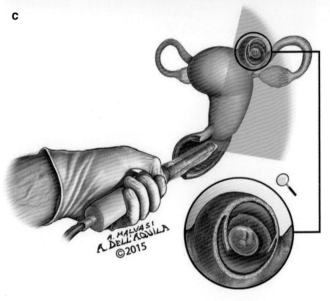

图 5.5　(a)孕 6 周间质部妊娠的腹腔镜图像。(b)经阴道子宫切面的间质部妊娠的超声图像，被覆一薄层子宫肌层的绒毛膜囊离开子宫腔外侧边缘超过 1cm。(c)图示一孕 6 周的间质部妊娠。

### 5.2.3.2　腹腔镜手术

　　腹腔镜下楔形切除术现已成为可能，特别是在妊娠早期(图 5.9a,b)。切除前,应在异位包块周围注射血管升压素溶液。切除术可用冷剪刀或能源器械,如超声刀或结扎束(LigaSure)完成。在切除过程中,必要时可切除输卵管和输卵管系膜。类似于子宫肌瘤剔除术的方式,切除创面通过分层缝合来止血和恢复解剖[7]。

　　宫角小切口或宫角切开术(图 5. 10a)是指在注射血管升压素后,沿妊娠囊长轴方向进行椭圆形切口。通过切除表面的子宫肌层使该区域"去顶"。妊娠囊被剔除(图 5.10b),通过谨慎的烧灼术或缝合术(图 5.10c)来控制出血,从而保留一定程度的子宫肌层及血管供应[7,9,11]。输卵管切开术或宫角切开术所面临的风险是

宫角区域变得薄弱,未来可能破裂。

### 5.2.3.3　宫腔镜手术

　　成功的宫腔镜切除术已有报道。腹腔镜下使用无创抓钳,将间质部妊娠囊推入宫腔内,便于宫腔镜下采用 90°环形电极进行切除术和电灼术[12,13]。

　　综上所述,已描述过多种治疗间质部异位妊娠的手术方法,但最佳的手术治疗方法仍未建立,需要未来更多的研究。

### 5.2.3.4　潜在出血的处理

　　间质部妊娠手术治疗成功的关键是减少失血。鉴于这些区域高血运的特点,大量的出血会迅速发生。描述过多种方法减少失血。在切除前,将血管升压素

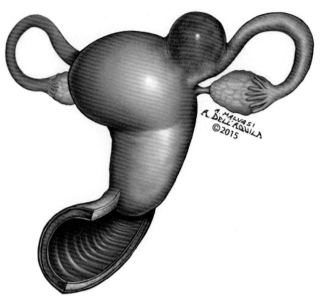

图 5.6 间质部妊娠。

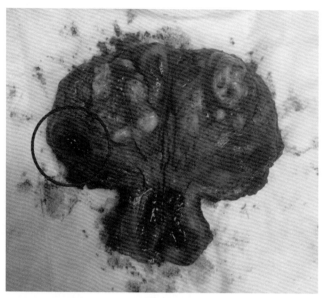

图 5.8 因间质部妊娠(红色圆圈中标记处)的经腹全子宫切除。经中部切开的子宫,合并多发壁间子宫肌瘤。

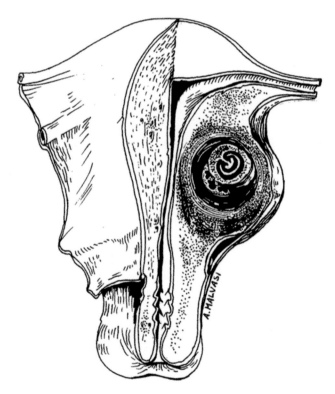

图 5.7 间质部妊娠楔形切除,包括切除妊娠囊与其周围肌层。

溶液注入病变基底部的子宫肌层。推荐的血管升压素剂量是 10 单位稀释在 10~100 mL 的生理盐水溶液中。与子宫肌瘤切除术一样,使用总剂量不得超过 4 单位,以避免心动过缓、心血管衰竭和死亡的风险[14,15]。血管升压素不可用于有禁忌证的妇女,如心血管、血管或肾脏疾病。应注意避免血管内注射。

在切开缝合前,子宫动脉上行支可通过缝合结扎或电灼阻断。在切开前,可将缝线放置在妊娠处下方[7]。然而,这种闭合创面缺损处的缝合技术可导致解剖变形和输卵管阻塞。应在手术前告知患者这种可能性。

### 5.2.3.5 辅助治疗

文献中描述了各种各样的辅助治疗方法。2015 年 Takeda 等报道,通过 MRI 诊断为未破裂型间质部妊娠,首次经导管阻断血流行动脉化疗栓塞。此后,间质部妊娠胚胎在腹腔镜监护下经宫腔镜手术切除。患者随后成功妊娠并剖宫产分娩。研究者注意到她的子宫壁间质部分保存完好[8]。

在 Fornazari 等的回顾性研究中,描述了多种介入放射治疗的方法,可辅助或完全治愈非输卵管异位妊娠[16]。甲氨蝶呤可直接注射入妊娠囊,确保局部高浓度、降低全身毒性风险。存在甲氨蝶呤禁忌证(肝病、严重肺部疾病、血液疾病和其他疾病)的情况下,可以注射氯化钾和高渗葡萄糖。另外,甲氨蝶呤可以联合微球栓塞注入子宫动脉。这将确保胚胎直接暴露在高剂量甲氨蝶呤下,从而更加缺血与滋养细胞变性,副作用减少。迄今为止,这两种技术都未被严格研究过,有必要进一步研究。

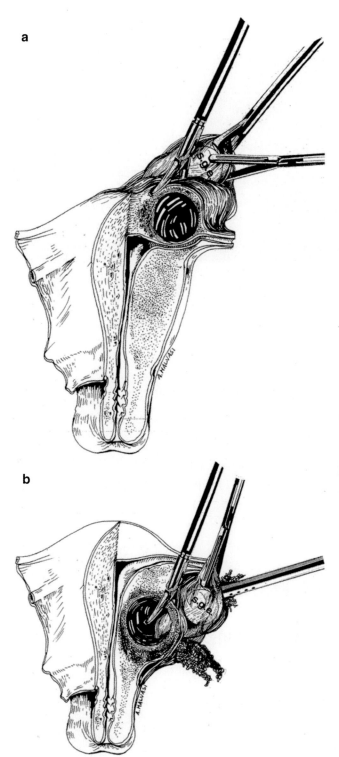

图 5.9　(a)异位妊娠切除可通过冷剪刀完成。(b)腹腔镜手术完全切除异位妊娠。

#### 5.2.3.6 药物治疗

虽然病例报告有限，间质部妊娠全身药物治疗的经验在文献中已有描述。已报道全身与局部联合治疗

的成功率高达 83%[17]。相比之下,一项包括 31 例患者的回顾性研究中,超声引导局部注射联合全身注射甲氨蝶呤治疗未破裂型间质部活胎妊娠，成功率仅为 66.7%[18]。高达 30%的患者可能在治疗后需要紧急手术,因此,选择药物治疗的患者必须密切观察。用于药物治疗的其他制剂证据非常有限(KCL,依托泊苷,放线菌素),仍需要进一步研究。

### 5.3 宫角尖部妊娠

正如本章前面所描述的, 宫角尖部妊娠这一术语并不常应用。文献中的病例报告很少。虽然期待治疗可能不合适间质部妊娠,因其有灾难性破裂的危险,但却可能是适合宫角尖部妊娠的治疗(图 5.11)。宫角尖部妊娠可进一步进展成为宫内妊娠,可能以流产终止,也可能足月妊娠。因此, 高水平成像做出精确诊断至关重要 (图 5.12)。病例报告描述了多种治疗方法,包括腹腔镜监护下的吸刮术[19]、宫腔镜切除术[20]、诊断性子宫检查和腹腔镜输卵管切除术, 以及宫角部切开术与后续的甲氨蝶呤辅助治疗[21],单独的甲氨蝶呤治疗等[22]。这些病例报道中有一些可能涉及间质部妊娠。注意谨慎使用术语,以避免学术文章中混淆。

### 5.4 宫角部异位妊娠

#### 5.4.1 诊断

宫角部异位妊娠的传统定义是指在双角子宫或中隔子宫一侧宫角发生的妊娠(图 5.13)[2]。其他文献,包括《Williams 产科学》,定义宫角部妊娠为发生在正常子宫的上外侧宫腔的妊娠(图 5.14)。同时,仍有另一些学者定义这一妊娠发生在单角子宫的残角部[23]。鉴于该定义混乱,回顾这一类型异位妊娠相关的文献是困难的。该类异位妊娠可通过腹腔镜治疗。

#### 5.4.2 治疗

2009 年,Chetty 描述了开腹或腹腔镜切除治疗残角子宫妊娠的治疗方法[23]。一项有价值的小的回顾性研究,描述了 27 例药物治疗的罕见异位妊娠,包括 6 例 KCl 注射治疗的宫角部异位妊娠。其中 3 例经阴道超声引导治疗,3 例经腹部超声引导治疗。6 例中有 5

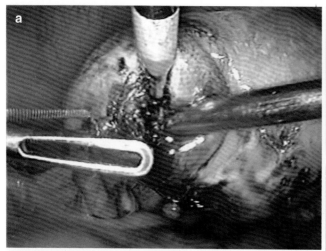

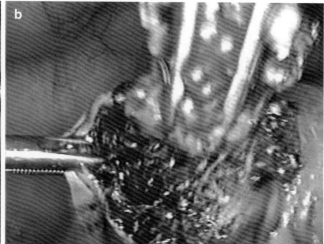

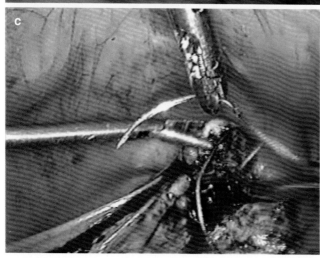

图 5.10 (a)腹腔镜单极针下宫角切开术。(b)腹腔镜妊娠通过 Johannes 夹剥除。(c)腹腔镜下缝合切缘。

例经过 1~5 个月的疗程治愈。最后 1 例胎囊移位于子宫腔,虽因宫内妊娠行诊刮术,但不幸的是随后发生了子宫角部破裂[24]。

显然,进一步的研究需要确保使用统一的定义,来明确可疑宫角部异位妊娠时的恰当治疗方法。是否需要干预可能取决于可疑患者的解剖结构。当妊娠位于双角子宫时,可能进行期待治疗,当妊娠位于残角,可能需要紧急或半紧急手术评估。苗勒管畸形可发生在正常双角和残角这一范围内的不同阶段,因此对于任何特殊患者的最终治疗将很大程度上取决于手术医生的判断。建议向放射科医生和熟悉此种疾病治疗且有经验的外科医生咨询。

## 5.5 卵巢异位妊娠

### 5.5.1 发病率和诊断

卵巢异位妊娠是通过超声图像, 发现同侧正常完整的输卵管和位于卵巢区域的妊娠囊(图 5.15)而做出诊断。卵巢与妊娠囊常与子宫卵巢韧带相连。手术切除后,组织学证实胎盘组织中混有卵巢皮质[23,25]。

卵巢妊娠的超声波图像存在与黄体囊肿相混淆的风险,从而导致延迟诊断,可能发生灾难性的破裂。术前主要通过超声波诊断,其准确率<30%(图 5.16)[26]。因此,

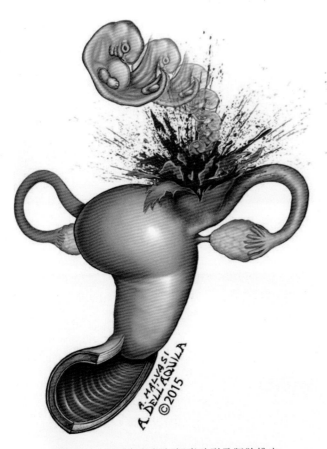

图 5.11　间质部妊娠妊娠囊破裂及胚胎排出。

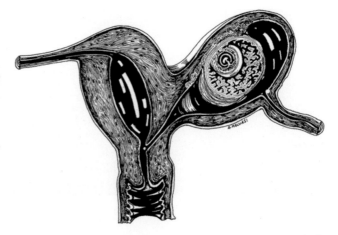

图 5.13　宫角部异位妊娠位于双角子宫或纵隔子宫的一侧宫角。

治疗经验的外科医生。

### 5.5.2 风险因素

卵巢异位妊娠的风险因素包括戴宫内节育器、接受辅助生殖技术、子宫内膜异位症史、盆腔炎性疾病和既往手术史等[10]。

### 5.5.3 治疗

手术是治疗卵巢异位妊娠的可选方法。在妊娠早期，通常做卵巢楔形切除即可，以便为以后的妊娠和激素功能保留卵巢组织。各家报道描述了腹腔镜切除术技巧。应用电刀或剪刀冷刀切除，随后双极电灼止血是合理的[25,28]。晚期妊娠的安全处理则需要卵巢切除术。有 1 例腹腔镜诊断未破裂的卵巢异位妊娠，应用系统甲氨蝶呤治疗的报道。然而，鉴于卵巢异位妊娠血运丰富，有破裂和大出血的风险，并不是常规方法[29]。

## 5.6 腹腔异位妊娠

### 5.6.1 发病率

腹腔异位妊娠占全部异位妊娠的 1%~4%[10]。症状包括下腹部疼痛，可能是植入部位的局部疼痛，偶尔触及胎儿肢体[10]。与原发性腹腔内种植相比，输卵管异位妊娠破裂的再次种植是腹腔镜内异位妊娠更常见的病因[30]。腹腔异位妊娠的主要并发症常见，包括大出血、弥散性血管内凝血（DIC）、成人呼吸窘迫综合征

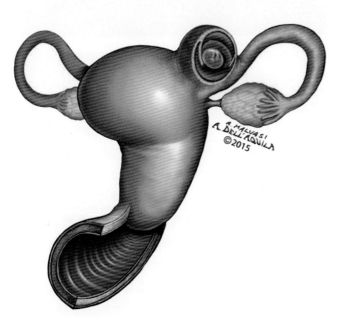

图 5.12　图像显示间质部妊娠及其内的胚胎。

在诊断和后续治疗卵巢异位妊娠时，更加频繁需要腹腔镜手术（图 5.17a~c）[27]。当怀疑卵巢异位妊娠存在时，如有可能，建议咨询放射科医师和熟悉此疾病、有

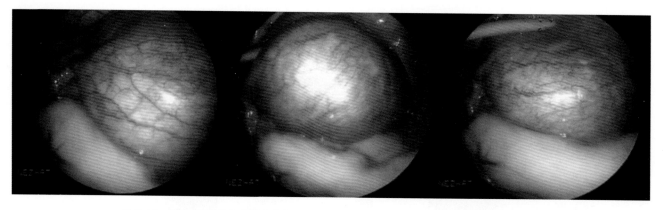

图 5.14　腹腔镜下宫角部异位妊娠。(Courtesy of Dr. Ceana Nezhat, Atlanta, Georgia)

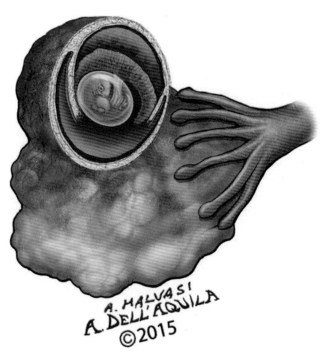

图 5.15　图像显示卵巢妊娠,可见正常完整的同侧输卵管和在此卵巢区的妊娠囊。

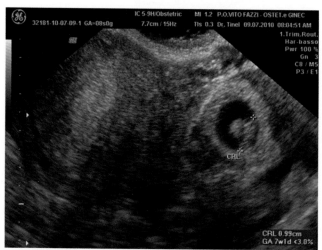

图 5.16　孕 7 周的左侧卵巢异位妊娠,胚胎清晰可见。

(ARDS)、肺水肿或栓塞以及败血症,可能穿孔进入肠管,引起肠梗阻、肠瘘形成,也可能穿孔至膀胱、阴道和腹壁[31]。腹腔异位妊娠的孕产妇死亡率比其他任何异位妊娠高 8 倍[32,33]。据报道,在晚期病例中胎儿存活率仅为 20%~40%,一些系列报道围生期死亡率接近 95%(图 5.18)[31]。

## 5.6.2 诊断

影像学诊断标准包括:①双侧输卵管和卵巢正常,无近期破裂迹象;②无子宫腹腔瘘;③妊娠早期(小于 12 周)滋养细胞仅附着在腹膜表面[30]。影像可以通过超声完成(图 5.19),但常需 MRI 确诊。腹腔异位妊娠的超声特征性表现为一个与膀胱相邻的空虚子宫,胎儿周围没有任何子宫肌层环绕,胎盘看不清,胎位异常,相对羊水过少,胎儿肢体邻近母体腹腔内容物和子宫外胎盘[10]。高达 50% 的病例产前未做出诊断,导致孕产妇和围生期胎儿高死亡率。

通常腹腔妊娠的诊断在术前未能做出,所以外科医生必须在腹腔镜检查时保持高度的警惕。在一项腹腔异位妊娠的回顾性研究中,11 例腹腔异位妊娠中没有 1 例在术前做出诊断[34]。另有个案报告 1 例腹壁异位妊娠在首次诊断性腹腔镜检查时误诊为子宫内膜异位症,而在之后的第二次诊断性腹腔镜时才得以正确诊断[35]。我们的同事 Leonardo Resta 教授报道了两个罕见的脾脏妊娠病例(图 5.20 至图 5.23)和组织学标本

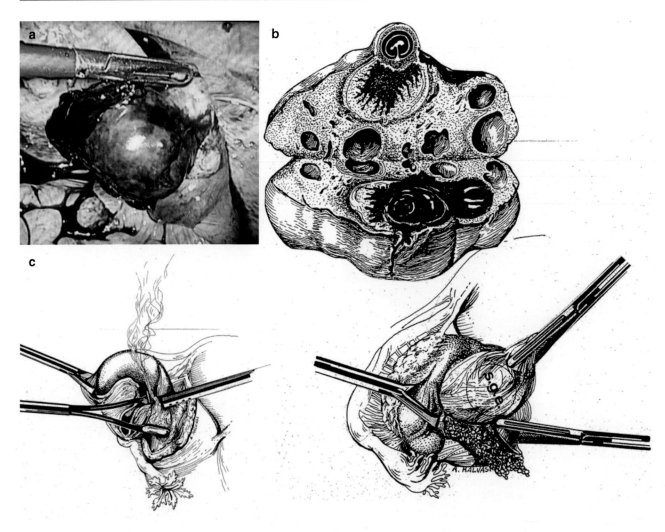

图 5.17　(a)腹腔镜治疗右侧卵巢妊娠。(b)卵巢妊娠的图示(图片的上部)和去除卵巢妊娠(图片的下部)。(c)电凝卵巢异位妊娠的卵巢边缘，止血。

证实的大网膜妊娠(图 5.24 至图 5.26)。

## 5.6.3　风险因素

　　腹腔异位妊娠的风险因素与其他异位妊娠的风险因素相同，包括既往异位妊娠的药物治疗史，感染破坏输卵管或盆腔解剖结构，既往手术史，或子宫内膜异位症等是主要的风险因素。人工辅助生殖技术(ART)后有腹腔异位妊娠的报道，尤其是在人工授精(IUI)[36]、试管婴儿(IVF)[37]和克罗米芬[38]之后。

## 5.6.4　手术治疗

　　腹腔镜治疗腹腔异位妊娠在应用适宜、恰当的手术技巧下，通常是可行且安全的。腹腔异位妊娠已达晚期或异位妊娠植入处血运丰富或解剖结构复杂，可

能需要剖腹手术治疗。

　　一项回顾性研究介绍了 11 例腹腔异位妊娠的外科手术治疗。5 例腹腔镜手术，6 例剖腹探查。腹腔镜治疗的手术时间短，出血少，住院时间短[34]。

　　手术技术取决于病变的程度及其解剖位置。多篇报道描述水分离术[39]、电凝术和应用单一的原位手术[40]。

　　确实有通过腹腔镜治疗晚期腹腔异位妊娠病例的报道。Rahaman 等描述了 1 例妊娠 21 周的腹腔异位妊娠。开始先行术前子宫动脉栓塞，随后在腹腔镜辅助下，经过 6 cm 中线切口娩出胎儿，胎盘留在原地。术后给予患者甲氨蝶呤治疗，剂量为 50mg/m²，共 4 次，每次间隔 3 周[31]。

　　Rahaman 等对此例胎盘处理存有争议[31]。如果可

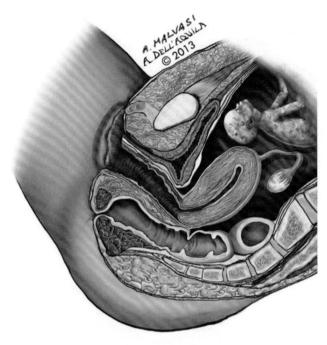

图 5.18　不典型的腹腔妊娠伴孕中期死亡胎儿。

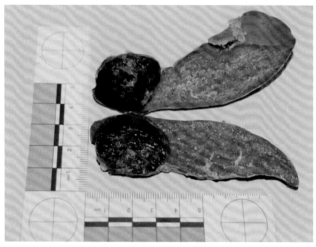

图 5.20　38 岁妇女戴宫内节育器 10 年，因腹痛和血腹行手术治疗。大体标本见脾下缘有出血灶(3.5cm)。

能，当然最好完全去除。但如果胎盘已经血管化，这可能导致灾难性的出血。可替代的胎盘去除方法包括结扎近胎盘处的脐带使其吸收，此过程可能需要几年时间。保留胎盘在原位的风险有继发性出血、脓肿形成、腹膜炎、肠梗阻、伤口裂开以及羊膜腔囊肿形成。保留胎盘易诱发感染。回顾 5 例保留胎盘在原位，经甲氨蝶呤治疗的腹腔异位妊娠病例，均发展为腹腔内感染。进一步研究在这些病例中如何选择最佳的方法处理胎

盘是必要的[41,42]。

　　与间质部异位妊娠一样，控制出血是成功治疗的关键。严格控制由异位妊娠及胎盘提供的血供是最重要的。有病例报告描述使用 FloSeal 控制部分网膜切除术后出血[43]和使用 PlasmaJet 汽化残余组织止血[35]。子宫动脉栓塞术是手术前合理性操作的第一步，它取决于腹腔异位妊娠的解剖位置[44]。

　　期待治疗虽然并不被推荐，但仍有一些病例报道存在，包括 1 例臀位剖宫产时确诊存在腹腔异位妊娠[34,45]。不同的作者描述了药物治疗的失败，包括甲氨蝶呤治疗[46,47]。然而，Cobellis 等已经报道 3 例经腹腔

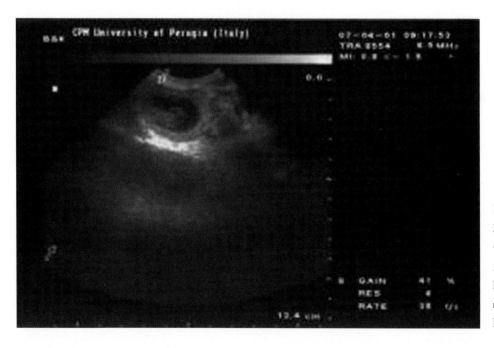

图 5.19　经阴道超声检查时发现腹腔内妊娠囊。妊娠的特殊部位在超声检查动态检测时特别明显。(Courtesy of Dr. Sandro Gerli, Department of Obstetrics and Gynecology, University of Perugia, Italy.)

图 5.21 脾出血灶的一般组织学观察。

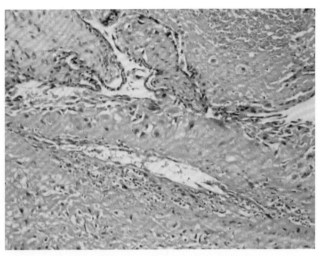

图 5.23 脾脏妊娠着床部位的外层滋养细胞显著侵犯部分动脉壁。

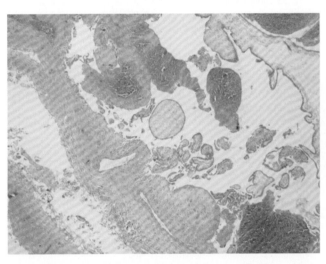

图 5.22 绒毛脾脏种植区。绒毛的大小不同和组织相与动脉灌注不足相关,随之导致母体供应胎盘的血量低,胚胎早期营养不足而丢失。

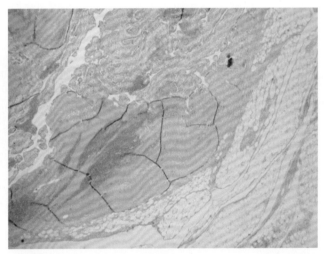

图 5.24 30 岁妇女,既往因输卵管妊娠行双侧输卵管卵巢切除术,进行辅助生殖。孕 10 周时超声检查显示正常的宫内妊娠合并大网膜上的第二处妊娠。随后进行大网膜切除术,网膜的大断面切片显示网膜着床部位的出血灶。

镜诊断腹腔异位妊娠后,经静脉注射甲氨蝶呤治疗成功治愈[48]。

简而言之,治疗腹部异位妊娠的最佳方法目前尚不清楚,这是一个多元化的状态,可能会影响腹腔多脏器。建议与有经验的外科医生协商,尤其是在妊娠中晚期。进一步的研究是必要的。

## 5.7 结论

非输卵管异位妊娠是非常危险的罕见疾病。虽然评论性文章很少,但我们综合分析文献发现其中有相当数量的病例报道是有价值的。因此,虽然罕见,但对于该疾病的经验仍是存在的。

为了确定最佳治疗模式和评估包括介入放射科在内的辅助方式的使用,进一步的研究或注册系统是必要的。

在这些罕见疾病中建立治疗方案的第一步应该是建立一套像 Arleo 及其同事提出的统一命名[2]。

鉴于间质部妊娠、一些宫角部妊娠和腹腔异位妊娠治疗中所固有的危险,高度建议与放射科、外科和可

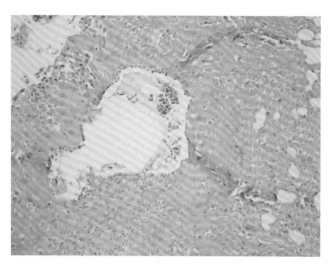

图 5.25 这张图片见证了妊娠着床部位由外层绒毛滋养细胞侵犯的网膜动脉重建不良。保留一部分动脉肌层细胞,动脉腔内无滋养细胞。

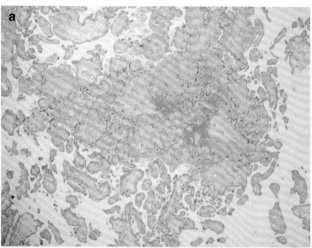

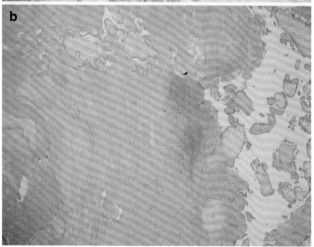

图 5.26 不良动脉重建的后果是(a)缺血性绒毛和(b)出血灶的存在。

能用到的介入放射科专家咨询探讨,尤其是面对较晚期的妊娠时。

(李云飞 译 夏恩兰 审校)

## 参考文献

1. Bouyer J, Coste J, Shojaei T, Pouly JL, Fernandez H, Gerbaud L et al (2003) Risk factors for ectopic pregnancy: a comprehensive analysis based on a large case-control, population-based study in France. Am J Epidemiol 157(3):185–194
2. Arleo EK, DeFilippis EM (2014) Cornual, interstitial, and angular pregnancies: clarifying the terms and a review of the literature. Clin Imaging 38(6):763–770
3. Cunningham FGLK BS, Hauth JC, Rouse DJ, Spong CY (2009) Williams obstetrics. McGraw-Hill, New York
4. Perkins KM, Boulet SL, Kissin DM, Jamieson DJ (2015) Risk of ectopic pregnancy associated with assisted reproductive technology in the United States, 2001–2011. Obstet Gynecol 125(1):70–78
5. Alkatout I, Honemeyer U, Strauss A, Tinelli A, Malvasi A, Jonat W et al (2013) Clinical diagnosis and treatment of ectopic pregnancy. Obstet Gynecol Surv 68(8):571–581
6. Tulandi T (2015) Ectopic pregnancy: clinical manifestations and diagnosis. Up to date; 2015 uptodate.com
7. Moawad NS, Mahajan ST, Moniz MH, Taylor SE, Hurd WW (2010) Current diagnosis and treatment of interstitial pregnancy. Am J Obstet Gynecol 202(1):15–29
8. Takeda A, Koike W, Hayashi S, Imoto S, Nakamura H (2015) Magnetic resonance imaging and 3-dimensional computed tomographic angiography for conservative management of proximal interstitial pregnancy by hysteroscopic resection after transcatheter arterial chemoembolization. J Minim Invasive Gynecol 22(4):658–662
9. Warda H, Mamik MM, Ashraf M, Abuzeid MI (2014) Interstitial ectopic pregnancy: conservative surgical management. JSLS 18(2):197–203
10. Ghaneie A, Grajo JR, Derr C, Kumm TR (2015) Unusual ectopic pregnancies: sonographic findings and implications for management. J Ultrasound Med 34(6):951–962
11. Moon HS, Choi YJ, Park YH, Kim SG (2000) New simple endoscopic operations for interstitial pregnancies. Am J Obstet Gynecol 182(1 Pt 1):114–121
12. Nezhat CH, Dun EC (2014) Laparoscopically-assisted, hysteroscopic removal of an interstitial pregnancy with a fertility-preserving technique. J Minim Invasive Gynecol 21(6):1091–1094
13. Lin K, Xu K, Wu R, Lin J (2014) A new fertility-preserving surgery for interstitial pregnancy involving hysteroscopic removal under laparoscopic guidance. Int J Gynecol Obstet 124(3):256–257
14. Nezhat F, Admon D, Nezhat CH, Dicorpo JE, Nezhat C (1994) Life-threatening hypotension after vasopressin injection during operative laparoscopy, followed by uneventful repeat laparoscopy. J Am Assoc Gynecol Laparosc 2(1):83–86
15. Dillon TF, Marbury BE, Bonsnes RW, Douglas RG, Du Vigneaud V (1958) Vasopressin as a hemostatic in gynecologic surgery; a preliminary report. Obstet Gynecol 11(4):363–371
16. Fornazari VA, Szejnfeld D, Elito Junior J, Goldman SM (2015) Interventional radiology and endovascular surgery in the treatment of ectopic pregnancies. Einstein (Sao Paulo) 13(1):167–169
17. Lau S, Tulandi T (1999) Conservative medical and surgical management of interstitial ectopic pregnancy. Fertil Steril 72(2):207–215
18. Smorgick N, Vaknin Z, Pansky M, Halperin R, Herman A, Maymon R (2008) Combined local and systemic methotrexate treatment of

viable ectopic pregnancy: outcomes of 31 cases. J Clin Ultrasound 36(9):545–550

19. Kambhampati L, Kitova-John M, Allahdin S, Voigt S (2012) Suction curettage under laparoscopic vision for advanced angular pregnancy. J Obstet Gynaecol 32(6):601–602

20. Rapisarda V, Santonocito V, Biondo L, Lombardo G, Carastro D, Zarbo G (2010) Angular pregnancy at the sixth week of a patient with ICSI and embryo transfer in womb. Giornale Italiano di Ostetricia e Ginecologia 32(2):107–108

21. Ciavattini A, Cere I, Tsiroglou D, Caselli FM, Tranquilli AL (2007) Angular-interstitial pregnancy treated with minimally invasive surgery after adjuvant methotrexate medical therapy. JSLS 11(1):123–126

22. Landucci L, Gentile T, Lauri M, Piccioni MG, Framarino Dei Malatesta M (2006) The intra-lesion therapy under ecographic guidance in the angular ectopic pregnancy: analysis of the two cases. Giornale Italiano di Ostetricia e Ginecologia 28(9):434–436

23. Chetty M, Elson J (2009) Treating non-tubal ectopic pregnancy. Best Pract Res Clin Obstet Gynaecol 23(4):529–538

24. Doubilet PM, Benson CB, Frates MC, Ginsburg E (2004) Sonographically guided minimally invasive treatment of unusual ectopic pregnancies. J Ultrasound Med 23(3):359–370

25. Samal S, Gupta S, Mahapatro A (2015) Laparoscopic management of primary ovarian pregnancy. J Gynecol Surg 31(1):43–45

26. Oron G, Tulandi T (2013) A pragmatic and evidence-based management of ectopic pregnancy. J Minim Invasive Gynecol 20(4): 446–454

27. Olaru F, Narad V, Olaru C, Erdelean D, Corpade A (2014) Ovarian pregnancy on an endometriosis area. J Minim Invasive Gynecol 21(6):S129

28. Tinelli A, Hudelist G, Malvasi A, Tinelli R (2008) Laparoscopic management of ovarian pregnancy. JSLS 12(2):169–172

29. Shamma FN, Schwartz LB (1992) Primary ovarian pregnancy successfully treated with methotrexate. Am J Obstet Gynecol 167(5):1307–1308

30. Hong JH, Shin JH, Song KJ, Lee HJ, Kim IS, Lee JK et al (2008) Laparoscopic management of primary omental pregnancy. J Minim Invasive Gynecol 15(5):640–641

31. Rahaman J, Berkowitz R, Mitty H, Gaddipati S, Brown B, Nezhat F (2004) Minimally invasive management of an advanced abdominal pregnancy. Obstet Gynecol 103(5 Pt 2):1064–1068

32. Atrash HK, Friede A, Hogue CJ (1987) Abdominal pregnancy in the United States: frequency and maternal mortality. Obstet Gynecol 69(3 Pt 1):333–337

33. Tulandi T, Saleh A (1999) Surgical management of ectopic pregnancy. Clin Obstet Gynecol 42(1):31–38

34. Shaw SW, Hsu JJ, Chueh HY, Han CM, Chen FC, Chang YL et al (2007) Management of primary abdominal pregnancy: twelve years of experience in a medical centre. Acta Obstet Gynecol Scand 86(9):1058–1062

35. Diab Y, Shakir F (2012) Case report-management of an abdominal pregnancy using the plasmajet device. Gynecol Sur 9(1):S34

36. Kar S (2011) Primary abdominal pregnancy following intra-uterine insemination. J Hum Reprod Sci 4(2):95–99

37. Koyama S, et al., A case of abdominal pregnancy following in vitro fertilization and embryo transfer treated with laparoscopic surgery, Gynecology and Minimally Invasive Therapy (2015), http://dx.doi.org/10.1016/j.gmit.2015.04.006

38. Baba T, Endo T, Ikeda K, Takenami N, Shimizu A, Morishita M et al (2012) Simultaneous presentation of tubal and primary abdominal pregnancies following clomiphene citrate treatment. Arch Gynecol Obstet 286(2):395–398

39. Dennert IM, van Dongen H, Jansen FW (2008) Ectopic pregnancy: a heart beating case. J Minim Invasive Gynecol 15(3):377–379

40. Ma K, Zhang Y, Feng Z, Yang X, Yin L (2014) Successful single-port laparoscopic management of abdominal pregnancy in the cul-de-sac. J Minim Invasive Gynecol 21(6):S166–S167

41. Rahman MS, Al-Suleiman SA, Rahman J, Al-Sibai MH (1982) Advanced abdominal pregnancy – observations in 10 cases. Obstet Gynecol 59(3):366–372

42. Raff GJ, Rothenberg JM, Golichowski AM (2010) Minimally invasive management an advanced abdominal pregnancy. J Minim Invasive Gynecol 17(6):S125

43. Gorry A, Morelli ML, Olowu O, Shahid A, Odejinmi F (2012) Laparoscopic management of abdominal ectopic pregnancy using FLOSEAL Hemostatic Matrix. Int J Gynecol Obstet 117(1):83–84

44. Saveljeva G, Kurcer M, Breusenko V, Kapranov S, Krasnova I, Aksenova V et al (2009) Endovascular surgery in obstetrics and gynecology. Int J Gynecol Obstet 107:S329

45. Gomez E, Vergara L, Weber C, Wong AE, Sepulveda W (2008) Successful expectant management of an abdominal pregnancy diagnosed at 14 weeks. J Matern Fetal Neonatal Med 21(12): 917–920

46. Anderson PM, Opfer EK, Busch JM, Magann EF (2009) An early abdominal wall ectopic pregnancy successfully treated with ultrasound guided intralesional methotrexate: a case report. Obstet Gynecol Int 2009:247452

47. Zinger M, Rosenfeld D (2001) Failed treatment of abdominal pregnancy with methotrexate: a case report. J Reprod Med 46(4): 392–394

48. Cobellis L, Stradella L, Messalli EM (2000) Contribution to the choice of therapy in abdominal pregnancy. Panminerva Med 42(2): 159–161

# 第 **6** 章
# 妊娠期附件病变

Maria Andrikopoulou, Anthony M. Vintzileos, Andrea Tinelli, Farr R. Nezhat

## 6.1 引言

在妊娠期前 3 个月,产前超声检查和筛查的应用越来越多,这导致了附件病变诊断率的增加。虽然附件病变最经常与卵巢来源肿物相关(图 6.1),但它也可能来源于输卵管和输卵管旁组织的病变(图 6.2),以及在影像学上可能表现为子宫外的有蒂肌瘤(图 6.3)。根据所研究人群、超声使用频率及超声检查时的孕周,妊娠期附件肿物的发生率在 1%~10%[1-3]。附件肿物的发生率在妊娠期的前 3 个月较高(图 6.4),因为大多为卵巢来源的良性囊肿,大约 2/3 会在妊娠后期自行消退[3]。附件肿物的恶性风险很低,一项对 400 多万产科患者的人口研究报告显示,卵巢癌的发病率低

M. Andrikopoulou, MD, PhD (✉) • A.M. Vintzileos, MD
Department of Obstetrics and Gynecology,
Winthrop-University Hospital, Mineola, NY, USA
e-mail: maria_andrik@hotmail.com

A. Tinelli, MD, PhD
Department of Obstetrics and Gynecology, Vito Fazzi Hospital,
Lecce, Italy

Laboratory of Human Physiology, The International Translational
Medicine and Biomodelling Research Group, Department of
Informatics and Applied Mathematics, Moscow Institute of
Physics and Technology (State University), Dolgoprudny,
Moscow Region, Russia

Institute of Physics and Technology (State University), Moscow, Russia

Division of Experimental Endoscopic Surgery, Imaging,
Technology and Minimally Invasive Therapy, Department of
Obstetrics & Gynecology, Vito Fazzi Hospital, Lecce, Italy

F.R. Nezhat, MD
Department of Obstetrics and Gynecology,
Winthrop-University Hospital, Mineola, NY, USA

Department of Obstetrics and Gynecology,
New York-Presbyterian/Weill Cornell, New York, NY, USA

至 0.93%[4]。另一项对 130 例附件肿物切除患者的报告估计,恶性肿瘤或交界性恶性肿瘤发生的风险较高,为 6.1%[5]。与妊娠期附件肿物相关的其他风险包括扭转、破裂、出血、感染以及分娩障碍(图 6.5)[3]。值得注意的是,绝大多数患者在超声检查发现附件肿物时是无症状的(图 6.6)。然而,在某些情况下,会出现继发于破裂、扭转、感染或出血的腹痛发生[6-9]。

大多数妊娠早期囊性附件肿物可在妊娠中期自行消退。然而,对于持续存在的附件肿物的诊断及治疗存在争议,因为确诊及手术选择带来的风险和获益需要仔细权衡。

## 6.2 妊娠期附件病变的病因

妊娠期附件病变最常见的原因是功能性或出血性囊肿(图 6.7),通常在妊娠后期消退(图 6.8)。然而,鉴

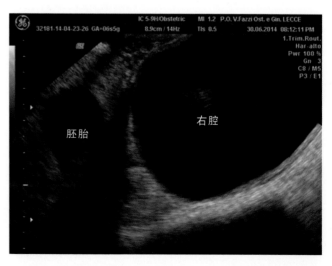

图 6.1 超声图像显示妊娠 6 周 +5 天时的右卵巢囊肿。

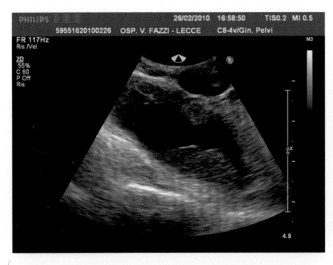

图 6.2 超声图像显示妊娠早期左侧输卵管炎性积液。

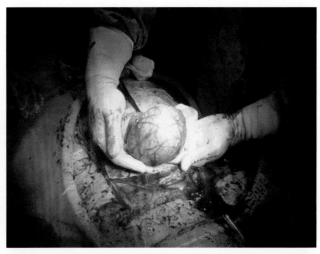

图 6.5 导致产道梗阻的左卵巢黏液性囊腺瘤在剖宫产手术中被切除。

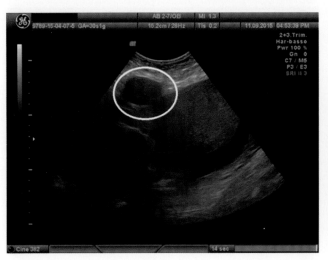

图 6.3 超声图像显示妊娠 30 周时直径为 4cm 的前壁肌瘤(圈中所示)。

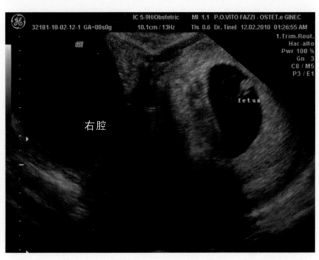

图 6.6 妊娠早期扫描中偶尔发现的右侧浆液性附件囊肿。

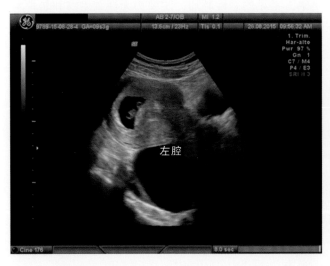

图 6.4 妊娠 9 周时左卵巢囊肿的超声图像。

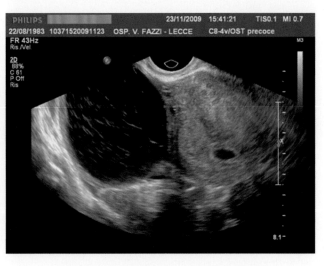

图 6.7 妊娠早期发现的左侧出血性囊肿。

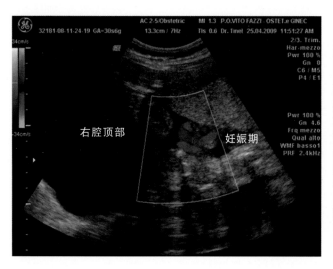

图 6.8    妊娠 30 周右卵巢功能性囊肿缩小(在妊娠期消失)。

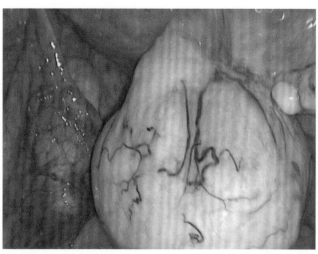

图 6.10    妊娠 9 周时扭转的右侧卵巢腺纤维瘤的腹腔镜图像。

别诊断还应包括卵巢良性肿物,如皮样囊肿(图 6.9)、浆液性及黏液性囊腺瘤、子宫腺肌瘤、子宫肌瘤及纤维腺瘤(图 6.10)[5,10]。特发于妊娠期的附件肿块包括黄体囊肿、高反应性黄素化及卵泡膜黄素化囊肿,特别是在葡萄胎妊娠或继发不孕治疗引起卵巢过度刺激时(图 6.11)[11]。输卵管病变包括异位妊娠(图 6.12a–b)、输卵管卵巢脓肿、输卵管积液及输卵管旁囊肿。子宫肌瘤在影像学上也可表现为附件肿物。尽管恶性肿瘤发病率低,但鉴别诊断也应包括上皮性肿瘤、生殖细胞肿瘤和性索间质肿瘤。一项由 Leiserowitz 等进行的有关妊娠期卵巢癌的大样本病理学研究发现,大多数病例为上皮性的,包括恶性及交界性(51%)[4]。生殖细胞肿瘤

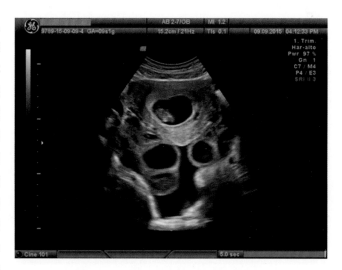

图 6.11    妊娠 9 周时过度刺激的卵巢。

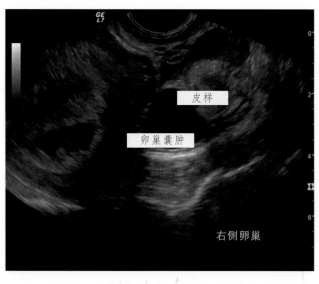

图 6.9    妊娠期右侧卵巢囊肿,皮样囊肿。

是第二常见的恶性肿瘤,主要为无性细胞瘤和恶性畸胎瘤。

## 6.2.1 卵巢病变

### 6.2.1.1 单纯性和出血性囊肿

单纯性和出血性黄体囊肿占妊娠附件肿物的绝大部分,通常在妊娠中期自然消退[12]。单纯性卵巢囊肿通常表现为单纯的附件无回声包块,而出血性黄体囊肿则表现为复杂肿块,囊壁弥漫性增厚,周围有血管。囊肿持续存在的最佳预测方法为超声的复杂表现及肿物的大小[13],直径>5cm 的肿物在妊娠期间持续存在的可能性大。

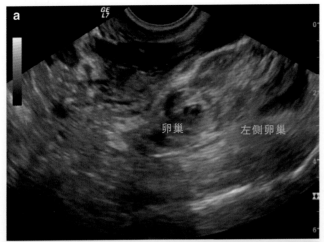

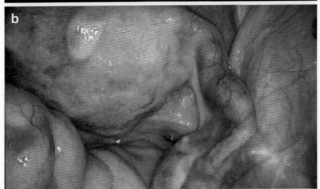

图 6.12 (a)左侧输卵管异位妊娠的超声图像。(b)右侧输卵管妊娠的腹腔镜图像。

### 6.2.1.2 子宫内膜异位囊肿

子宫内膜异位囊肿在妊娠期罕见（图 6.13）[14,15]。通常表现为单房囊肿，弥漫均匀的磨玻璃样回声。已

有文献报道[16]孕期并发症，如囊肿破裂。然而，目前尚不清楚普通的子宫内膜异位囊肿是否与不良产科结局有关。一些研究表明，妊娠期子宫内膜异位囊肿与早产、产前出血和子痫前期等并发症相关[17,18]，而其他研究没有显示会增加产科并发症的风险[19]。

### 6.2.1.3 卵巢过度刺激

体外受精-胚胎移植(IVF-ET)过程中卵巢过度刺激是妊娠期附件扭转发生的危险因素。该综合征多表现为卵巢增大及多发性周边囊肿形成（图 6.14），大多数病例为自限性。然而，已有文献报道了妊娠期间的附件并发症，如出血和扭转[11,20,21]。

### 6.2.1.4 平滑肌瘤

子宫肌瘤在育龄妇女中很常见。在妊娠期，实性附件包块通常表现为浆膜下（图 6.15）、壁间（图 6.16）、带蒂肌瘤或阔韧带肌瘤。大约 1/3 的患者出现肌瘤体积增大，而小部分患者会因出血性梗死而继发红色或玻璃样变性，引发急性腹痛[22]。

### 6.2.1.5 黄体瘤

黄体瘤是一种罕见的妊娠附件肿物，常于产后消退，具有激素活性。黄体瘤最常见于妊娠后半期，为双侧实性或混合性卵巢肿物，常与睾酮水平升高有关[23,24]。黄体瘤也可在正常妊娠中发现。其通常无症状，但可能会出现母亲或婴儿男性化的体征和症状，或出现扭转等并发症。由于包块为实性，其与卵巢肿瘤的鉴别

图 6.13 妊娠 7 周时右卵巢的小子宫内膜异位囊肿。

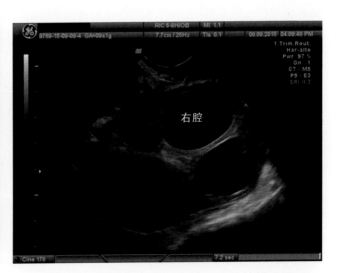

图 6.14 右侧过度刺激的增大卵巢，有多个位于周边的囊肿。

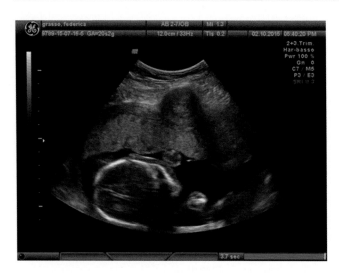

图 6.15　妊娠 20 周时前壁浆膜下子宫肌瘤。

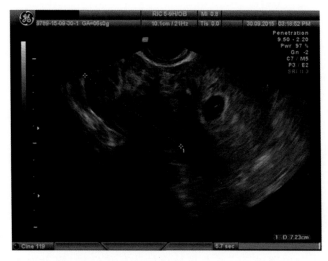

图 6.16　妊娠 6 周时左侧壁直径为 7cm 的子宫肌瘤。

具有挑战性。

### 6.2.1.6 高反应性黄素化

高反应性黄素化是一种罕见的实性肿物,通常与滋养细胞疾病、多次多胎妊娠及生育治疗有关。它由 β-hCG 水平升高引起,通常无症状,或有腹痛及扭转相关的征象。1/4 的病例与高雄激素相关。在超声中可见到由许多薄壁小囊肿组成的巨大附件肿块,类似于卵巢过度刺激综合征的征象。大部分病灶在分娩后自行消失[25]。

### 6.2.1.7 卵泡膜黄素化囊肿

卵泡膜黄素化囊肿与妊娠滋养细胞疾病(完全性

葡萄胎)有关,继发于促性腺激素过多。通常表现为双侧卵巢实性薄壁囊肿,并与葡萄胎后继发滋养细胞疾病风险增加有关[26]。

### 6.2.1.8 皮样囊肿

皮样囊肿是妊娠期手术切除附件中最常见的类型(图 6.9)[27]。超声检查可能表现为囊性与囊实性混合成分。一些成熟性畸胎瘤(10%~20%)本质上是囊性的,可能与其他囊性肿物无法区分。然而,最常见的超声表现为实性与囊性的结合(图 6.17),其特征如下:①毛发与皮脂的固体成分占据囊肿一部分;②漂浮毛发的回声线和点分散在整个囊肿中;③由于骨钙化或脂肪组织使得部分肿瘤透声性差。许多研究报道了妊娠期皮样囊肿破裂、扭转或难产引起的并发症[28,29]。然而,Caspi 等的一项研究证实,<6cm 的卵巢皮样囊肿不会在妊娠期或分娩期生长迅速,或引起并发症[30]。

### 6.2.1.9 囊腺瘤

囊腺瘤是良性肿瘤,是最常见的卵巢肿瘤。有很多文献报道了妊娠期浆液性(图 6.18)和黏液性(图 6.19)囊腺瘤[31,32]。在 Goh 等的队列研究中,在包括妊娠期持续存在的卵巢肿物并接受手术的患者中,几乎 1/3 的病例是浆液性和黏液性囊腺瘤[27]。在 Gordon 等的回顾性研究中,手术切除的卵巢肿物中有 1/5 为良性囊腺瘤[33],其超声表现为单纯囊肿,或可能有分隔。黏液

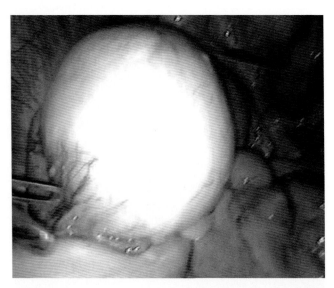

图 6.17　妊娠 9 周时左卵巢囊实性皮样囊肿扭转的腹腔镜图像。

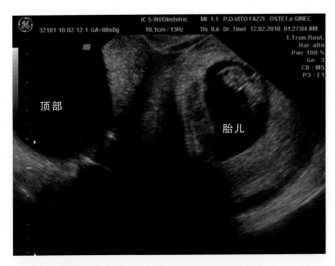

图 6.18 妊娠 8 周左卵巢浆液性囊腺瘤。

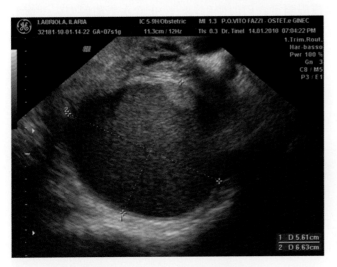

图 6.19 妊娠 7 周右卵巢黏液性囊腺瘤。

性囊腺瘤与浆液性囊腺瘤相比，体积更大。不规则的分隔和乳头的出现增加了恶性肿瘤的风险。

#### 6.2.1.10 卵巢恶性肿瘤

妊娠期卵巢恶性肿瘤的发病率非常低。恶性肿瘤的超声特征包括壁增厚、分隔、乳头状固体成分和彩色多普勒检测到的血流增加的复杂囊肿。在妊娠期间诊断出的大多数卵巢癌是上皮性和低度恶性潜能的肿瘤。大多数恶性肿瘤可在早期被诊断[34]，这可以由妊娠妇女年龄较小来解释。出于同样的原因，似乎妊娠期间生殖细胞肿瘤的发病率有所增加。

#### 6.2.1.11 输卵管病变

输卵管病变在妊娠期可表现为输卵管积水、输卵

管–卵巢脓肿(TOA)或异位妊娠。输卵管积水常与盆腔炎性疾病(PID)有关，其超声成像表现为无回声管状或细长的充满液体的结构，其形态在妊娠期保持不变。输卵管–卵巢脓肿(图 6.20)是妊娠期非常罕见的实性肿物，通常由 PID 引起。然而，TOA 也可以与近期腹腔内感染如阑尾炎的盆腔手术有关。此外，有病例报道带有卵巢子宫内膜囊肿的患者取卵后发生了妊娠期TOA[35]。TOA 通常表现为盆腔感染的症状和体征，在病灶超声成像中表现为单个或多个多房复合囊肿。异位妊娠尽管极为罕见，也应纳入鉴别诊断，尤其有 IVF或诱导排卵史的患者[36]。超声可见伴随异位妊娠和宫内妊娠的特征。

## 6.3 诊断

### 6.3.1 超声

大部分孕期附件肿块均是在产前超声检查中偶然发现的。如果孕期一个肿块由临床触诊发现，超声是首选的初始成像方法，因其具有成本低、安全、高分辨率和无创性等特点。超声提示恶性肿瘤的特征包括囊性肿块内具有实性成分，如乳头状突起、赘生物、瘤以及小结节。囊性卵巢肿块的分隔提示恶性肿瘤的可能，尤其当分隔厚度>2~3 mm 时。其他提示恶性肿瘤的超声征象包括腹水、囊壁增厚和巨大肿块[13,37]。在许多研究中已经显示了传统超声检查有助于辨别附件肿物的性质和识别可能的恶性病变[5,10,38,39]。虽然传统超声在鉴别良性或恶性肿瘤时的准确性受到质疑，并且彩色多普勒被认为是提高诊断准确性的一种手段，但如果在

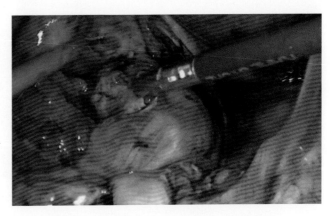

图 6.20 妊娠期输卵管卵巢脓肿的腹腔镜图像。

传统超声上添加更多信息，彩色多普勒超声提供的假阳性率则高达49%,其原因尚不清楚[37,40]。

## 6.3.2 MRI

　　许多研究已经评价了 MRI 在妊娠人群附件肿物诊断中的作用,MRI 通常被认为在妊娠期间实施是安全的。当超声检查尚无定论时,MRI 是一种有用的辅助手段,并且可用于附件肿物的诊疗,特别是其评估组织对比度的能力[41]。MRI 可以帮助医生鉴别附件肿物是否来源于子宫、卵巢或输卵管,还可鉴别肿物形态的特定特征,如平滑肌瘤变性(图 6.21)、子宫内膜异位囊肿蜕膜化以及巨大的卵巢水肿[42]。此外,在恶性肿瘤病例中,MRI 可以确定疾病的范围和可能的转移[43]。

## 6.3.3 CT 扫描

　　腹部和骨盆的 CT 扫描是另一种可用于评估母体附件肿物的成像方法。尽管 CT 扫描在怀孕期间被认为是相对安全的,因为常规的腹部及骨盆 CT 扫描对于胎儿辐射剂量仅为 25mGy[44],但需要注意的是,如果需要,造影剂可穿过胎盘屏障。CT 扫描用于鉴别孕妇腹腔内其他病变也非常有用,如阑尾炎或结肠憩室炎。

## 6.3.4 肿瘤标志物

　　妊娠期间对肿瘤标志物的解释是非常具有挑战性的。

　　CA125 是一种糖蛋白,在卵巢癌患者监测中起着重要作用。然而,它可以在孕早期及产后早期升高,从而使其在有可疑附件包块的时候很难解释[45]。AFP(胎蛋白)通常作为产前筛查的一部分,可以在内胚窦瘤中升高,而乳酸脱氢酶水平升高可能与无性细胞瘤相关。然而,这些肿瘤标志物的水平在孕期可能有所变化,从而限制了它们的使用;此外,正常水平的肿瘤标志物不能排除恶性肿瘤。因此,应根据症状、体格检查以及影像学表现来决定是否进行手术或是保守治疗,而非通过肿瘤标志物的水平。

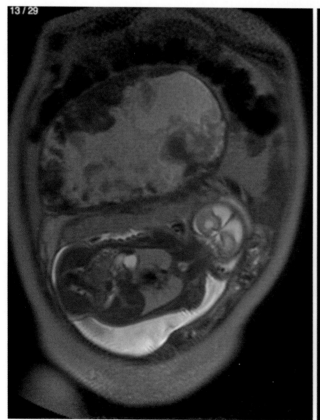
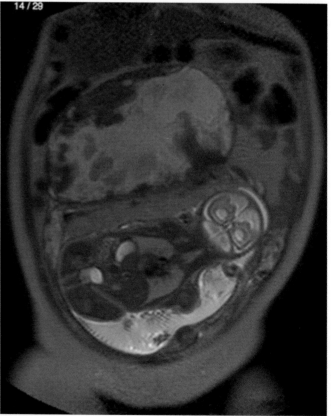

图 6.21　MRI 冠状面扫描显示妊娠 25 周时巨大的变性的浆膜下平滑肌瘤。

## 6.3.5 妊娠期附件包块的处理：观察与手术

关于妊娠期附件包块的处理仍存在争议。一些研究建议保守治疗和观察，而另一些研究倾向于手术干预[10,46]。大多数直径<5 cm 的单纯囊肿在妊娠过程中可自行消退[13]。因此，许多观察性研究支持在选定病例中，在妊娠期间密切监测作为产前手术的替代方案[10,47]。当患者出现症状，并出现附件扭转、破裂或增大到足以引起产道梗阻并发症时，手术治疗是必要的。

如果附件肿物有可疑为恶性的超声证据，如实性成分、结节、厚间隔、直径>5 cm 等，则应强烈考虑手术治疗，理想的治疗时期为孕中期（图 6.22）[34,48]。

文献研究表明了在妊娠中期进行手术治疗的优势。在这一时期干预，减少了产科并发症，如流产、早产或分娩，其绝对风险非常小。理论依据是，妊娠中期对黄体的依赖远远低于妊娠早期[49]。

妊娠期附件肿物的手术治疗可以通过开腹手术或腹腔镜手术进行。尽管直到 20 世纪 90 年代，妊娠仍被

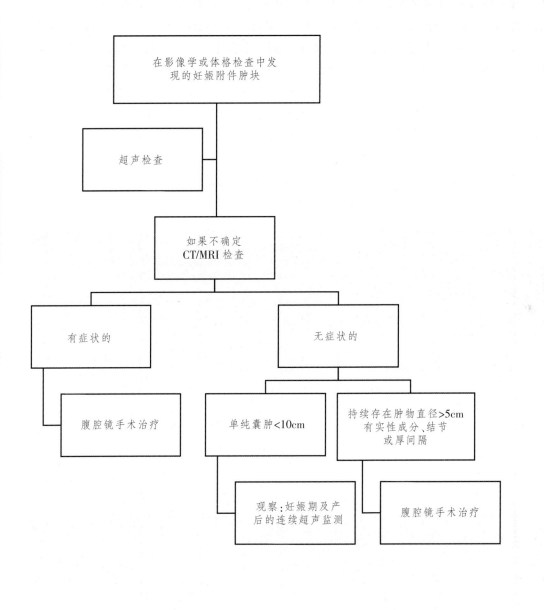

图 6.22　妊娠期附件肿物的处理。

认为是腹腔镜手术的禁忌证，但许多观察及研究表明，在妊娠中期进行腹腔镜附件包块手术，对于熟练的腹腔镜医生来说是安全可行的[50-53]。产科并发症如低出生体重、早产、早产儿应用催产素、低 Apgar 评分和胎儿畸形的发生率都是可以接受的[53]。

妊娠期腹腔镜检查可以提供准确的诊断，患者恢复更快，血栓栓塞的风险最小，麻醉药品应用减少使胎儿抑郁症的发病减少，切口疝和术后粘连较少。但同时应考虑与妊娠相关的风险[54,55]，因孕期子宫增大，套管针的置入可能引起子宫损伤，因此，建议套管针在直视下放置，而非气腹针穿刺，或建议使用 Hasson 套管的开放式入腹。另一个值得关注的问题是腹腔内压力增加会降低妊娠期的心脏输出量，因此，母体的左侧卧位极为重要。最后，维持腹内压力<20mmHg（注：1mmHg=0.133kPa），可以降低高碳酸血症和酸中毒的潜在风险。

尽管观察研究已经为腹腔镜检查的安全性和在妊娠中期手术过程中的优势提供了强有力的证据，但对于开腹手术和腹腔镜手术方法的选择，需要基于手术医师的偏好及经验，每个病例均应个体化定制。

在剖宫产术中，有 0.3%~0.5%的患者能在第一时间发现附件肿物，双侧肿物可达 5%左右[56,57]。可选择保守治疗简单的小囊肿以及切除较大的异质性复杂囊肿，以避免剖宫产后再次外科手术干预，同时排除恶性病变[1,43,49,56]。

# 6.4 结论

超声在产前筛查中的广泛应用导致妊娠期偶然发现附件肿物的频率有所增加。因此，医生最为重要的是熟悉肿物的准确诊断及孕期处理。除了超声，MRI 及 CT 扫描也可用于更好地描述肿块的形态和评估其他腹腔内病变。就妊娠期间附件肿物处理而言，对于没有恶性肿瘤迹象的小肿块，观察是可行的选择。对于较大的持续存在的复杂肿物，因其扭转、破裂或恶性肿瘤等并发症的风险增加，建议手术治疗。鉴于腹腔镜手术相对开腹手术所具有的优势，腹腔镜手术应作为熟练的腹腔镜外科医生首选的手术方式。

（谢薇 译 刘玉环 审校）

## 参考文献

1. Schwartz N, Timor-Tritsch IE, Wang E (2009) Adnexal masses in pregnancy. Clin Obstet Gynecol 52:570–585
2. Nelson MJ, Cavalieri R, Graham D et al (1986) Cysts in pregnancy discovered by sonography. J Clin Ultrasound 14:509–512
3. Condous G, Khalid A, Okaro E et al (2004) Should we be examining the ovaries in pregnancy? Prevalence and natural history of adnexal pathology detected at first-trimester sonography. Ultrasound Obstet Gynecol 24:62–66
4. Leiserowitz GS, Xing G, Cress R et al (2006) Adnexal masses in pregnancy: how often are they malignant? Gynecol Oncol 101:315–321
5. Whitecar P, Turner S, Higby K (1999) Adnexal masses in pregnancy: a review of 130 cases undergoing surgical management. Am J Obstet Gynecol 181:19–24
6. Yen C-F, Lin S-L, Murk W et al (2009) Risk analysis of torsion and malignancy for adnexal masses during pregnancy. Fertil Steril 91:1895–1902
7. Krissi H, Shalev J, Bar-Hava I et al (2001) Fallopian tube torsion: laparoscopic evaluation and treatment of a rare gynecological entity. J Am Board Fam Pract 14:274–277
8. Morice P, Louis-Sylvestre C, Chapron C et al (1997) Laparoscopy for adnexal torsion in pregnant women. J Reprod Med 42:435–439
9. Matsunaga Y, Fukushima K, Nozaki M et al (2003) A case of pregnancy complicated by the development of a tubo-ovarian abscess following in vitro fertilization and embryo transfer. Am J Perinatol 20:277–282
10. Schmeler K, Mayo-Smith W, Peipert J et al (2005) Adnexal masses in pregnancy: surgery compared with observation. Obstet Gynecol 105:1098–1103
11. Mashiach S, Bider D, Moran O et al (1990) Adnexal torsion of hyperstimulated ovaries in pregnancies after gonadotropin therapy. Fertil Steril 53:76–80
12. Hogston P, Lilford RJ (1986) Ultrasound study of ovarian cysts in pregnancy. Obstet Gynecol Surv 93:227–229
13. Bernhard L (1999) Predictors of persistence of adnexal masses in pregnancy. Obstet Gynecol 93:585–589
14. Pateman K, Moro F, Mavrelos D et al (2014) Natural history of ovarian endometrioma in pregnancy. BMC Womens Health 14:128
15. Barbieri M, Somigliana E, Oneda S et al (2009) Decidualized ovarian endometriosis in pregnancy: a challenging diagnostic entity. Hum Reprod 24:1818–1824
16. García-Velasco JA, Alvarez M, Palumbo A et al (1998) Rupture of an ovarian endometrioma during the first trimester of pregnancy. Eur J Obstet Gynecol Reprod Biol 76:41–43
17. Stephansson O, Kieler H, Granath F et al (2009) Endometriosis, assisted reproduction technology, and risk of adverse pregnancy outcome. Hum Reprod 24:2341–2347
18. Fernando S, Breheny S, Jaques AM et al (2009) Preterm birth, ovarian endometriomata, and assisted reproduction technologies. Fertil Steril 91:325–330
19. Benaglia L, Bermejo A, Somigliana E et al (2012) Pregnancy outcome in women with endometriomas achieving pregnancy through IVF. Hum Reprod 27:1663–1667
20. Tsai H-C, Kuo T-N, Chung M-T et al (2015) Acute abdomen in early pregnancy due to ovarian torsion following successful in vitro fertilization treatment. Taiwan J Obstet Gynecol 14:438–441
21. Munshi S, Patel A, Banker M et al (2014) Laparoscopic detorsion for bilateral ovarian torsion in a singleton pregnancy with spontaneous ovarian hyperstimulation syndrome. J Hum Reprod Sci 7:66
22. Lee HJ, Norwitz ER, Shaw J (2010) Contemporary management of fibroids in pregnancy. Rev Obstet Gynecol 3:20

23. Masarie K, Katz V, Balderston K (2010) Pregnancy luteomas: clinical presentations and management strategies. Obstet Gynecol Surv 65:575–582

24. Choi JR, Levine D, Finberg H (2000) Luteoma of pregnancy: sonographic findings in two cases. J Ultrasound Med 19:877–881

25. Holsbeke CV, Amant F, Veldman J et al (2009) Hyperreactio luteinalis in a spontaneously conceived singleton pregnancy. Ultrasound Obstet Gynecol 33:371–373

26. Montz F, Schlaerth J, Morrow C (1998) Natural history of theca lutein cysts (TLC). Gynecol Oncol 72:414

27. Goh WA, Rincon M, Bohrer J et al (2013) Persistent ovarian masses and pregnancy outcomes. J Matern Fetal Neonatal Med 16:1090–1093

28. Maiti S, Fatima Z, Anjum Z et al (2008) Ruptured ovarian cystic teratoma in pregnancy with diffuse peritoneal reaction mimicking advanced ovarian malignancy: a case report. J Med Case Reports 2:203

29. Stuart GC, Smith JP (1983) Ruptured benign cystic teratomas mimicking gynecologic malignancy. Gynecol Oncol 16:139–143

30. Caspi B, Levi R, Appelman Z et al (2000) Conservative management of ovarian cystic teratoma during pregnancy and labor. Am J Obstet Gynecol 182:503–505

31. Yenicesu GI, Çetin M, Arici S (2009) A huge ovarian mucinous cystadenoma complicating pregnancy: a case report. Cumhuriyet Med J 31:174–177

32. Antoniou N, Varras M, Akrivis CH et al (2002) Mucinous cystadenoma of the ovary with functioning stroma and virilization in pregnancy: a case report and review of the literature. Clin Exp Obstet Gynecol 30:248–252

33. Sherard GB, Hodson CA, Williams H et al (2003) Adnexal masses and pregnancy: a 12-year experience. Am J Obstet Gynecol 189:358–362

34. Elhalwagy H (2009) Management of ovarian masses in pregnancy. Trends Urol Gynaecol Sex Health 14:14–18

35. Kim JW, Lee WS, Yoon TK et al (2013) Term delivery following tuboovarian abscess after in vitro fertilization and embryo transfer. Am J Obstet Gynecol 208:3–6

36. Habana A, Dokras A, Giraldo JL et al (2000) Cornual heterotopic pregnancy: contemporary management options. Am J Obstet Gynecol 182:1264–1270

37. Brown DL, Dudiak KM, Laing FC (2010) Adnexal masses: US characterization and reporting 1. Radiology 254:342–354

38. Bromley B, Benacerraf B (1997) Adnexal masses during pregnancy: accuracy of sonographic diagnosis and outcome. J Ultrasound Med 16:447–452

39. Kumari I, Kaur S, Mohan H, Huria A (2006) Adnexal masses in pregnancy: a 5-year review. Aust N Z J Obstet Gynaecol 46:52–54

40. Wheeler TC, Fleischer AC (1997) Complex adnexal mass in pregnancy: predictive value of color Doppler sonography. J Ultrasound Med 16:425–428

41. Saini A, Dina R, Mcindoe GA et al (2005) Characterization of adnexal masses with MRI. Am J Roentgenol 184:1004–1009

42. Telischak NA, Yeh BM, Joe BN et al (2008) MRI of adnexal masses in pregnancy. Am J Roentgenol 191:364–370

43. Goh W, Bohrer J, Zalud I (2014) Management of the adnexal mass in pregnancy. Curr Opin Obstet Gynecol 26:49–53

44. McCollough CH, Schueler BA, Atwell TD et al (2007) Radiation exposure and pregnancy: when should we be concerned? Radiographics 27:909–917

45. Spitzer M, Kaushal N, Benjamin F (1998) Maternal CA-125 levels in pregnancy and the puerperium. J Reprod Med 43:387–392

46. Giuntoli RL, Vang RS, Bristow RE (2006) Evaluation and management of adnexal masses during pregnancy. Clin Obstet Gynecol 49:492–505

47. Hoover K, Jenkins TR (2011) Evaluation and management of adnexal mass in pregnancy. Am J Obstet Gynecol 205:97–102

48. Marret H, Lhommé C, Lecuru F et al (2010) Guidelines for the management of ovarian cancer during pregnancy. Eur J Obstet Gynecol Reprod Biol 149:8–21

49. Spencer CP, Robarts PJ (2006) Management of adnexal masses in pregnancy. Obstet Gynaecol 8:14–19

50. Yuen PM, Ng PS, Leung PL et al (2004) Outcome in laparoscopic management of persistent adnexal mass during the second trimester of pregnancy. Surg Endosc 18:1354–1357

51. Moore RD, Smith WG (1999) Laparoscopic management of adnexal masses in pregnant women. J Reprod Med 44:97–100

52. Nezhat C, Silfen S, Evans D et al (1991) Ovarian cancer diagnosed during operative laparoscopy. South Med J 1:101

53. Ko ML, Lai TH, Chen SC (2009) Laparoscopic management of complicated adnexal masses in the first trimester of pregnancy. Fertil Steril 92:283–287

54. Nezhat FR, Tazuke S, Nezhat CH et al (1997) Laparoscopy during pregnancy: a literature review. JSLS 1:17–27

55. Yumi H (2008) Guidelines for diagnosis, treatment, and use of laparoscopy for surgical problems during pregnancy. Surg Endosc 22:849–861

56. Ulker V, Gedikbasi A, Numanoglu C et al (2010) Incidental adnexal masses at cesarean section and review of the literature. J Obstet Gynaecol Res 36:502–505

57. Koonings PP, Platt LD, Wallace R (1988) Incidental adnexal neoplasms at cesarean section. Obstet Gynecol 72:767–769

# 第 7 章
## 孕期子宫肌瘤并发症

Bradley S. Hurst, Andrea Tinelli, Antonio Malvasi, William H. Parker

## 7.1 引言

　　8%~20%的早期妊娠妇女可通过超声诊断子宫肌瘤(图 7.1)。大部分合并子宫肌瘤的孕妇可正常妊娠和分娩。然而,妊娠期间肌瘤会导致并发症,这取决于肌瘤的大小、数目和位置,孕前治疗肌瘤也可引起孕妇和胎儿的危险。

B.S. Hurst, M.D (✉)
Reproductive Endocrinology and Infertility,
Carolinas HealthCare System, 1025 Morehead Medical Drive,
Suite 500, Charlotte, NC 28204, USA
e-mail: bhurst@carolinas.org

A. Tinelli, MD, PhD
Department of Obstetrics and Gynecology, Vito Fazzi Hospital,
Lecce, Italy

Laboratory of Human Physiology, The International Translational
Medicine and Biomodelling Research Group, Department
of Informatics and Applied Mathematics, Moscow Institute of
Physics and Technology (State University), Dolgoprudny,
Moscow Region, Russia

Institute of Physics and Technology (State University),
Moscow, Russia

Division of Experimental Endoscopic Surgery, Imaging,
Technology and Minimally Invasive Therapy, Department of
Obstetrics & Gynecology, Vito Fazzi Hospital, Lecce, Italy
e-mail: andreatinelli@gmail.com

A. Malvasi, MD
Department of Obstetrics and Gynecology, Santa Maria Hospital,
G.V.M. Care and Research, Bari, Italy

International Translational Medicine and Biomodelling Research
Group, Department of Applied Mathematics, Moscow Institute
of Physics and Technology (State University), Moscow Region, Russia
e-mail: antoniomalvasi@gmail.com

W.H. Parker, MD
Minimally Invasive Gynecologic Surgery,
UCLA Medical Center, Santa Monica, CA 90401, USA

Department of Obstetrics and Gynecology,
UCLA School of Medicine, Los Angeles,
CA 90401-2831, USA

妇和胎儿的危险。

　　孕期子宫肌瘤很少会引起不良后果,黏膜下肌瘤可阻止胚胎种植,从而导致不孕,增加早期及中期流产风险。分娩过程中,肌瘤可能罕见阻碍正常产道分娩(图 7.2a,b),如果需要剖宫产,肌瘤可增加手术的复杂性和风险(图 7.3)。子宫肌瘤可增加产后出血发生率,有时候需要输血,偶尔可导致致命的大出血。最后,产后子宫肌瘤可能会限制避孕方式的选择,或降低避孕效果。

　　孕前子宫肌瘤的治疗也与孕妇和胎儿的风险有关,且超过手术、麻醉、粘连的风险,可能降低生育力,引发术后不适以及增加不能正常工作生活的时间。做过子宫肌瘤切除术的患者增加了在妊娠和分娩过程中肌瘤切口破裂的风险 (图 7.4)。宫腔镜下子宫肌瘤切除术或腹腔镜子宫肌瘤切除术可能增加胎盘异常植入的发生率。子宫动脉栓塞术后、磁共振引导下超声聚焦术后或肌瘤消融术后通常不建议妊娠,因为在这些操作后发生的子宫异常可持续存在,可能与子宫肌层异常有关。

　　在本文中,我们将回顾子宫肌瘤的病理生理学,探讨孕期子宫肌瘤的结局和治疗。

## 7.2 背景

### 7.2.1 流行病学和病理生理学

　　尽管大部分子宫肌瘤没有症状,但接近绝经期的妇女 70%~80%(图 7.5)被诊断有子宫肌瘤[1],这些良性肿瘤大多数独立生长。雌激素、孕激素、局部生长因子可刺激其生长,血管再生促其作用。由于雌孕激素的

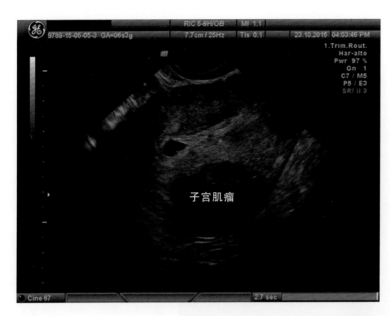

图 7.1　孕 6 周子宫矢状面，合并子宫后壁直径为 3cm 的子宫肌瘤。

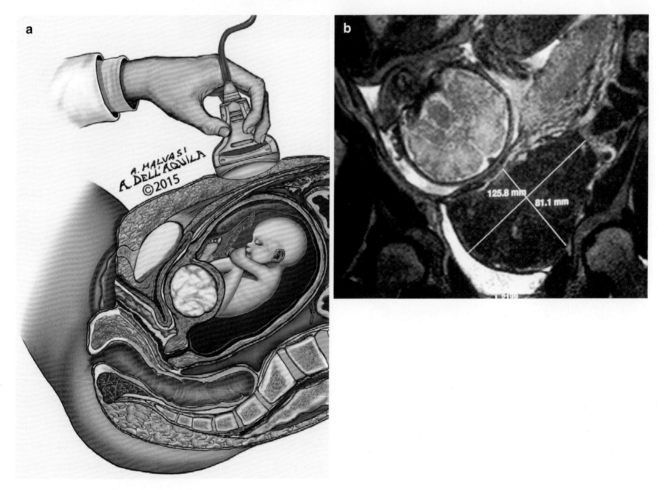

图 7.2　(a)孕早期宫颈前壁肌瘤超声扫描。(b)MRI 成像显示宫颈大肌瘤阻碍正常分娩产道。(Courtesy of Prof. Josè Palacios de Jaraquemada)

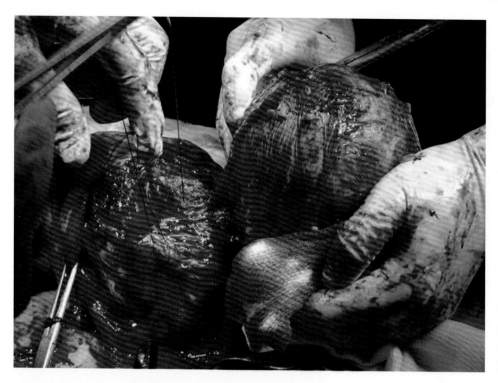

图 7.3 剖宫产术中,新生儿娩出后,剔除子宫前壁大肌瘤。(Courtesy of Prof. Dr. Josè Palacios de Jaraquemada)

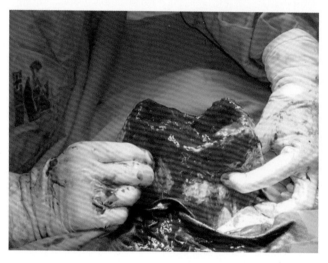

图 7.4 子宫肌瘤切除术后,孕 25 周瘢痕子宫破裂。(Courtesy of Dr. Radmila Sparic)

刺激,子宫肌瘤的发病高峰期在 40 多岁。多数肌瘤存在染色体异常,包括易位、非整倍性、基因突变、缺失、失活或超表达[2]。维生素 D 缺乏在子宫肌瘤生长过程中可能起一定作用,因为在肌瘤生长动物模型中,维生素 $D_3$ 减少了体外肌瘤细胞增殖[3]。有人认为维生素 D 缺乏可以解释为什么非洲裔妇女较其他人种有更高的子宫肌瘤发生率。在一级亲属和双胞胎间子宫肌瘤生长有家族遗传趋势[4]。

约 40% 的子宫肌瘤在孕期会长大(图 7.6),大部分在早期妊娠期间发生(图 7.7)。妊娠期间,子宫肌瘤暴露在高水平的雌孕激素环境中,卵巢和胎盘产生的雌激素及其他生长因子刺激肌瘤生长。此外,在肿瘤组织中芳香化酶促进雄激素向雌激素转换[5]。雌激素和雌激素受体 $\alpha(ER\alpha)$ 的主要作用是通过诱导对孕激素起反应的孕激素受体(PR)来调节的。通过基因调节细胞凋亡和细胞增殖,黄体酮促进了肌瘤生长。

由于雌激素和孕激素可促进肌瘤生长,孕期这两种激素水平均提高,这就可以解释孕期肌瘤包块会增大。尽管整个妊娠期间肌瘤非线性生长或变性,但妊娠早期肌瘤生长显著。一项前瞻性病例对照研究对子宫肌瘤患者行 IVF,超声连续测量肌瘤大小,25 例妊娠,25 例没有妊娠[6]。相比较没有妊娠的妇女肌瘤直径增加 2%,妊娠早期妇女肌瘤直径增大 34%。肌瘤生长与卵巢反应没有相关性,因此肌瘤改变只归因于妊娠相关因素。令人担忧的是孕早期肌瘤直径增大 30%~35%,一些无症状的或者看起来无害的贴近内膜的肌瘤在孕期有可能增大,甚至产生意想不到的问题。然而,重要的是没有证据证实预防性的手术是有利的。

肌瘤周围包裹"假包膜"(图 7.8),最近的研究证实

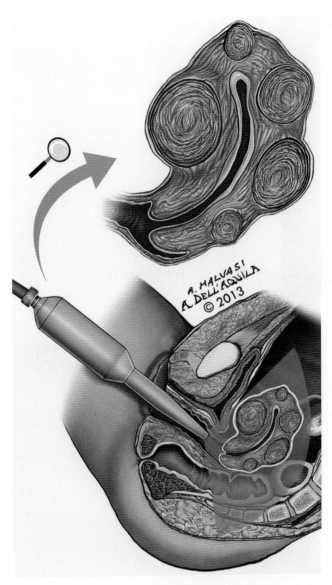

图 7.5　多发子宫肌瘤经阴道扫描矢状面。

假包膜的重要性。假包膜是包裹子宫肌瘤的神经血管纤维组织(图 7.9),将肌瘤与正常肌层分离开(图 7.10)。肌瘤假包膜由富含神经纤维的神经血管网络组成,包含神经降压素、神经肽酪氨酸和蛋白质基因产物 9.5,以及 P 物质和肠血管活性肽[6]。相比于子宫肌层和子宫肌瘤,假包膜的内皮素表达水平明显较高,表明假包膜中存在活跃的血管生成,然而血管生成因子包括 vWF 和血管内皮生成因子 A(VEGF-A),对假包膜血管生成影响不大。内皮素在增殖内皮细胞中优先表达,而 vWF 和 VEGF-A 优先表达于原生内皮细胞[7]。结合这些重要发现表明,保护假包膜可提高肌瘤切除术后的愈合。

## 7.2.2　非妊娠期妇女的临床表现

大多数子宫肌瘤患者没有症状。这些女性患者的子宫肌瘤可能是通过盆腔检查或盆腔超声得出诊断(图 7.11)。子宫肌瘤导致的症状与包块的大小、数目及位置有关(图 7.12)。非孕期妇女的常见症状与黏膜下肌瘤有关,包括月经过多、经间期出血、疼痛、压迫症状和不孕。有腹部膨隆症状的肌瘤基于肌瘤的大小和位置,通常发生在大的浆膜下肌瘤或肌壁间肌瘤(图 7.13)。肌瘤如果压迫膀胱会导致尿频,若改变了后穹隆或宫颈的位置会导致性交困难,后壁肌瘤可能导致排便困难(图 7.14)。

患者就诊的常见原因是出血、压迫症状、生育以及产科因素。黏膜下肌瘤对生育有明显影响(图 7.15)。黏膜下肌瘤去除后妊娠结局将会有改善,浆膜下肌瘤不

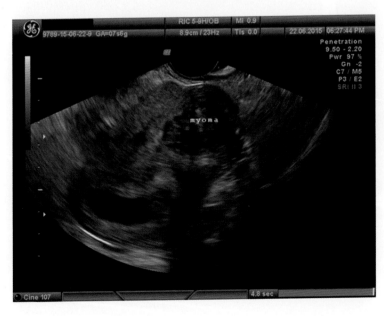

图 7.6　孕 7 周子宫前壁峡部直径为 3.5cm 子宫肌瘤经阴道超声切面。

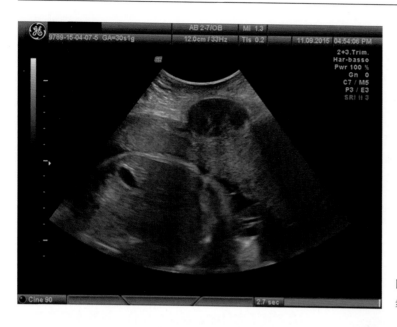

图 7.7　孕 29 周前壁直径 4.5cm 浆膜下肌瘤, 子宫经腹超声扫描。

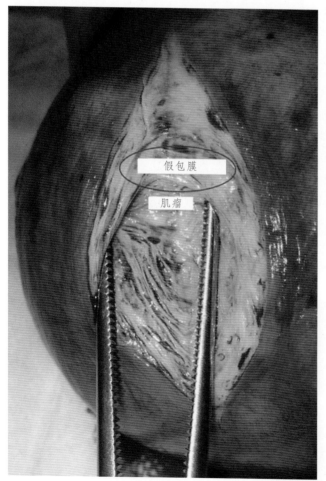

图 7.8　子宫肌瘤的宏观图像,周围的假包膜以红圈标识。

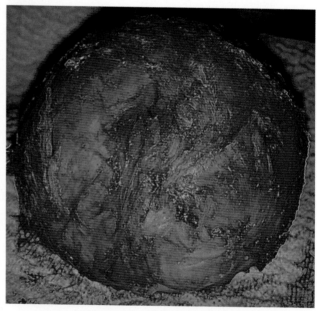

图 7.9　被红色假包膜条索组织包裹的白色肌瘤。

会导致不孕已是共识(图 7.16)。而壁间肌瘤对生育的影响尚存在争议(图 7.17)。然而,一些不明原因的不孕患者,肌瘤切除后会改善妊娠结局[8]。

### 7.2.3 非妊娠期妇女肌瘤的治疗

非妊娠期妇女肌瘤的治疗非常重要,因为所有的治疗将对妊娠期和围生期有非常重要的意义。治疗选择包括药物治疗,主要是促性腺激素释放激素激动剂(GnRHa)和孕激素拮抗剂;手术包括宫腔镜子宫肌瘤

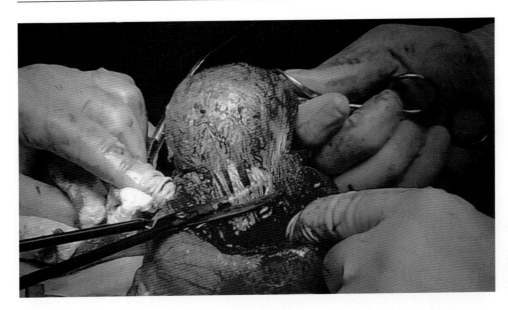

图 7.10　经腹手术图像显示手术剪分离子宫肌瘤假包膜。

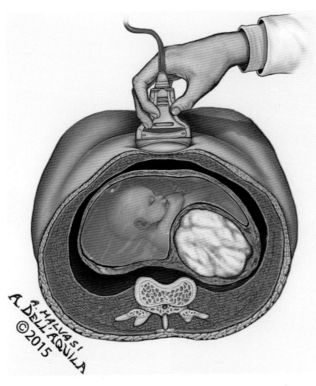

图 7.11　腹部超声扫描显示后壁子宫肌瘤。

切除术(图7.18),腹腔镜子宫肌瘤切除术(图7.19),或开腹子宫肌瘤切除术(图7.20);放射介入包括子宫动脉栓塞术(UAE)和磁共振引导下聚焦超声(MRgFUS)和肌瘤消融术。

　　药物治疗,例如结合口服避孕药或者持续孕激素药物治疗,疗效有限。尤其是对于子宫肌瘤导致宫腔变形患者,现主要被认为是延缓措施[9]。GnRHa可用于减少月经出血过多,尤其是术前准备时纠正贫血,薄化子宫内膜,使宫腔镜黏膜下肌瘤电切术变得容易,成为可能。患者在低雌激素情况下,GnRHa可缩小肌瘤体积,但停药后肌瘤快速增大。肌瘤切除前通常应避免使用GnRHa,因为会使操作困难,且增加手术后肌瘤漏切和复发的可能性[8]。这些药物的费用成本和副作用限制了其长期使用,患者进而使用其他治疗。

　　醋酸乌利司他(ulipristal acetate)(图7.21)是一种选择性孕激素受体调节剂,在欧洲和加拿大获准治疗有症状的子宫肌瘤。62%~73%的患者在治疗过程中会闭经,导致异常子宫出血的子宫肌瘤患者超过80%会得到控制[10]。每个疗程后月经恢复,且较原先基础月经量减少。在使用第二个疗程后,肌瘤体积较原先缩小约55%,疼痛和生活质量会得到改善。因为重复治疗可能降低一些肌瘤患者手术的必要性,所以妊娠前会停止进一步干预。

　　醋酸乌利司他治疗后的妊娠结局数据有限,一项研究报道,在参与醋酸乌利司他临床试验后,21名尝试妊娠的女性中15人成功妊娠[11]。18名妊娠妇女中,12名妇女产下健康婴儿,6名早期流产,在妊娠过程中子宫肌瘤没有进一步增大。虽然早期观察结果令人鼓舞,但对于有症状并想免于做手术的肌瘤患者,认为药物治疗是一个好的选择还为时尚早。

### 7.2.4　手术

　　子宫肌瘤的手术治疗指征包括：①保守治疗无效

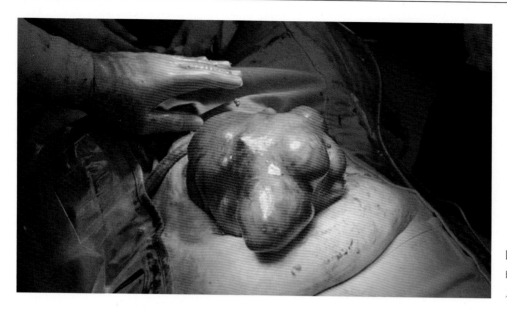

图 7.12　合并多发子宫肌瘤的巨大子宫导致压迫症状和月经期大量出血。

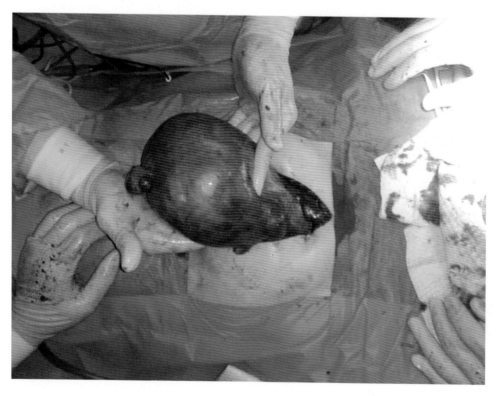

图 7.13　巨大的浆膜下/肌壁间子宫肌瘤,上缘接近肝脏。

的异常子宫出血;②高度怀疑盆腔恶性肿瘤;③绝经后肌瘤增大;④宫腔变形或输卵管阻塞导致的不孕;⑤复发性流产(宫腔变形);⑥疼痛或压迫症状(影响生活质量);⑦尿路症状,即尿频和(或)梗阻;⑧继发慢性失血后的缺铁性贫血[12]。

　　子宫肌瘤切除术指切除一个或一个以上子宫肌瘤,是有生育要求年轻女性的最佳选择。很难评估不孕症女性子宫肌瘤切除术的优势,因为与不孕症发生

率一样,随着年龄增加,肌瘤的发生率也增加。选择子宫肌瘤切除术的路径,包括宫腔镜手术、腹腔镜手术,或开腹手术,是根据患者的症状、肌瘤的大小、数目及位置来决定的。

## 7.2.5　宫腔镜下子宫肌瘤切除术

　　经宫颈宫腔镜下子宫肌瘤切除术(图 7.22)适用于有生育要求或有保留子宫要求的有症状的黏膜下肌瘤

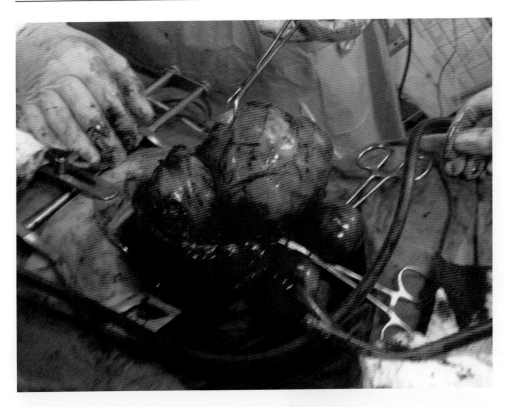

图 7.14 多发子宫肌瘤影响宫腔内结构,这些肌瘤直径不同(4~18cm),肌瘤生长形式不同(壁间、浆膜下和带蒂),肌瘤位置不同(前壁、后壁、宫底部),引起尿频、性交困难,后壁肌瘤引起排便困难。

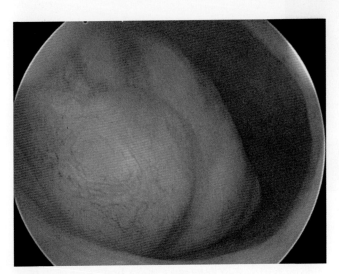

图 7.15 左侧壁黏膜下肌瘤,直径为 3cm,几乎占据整个宫腔。

患者。在宫腔镜下子宫肌瘤切除术后,早期流产风险明显降低,随之足月分娩量明显增加[13]。必要时,宫腔镜下子宫肌瘤切除术可以和开腹或腹腔镜手术同时进行,以减少症状。在宫腔镜手术中,膨宫介质充满宫腔,剪刀、单极、双极或粉碎机切除子宫肌瘤[14]。典型的宫腔镜子宫肌瘤电切术适用于直径为 6cm 或 6cm 以下的肌瘤,更大的肌瘤可能需要二次手术[15]。宫腔镜下子宫肌瘤切除术的手术技巧非常重要,因为它与妊娠率、

自然流产率和妊娠结局有关。有些方法较其他方法更有可能损伤内膜,有些方法或技巧更有可能完整切除黏膜下肌瘤,而有些方法则可能损伤子宫肌层。然而,目前尚缺乏有力的数据哪种方法更好。

宫腔镜下肌瘤切除术对妊娠有利,在某项研究中,宫腔镜子宫肌瘤切除术后 86% 的患者成功妊娠,子宫肌瘤完全、大部分或部分占据宫腔,其预后是没有区别的[16]。妊娠率和出生率与肌瘤的数目、位置和直径无关,子宫前壁肌瘤切除后更可能发生流产,宫底肌瘤切除术后早产更常见。宫腔镜子宫肌瘤切除术后有必要小心监护妊娠,以避免流产和早产发生。

## 7.2.6 开腹子宫肌瘤切除术

1845 年,Washington Atlee 在《美国医学科学》杂志(*American Journal of the Medical Sciences*)上报道了开腹切除子宫肌瘤的成功经验[17]。此手术的相关死亡率一直很高,直到 Victor Bonney 掌握了子宫肌瘤切除的技巧,尽管这来自 1908 年他没有怀孕的妻子因黏膜下肌瘤行毁灭性的子宫切除术的启发。Bonney 引进的很多手术技巧现在依然使用,包括使用夹钳夹持子宫动脉(现在命名为"Bonney 钳"),以减少子宫肌瘤切除术术中出血和举起子宫以促进术中视野暴露。他意识

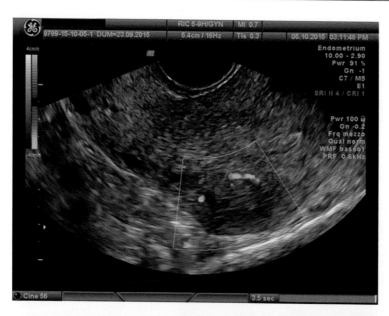

图 7.16　超声波矢状面扫描显示了一个子宫后倾、有生育要求患者的后壁浆膜下肌瘤。

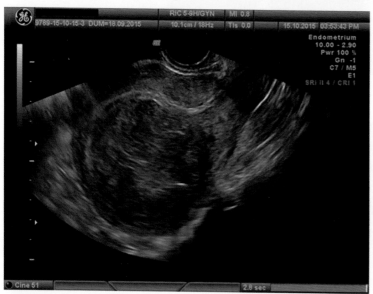

图 7.17　30 岁患者的后壁壁间肌瘤,直径达 7cm。

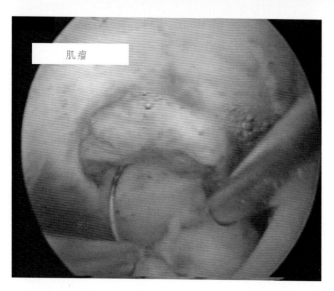

图 7.18　前壁 2 型子宫肌瘤行宫腔镜子宫肌瘤切除术。

到肌瘤床的无效腔所导致的问题，描述了通过缝合更深肌层来消灭无效腔的技巧。最终 Bonney 完成了超过 700 例肌瘤切除术,他的手术死亡率仅为 1.1%,这个死亡率在无法输血和没有抗生素使用的时代具有划时代的意义。到了 20 世纪 30 年代,Bonney 提出开腹子宫肌瘤切除术适用于任何小于 41 岁、有生育愿望的肌瘤患者。

最近,Tinelli 等强调了在子宫肌瘤切除术中保护假包膜手术技巧的重要性(图 7.23a,b),以减少术中出血,促进术后愈合,保护子宫功能[18],因为"传统"的子宫肌瘤切除术手术技巧没有进行对照研究，所以应该谨慎解释这些发现。然而,子宫肌瘤切除术保留假包膜,

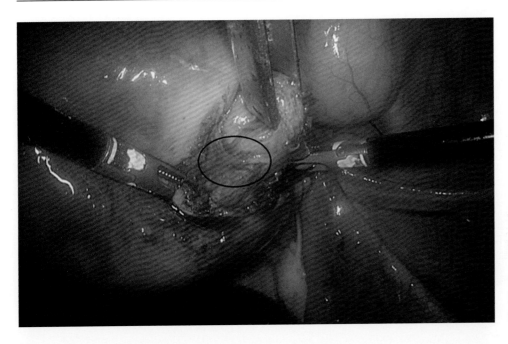

图 7.19 腹腔镜子宫肌瘤切除术,黑圈标识肌瘤假包膜。

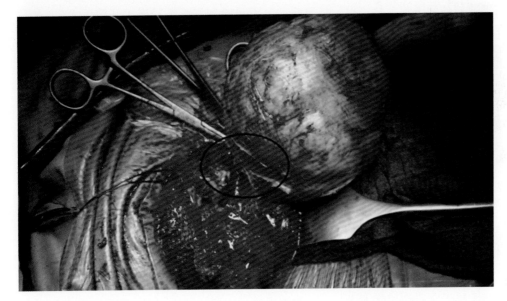

图 7.20 经腹子宫肌瘤切除术,黑圈标识假包膜。

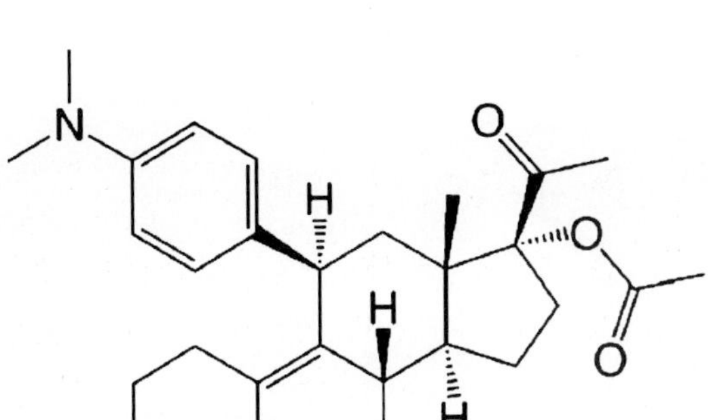

图 7.21 醋酸乌利司他为一种选择性孕激素受体调节剂。

导致术后子宫愈合面积缩小,愈合面积从术后第一天占术前肌瘤大小的 78%,缩小到术后 45 天<4%[19]。

开腹子宫肌瘤切除术的远期疗效是很好的,患者的满意度也很高。但粘连和肌瘤复发会影响一些患者的预后。黏膜下肌瘤或大的肌壁间肌瘤会使子宫内膜扭曲变形,从而导致大量出血或不孕,子宫肌瘤切除术可减少出血,促进生育能力。略高于 50% 的患者在开腹子宫肌瘤切除术后妊娠[20]。超过 90% 的开腹子宫肌瘤切除术形成粘连,后壁切口发病率高,为 94%,宫底或前壁切口形成粘连的发生率低,为 56%[21]。当粘连严

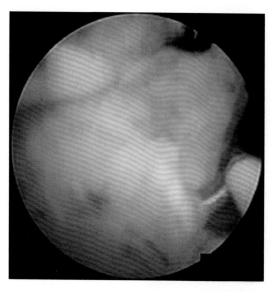

图 7.22　双极电切环经宫颈切除后壁肌瘤。

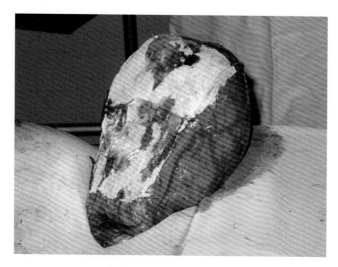

图 7.24　剖宫产术后子宫缝合表面外敷 Interceed 防粘连膜,以减少术后粘连程度。(Courtesy of Prof. Dr. Josè Palacios de Jaraquemada)

重时可能导致肠梗阻,进而需要额外的干预。粘连也会增加剖宫产手术的复杂性。由于这个原因,建议使用防粘连屏障以将粘连减小到最低。生物膜和防粘连膜 Interceed(图 7.24)已证实可以降低子宫肌瘤切除术后粘连的范围和程度[22,23]。子宫肌瘤切除术后新肌瘤的生长并不少见,但仅少数患者需要额外手术。

## 7.2.7 腹腔镜子宫肌瘤切除术

20 世纪 70 年代首次报道腹腔镜下子宫肌瘤切除术。先进的器械设备和手术技巧的快速发展促使腹腔镜下子宫肌瘤切除术在某些时候比开腹手术更可取。较开腹切除肌瘤而言,腹腔镜手术更有明显优势,因其微创性可减轻术后疼痛,缩短恢复时间,降低发热发生率,减少出血和粘连形成。腹腔镜子宫肌瘤切除术术

后肌瘤的复发风险和妊娠结局堪比开腹手术[8]。在一项研究中,浆膜下和肌壁间肌瘤在行子宫肌瘤切除术时保留假包膜(图 7.25a,b),不孕不育治疗后最终 74% 的患者受孕[24]。为优化腹腔镜子宫肌瘤切除术,重要的是选择合适的患者,正确放置套管以优化视野和防止器械碰撞,充分利用牵拉和反牵拉作用,并使用合适的器械和缝合材料以便更好地施治。从假包膜里取出子宫肌瘤(图 7.26),浆膜下肌瘤子宫单层缝合(图 7.27),深入子宫肌层的瘤腔进行双层修复(图 7.28)。传统的腹腔镜子宫肌瘤切除术的适应证是肌瘤数目少于 3 个,直径<8~10cm。然而,根据每个术者的专业技巧,可以尝试更大的肌瘤,尽管手术时间更长,麻醉并发症更多[25]。

掌握先进的腹腔镜技术,如体内缝合,需要经过一

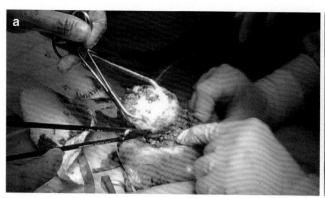
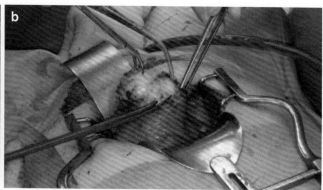

图 7.23　两个经腹子宫肌瘤切除术(a,b),手术剪切开贴近肌瘤的假包膜,通过包膜内分离肌瘤与假包膜。

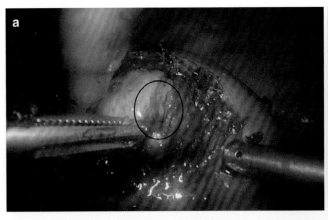
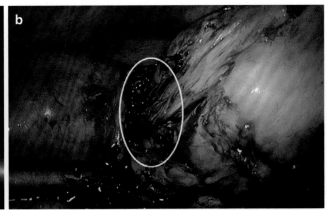

图 7.25  包膜内技术显示两个腹腔镜子宫肌瘤切除术(a,b),黑圈(a)和白圈(b)显示贴近肌瘤的假包膜。

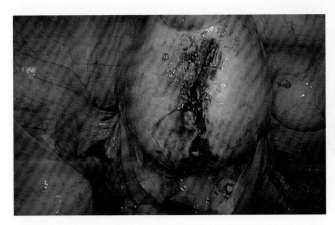
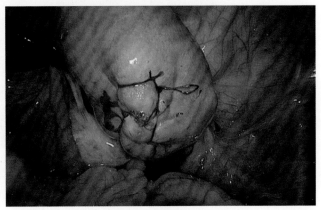

图 7.26  腹腔镜下子宫肌瘤切除术最终结局,从假包膜内摘除壁间肌瘤,缝合前仅有少量出血。

图 7.28  肌壁间肌瘤剔除后腹腔镜下双层缝合:向内缝合似"篮球缝合"。

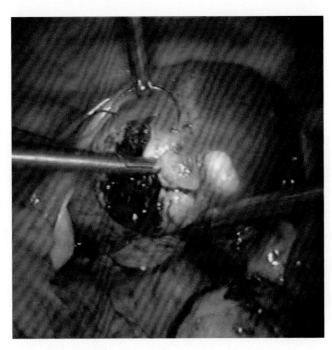

图 7.27  腹腔镜下单个浆膜下肌瘤切除后行单层缝合。

个陡峭的学习曲线。适合腹腔镜下子宫肌瘤切除术的机器人辅助腹腔镜手术具有更广阔视野。优势包括操作灵巧度提高和三维立体视野。虽然与传统腹腔镜手术相比,机器人辅助手术的手术时间往往较长,但它的学习曲线较短,且不增加手术的发病率。缺点包括手术中触觉的缺失和费用增加[26]。单孔腹腔镜手术的腹腔镜技巧学习曲线陡峭,但其是有改善美容效果[27]的优点。

考虑到后续产科的预后,任何子宫肌瘤切除术的手术技巧均很重要。不管任何技术,子宫肌瘤切除术均会增加子宫破裂的风险,意识到这一点很重要。尽管熟练的外科医生操作时风险小于1%[8],但子宫破裂很严重,因为它是会给母体和胎儿带来灾难性后果的产科急症(图 7.29)[28]。在大多数手术时不清楚子宫破裂的风险,当切除多个大且深的肌瘤,手术技术欠佳或术后肌瘤切口感染时,风险可能更高[29]。尽管如果完全

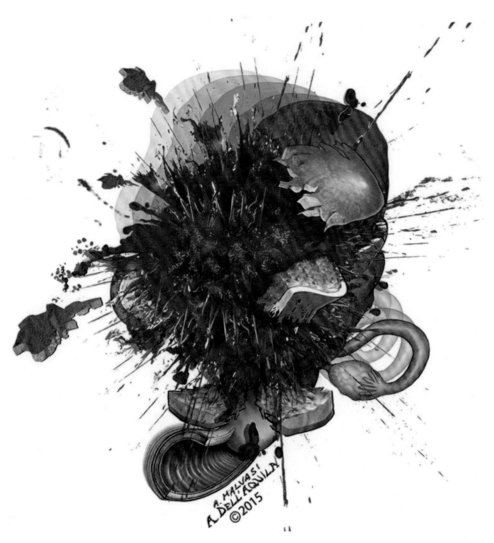

图 7.29　子宫破裂致大量出血、疼痛和失血性休克,这一产科急症,可能给母体和胎儿带来灾难性后果。

关闭肌层,妊娠期间子宫破裂的风险低,但数据不足以证实,在切除多个大且深的肌瘤后,是否应该常规行剖宫产手术(图 7.30a,b)。

## 7.2.8 子宫内膜去除术

没有生育要求的黏膜下肌瘤患者在行宫腔镜下子

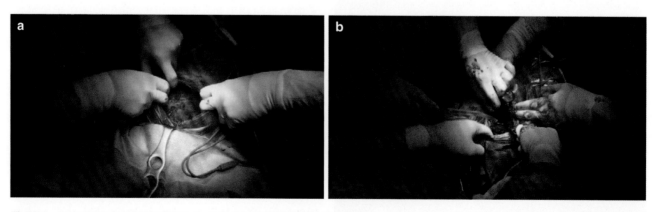

图 7.30　孕 23 周紧急纵切口开腹手术,患者之前有开腹前壁肌瘤切除术史:(a)打开腹腔后,胎盘在腹腔内完全自由漂浮。(b)清除胎儿和胎盘后,术者展示子宫破裂口位于之前手术的子宫切口瘢痕。

宫肌瘤切除术后可行子宫内膜去除术。然而，子宫内膜的消融不是一种避孕的方法，在子宫内膜去除术后仍然可以妊娠，且常常有严重的并发症。

任何形式的子宫内膜去除技术之下，子宫内膜会受到严重且不可逆的损坏，所以有报道严重的妊娠期并发症不足为奇，例如，孕 24 周死于子宫破裂和大量内出血，并发胎盘植入终止妊娠后急诊行子宫切除术[30]。另一例报道子宫内膜去除术后，孕 26 周+5 天发生非致命性子宫破裂[31]。由于子宫内膜去除术后有很高的妊娠相关并发症，故应该采用可靠的避孕措施。当妊娠时，应密切监测异常位置的胎盘，或胎膜早破，宫腔粘连导致的畸形妊娠，或子宫破裂，发生异常时可能需要紧急行子宫切除术[32]。即使终止妊娠也应被认为是潜在高风险操作，相关的并发症包括感染性流产和切除子宫潜在风险[33]。子宫内膜去除术后任何妊娠均应被认为有潜在危险，患者应被告知如果出现并发症，有可能需要切除子宫。

在 20 世纪 80 年代，子宫内膜去除术方兴未艾时描述了几种技术和方法。最初，使用滚球、前列腺电切器或者接触激光进行子宫内膜切除，这项技术需要宫腔镜专业技术，熟悉潜在并发症，包括子宫穿孔和液体超负荷。在 20 世纪末 21 世纪初，一些消融装置被引入子宫内膜去除术，包括加热子宫内膜的热球系统，超声引导下的冷冻消融系统，宫腔镜引导下热盐水系统。一个微波网系统——诺舒，其原理为宫腔内放置三角形电极，负压使内膜紧贴电极进行治疗。诺舒系统是唯一 FDA 认证的治疗<2cm 子宫内膜息肉的设备，也可治疗宫腔未变形扭曲的带有肌瘤的子宫。然而，这些设备中，没有能治疗导致内膜变形的子宫肌瘤的设备，因此，子宫内膜消融术治疗黏膜下肌瘤患者的应用有限[34]。

## 7.2.9 子宫动脉栓塞术

如果有生育要求，相较于栓塞，肌瘤切除术更好，因为栓塞术后生殖预后不确定。子宫动脉栓塞术（UAE）主要是介入放射科医师通过股动脉插入导管，注入聚乙烯化合物泡沫颗粒闭塞双侧子宫动脉。这些血管的选择性灌注促使梗死，子宫肌瘤体积下降约 50%。UAE 是替代子宫切除术和开腹子宫肌瘤切除术的合理选择，有好的短期结果，包括改善出血和疼痛、

提高生活质量及类似的长期结果[35]。子宫动脉栓塞术最适用于有生育史的，手术条件差的，或者不愿意切除子宫的有症状的子宫肌瘤患者。

一项研究中，23 名有生育要求的妇女有 15 名妊娠，其中 13 名足月分娩，2 例分别在孕 12 周和孕 16 周出现流产[36]。另一项研究中，约 28%的试孕妇女在 UAE 术后成功妊娠，仅仅 14%活产[37]。在另一项研究中，31 名妇女渴望生育但仅 1 名妇女最终妊娠，而她却早期流产了[38]。

UAE 术后肌瘤可能会退化，但不会消失；因此剩余的肌瘤仍可能损害妊娠子宫。此外，在栓塞过程中，堵塞肌瘤血管的微粒可能同时也堵塞子宫肌层和内膜的正常血管。虽然子宫接受来自宫颈和卵巢动脉的血流，血流维持在子宫，但 UAE 使用的微粒会陷入小动脉分支，尽管长期影响还没有显现。相较肌瘤切除术，UAE 会导致不育和更多的妊娠并发症，如自然流产、早产、梗阻性难产、胎盘异常和产后出血等，这些问题的出现并不会令人奇怪[39]。据报道，UAE 的妊娠结局包括早期流产[38]、子宫破裂和胎盘植入[40]。尽管介入放射标准实践委员会协会（Interventional Radiology Standards of Practice Committee）认为 UAE 优于肌瘤切除术，患者首选 UAE 治疗肌瘤应受到重视 [41]，但目前 UAE 不推荐给有生育要求的患者，由于存在子宫和胎盘异常，妊娠妇女应视其为高危手术。

## 7.2.10 磁共振引导下聚焦超声

磁共振引导下聚焦超声(MRgFUS)是治疗肌瘤的一种非侵入性治疗方法，它利用磁共振成像(MRI)来观察组织解剖结构并监测组织温度和热量，向靶向组织集中发送聚焦超声波。最初临床研究显示 ExAblate 系统(InSightec, Haifa, Israel)显著改善生活质量评分后，在 2004 年通过 FDA 认证[42]。MRgFUS 术后 6 个月肌瘤体积减小约 29%[43]。平均随访 19 个月，MRgFUS 术后再干预率约 13%[44]。

尽管 MRgFUS 不推荐用于有生育要求的妇女。2010 年之前，MRgFUS 治疗肌瘤患者 51 名，术后妊娠 54 例，足月产 41%，另外，超过 20 周的妊娠率为 20%，自然流产率为 28%，终止妊娠率 11%[45]。尽管据报道 MRgFUS 术后有良好的妊娠结局，但是在有更多安全数据前，有生育要求的妇女不应该选择 MRgFUS，如果

怀孕了,应监测是否存在子宫或胎盘位置异常。

　　MRgFUS 的适应证包括完成生育的绝经前妇女,可获得 MR 增强影像的,体积小于孕 24 周的(即未被肠管和骨骼遮盖的) 有症状的肌瘤。禁忌证包括妊娠或哺乳期妇女,有活跃的盆腔炎症或任何活动性感染,慢性腿或腰背痛,妨碍 MRI 使用的幽闭恐惧症,体重超过 MR 极限(约 113 千克),体内有 MR 禁止使用的植入性材料或装置,超声束无法避开的大量腹部瘢痕、皮样囊肿,宫内节育器,带蒂的肌瘤,已知的或可疑增生或恶性肿瘤,不明原因的子宫出血。总的来说,符合做 MRgFUS 条件的妇女不到一半,不能施术的常见原因是肌瘤大小、高成本和有生育要求[46]。

　　MRgFUS 相关的并发症包括皮肤和坐骨神经损伤,肠道和膀胱损伤风险低。一项前瞻性研究比较了MRgFUS 和子宫切除术,发现 MRgFUS 术后并发症更少,恢复更快,子宫切除术后 6 个月生活质量更好[47]。

## 7.2.11 肌瘤消融术

　　电、热和超声能量源已被用于有症状的子宫肌瘤的凝固和去极化。目前的消融术已经成功地缓解了与肌瘤大小相关的症状,但是对有生育要求的女性来说,其安全性尚存疑虑。

　　肌瘤消融术是使用超声波或腹腔镜下直接插入子宫的消融装置。多种消融装置,包括单极电流或射频装置、热装置或激光探测器。腹腔镜下旧设备常常导致子宫浆膜损伤和致密盆腔粘连[48]。双极电针肌瘤消融术缩小肌瘤体积约 89%,术后 6 个月患者满意度达97%[49]。另一组病例中,加上双极电针子宫内膜消融术减少了 66% 的重复手术,术后闭经率由 37% 增加到57%[50]。然而,双极肌溶解术亦导致了高发的致密粘连。一项研究中,腹腔镜冷冻子宫肌瘤消融术后肌瘤体积缩小仅约 10%,术后粘连发生率却很高[51]。然而,另一项 20 名患者腹腔镜冷冻子宫肌瘤消融术的研究,肌瘤体积缩小 80% 并改善症状[52]。

　　一种更新的肌瘤消融术通路形式,展现了该术式的新亮点。在腹腔镜下使用射频能量通过针状阵列进入肌瘤。腹腔镜超声确定肌瘤的大小和位置。导引器通过浆膜插入肌瘤,在腹腔镜和超声波监视下放置电极阵列[53]。在一项 135 名女性实施这种肌瘤消融术的研究中,月经出血量减少了约 40%,12 个月肌瘤体

缩小 45%,36 个月中累积重复干预率为 11%[54]。治疗后有关妊娠结局的报告正在进行中[55]。

　　如同 UAE 和 MRgFUS 一样,该术后肌瘤体积缩小但依然存在,所以可能会影响妊娠结局,至少与没有肌瘤的女性相比是这样。有些技术有可能破坏子宫肌层,所以在妊娠和分娩时可能会增加子宫破裂的风险。此外,腹腔镜技术引起的致密粘连可能会增加剖宫产手术的困难和复杂性。

　　迄今为止,关于肌瘤消融术术后妊娠结局的数据有限。在一项报道中,两名妇女分别在行超声引导下经阴道肌瘤消融术后 15 个月和 18 个月分娩,产时或产后没有出现并发症[56]。然而,另一项报告指出,3 名妇女在接受腹腔镜下肌瘤消融术后不久妊娠,两名妇女分别在孕 32 周和孕 39 周发生子宫破裂,孕 32 周的胎儿死亡[57]。第 3 个足月分娩。虽然这些妊娠并发症可能与腹腔镜下肌溶解设备放置不准确,进而损害子宫肌层有关,但在有更多有用数据前,不鼓励肌瘤消融术后妊娠。

# 7.3　子宫肌瘤与妊娠

## 7.3.1 妊娠期子宫肌瘤发生率

　　根据孕早期 B 超发现,妊娠期子宫肌瘤的患病率,非洲裔美国人为 18%,白人为 8%,西班牙裔为10%[58]。

　　子宫肌瘤的平均直径大小约 2.5cm。然而,初诊后孕 7~10 周内才进行 B 超检查肌瘤被延误 (图 7.31),在中期妊娠时子宫肌瘤可能更难识别,因为仅能发现3.2% 的子宫肌瘤(图 7.32)[59]。临床发现妊娠期间 42%的子宫肌瘤直径超过 5cm,而小于 5cm 的仅 12.5%[60]。

# 7.4　妊娠对子宫肌瘤的影响

　　尽管在妊娠早期子宫肌瘤会增大,但孕早期后妊娠会对肌瘤生长产生可变的不可预测的影响。一项研究发现 69% 的单发子宫肌瘤,孕早期首次发现子宫肌瘤,在此后的检查中肌瘤大小保持不变(图 7.33)[61]。肌瘤增大的高峰发生在孕 10 周前(图 7.34)。肌瘤增长与最初肌瘤体积无关,分娩后肌瘤变小。

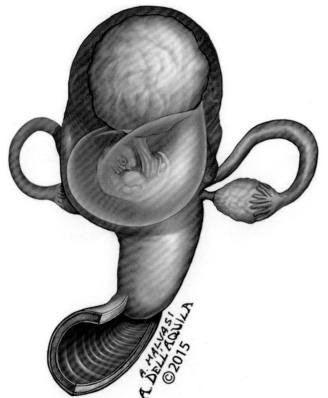

图 7.31　B 超扫描孕 8 周胎儿及覆盖宫底的肌瘤。

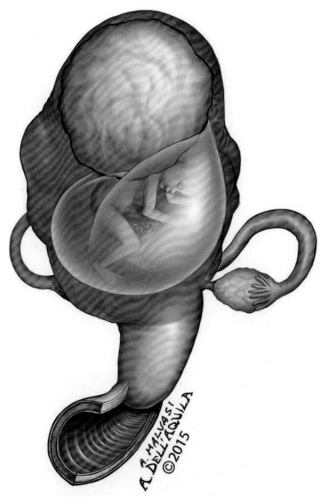

图 7.32　B 超扫描孕 14 周胎儿及覆盖宫底的肌瘤。

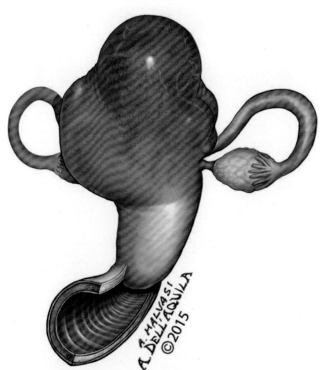

图 7.33　孕早期发现宫底单发子宫肌瘤。

## 7.5 妊娠期间子宫肌瘤变性

　　根据临床症状和仪器检查证据，约 9% 的肌瘤患者在妊娠期间会发生变性（图 7.35）[62]。如果肌瘤增大血液供应不足，可能发生肌瘤梗死，走行于肌瘤的血管也可能突然闭塞，比如带蒂的子宫肌瘤发生蒂扭转（图 7.36），或者雌孕激素突然改变，常发生于流产期间。采用 B 超连续随访 113 名妊娠妇女，10 名（9%）形成无回声区或不均质低回声区，与肌瘤变性一致。10 名妇女当中有 7 名伴有严重的腹痛，需要住院治疗，与肌瘤的梗死和变性一致。其他 103 名妇女超声没有发现变化，仅 12% 有类似疼痛。一个小型研究发现，使用布洛芬可以缩短住院时间，降低再住院率[63]。

　　有时在带蒂肌瘤扭转情况下，疼痛严重，需要行子宫肌瘤切除术（图 7.37）。在一病例中，一患者孕 11 周

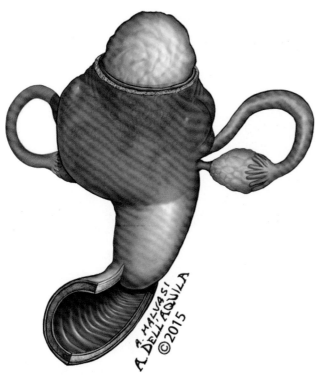

图 7.34　孕 10 周前，宫底单发肌瘤增大。

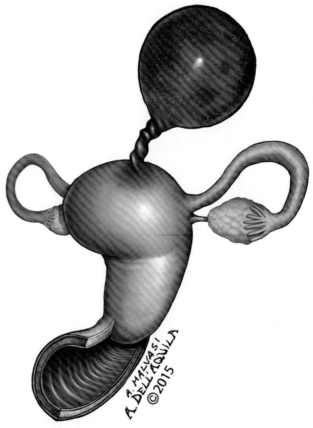

图 7.36　带蒂子宫肌瘤发生蒂扭转，合并变性。

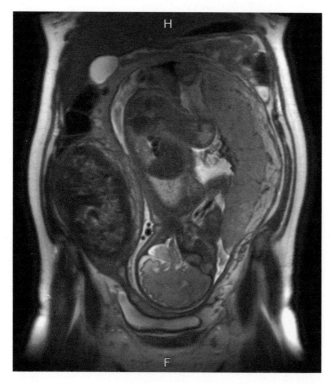

图 7.35　MRI 扫描孕 34 周胎儿，纵切面显示合并直径 12cm 的变性子宫肌瘤。（Courtesy of Prof. Dr. Josè Palacios de Jaraquemada）

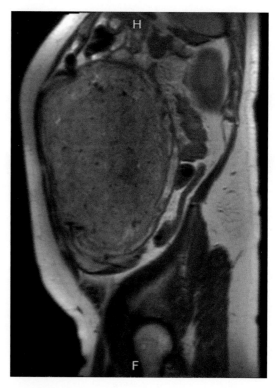

图 7.37　孕早期妇女的 MRI 矢状面扫描，一个大的带蒂子宫肌瘤发生蒂扭转。（Courtesy of Prof. Dr. Palacios de Jaraquemada）

时出现急腹症,发现正常盆腔内有一直径 8cm 的带蒂子宫肌瘤[64]。另一个病例,患者在腹腔镜下子宫肌瘤切除术后成功妊娠,孕 10 周出现急腹症[64]。这两个患者均在腹腔镜下行子宫肌瘤切除术,疼痛迅速缓解,最终分娩了健康的婴儿。

子宫肌瘤增大明显时,子宫可能沿长轴旋转超过45°。在一个病例中,一名 27 岁患者孕 15 周+3 天出现急性腹痛伴休克[65]。剖腹探查显示宫底大肌瘤导致的子宫完全轴向扭转和大面积剥离。当临近分娩时发生子宫扭转,可行急诊剖宫产,但可能需要进行子宫后壁切口[66]。肌瘤患者出现急性腹痛,需要高度怀疑并快速诊断和处理,鉴别诊断应该包括肌瘤相关因素。

## 7.6 子宫肌瘤对妊娠的影响

多数子宫肌瘤患者都有可能妊娠,且不会出现肌瘤相关并发症(图 7.38)。然而,在不同的研究中,并发症的发生率不一样。

在一项 12 600 名孕妇研究中,167 例合并子宫肌瘤,有肌瘤者和无肌瘤者之间,早产、胎膜早破、胎儿生长受限、前置胎盘、胎盘早剥、产后出血或胎盘残留的发生率没有区别[67]。只是肌瘤患者剖宫产更常见(23% vs 12%)。

与该相对可靠的研究相反,其他研究者发现在孕期有更高的肌瘤相关并发症(图 7.39)。在一项 15 104 名产妇的回顾性研究中,401 名产妇中期妊娠期间 B 超诊断子宫肌瘤,胎膜早破、手术助产阴道分娩、绒毛膜羊膜炎或子宫内膜炎的发生率没有增加[68]。然而,与没有肌瘤的产妇相比,肌瘤患者的早产率(19% vs 3%)、前置胎盘发生率(3.5% vs 1.8%,差异 1.7%)、产后出血率(8.3% vs 2.9%)和剖宫产率(49% vs 21%)更高。另一项研究发现,肌瘤增加了不良产科结局的风险,如胎儿生长受限、胎死宫内、胎盘早剥、前置胎盘、早产、臀位、胎膜早破和输血[69]。Stout 等发现肌瘤患者与非肌瘤患者相比,前置胎盘发生率分别为 1.4% 和 0.5%,0.9% 的差异;胎盘早剥发生率分别为 1.4% 和 0.7%,0.7% 的差异;胎膜早破发生率分别为 3.3% 和 2.4%,1.1% 的差异[59];孕 34~37 周早产率分别为 15.1% 和 10.5%,4.6% 的差异,但临床意义小,因为这些婴儿的预后很好;小于 34 周的早产率分别为 3.9% 和 2.8%,1.1% 的差异,有统计学意义。

子宫肌瘤大小是决定妊娠相关并发症及预后的一个重要因素[70]。一项研究显示与没有肌瘤或小肌瘤相比,大于 5cm(图 7.40)的肌瘤患者分娩的孕龄明显提前(38.6 周 vs 38.4 周 vs 36.5 周)。大肌瘤患者的未足

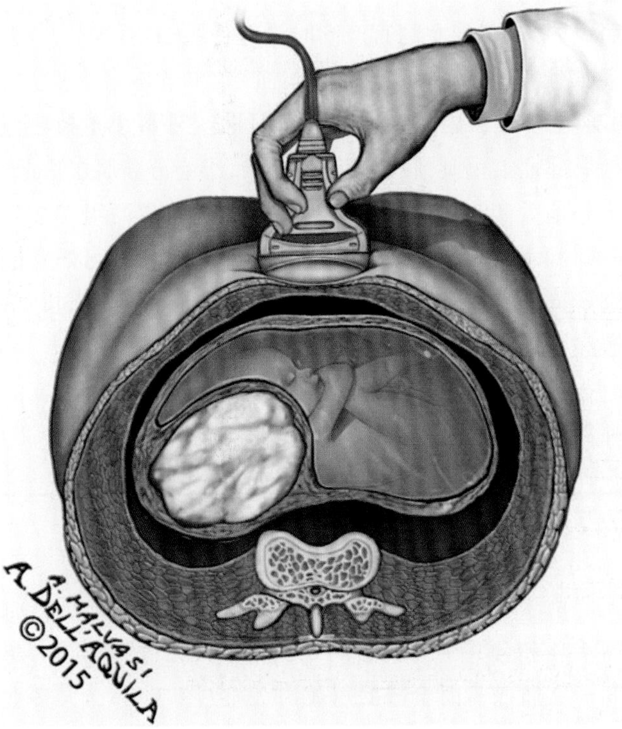

图 7.38 妊娠合并后壁子宫肌瘤;她有望在没有肌瘤相关并发症情况下继续妊娠。

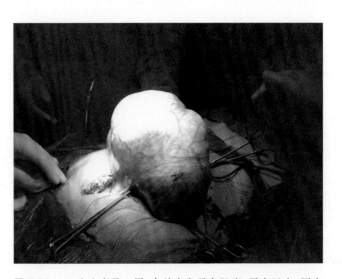

图 7.39 44 岁患者孕 9 周,合并多发子宫肌瘤,子宫巨大,因大出血行纵切口开腹手术;因疾病危及生命,患者同意紧急切除子宫。

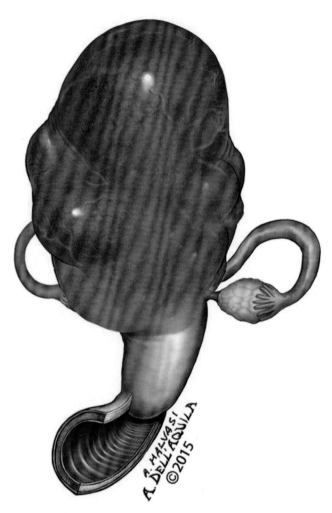

图 7.40　孕期宫底有直径 6cm 的多发子宫肌瘤。

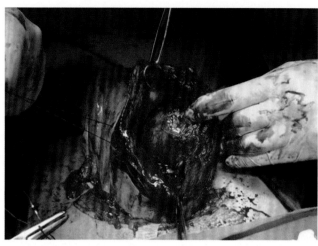

图 7.41　大肌瘤导致胎膜早破、早产,紧急剖宫产的开腹图像,胎儿分娩后切除肌瘤。(Courtesy of Prof. Dr. Josè Palacios de Jaraquemada)

月胎膜早破率和早产率明显更高,预后也与直径大于 5cm 的肌瘤数目有关(图 7.41)。大肌瘤组分娩时的失血量明显更多,12% 的大肌瘤女性产后需要输血。

　　肌瘤的位置是另一个造成妊娠相关并发症的因素。与前壁大小相似的肌瘤相比,3cm 及以上(图 7.42a,b)的后壁肌瘤更多地与盆腔痛相关(P=0.001),流产率也更高[71]。然而前、后壁肌瘤相比,早产率、孕早期出血率、小于孕龄儿和孕期住院率没有差异。后壁肌瘤妇女流产率明显更高。

　　据报道,肌瘤机械压迫引起的胎儿损伤很少发生。1980 年至 2010 年的 PubMed 数据库搜索显示 1 例伴胎儿生长受限的胎头畸形[72],1 例胎位异常[73],1 例肢体减少[74]和 1 例胎头畸形伴斜颈[75]。

　　子宫肌瘤明显增加了剖宫产率,尤其是直径为 3cm 至以上的大肌瘤[76]。肌瘤位于或靠近首选的剖宫产手术切口时(图 7.43),会增加手术的复杂性和并发症。在某些情况下,剖宫产可以同时行肌瘤切除术(图 7.44),在另一些情况下,是患者要求剖宫产时同时切除大肌瘤。然而,在剖宫产同时行子宫肌瘤切除术时,重要的是细致的手术技巧(图 7.45)。

　　Tinelli 等描述了一项前瞻性病例对照研究,研究组的 68 名妇女剖宫产同时行肌瘤切除术(图 7.46),对照组的 72 名妇女剖宫产同时没有行肌瘤切除术[77]。大多数肌瘤为浆膜下或肌壁间肌瘤,54% 是宫底肌瘤,32% 位于子宫内,19% 位于子宫下段。外科手术技巧包括局部轻柔止血,假包膜锐性切开,小心分离肌层边缘,小心地关闭无效腔以防止血肿形成。比较两组的住院时间和术后贫血没有差异。另一项研究中 76 名妇女剖宫产同时行肌瘤切除术,60 名妇女没有剖宫产同时行肌瘤切除术,两组进行比较显示,对于有些肌瘤患者,同时行肌瘤切除术是安全的[78]。这些研究表明经验丰富的外科医生在剖宫产同时行肌瘤切除术是安全的。

## 7.7　结论

　　由于育龄期妇女子宫肌瘤发病率高,孕前子宫肌瘤治疗和合并子宫肌瘤的妊娠很是常见(图 7.47)。孕期子宫肌瘤有时会导致妊娠并发症(图 7.48)。大多数无症状肌瘤可以正常妊娠和分娩。当有症状的肌瘤患者有生育要求时,相较缩小子宫肌瘤大小的手术,包括

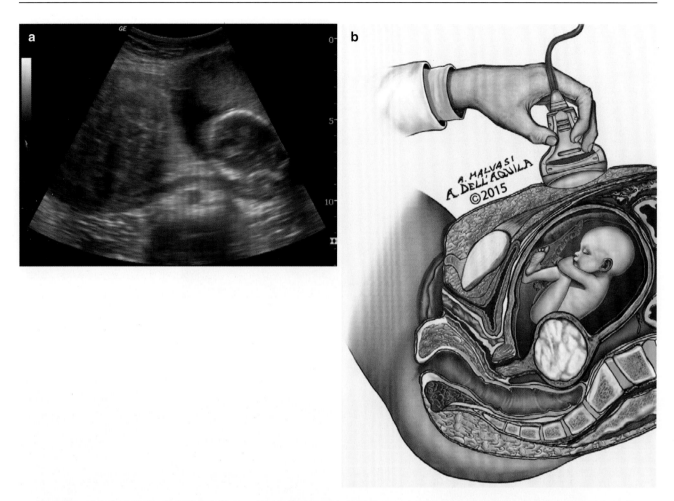

图 7.42 子宫前壁胎盘,后壁肌瘤直径 8cm,孕 18 周的 B 超扫描图像(a);右图显示孕 15 周胎儿,前壁胎盘后壁子宫肌瘤。

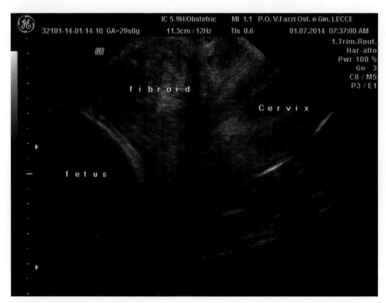

图 7.43 超声波扫描显示前壁肌瘤的位置接近适合剖宫产的切口位置。

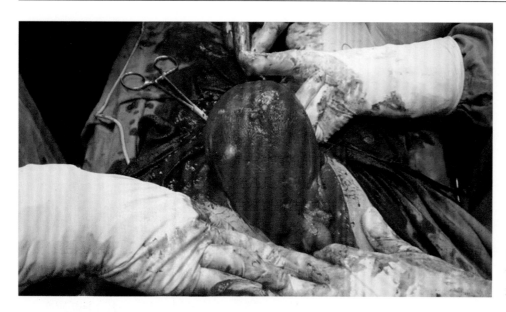

图 7.44    剖宫产术中发现之前子宫肌瘤切除术形成的大量粘连带。

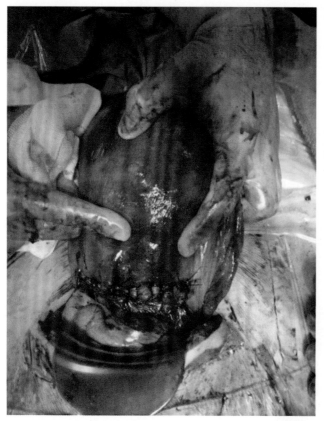

图 7.45    图像显示剖宫产术中子宫下段肌瘤切除术；重要的是胎儿取出和剔除肌瘤时观察细致的手术技巧。

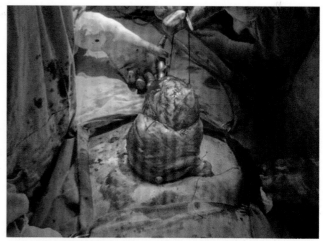

图 7.46    剖宫产同时行子宫肌瘤切除术。

子宫肌瘤切除术的妊娠结局更好。然而，这些方法均有可能发生妊娠相关并发症。孕期合并子宫肌瘤的妇女，剖宫产发生率增加，剖宫产同时行肌瘤切除术的发生率也增加（图 7.49）。与子宫肌瘤大小和位置相关的母亲和胎儿并发症，除了可能包括胎儿生长受限、胎盘早剥、前置胎盘、早产、臀先露、胎膜早破和输血需求，此外还增加了剖宫产率和子宫切除术的可能性（图 7.50）。由于这些并发症的潜在可能，所有已经接受肌瘤治疗的妊娠女性，或孕前或孕期诊断肌瘤的女性，应该密切关注以提高健康婴儿分娩的可能性。

子宫动脉栓塞术、磁共振引导下聚焦超声和肌瘤消融术而言，宫腔镜肌瘤切除术、腹腔镜肌瘤切除术和开腹

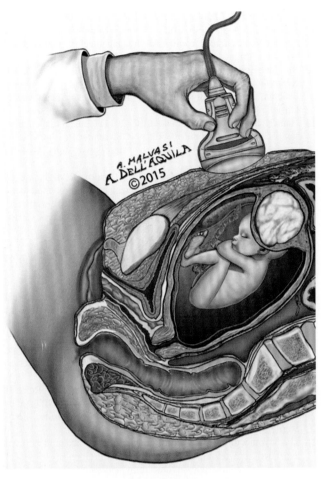

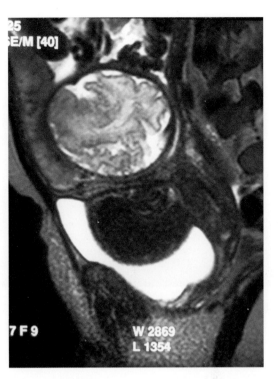

图 7.48　孕 19 周有症状的宫颈大肌瘤的 MRI 矢状面扫描图。
(Courtesy of Prof. Dr. Josè Palacios de Jaraquemada)

图 7.47　孕 15 周胎儿和宫底肌瘤。

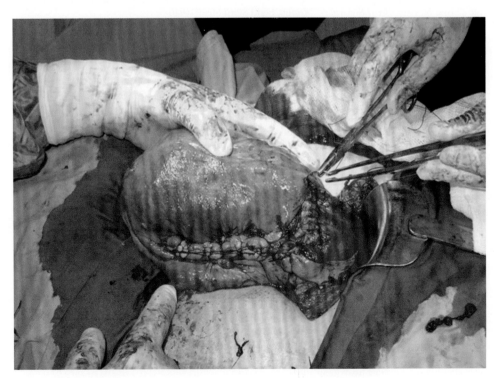

图 7.49　剖宫产合并子宫肌瘤切除术结果：胎儿分娩后，子宫下段切口向右上侧方延长，去除大肌瘤。

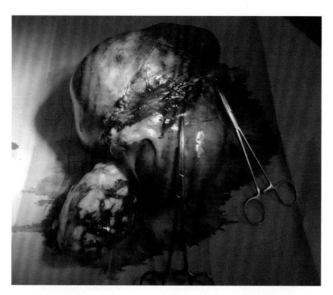

图 7.50　剖宫产同时行子宫切除术：多发子宫肌瘤使妊娠的子宫变形，新生儿分娩后切除子宫。

（周凤琼 译　郑杰 审校）

# 参考文献

1. Baird DD, Dunson DB, Hill MC, Cousins D, Schectman JM (2003) High cumulative incidence of uterine leiomyoma in black and white women: ultrasound evidence. Am J Obstet Gynecol 188: 100–107

2. Mehine M, Mäkinen N, Heinonen HR, Aaltonen LA, Vahteristo P (2014) Genomics of uterine fibroids: insights from high-throughput sequencing. Fertil Steril 102:621–629

3. Brakta S, Diamond JS, Al-Hendy A, Diamond MP, Halder SK (2015) Role of vitamin D in uterine fibroid biology. Fertil Steril 104:698–706

4. Commandeur AE, Styer AK, Teixeira JM (2015) Epidemiological and genetic clues for molecular mechanisms involved in uterine fibroid development and growth. Hum Reprod Update 21:593–615

5. Moravek MB, Yin P, Ono M, 5th Coon JS, Dyson MT, Navarro A, Marsh EE, Chakravarti D, Kim JJ Wei JJ, Bulun SE (2015) Ovarian steroids, stem cells and uterine fibroid: therapeutic implications. Hum Reprod Update 21:1–12

6. Benaglia L, Cardellicchio L, Filippi F, Paffoni A, Vercellini P, Somigliana E, Fedele L (2014) The rapid growth of fibroids during early pregnancy. PLoS One 9:e85933

7. Di Tommaso S, Massari S, Malvasi A, Bozzetti MP, Tinelli A (2013) Gene expression analysis reveals an angiogenic profile in uterine fibroid pseudocapsule. Mol Hum Reprod 19:380–387

8. Hurst BS, Matthews ML, Marshburn PB (2005) Laparoscopic myomectomy for symptomatic uterine myomas. Fertil Steril 83:1–23

9. Matteson KA, Anderson BL, Pinto SB, Lopes V, Schulkin J, Clark MA (2011) Practice patterns and attitudes about treating abnormal uterine bleeding: a national survey of obstetricians and gynecologists. Am J Obstet Gynecol 205:321.e1–8

10. Donnez J, Hudecek R, Donnez O, Matule D, Arhendt HJ, Zatik J, Kasilovskiene Z, Dumitrascu MC, Fernandez H, Barlow DH, Bouchard P, Fauser BC, Bestel E, Terrill P, Osterloh I, Loumaye E (2015) Efficacy and safety of repeated use of ulipristal acetate in uterine fibroids. Fertil Steril 103:519–27.e3

11. Luyckx M, Squifflet JL, Jadoul P, Votino R, Dolmans MM, Donnez J (2014) First series of 18 pregnancies after ulipristal acetate treat-ment for uterine fibroids. Fertil Steril 102:1404–1409

12. Wallach EE, Vlahos NF (2004) Uterine myomas: an overview of development, clinical features, and management. Obstet Gynecol 104:393–406

13. Roy KK, Singla S, Baruah J, Sharma JB, Kumar S, Singh N (2010) Reproductive outcome following hysteroscopic myomectomy in patients with infertility and recurrent abortions. Arch Gynecol Obstet 282:553–560

14. Hamerlynck TW, Dietz V, Schoot BC (2011) Clinical implementation of the hysteroscopic morcellator for removal of intrauterine myomas and polyps. A retrospective descriptive study. Gynecol Surg 8:193–196

15. Camanni M, Bonino L, Delpiano EM, Ferrero B, Migliaretti G, Deltetto F (2010) Hysteroscopic management of large symptomatic submucous uterine myomas. J Minim Invasive Gynecol 17:59–65

16. Litta P, Conte L, De Marchi F, Saccardi C, Angioni S (2014) Pregnancy outcome after hysteroscopic myomectomy. Gynecol Endocrinol 30:149–152

17. Chamberlain G (2003) The master of myomectomy. J R Soc Med 96:302–304

18. Tinelli A, Mettler L, Malvasi A, Hurst B, Catherino W, Mynbaev OA, Guido M, Alkatout I, Schollmeyer T (2014) Impact of surgical approach on blood loss during intracapsular myomectomy. Minim Invasive Ther Allied Technol 23:87–95

19. Tinelli A, Hurst BS, Mettler L, Tsin DA, Pellegrino M, Nicolardi G, Dell'Edera D, Malvasi A (2012) Ultrasound evaluation of uterine healing after laparoscopic intracapsular myomectomy: an observational study. Hum Reprod 27:2664–2670

20. Malzoni M, Tinelli R, Cosentino F, Iuzzolino D, Surico D, Reich H (2010) Laparoscopy versus minilaparotomy in women with symptomatic uterine myomas: short-term and fertility results. Fertil Steril 93:2368–2373

21. The Myomectomy Adhesion Multicenter Study Group (1995) An expanded polytetrafluoroethylene barrier (Gore-Tex Surgical Membrane) reduces post-myomectomy adhesion formation. Fertil Steril 63:491–493

22. Diamond MP (1996) Reduction of adhesions after uterine myomectomy by Seprafilm membrane (HAL-F): a blinded, prospective, randomized, multicenter clinical study. Seprafilm Adhesion Study Group. Fertil Steril 66:904–910

23. Ahmad G, O'Flynn H, Hindocha A, Watson A (2015) Barrier agents for adhesion prevention after gynaecological surgery. Cochrane Database Syst Rev (4):CD000475

24. Tinelli A, Hurst BS, Hudelist G, Tsin DA, Stark M, Mettler L, Guido M, Malvasi A (2012) Laparoscopic myomectomy focusing on the myoma pseudocapsule: technical and outcome reports. Hum Reprod 27:427–435

25. Sizzi O, Rossetti A, Malzoni M, Minelli L, La Grotta F, Soranna L, Panunzi S, Spagnolo R, Imperato F, Landi S, Fiaccamento A, Stola E (2007) Italian multicenter study on complications of laparoscopic myomectomy. J Minim Invasive Gynecol 14:453–462

26. Tinelli A, Malvasi A, Gustapane S, Buscarini M, Gill IS, Stark M, Nezhat FR, Mettler L (2011) Robotic assisted surgery in gynecology: current insights and future perspectives. Recent Pat Biotechnol 5:12–24

27. Lee HJ, Kim JY, Kim SK, Lee JR, Suh CS, Kim SH (2015) Learning curve analysis and surgical outcomes of single-port laparoscopic myomectomy. J Minim Invasive Gynecol 22:607–611

28. Landon MB, Lynch CD (2011) Optimal timing and mode of delivery after cesarean with previous classical incision or myomectomy: a review of the data. Semin Perinatol 35:257–261

29. Parker WH, Einarsson J, Istre O, Dubuisson JB (2010) Risk factors for uterine rupture after laparoscopic myomectomy. J Minim Invasive Gynecol 17:551–554

30. Laberge PY (2008) Serious and deadly complications from pregnancy after endometrial ablation: two case reports and review of the literature. J Gynecol Obstet Biol Reprod (Paris) 37:609–613

31. Bowling MR, Ramsey PS (2010) Spontaneous uterine rupture in pregnancy after endometrial ablation. Obstet Gynecol 115:405–406

32. Hamar BD, Wolff EF, Kodaman PH, Marcovici I (2006) Premature rupture of membranes, placenta increta, and hysterectomy in a pregnancy following endometrial ablation. J Perinatol 26:135–137

33. Gill LA, Baldwin E, Lessard-Anderson C, White W (2015) Septic abortion with placenta accreta in pregnancy after endometrial ablation. Obstet Gynecol 125:822–824

34. Bren L (2001) Alternatives to hysterectomy. New technologies, more options. FDA Consum 35:23–28

35. van der Kooij SM, Hehenkamp WJ, Birnie E, Ankum WM, Mol BW, Scherjon S, Reekers JA (2013) The effect of treatment preference and treatment allocation on patients' health-related quality of life in the randomized EMMY trial. Eur J Obstet Gynecol Reprod Biol 169:69–74

36. Firouznia K, Ghanaati H, Sanaati M, Jalali AH, Shakiba M (2009) Pregnancy after uterine artery embolization for symptomatic fibroids: a series of 15 pregnancies. AJR Am J Roentgenol 192:1588–1592

37. Hamoda H, Pepas L, Tasker F, Reidy J, Khalaf Y (2015) Intermediate and long-term outcomes following uterine artery fibroid embolization. Eur J Obstet Gynecol Reprod Biol 191:33–38

38. Torre A, Paillusson B, Fain V, Labauge P, Pelage JP, Fauconnier A (2014) Uterine artery embolization for severe symptomatic fibroids: effects on fertility and symptoms. Hum Reprod 29:490–501

39. Usadi RS, Marshburn PB (2007) The impact of uterine artery embolization on fertility and pregnancy outcome. Curr Opin Obstet Gynecol 19:279–283

40. Yeaton-Massey A, Loring M, Chetty S, Druzin M (2014) Uterine rupture after uterine artery embolization for symptomatic leiomyomas. Obstet Gynecol 123:418–420

41. Dariushnia SR, Society of Interventional Radiology Standards of Practice Committee, Nikolic B, Stokes LS, Spies JB (2014) Quality improvement guidelines for uterine artery embolization for symptomatic leiomyomata. J Vasc Interv Radiol 25:1737–1747

42. Rabinovici J, Inbar Y, Revel A, Zalel Y, Gomori JM, Itzchak Y, Schiff E, Yagel S (2007) Clinical improvement and shrinkage of uterine fibroids after thermal ablation by magnetic resonance-guided focused ultrasound surgery. Ultrasound Obstet Gynecol 30:771–777

43. Ikink ME, Voogt MJ, Verkooijen HM, Lohle PN, Schweitzer KJ, Franx A, Mali WP, Bartels LW, van den Bosch MA (2013) Mid-term clinical efficacy of a volumetric magnetic resonance-guided high-intensity focused ultrasound technique for treatment of symptomatic uterine fibroids. Eur Radiol 23:3054–3061

44. Mindjuk I, Trumm CG, Herzog P, Stahl R, Matzko M (2015) MRI predictors of clinical success in MR-guided focused ultrasound (MRgFUS) treatments of uterine fibroids: results from a single centre. Eur Radiol 25:1317–1328

45. Rabinovici J, David M, Fukunishi H, Morita Y, Gostout BS, Stewart EA, MRgFUS Study Group (2010) Pregnancy outcome after magnetic resonance-guided focused ultrasound surgery (MRgFUS) for conservative treatment of uterine fibroids. Fertil Steril 93:199–209

46. Behera MA, Leong M, Johnson L, Brown H (2010) Eligibility and accessibility of magnetic resonance-guided focused ultrasound (MRgFUS) for the treatment of uterine leiomyomas. Fertil Steril 94:1864–1868

47. Taran FA, Tempany CM, Regan L, Inbar Y, Revel A, Stewart EA, MRgFUS Group (2009) Magnetic resonance-guided focused ultrasound (MRgFUS) compared with abdominal hysterectomy for treatment of uterine leiomyomas. Ultrasound Obstet Gynecol 34:572–578

48. Nisolle M, Smets M, Malvaux V (1993) Laparoscopic myolysis with Nd:YAG laser. J Gynecol Surg 9:95–99

49. Phillips DR (1995) Laparoscopic fibroid coagulation (myolysis). Gynaecol Endosc 4:5–9

50. Goldfarb HA (2000) Myoma coagulation (Myolysis). Obstet Gynecol Clin N Am 27:421–430

51. Zreik TG, Rutherford TJ, Palter SF, Troiano RN, Williams E, Brown JM, Olive DL (1998) Cryomyolysis, a new procedure for the conservative treatment of uterine fibroids. J Am Assoc Gynecol Laparosc 5:33–38

52. Zupi E, Piredda A, Marconi D, Townsend D, Exacoustos C, Arduini D, Szaboles B (2004) Directed laparoscopic cryomyolysis: a possible alternative to myomectomy and/or hysterectomy for symptomatic fibroids. Am J Obstet Gynecol 190:639–643

53. Chudnoff SG, Berman JM, Levine DJ, Harris M, Guido RS, Banks E (2013) Outpatient procedure for the treatment and relief of symptomatic uterine myomas. Obstet Gynecol 121:1075–1082

54. Berman JM, Guido RS, Garza Leal JG, Pemueller RR, Whaley FS, Chudnoff SG, Halt Study Group (2014) Three-year outcome of the Halt trial: a prospective analysis of radiofrequency volumetric thermal ablation of myomas. J Minim Invasive Gynecol 21:767–774

55. Uterine Leiomyoma Treatment With Radiofrequency Ablation (ULTRA). https://clinicaltrials.gov/ct2/show/NCT01840124

56. Jiang X, Thapa A, Lu J, Bhujohory VS, Liu Y, Qiao S (2014) Ultrasound-guided transvaginal radiofrequency myolysis for symptomatic uterine myomas. Eur J Obstet Gynecol Reprod Biol 177:38–43

57. Vilos GA, Daly LJ, Tse BM (1998) Pregnancy outcome after laparoscopic electromyolysis. J Am Assoc Gynecol Laparosc 5:289–292

58. Laughlin S, Baird D, Savitz D, Herring A, Hartmann K (2009) Prevalence of uterine leiomyomas in the first trimester of pregnancy: an ultrasound-screening study. Obstet Gynecol 113:630–635

59. Stout MJ, Odibo AO, Graseck AS, Macones GA, Crane JP, Cahill AG (2010) Fibroids at routine second-trimester ultrasound examination and adverse obstetric outcomes. Obstet Gynecol 116:1056–1063

60. Muram D, Gillieson M, Walters JH (1980) Myomas of the uterus in pregnancy: ultrasonographic follow-up. Am J Obstet Gynecol 138:16–19

61. Rosati P, Exacoustos C, Mancuso S (1992) Longitudinal evaluation of uterine myoma growth during pregnancy. A sonographic study. J Ultrasound Med 11:511–515

62. Lev-Toaff AS, Coleman BG, Arger PH, Mintz MC, Arenson RL, Toaff ME (1987) Leiomyomas in pregnancy: sonographic study. Radiology 164:375–380

63. Katz VL, Dotters DJ, Droegemueller W (1989) Complications of uterine leiomyomas in pregnancy. Obstet Gynecol 73:593–596

64. Kosmidis C, Pantos G, Efthimiadis C, Gkoutziomitrou I, Georgakoudi E, Anthimidis G (2015) Laparoscopic excision of a pedunculated uterine leiomyoma in torsion as a cause of acute abdomen at 10 weeks of pregnancy. Am J Case Rep 16:505–508

65. Sachan R, Patel ML, Sachan P, Arora A (2014) Complete axial torsion of pregnant uterus with leiomyoma. BMJ Case Rep 5:2014

66. Deshpande G, Kaul R, Manjuladevi P (2011) A case of torsion of gravid uterus caused by leiomyoma. Case Rep Obstet Gynecol 2011:206418

67. Vergani P, Ghidini A, Strobelt N, Roncaglia N, Locatelli A, Lapinski RH, Mangioni C (1994) Do uterine leiomyomas influence pregnancy outcome? Am J Perinatol 11:356–358

68. Lai J, Caughey AB, Qidwai GI, Jacoby AF (2012) Neonatal outcomes in women with sonographically identified uterine leiomyomata. J Matern Fetal Neonatal Med 25:710–713

69. Sheiner E, Bashiri A, Levy A, Hershkovitz R, Katz M, Mazor M (2004) Obstetric characteristics and perinatal outcome of pregnancies with uterine leiomyomas. J Reprod Med 49:182–186

70. Shavell V, Thakur M, Sawant A, Kruger ML, Jones TB, Singh M, Puscheck EE, Diamond MP (2012) Adverse obstetric outcomes associated with sonographically identified large uterine fibroids. Fertil Steril 97:107–110

71. Deveer M, Deveer R, Engin-Ustun Y, Sarikaya E, Akbaba E, Senturk B, Danisman N (2012) Comparison of pregnancy outcomes in different localizations of uterine fibroids. Clin Exp Obstet Gynecol 39:516–518

72. Chuang J, Tsai HW, Hwang JL (2001) Fetal compression syndrome caused by myoma in pregnancy: a case report. Acta Obstet Gynecol Scand 80:472–473

73. Joo JG, Inovay J, Silhavy M, Papp Z (2001) Successful enucleation of a necrotizing fibroid causing oligohydramnios and fetal postural deformity in the 25th week of gestation. A case report. J Reprod Med 46:923–925

74. Graham JM Jr (1985) The association between limb anomalies and spatially-restricting uterine environments. Prog Clin Biol Res 163C:99–103

75. Romero R, Chervenak FA, DeVore G, Tortora M, Hobbins JC (1981) Fetal head deformation and congenital torticollis associated with a uterine tumor. Am J Obstet Gynecol 141:839–840

76. Michels KA, Velez Edwards DR, Baird DD, Savitz DA, Hartmann KE (2014) Uterine fibroids and cesarean birth risk: a prospective cohort with standardized imaging. Ann Epidemiol 24:122–126

77. Tinelli A, Malvasi A, Mynbaev OA, Barbera A, Perrone E, Guido M, Kosmas I, Stark M (2014) The surgical outcome of intracapsular cesarean myomectomy. A match control study. J Matern Fetal Neonatal Med 27:66–71

78. Topçu HO, İskender CT, Timur H, Kaymak O, Memur T, Danışman N (2015) Outcomes after cesarean myomectomy versus cesarean alone among pregnant women with uterine fibroids. Int J Gynaecol Obstet 130:244–246

# 第 **8** 章
# 宫颈妊娠

Togas Tulandi, Audrey Gilbert, Luis Alonso Pacheco, Andrea Tinelli, Antonio Malvasi

## 8.1 引言

宫颈异位妊娠是指受精卵着床于宫颈管内(图8.1)。发病率为每1000~18 000名妊娠妇女中发生1

T. Tulandi (✉)
Reproductive Medicine, McGill University,
Montréal, QC, Canada

Department of Obstetrics and Gynecology,
McGill University Health Center, Montréal, QC, Canada
e-mail: togas.tulandi@mcgill.ca

A. Gilbert, MD, FRCSC
Department of Obstetrics and Gynecology, McGill University,
Glen Site, 1001 boulevard Decarie Room D05-2570,
Montréal, QC H4A 3J1, Canada
e-mail: audrey.gilbert@mail.mcgill.ca

L.A. Pacheco
Unidad Endoscopia, Centro Gutenberg, Malaga, Spain
e-mail: luisalonso2@gmail.com

A. Tinelli, MD, PhD
Department of Obstetrics and Gynecology, Vito Fazzi Hospital,
Lecce, Italy

Laboratory of Human Physiology, The International Translational
Medicine and Biomodelling Research Group, Department
of Informatics and Applied Mathematics, Moscow Institute of
Physics and Technology (State University), Dolgoprudny, Moscow
Region, Russia

Institute of Physics and Technology (State University), Moscow, Russia

Division of Experimental Endoscopic Surgery, Imaging,
Technology and Minimally Invasive Therapy, Department of
Obstetrics & Gynecology, Vito Fazzi Hospital, Lecce, Italy
e-mail: andreatinelli@gmail.com

A. Malvasi, MD
Department of Obstetrics and Gynecology, Santa Maria Hospital,
G.V.M. Care and Research, Bari, Italy

International Translational Medicine and Biomodelling Research
Group, Department of Applied Mathematics, Moscow Institute
of Physics and Technology (State University),
Moscow Region, Russia
e-mail: antoniomalvasi@gmail.com

例宫颈妊娠[1-5],占异位妊娠发生率的不到1%,是最少见的异位妊娠。宫颈妊娠的典型临床表现是无痛性孕早期阴道出血,随后出现大量出血,甚至危及生命(图8.2)[6,7]。在较早报道中,死亡率可高达40%~45%[8],而子宫切除术的发生率高达90%[9]。时至今日,可能仍然需要子宫切除术,但在发达国家死亡率几乎为零[10]。

## 8.2 发病机制

宫颈妊娠的发病机制主要有两种理论:囊胚快速通过子宫内膜、延迟植入和卵子在颈管内晚受精[11]。宫颈妊娠的风险因素包括戴宫内节育器、宫腔操作史如刮宫、既往剖宫产史、合并子宫肌瘤、宫腔粘连[4,7]。体外受精治疗也增加宫颈妊娠的发生率[1,12]。宫颈妊娠风

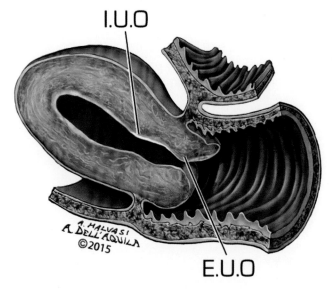

图8.1　宫颈异位妊娠定义为受精卵植入宫颈管内,位于宫颈外口(EUO)和宫颈内口(IUO)之间。

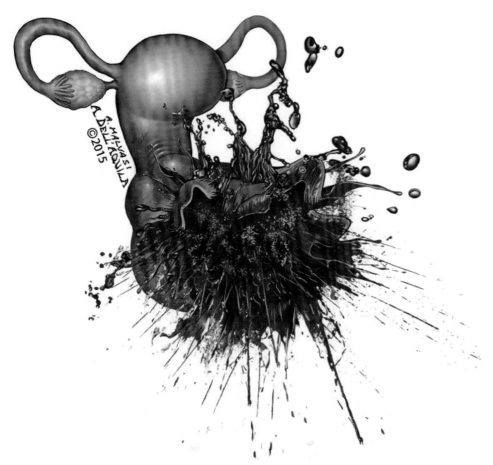

图 8.2　宫颈妊娠可导致危及生命的无痛性大出血。

险因素见表 8.1[13]。主要的风险因素是既往的刮宫史,可在多达 70% 的病例中发现[2,14]。

## 8.3　临床表现

宫颈妊娠的主要临床症状是早期妊娠的无痛性阴道出血,尽管也有中期妊娠的出血报道。它可能是轻微出血或点滴出血,也可能是大量,危及生命的出血。

#### 表 8.1　宫颈妊娠风险因素

1.既往刮宫史
2.既往宫颈管操作史
3.戴宫内节育器
4.子宫肌瘤
5.剖宫产瘢痕以及子宫手术
6.辅助生育技术
7.宫腔粘连(Asherman)
8.萎缩性子宫内膜和慢性子宫内膜炎
9.子宫及宫颈解剖异常

另一个症状是腹部绞痛。在 Ushakov 等[11]报道的 89 例患者中,26% 的患者阴道出血与腹部绞痛有关。

## 8.4　诊断

过去,宫颈妊娠的确诊通常经由切除子宫标本的病理结果来确定(图 8.3)[15–19]。1911 年,Rubin 确立了宫颈妊娠的四个诊断标准。这些标准沿用至今(表 8.2)。在临床实践中,采集病史和体格检查后的超声检查是最重要的检查手段(图 8.4a,b),它可以在宫颈妊娠出现症状前进行早期识别。

Paalman 和 Mc Elin 描述了宫颈异位妊娠的临床标准[16]。包括停经后无痛性阴道出血,宫颈外口关闭或部分开放,不成比例的宫颈增大,妊娠物完全局限于宫颈内。宫颈妊娠的超声诊断标准包括宫颈增大、子宫扩大、宫腔内散在的非均质回声,未见妊娠囊(图 8.5)。其他的超声诊断标准包括妊娠物位于宫颈内口下方呈桶型扩张的宫颈管内(图 8.6)。Jurkovic 还提出了两个标准来鉴别宫颈妊娠和自发性流产。它们是"滑动征"

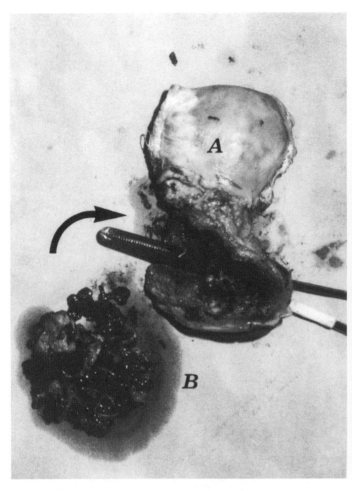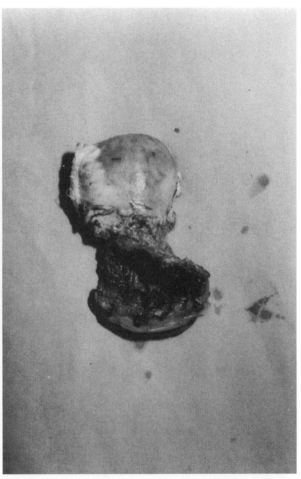

图8.3 左图:复杂宫颈妊娠子宫切除后的子宫(A),Kocher钳穿过穿孔的宫颈和异位妊娠组织(下方)(B);右图:宫颈妊娠破裂后的子宫,宫颈前壁被破坏。

**表8.2 宫颈妊娠诊断标准**

1. 颈管腺体必须位于胎盘附着的对侧
2. 胎盘与子宫颈关系紧密
3. 胎盘必须位于子宫前后反折腹膜的下方
4. 胎儿部分不能位于宫腔内

(sliding sign)和彩色多普勒超声显示的滋养层周围血流(图8.7)[20]。

　　轻压超声探头可见孕囊在宫颈内滑动,提示颈管内组织与宫颈组织之间无紧密联系;有可能是进行中流产。Ushakov等发表的宫颈妊娠超声诊断标准如表8.3所示,利用这些标准,85%以上的宫颈异位妊娠可以确诊。3D超声也可用于准确观察子宫腔和宫颈[21],遇到困难的病例可考虑MRI。Jung报道的病例中,所有宫颈妊娠患者均表现为颈管内非均质的血性包块,并伴有密集强回声乳头状实性结构[22]。

## 8.5 鉴别诊断

　　鉴别诊断包括自然流产妊娠物位于宫颈管内(图8.8)、宫颈峡部宫内妊娠(图8.9)和剖宫产瘢痕妊娠(图8.10)。剖宫产瘢痕妊娠中,胎囊被子宫肌层和(或)纤维性瘢痕组织包围,与宫腔完全分离[23]。剖宫产瘢痕妊娠的超声诊断标准包括空的宫腔及颈管腔,妊娠囊位于子宫前壁下段内,妊娠囊与膀胱之间子宫肌层变薄或缺如,妊娠囊完全位于子宫肌层和(或)纤维瘢痕组织内[24]。值得注意的是,剖宫产的瘢痕缺陷可以位于子宫峡部与宫颈交界处。Gubbini等发现,在21.9%的患者剖宫产瘢痕位于宫颈管下1/3[25]。区分宫颈妊娠和宫颈峡部妊娠的重点是宫颈扩张和妊娠的位置与宫颈内口的关系。在宫颈妊娠的情况下,宫颈内口是封闭的,可以通过子宫动脉进入宫体的水平来识别[26]。

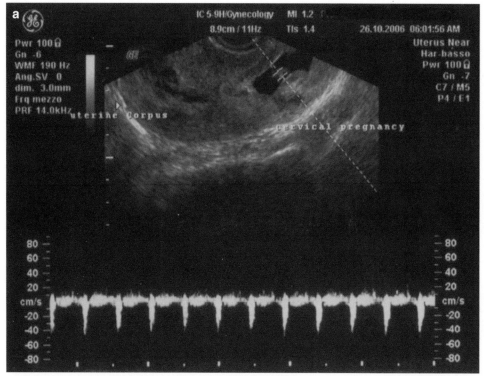

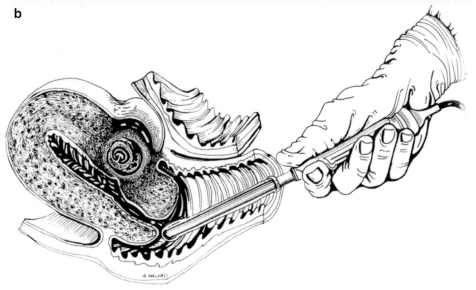

图8.4　(a)妊娠6周宫颈妊娠的子宫超声矢状面；它显示胎心搏动。(b)宫颈前壁妊娠的阴道超声扫描示意图。

## 8.6 诊疗方法

宫颈妊娠的治疗方法可分为保守（保留子宫）或根治治疗。保守治疗包括药物、手术或联合治疗。治疗基于如下因素，如临床血流动力学情况、孕周、可用资源和术者经验等。宫颈妊娠治疗的两个主要目标是减少大出血的风险以及避免子宫切除。非手术治疗包括全身应用甲氨蝶呤(MTX)，羊膜腔注射 MTX(图8.11)或氯化钾(KCL)，以及 MTX 的子宫动脉化疗栓塞[27]。手术治疗包括刮宫术随后压迫 Foley 球囊(图8.12)，或用手指轻柔地取出妊娠物，再予以纱布填塞宫颈(图8.13)或宫腔镜下去除妊娠物(图8.14)。表8.4 显示宫颈异位妊娠的不同治疗方法。联合治疗的成功率超过80%。非手术治疗应被视为一线治疗方案(图8.15)。

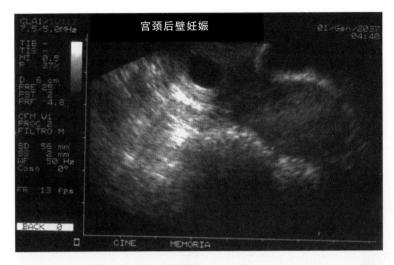

图 8.5　根据 Paalman 和 Mc Elin 标准，对宫颈内口下方的宫颈后壁妊娠的超声矢状位扫描；宫颈后壁妊娠的示意图。

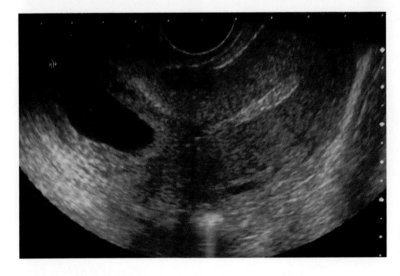

图 8.6　超声矢状位扫描显示了宫颈内口下方妊娠物的位置。

## 8.7 药物治疗

### 8.7.1 甲氨蝶呤

甲氨蝶呤(MTX)是大多数宫颈妊娠的治疗用药选择。它可以全身或羊膜内用药。全身给予 MTX 治疗宫颈异位妊娠是有效的。Kung 等报道，<12 周的宫颈妊娠，无论是否有胎心搏动，甲氨蝶呤全身用药治疗成功保留子宫的可能性为 91%[28]。甲氨蝶呤可以单剂量方案(50mg/m² 肌内注射)或多剂量方案(1mg/kg 隔日)，同时补充叶酸减轻不良反应。然而，宫颈妊娠 MTX 经验治疗仅限于病例报告和样本量小的队列研究。

宫颈妊娠的药物治疗适应证仍不清楚[29]。然而，Hung 等报道了甲氨蝶呤全身用药成功治疗高 hCG 水平(125 000~135 000 mU/mL)的宫颈妊娠[10]。甲氨蝶呤治疗在以下情况效果不佳：胎龄>9 周，β-hCG>10 000 mIU/mL，可见胎心搏动，以及头臀长>10mm[30]。无论是否同时应用 KCL，羊膜内注射 MTX 治疗宫颈妊娠是有效的[31]，操作过程在经阴道超声引导下进行。在需要保留宫内妊娠同时治疗异位妊娠的情况下，它尤其有用[30,32]。Krissi 等评价了 25 例化疗栓塞治疗非输卵管异位妊娠的病例，其中 10 例宫颈妊娠。他们使用全身多次剂量甲氨蝶呤。甲氨蝶呤第一次给药是在明胶海绵栓塞子宫动脉之前(图 8.16)。宫颈异位妊娠组中，此治疗方案无一例失败。轻微的副作用包括腹部不适、腹股沟/腿疼痛和穿刺部位感染。无严重并发症，后续 5 例成功妊娠[33]。目前尚不清楚化疗栓塞治疗是否比多剂量甲氨蝶呤治疗预后更好。甲氨蝶呤的副作用包括胃肠道不适、口腔炎、肝酶升高、血小板减少、

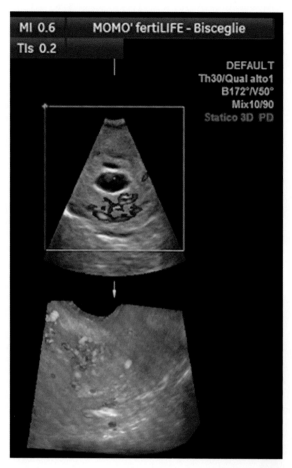

图 8.7　超声图像显示彩色多普勒超声下的滋养层周围血流。

表 8.3 Ushakov 等的宫颈妊娠超声诊断标准

1.妊娠囊位于宫颈管内
2.妊娠囊与宫颈内口之间有完整的宫颈组织
3.滋养细胞侵袭宫颈组织
4.异位妊娠囊内可见胚胎或胎儿的结构,尤其是胎心搏动
5.宫腔空虚
6.子宫内膜蜕膜化
7.沙漏形状的子宫
8.多普勒超声探测到滋养细胞层周围动脉血流

白细胞减少、结膜炎以及发热[29]。肝毒性的证据出现则应终止治疗[34,35]。已有报道 MTX 全身治疗宫颈妊娠后活产的病例[16,36]。

### 8.7.2 氯化钾(KCL)

经阴道超声引导,KCL(3~5mL,2mmol/mL)直接注入胎儿心脏常用于终止妊娠,1988 年初次报道此方法。直接心内注射导致胎儿心脏停搏,终止妊娠周数

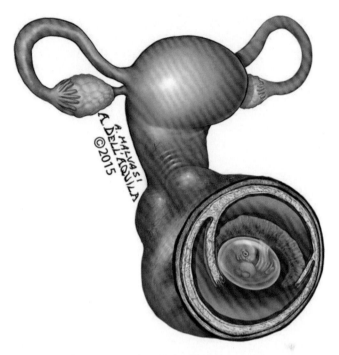

图 8.8　图示宫颈管内的自然流产过程。

超过 9 周的异位妊娠,这是一个有效的选择。在可探测到胎心搏动的病例中,KCL 联合甲氨蝶呤治疗降低了治疗的失败率[6]。

### 8.7.3 米非司酮

米非司酮是一种选择性孕激素受体调节剂,被用于药物流产。它引起蜕膜坏死,导致附着的妊娠物分离。米非司酮与甲氨蝶呤结合可提高异位妊娠的保守治疗成功率,减少甲氨蝶呤的剂量,并减少刮宫时的出血量[38]。

### 8.7.4 宫腔内灌洗 $H_2O_2$

Kim 等报道了 10 例宫腔镜治疗宫颈妊娠的病例。他们用 3.5% 的 $H_2O_2$ 冲洗子宫腔以减少手术过程中的出血[39]。$H_2O_2$ 释放游离氧导致细胞死亡,血管收缩,导致胚胎妊娠囊萎缩和滋养细胞萎缩。

## 8.8 手术治疗

### 8.8.1 吸宫术

Fylstra 报告了 13 例早期宫颈异位妊娠的成功治疗[40]。他建议,早孕期宫颈妊娠,即使是宫内外同时妊

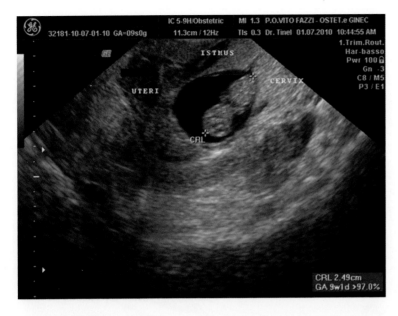

图 8.9　图示孕 9 周宫颈峡部妊娠。

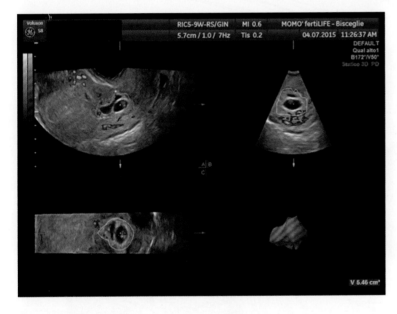

图 8.10　图示孕 5 周剖宫产瘢痕妊娠（3D 重建胚胎）。

娠，也可以通过吸宫术进行治疗。首先宫颈间质浸润垂体后叶素，同时高位宫颈环扎缝合。这一方法的有效性和安全性仍有待进一步观察。

### 8.8.2 刮宫后 Foley 球囊填塞

　　通过结扎子宫动脉的宫颈动脉分支、宫颈环扎或子宫动脉栓塞可减少宫颈出血的可能性。在进行任一项手术前，术者都应通过阴道拉钩充分暴露宫颈组织（图 8.17），然后再进行刮宫术（图 8.18）。在进行刮宫术之前，建议在颈内注射垂体后叶素（图 8.19）：将 20~30mL 的垂体后叶素溶液（0.5 U/mL）用 21 号针向宫颈

间质环形注射[20]。为控制出血，可在扩张的宫颈置入 30mL 的 Foley 球囊，保留 24 小时，在宫颈外口荷包缝合以确保球囊位置固定。

### 8.8.3 宫腔镜手术切除

　　Ash 和 Farrel 首次报道宫颈妊娠的宫腔镜手术治疗[41]。宫腔镜手术可以在直视下完全切除妊娠组织。该方法也可用于宫内外同时妊娠的治疗[42]。

### 8.8.4 宫颈环扎

　　1978 年 Scott 首次描述了这项技术[43]。Mashiach 发

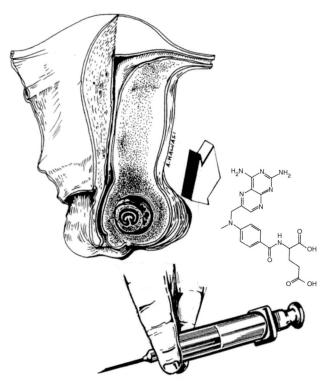

图 8.11    甲氨蝶呤注射液治疗宫颈妊娠。

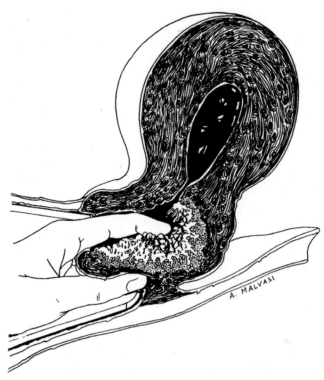

图 8.13    用手指轻柔去除宫颈妊娠组织。

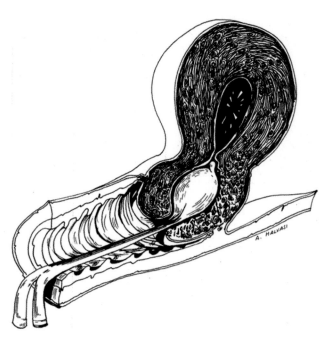

图 8.12    宫颈妊娠去除后 Foley 球囊填塞。

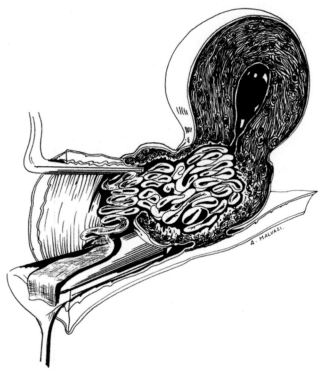

图 8.14    去除宫颈妊娠组织后,宫颈内填塞纱布止血。

表 8.4　宫颈妊娠的治疗

保守治疗
**药物**
　甲氨蝶呤
　KCL
　米非司酮
　$H_2O_2$ 宫腔灌洗
**手术**
　吸宫术
　刮宫术
　宫腔镜电切术
　宫颈环扎术
　经阴道宫颈切开术
　栓塞术
　填塞术
　腹腔镜辅助
**根治术**
　子宫颈部分切除术
　子宫切除术

表了一系列病例研究，他通过宫颈环扎治疗宫颈异位妊娠[44]。环扎术的技术选择 Shirodkar 式而非 McDonald 式，因为宫颈环扎的位置更高（图 8.20b）。他们认为这种方法的优势是可以更好地控制大量出血，避免甲氨蝶呤引起的副作用，以及用于治疗宫内外同时宫颈妊娠的可能性。

## 8.8.5 经阴道途径

阴道入路首次由 Matracaru 描述[45]。通过这项技术，首先将膀胱与子宫颈分离开，钳夹子宫两边的血管。在宫颈前壁从宫颈外口到宫颈内口纵向切开，切除妊娠物，然后缝合宫颈，去除钳夹（图 8.21 至图 8.30）。Akutagawa 之后改良了这项手术技术[46]，他用可吸收缝线结扎子宫动脉的下行支（图 8.31 至图 8.37）。

## 8.8.6 子宫动脉栓塞

Lobel 等首先使用子宫动脉栓塞术减少宫颈血供[47]。这种方法通常与刮宫术结合使用。

## 8.8.7 填塞

宫颈妊娠物去除术后宫颈填塞是减少阴道大量出血的标准治疗方法。可以使用 Foley 导管球囊或无菌纱布进行宫颈填塞[48]。通常至少留置 24 小时后取出。

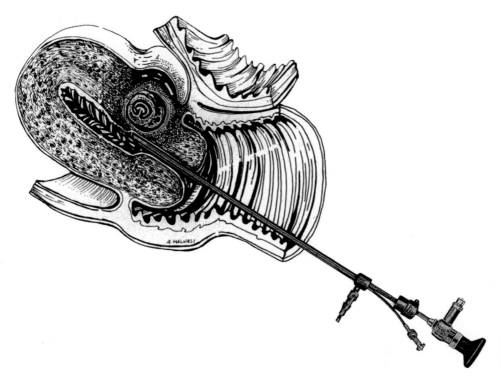

图 8.15　宫腔镜切除宫颈妊娠。

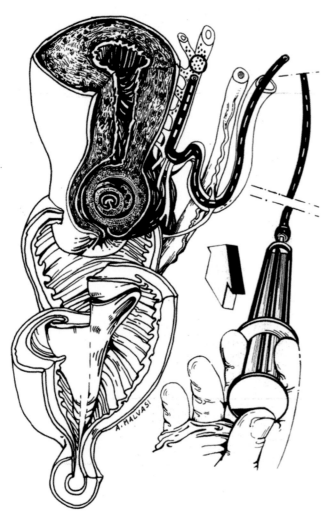

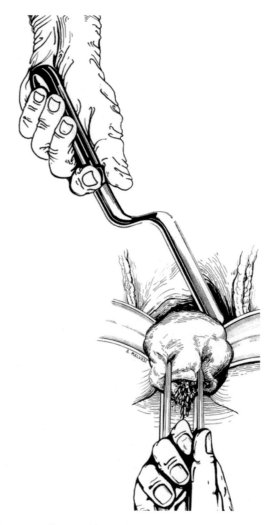

图 8.16 宫内动脉导管置入术,注射明胶海绵栓塞子宫动脉。

图 8.17 使用阴道拉钩暴露宫颈,是手术治疗的第一步。

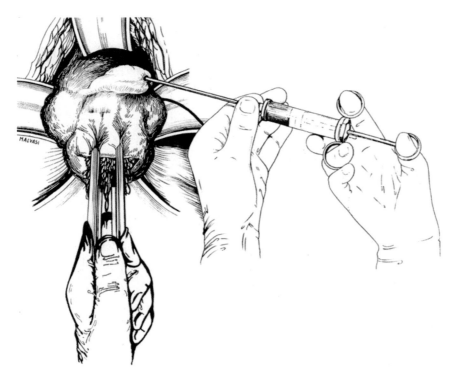

图 8.18 宫颈妊娠行刮宫术前,于宫颈注射垂体后叶素。

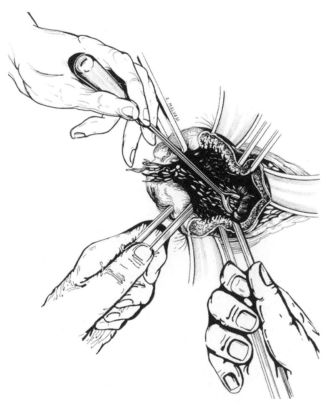

图 8.19　宫颈妊娠的轻柔刮除手术。

### 8.8.8 腹腔镜辅助治疗

腹腔镜下闭塞子宫动脉是减少宫颈妊娠出血的一种有创方法[49,50]。

## 8.9 根治术

### 8.9.1 宫颈切除术

Kamoi 等将宫颈妊娠的手术治疗称为"部分宫颈切除术"[51]。通过结扎子宫动脉下行支，环形切开阴道穹窿，切除宫颈妊娠部分宫颈组织，重建宫颈和阴道。另一种方式是经腹宫颈切除术[52]。

### 8.9.2 子宫切除术

除了腹腔镜下切除宫颈妊娠以外[53]（图 8.38a，b），子宫切除术是治疗宫颈妊娠的最终方法。20 世纪 80年代以前，宫颈妊娠的子宫切除术率约为 70%。今天，只有到孕中期发现的病例才可能需要子宫切除术；仅5%左右的宫颈妊娠做子宫切除术[54]。

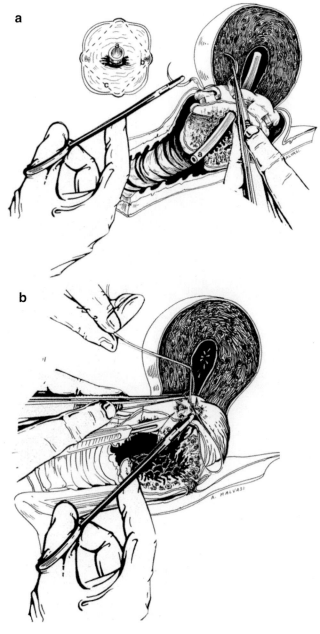

图 8.20　宫颈异位妊娠治疗可通过宫颈环扎进行，用 Shirodkar法（a），手术时将 Hegar 扩张器放入宫颈，在环扎重新缝合宫颈完整塑形前，切开局部妊娠处的宫颈（b）。

### 8.9.3 监测结果

宫颈妊娠保守治疗后应密切随访，连续测量 β-hCG 水平，必要时进行超声评估。值得注意的是，hCG水平的下降与包块的缩小没有直接的相关性。如果血清 hCG 水平在 9~17 天下降，包块缩小大约需要 40天[35]。

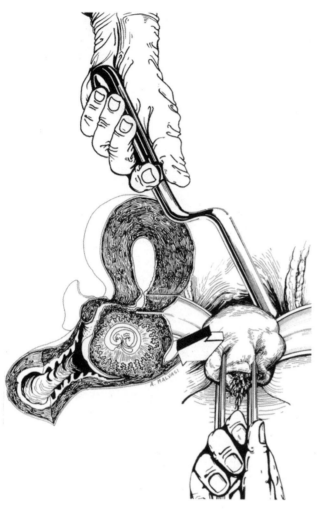

图 8.21    Matracaru 术式:第一步是用阴道拉钩暴露宫颈。

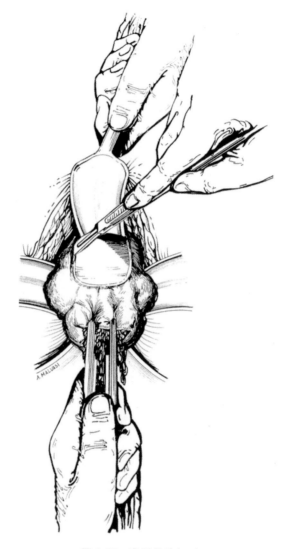

图 8.22    宫颈前壁切开。

## 8.9.4 宫颈妊娠后产科结局

宫颈异位妊娠的药物或手术治疗成功后的后续妊娠问题已有报道[55]。甲氨蝶呤治疗后最佳的妊娠间隔时间仍未明确[56]。一些研究报告称,在全身用药[56]后,甲氨蝶呤仍可在细胞中存在 8 个月。一般来说,大多数临床医生建议患者在甲氨蝶呤治疗后 3 个月内不要怀孕。

## 8.10 结论

宫颈异位妊娠是一种可能导致丧失生育能力的罕见疾病。然而,今天大多数宫颈妊娠都能早期诊断,获得保留生育能力的保守治疗。全身甲氨蝶呤治疗已有较高治疗成功率,且没有证据表明其对未来生育能力有长期影响。羊膜腔内注射、子宫动脉栓塞、刮宫后 Foley 球囊填塞和宫腔镜切除可以作为甲氨蝶呤治疗无效或对其使用有禁忌证患者的替代治疗。

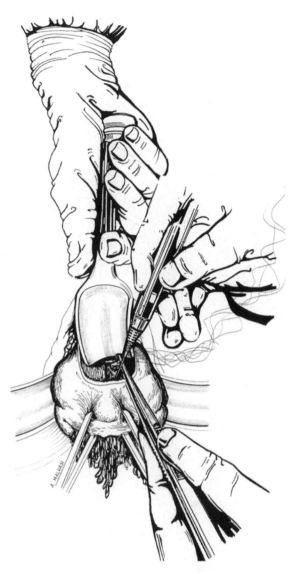

图 8.23　双极电凝血管丰富的宫颈前壁。

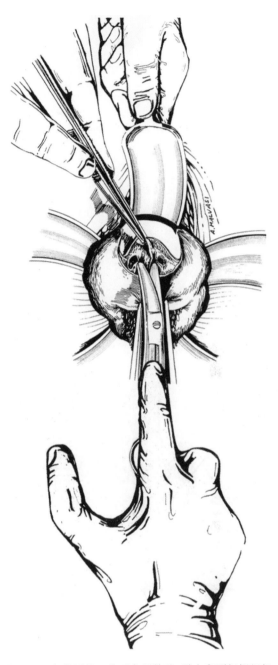

图 8.24　术者用剪刀剪开宫颈前壁,露出宫颈妊娠组织。

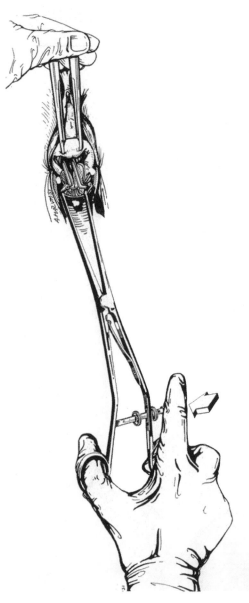

图 8.25　到达解剖平面后,术者用剪刀将妊娠物剥离。

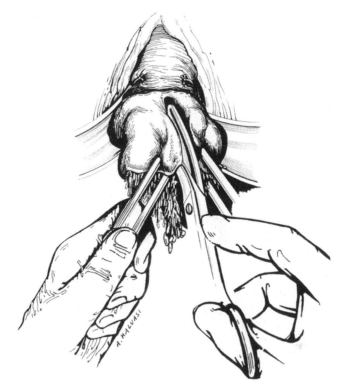

图 8.26　术者在妊娠物上方切开宫颈,更好地暴露异位妊娠囊。

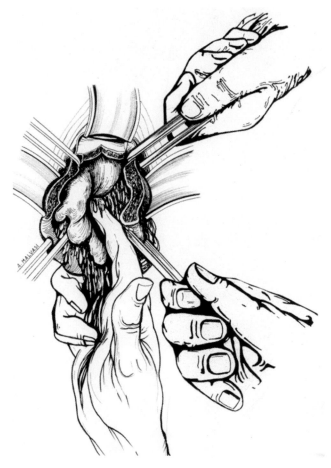

图 8.27　术者用手指剥离宫颈妊娠组织。

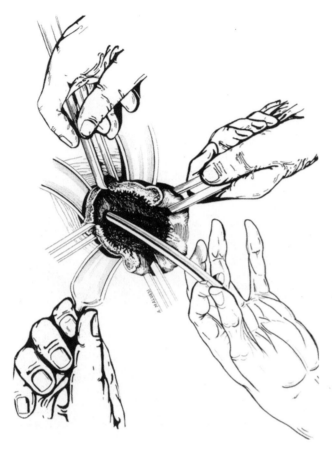

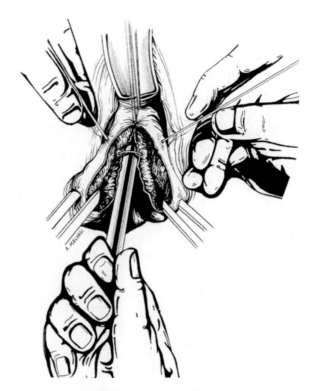

图 8.30　颈管内扩张器指引下缝合宫颈。

图 8.28　妊娠组织取出后,宫颈暴露,准备缝合重建;将扩棒插入宫颈,作为指引以保证缝合宫颈后颈管通畅。

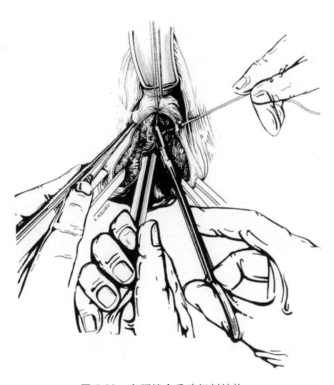

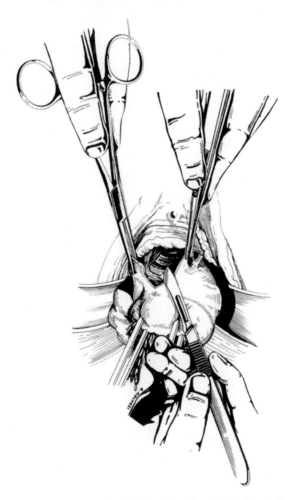

图 8.29　宫颈缝合重建解剖结构。

图 8.31　Akutagawa 术式:将宫颈前壁切开,建立宫颈皮瓣。

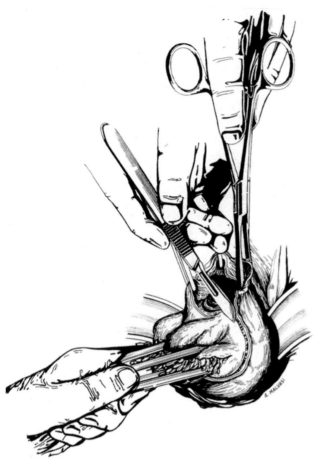

图 8.32 环形切开宫颈,暴露宫颈前壁。

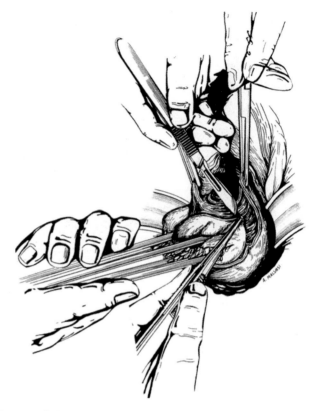

图 8.34 术者切开宫颈前壁结缔组织,暴露异位妊娠上方血运丰富的区域。

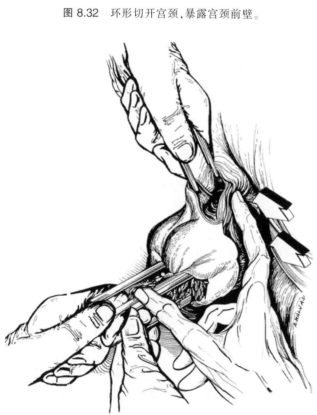

图 8.33 术者用手剥离子宫动脉下行分支上的结缔组织。

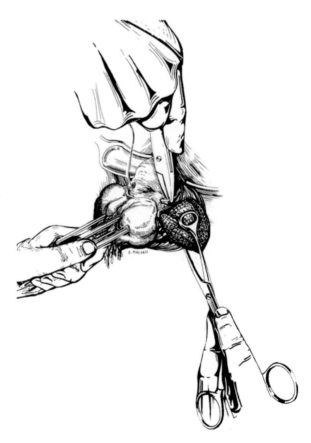

图 8.35 术者用纱布推开结缔组织,暴露子宫动脉的下行分支。

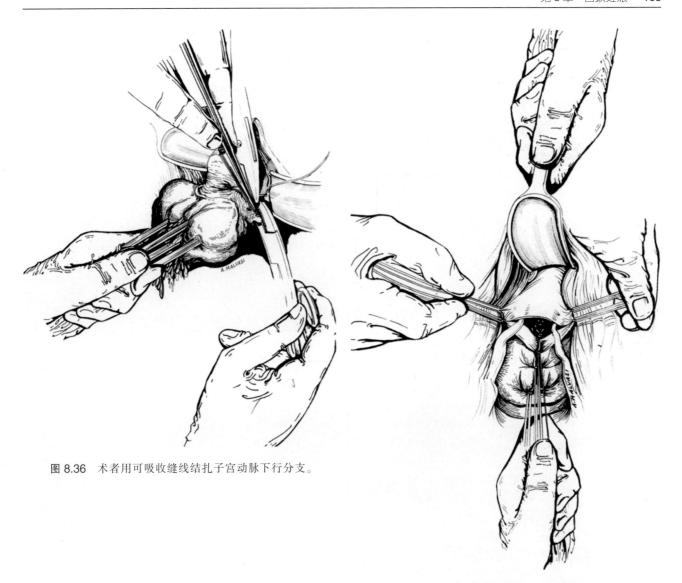

图 8.36 术者用可吸收缝线结扎子宫动脉下行分支。

图 8.37 手术最后，在缝合离断的组织前，用纱布自切开的宫颈前壁塞入宫颈管以止血(缝合前取出纱布)。

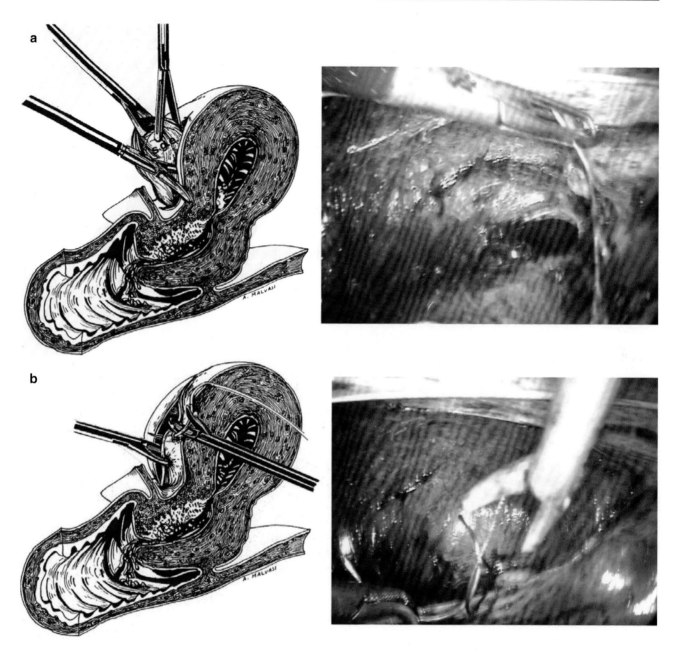

图 8.38　(a,b)腹腔镜手术入路,推离膀胱后,切开宫颈前壁(a),切除妊娠期组织(b),缝合宫颈边缘,重建宫颈。

(赵玉婷 译　彭雪冰 审校)

# 参考文献

1. Ushakov FB, Elchalal U, Aceman PJ, Schenker JG (1997) Cervical pregnancy: past and future. Obstet Gynecol Surv 52(1):45–59
2. Parente JT, Ou CS, Levy J, Legatt E (1983) Cervical pregnancy analysis: a review and report of five cases. Obstet Gynecol 62(1):79–82
3. Vela G, Tulandi T (2007) Cervical pregnancy: the importance of early diagnosis and treatment. J Minim Invasive Gynecol 14(4):481–484
4. Shavell VI, Abdallah ME, Zakaria MA, Berman JM, Diamond MP, Puscheck EE (2012) Misdiagnosis of cervical ectopic pregnancy. Arch Gynecol Obstet 285(2):423–426
5. Yankowitz J, Leake J, Huggins G, Gazaway P, Gates E (1990) Cervical ectopic pregnancy: review of the literature and report of a case treated by single-dose methotrexate therapy. Obstet Gynecol Surv 45(7):405–414
6. Cipullo L, Cassese S, Fasolino L, Fasolino MC, Fasolino A (2008) Cervical pregnancy: a case series and a review of current clinical practice. Eur J Contracept Reprod Health Care 13(3):313–319
7. Martinelli P, Maruotti GM, Oppedisano R, Agangi A, Mazzarelli LL, Votino C et al (2007) Is uterine artery embolization for cervical ectopic pregnancy always safe? J Minim Invasive Gynecol 14(6):758–763

8. Marcovici I, Rosenzweig BA, Brill AI, Khan M, Scommegna A (1994) Cervical pregnancy: case reports and a current literature review. Obstet Gynecol Surv 49(1):49–55

9. Vilos G, Abu-Rafea B, Kozak R (2005) Safe resectoscopic evacuation of a 10-week viable cervical pregnancy after transfemoral bilateral uterine artery embolization. Fertil Steril 84(2):509

10. Hung TH, Jeng CJ, Yang YC, Wang KG, Lan CC (1996) Treatment of cervical pregnancy with methotrexate. Int J Gynaecol Obstet 53(3):243–247

11. Kouliev T, Cervenka K (2010) Emergency ultrasound in cervical ectopic pregnancy. J Emerg Med 38(1):55–56

12. Ginsburg ES, Frates MC, Rein MS, Fox JH, Hornstein MD, Friedman AJ (1994) Early diagnosis and treatment of cervical pregnancy in an in vitro fertilization program. Fertil Steril 61(5):966–969

13. Boyko TR, O'brien JF (2001) Cervical pregnancy: a case report. Ann Emerg Med 38(2):177–180

14. Pisarska MD, Carson SA (1999) Incidence and risk factors for ectopic pregnancy. Clin Obstet Gynecol 42:2–8

15. Chetty M, Elson J (2009) Treating non-tubal ectopic pregnancy. Best Pract Res Clin Obstet Gynaecol 23(4):529–538

16. Paalman RJ, Mc Elin TW (1959) Cervical pregnancy. Review of the literature and presentation of cases. Am J Obstet Gynecol 77:1261–1270

17. Kobayashi M, Hellman LM, Fillisti LP (1969) Ultrasound: and aid in the diagnosis of ectopic pregnancy. Am J Obstet Gynecol 103(8):1131–1140

18. Raskin MM (1978) Diagnosis of cervical pregnancy by ultrasound: a case report. Am J Obstet Gynecol 130:234–235

19. Timor-Tritsch IE, Monteagudo A, Mandeville EO, Peisner DB, Anaya GP, Pirrone EC (1994) Successful management of a viable cervical pregnancy by local injection of methotrexate guided by transvaginal ultrasonography. Am J Obstet Gynecol 170(3):737–739

20. Jurkovic D, Hacket E, Campbell S (1996) Diagnosis and treatment of early cervical pregnancy: a review and a report of two cases treated conservatively. Ultrasound Obstet Gynecol 8(6):373–380

21. Sherer DM, Gorelick C, Dalloul M, Sokolovski M, Kheyman M, Kakamanu S et al (2008) Three-dimensional sonographic findings of a cervical pregnancy. J Ultrasound Med 27(1):155–158

22. Jung SE, Byun JY, Lee JM, Choi BG, Hahn ST (2001) Characteristic MR findings of cervical pregnancy. J Magn Reson Imaging 13(6):918–922

23. Little EA, Moussavian B, Horrow MM (2010) Cesarean delivery scar ectopic pregnancy. Ultrasound Q 26(2):107–109

24. Tan G, Chong YS, Biswas A (2005) Caesarean scar pregnancy: a diagnosis to consider carefully in patients with risk factors. Ann Acad Med Singapore 34(2):216–219

25. Gubbini G, Centini G, Nascetti D, Marra E, Moncini I, Bruni L et al (2011) Surgical hysteroscopic treatment of cesarean-induced isthmocele in restoring fertility: prospective study. J Minim Invasive Gynecol 18(2):234–237

26. Gun M, Mavrogiorgis M (2002) Cervical ectopic pregnancy: a case report and literature review. Ultrasound Obstet Gynecol 19(3):297–301

27. Farabow WS, Fulton JW, Fletcher V Jr, Velat CA, White JT (1983) Cervical pregnancy treated with methotrexate. N C Med J 44(3):91

28. Kung FT, Chang SY (1999) Efficacy of methotrexate treatment in viable and nonviable cervical pregnancies. Am J Obstet Gynecol 181(6):1438–1444

29. Kim TJ, Seong SJ, Lee KJ, Lee JH, Shin JS, Lim KT et al (2004) Clinical outcomes of patients treated for cervical pregnancy with or without methotrexate. J Korean Med Sci 19(6):848–852

30. Verma U, Maggiorotto F (2007) Conservative management of second-trimester cervical ectopic pregnancy with placenta percreta. Fertil Steril 87(3):697.e13–6

31. Jeng CJ, Ko ML, Shen J (2007) Transvaginal ultrasound-guided treatment of cervical pregnancy. Obstet Gynecol 109(5):1076–1082

32. Kumar S, Vimala N, Dadhwal V, Mittal S (2004) Heterotopic cervical and intrauterine pregnancy in a spontaneous cycle. Eur J Obstet Gynecol Reprod Biol 112(2):217–220

33. Krissi H, Hiersch L, Stolovitch N, Nitke S, Wiznitzer A, Peled Y (2014) Outcome, complications and future fertility in women treated with uterine artery embolization and methotrexate for non-tubal ectopic pregnancy. Eur J Obstet Gynecol Reprod Biol 182:172–176

34. Zakaria MA et al (2011) Conservative management of cervical ectopic pregnancy: utility of uterine artery embolization. Fertil Steril 95(3):872–876

35. Song MJ et al (2009) Serial transvaginal sonographic findings of cervical ectopic pregnancy treated with high-dose methotrexate. J Ultrasound Med 28(1):55–61

36. Piccioni MG et al (2015) Cervical ectopic pregnancy treated with systemic methotrexate and following successful term pregnancy: case report. J Obst Gynaecol 24:1–2

37. Westendorp AK, Miny P, Holzgreve W, De Wilde R, Aydinli K (1988) Selective fetocide by direct intracardiac injection of isotonic potassium chloride. Arch Gynecol Obstet 244(1):59–62

38. Shrestha E, Yang Y, Li X, Zhang Y (2011) Successful conservative management with methotrexate and mifepristone of cervical pregnancy. J Biomed Res 25(1):71–73

39. Kim JS, Nam KH, Kim TH, Lee HH, Lee KH (2008) Hysteroscopic management of cervical pregnancy with intrauterine irrigation with $H_2O_2$. J Minim Invasive Gynecol 15(5):627–630

40. Fylstra DL (2014) Cervical pregnancy: 13 cases treated with suction curettage and balloon tamponade. Am J Obstet Gynecol 210(6):581.e1-5

41. Ash S, Farrell SA (1996) Hysteroscopic resection of a cervical ectopic pregnancy. Fertil Steril 66(5):842–844

42. Jozwiak EA, Ulug U, Akman MA, Bahceci M (2003) Successful resection of a heterotopic cervical pregnancy resulting from intracytoplasmic sperm injection. Fertil Steril 79(2):428–430

43. Woodforde SJ, Diggory PLC, Edelman PJ (1978) Management of cervical pregnancy with circumsuture and intracervical obturator. Br Med J 1(6116):825

44. Mashiach S, Admon D, Oelsner G, Paz B, Achiron R, Zalel Y (2002) Cervical Shirodkar cerclage may be the treatment modality of choice for cervical pregnancy. Hum Reprod 17(2):493–496

45. Matracaru G (1968) A new method for the surgical treatment of the cervix pregnancy. Zentralbl Gynakol 90(37):1264–1268

46. Akutagawa N, Nishikawa A, Saito T, Sagae S, Kudo R (2001) Conservative vaginal surgery for cervical pregnancy. BJOG 108:888–889

47. Lobel SM, Meyerovitz MF, Benson CC, Goff B, Bengtson JM (1990) Preoperative angiographic uterine artery embolization in the management of cervical pregnancy. Obstet Gynecol 76(5 Pt 2):938–941

48. Tinelli A, Malvasi A, Vergara D, Casciaro S (2007) Emergency surgical procedure for failed methotrexate treatment of cervical pregnancy: a case report. Eur J Contracept Reprod Health Care 12(4):391–395

49. Choi HS, Kim NY, Ji YI (2015) Laparoscopic uterine artery occlusion before cervical curettage in cervical ectopic pregnancy: safe and effective for preventing massive bleeding. Obstet Gynecol Sci 58(5):431–434

50. Kung FT, Lin H, Hsu TY, Chang CY, Huang HW, Huang LY et al (2004) Differential diagnosis of suspected cervical pregnancy and conservative treatment with the combination of laparoscopy-assisted uterine artery ligation and hysteroscopic endocervical resection. Fertil Steril 81(6):1642–1649

51. Kamoi S, Iwasaki N, Igarashi K, Asakura T, Watanabe M, Ohaki Y et al (2009) Partial trachelectomy: a new and final option for fertility-preserving management of cervical ectopic pregnancy. J Gynecol Surg 25(4):139–146

52. Treviño-Salinas E, Ayuzo-del Valle C, Guzmán-López A, Dávila-Escamilla I, García-Lezama R, Pérez-Morones D et al (2015) Abdominal trachelectomy for cervical pregnancy: surgical conservative management. J Gynecol Surg 31(1):37–39

53. Tinelli A, Tinelli R, Malvasi A (2009) Laparoscopic management of cervical-isthmic pregnancy: a proposal method. Fertil Steril 92(2):829.e3–6

54. Hosni MM, Herath RP, Mumtaz R (2014) Diagnostic and therapeutic dilemmas of cervical ectopic pregnancy. Obstet Gynecol Surv 69(5):261–276

55. Acosta DA (1997) Cervical pregnancy—a forgotten entity in family practice. J Am Board Fam Pract 10(4):290–295

56. Frates MC, Benson CB, Doubilet PM, Di Salvo DN, Brown DL, Laing FC et al (1994) Cervical ectopic pregnancy: results of conservative treatment. Radiology 191(3):773–775

57. Malvasi A, Tinelli A, Hudelist G, Tinelli R (2008) Exocervical pregnancy in a patient with intrauterine device: a case report. J Minim Invasive Gynecol 15(6):758–760

# 第9章

# 葡萄胎和滋养细胞疾病

Leonardo Resta, Antonio Malvasi, Ljiljana Mirković, Radmila Sparić

## 9.1 历史回顾

妊娠滋养细胞疾病（gestational trophoblastic disease, GTD）为人所知已有2400多年了，20世纪，Ober医生是最早对妊娠滋养细胞疾病的历史进行回顾的人之一[1]。希波克拉底（公元前460—370年）第一次把葡萄胎描述为"子宫水肿"。公元600年，阿米达的Aetius（公元502—575年）把子宫描述为一个"充满小水疱一样的物体"，可能指的是水疱状胎块。1827年，Velpeau和Boivin认识到这些"小水疱"为绒毛膜绒毛的囊性扩张。Marchand在1895年证实这些肿瘤继发

L. Resta, MD
Section of Pathological Anatomy, Department of Emergency and Organ Transplantation (DETO), University of Bari, Bari, Italy
e-mail: leonardo.resta@uniba.it

A. Malvasi, MD
Department of Obstetrics and Gynecology, Santa Maria Hospital, G.V.M. Care and Research, Bari, Italy

International Translational Medicine and Biomodelling Research Group, Department of Applied Mathematics, Moscow Institute of Physics and Technology (State University), Moscow Region, Russia
e-mail: antoniomalvasi@gmail.com

L. Mirković, MD
Head of Obstetric Intensive Care Unit, Medical Faculty, University of Belgrade, Doktora Subotića 8, Belgrade 11000, Serbia

Clinic for Gynecology and Obstetrics, Clinical Center of Serbia, Višegradska 26, Belgrade 11000, Serbia
e-mail: drljiljamirkovic@gmail.com

R. Sparić, MD (⊠)
Clinic for Gynecology and Obstetrics, Clinical Center of Serbia, Višegradska 26, Belgrade 11000, Serbia

Medical Faculty, University of Belgrade, Doktora Subotića 8, Belgrade 11000, Serbia
e-mail: radmila@rcub.bg.ac.rs

于妊娠、流产或葡萄胎之后，为合体滋养细胞和细胞滋养层细胞的增殖[2]。最终，Fels、Ernhart、Reossler和Zondek证实妊娠滋养细胞疾病患者的尿液中促性腺激素水平增高[3]。

## 9.2 妊娠滋养细胞疾病的定义和诊断

妊娠滋养细胞疾病是一组具有不同侵袭程度和高度转移潜能的肿瘤，它的发病机制独特，是起源于妊娠组织的母体肿瘤[4]。妊娠滋养细胞疾病包括良性和恶性实体瘤。

侵袭是滋养细胞最重要的特征之一。幸运的是，在正常的妊娠过程中，滋养细胞这种类似恶性肿瘤的行为严格受控。早期胎盘形成过程中，滋养细胞分化为绒毛型和绒毛外型两种类型。绒毛外型滋养细胞在妊娠早期开始侵入母体子宫，调节足够的血流和营养供给胎儿生长。绒毛滋养细胞形成了胎盘绒毛上皮，直接与母体血液接触，而绒毛外形滋养细胞侵入母体子宫组织，直接与母体间质细胞及免疫细胞接触。发生的一系列独特的事件包括侵入和重塑母体血管。螺旋动脉的重塑不充分会导致严重的母胎并发症，威胁母体的健康和胎儿发育。用PCR的方法可以在母体血液循环中检测到滋养细胞[5]。然而，当调控失调时，可能导致不同的、高度侵袭性、转移性、血管丰富的实体瘤。

妊娠滋养细胞疾病（GTD）的定义是一组与妊娠相关的、以滋养细胞增生为特征的疾病。

这些是具有非侵袭性的和侵袭性的完全或部分性葡萄胎、绒毛膜癌（choriocarcinoma）、胎盘部位滋养细胞肿瘤和上皮样滋养细胞肿瘤，把具有侵袭性的肿瘤定义为妊娠滋养细胞肿瘤（gestational trophoblastic neoplasia,GTN)。

　　葡萄胎(hydatidiform moles,HM)分为完全性葡萄胎(complete hydatidiform mole,CHM)、部分性葡萄胎(partial hydatidiform mole,PHM)和侵袭性葡萄胎(invasive moles,IM),主要特征是具有绒毛结构,表现为水肿型未成熟胎盘[6]。相比之下,绒毛膜癌(choriocarcinoma,CC)、胎盘部位滋养细胞肿瘤(placental site trophoblastic tumor,PSTT)(图 9.1a、b 和图 9.2)和上皮样滋养细胞肿瘤(ETT)以缺乏绒毛结构为特征。

　　妊娠滋养细胞肿瘤可以发生在妊娠或葡萄胎后数周或数年。妊娠滋养细胞肿瘤(GTN)其他的名称还有持续妊娠滋养细胞疾病和恶性妊娠滋养细胞疾病。目前,WHO 将妊娠滋养细胞疾病分类如下:

　　　1.葡萄胎(HM)

　　　(1)完全性葡萄胎(CHM)

　　　(2)部分性葡萄胎(PHM)

　　　2.侵袭性葡萄胎

　　　3.妊娠相关绒癌(CC)

　　　4.胎盘部位滋养细胞肿瘤(PSTT)

　　　5.上皮样滋养细胞肿瘤(ETT)

　　　6.类肿瘤样改变

　　　(1)超常胎盘部位反应(EPS)

　　　(2)胎盘部位结节(PSN)

　　　7.未分类的滋养细胞病变

## 9.2.1 妊娠滋养细胞疾病的流行病学

　　妊娠滋养细胞疾病因其罕见、定义不一致以及缺

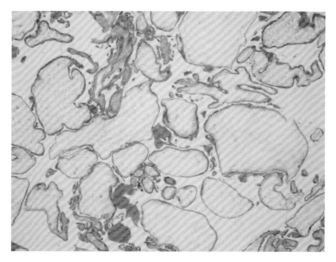

图 9.2　完全性葡萄胎的大体组织学图像。所有的绒毛体积都大。间质缺乏血管并富含水分。

乏数据的集中化,限制了其发病率评估的准确性。妊娠滋养细胞疾病具有明确的种族遗传倾向。葡萄胎在非洲裔美国人、美洲印第安人、因纽特人、西班牙裔和亚洲人口中发病率较高[8]。在日本和南亚的发病率为 2/1000 次妊娠[8],在印度尼西亚、印度和土耳其为 12/1000 次妊娠[9-11]。在欧洲和美国的发病率约为 0.57~1.1/1000 次妊娠[8]。绒癌的发病率在欧洲和美国北部为 1/40 000 次妊娠,而在南亚和日本为 9.2/40 000 次妊娠[3]。2010 年,英国绒癌的发生率统计为 1/50 000 次妊娠,其中胎盘部位滋养细胞肿瘤占妊娠滋养细胞疾病的 0.2%[3]。过去的几十年间,全世界葡萄胎和绒癌的发病率都有所下降[8]。

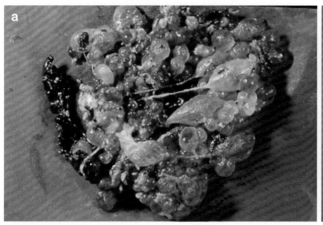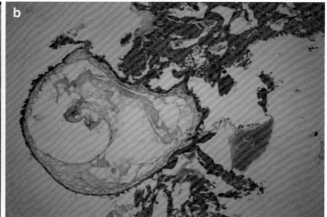

图 9.1　(a)巨检完全性葡萄胎:无羊膜绒毛囊,绒毛体积增大,水肿的绒毛看起来像一串葡萄。(b)完全性葡萄胎的绒毛膜绒毛表现为明显的水肿。(Courtesy of Dr. Jasmina Atanackovic and Dr. Svetlana Milenkovic)

大量证据表明,葡萄胎主要发生在生育期的两端。在妊娠妇女中,年轻女性(<16 岁)的患病风险增加,但更多见于年龄较大的妇女(> 45 岁)[3]。

一项研究发现,阿拉斯加[12]较高加索地区葡萄胎的发病率更高,与其鱼肉等高蛋白饮食消费较高有关。另一项来自墨西哥的研究[13],对葡萄胎患者与正常孕妇的饮食进行比较,葡萄胎患者饮食中缺乏胡萝卜素和动物脂肪的摄入,而两组蛋白质、碳水化合物和脂肪的摄入均无差异[14,15]。

既往葡萄胎病史患者再次妊娠, 发生葡萄胎的风险增加。其相关风险似乎比一般人群风险高;而且,患有过 1 次或 1 次以上葡萄胎的妇女再次患病的风险似乎更高[16]。如果中间有过 1 次或者 1 次以上的正常妊娠,随后发生葡萄胎的风险似乎就降低了。最近研究表明,16 000 例既往患有葡萄胎妊娠的妇女,葡萄胎妊娠的再发风险增加 1%。这项研究同时发现,这种风险增加更多的是完全性葡萄胎而不是部分性葡萄胎[17]。

20 世纪,人们已经认识到复发性葡萄胎患者中有一部分为家族性复发性葡萄胎(familial recurrent hydatidiform mole,FRHM)——一种罕见的常染色体隐性疾病——对妊娠妇女的影响是导致妊娠丢失,其中大部分是完全性葡萄胎[18]。迄今为止,与 NLRP7(NLR family,pyrin domain containing seven)[19] 和 KHDC3L (KH domain containing 3-like,subcortical maternal complex member)[20]两种基因突变有关,这两种基因突变分别与 75% 和 5% 的 FRHM 病例有关。数据进一步表明,1/3 的葡萄胎几乎是完全性葡萄胎, 由此推测出每 640 例完全性葡萄胎患者中有 1 例患有 FRHM[17]。

毫无疑问, 既往的葡萄胎病史有发展为妊娠滋养细胞肿瘤的倾向。完全性葡萄胎中大约 14%会发生恶变,显著高于部分性葡萄胎患者 1%的发生率[21]。葡萄胎之后发生妊娠滋养细胞肿瘤的风险估计是足月妊娠后的 1000 倍[8]。然而,日本的一项研究显示,近年来葡萄胎的发病率从 4.9/100 万下降到 1.9/100 万,绒癌的发病率从 1.6/100 万降到 0.3/100 万[22]。Eagles 等[17]的研究指出,典型的散发性完全性葡萄胎(CM)与家族复发性葡萄胎(FRHM)相关的二倍体双亲完全性葡萄胎相比,进展为妊娠滋养细胞肿瘤的风险没有显著差异。

血型为 A 型、AB 型的女性比 B 型、O 型的女性,葡萄胎的发生风险增加(相对风险为 0.9~4.8)。与部分性葡萄胎相比, 完全性葡萄胎发生持续妊娠滋养细胞疾病的风险更高[23]。

口服避孕药的使用与妊娠滋养细胞疾病的风险增加有关,相对风险从 1.11 上升到 2.6[23,24]。关于 GTD 的其他环境和生活方式因素或其他可能的病因风险因素,如吸烟、饮酒、社会经济状况和除草剂暴露等方面的信息不足[8,9,15,23,25]。

## 9.2.2 妊娠滋养细胞疾病的解剖病理特征及其病因

2014 年发表的 WHO 女性生殖道肿瘤的分类[26],其中对妊娠滋养细胞疾病的组织学分类较前已大为改观。重点强调有侵袭性行为的病变(绒毛膜癌、胎盘滋养细胞肿瘤、上皮样滋养细胞肿瘤)。其次是非肿瘤性病变(超常胎盘部位反应、胎盘部位结节和斑块),然后是葡萄胎(完全、部分、侵袭性)以及非水泡样异常绒毛组织病变。

这种分类不具有学术特性,混杂、没有任何可辨的逻辑顺序,它把疾病的病因和演变混合在一起,过于复杂以至于难以区分。它难以发现恶性疾病与偶然发现的非瘤性病变之间的联系,却将偶然发现的非瘤性病变罗列在与绒癌相关的葡萄胎疾病之前。同样的,侵袭性葡萄胎是完全性葡萄胎的一种形式,在两者之间插入病因不同的部分性葡萄胎毫无逻辑可言,特别是部分性葡萄胎具有非常不同的分类学意义。没有必要将尚未完全吸收的异常的绒毛病灶引入分类,将分类复杂化。"意义不明的滋养细胞疾病"这一旧概念是否存在并不十分可信,想要插入这一概念实际上阻碍了可疑病变的发现,幸好这样的病变只占病例的一小部分。

## 9.2.3 完全性葡萄胎

完全性葡萄胎是由非整倍体卵细胞受精发育形成空囊的病理妊娠状态。这种退化的卵细胞在小于 15 岁和大于 40 岁的女性中常见,能够与一个或两个精子受精并发育成胚胎[27]。胚胎过早地被抑制,而胚外部分(绒毛的滋养层上皮)表达并增殖。因此,完全性葡萄胎具有二倍体核型 46,XX。罕见的 FRHM 由双亲二倍体组成核型为 46,XY;这种情况是由染色体上 19q13.4 的基因突变(NLRP7)所导致[28]。

巨检(图 9.1a),无可辨的胎盘绒毛,取而代之的是无结构、增大水肿的绒毛分为子叶。

镜检(图9.1b和图9.2)组织学表现为绒毛不规则分支,大部分绒毛体积异常增大,呈圆形增生,伴有不同程度的滋养细胞增生。特别是合体滋养层细胞可见胞浆空泡和不同程度的细胞核非典型性。增生的细胞滋养层具有典型的核多形性。

绒毛间质水肿,并有不同程度的退行性变,中央区因液体堆积形成中央池。血管缺如。

绒毛外未见尿囊、卵黄囊或胚胎迹象。

滋养层细胞排列形成水肿的泡状绒毛,合体滋养细胞和细胞滋养细胞p57表达总是阴性的(paternally imprinted maternally product of gene CDKN1C,双亲印迹基因的母源表达产物CDKN1C)。

与早期流产的主要区别:完全性葡萄胎病灶中具有非极性增生的滋养细胞(图9.3)。

早期完全性葡萄胎(妊娠早期)的定义普遍比较混乱。典型征象为嗜碱性基质、未成熟血管和绒毛表面结构不规则;然而,在早期葡萄胎中,这些表现都不具有特异性[29]。我们确信所说的典型表现:只有见到可记录的非极性滋养细胞增生方可诊断。

滋养细胞增生的程度及其非典型性与病损的生物学行为直接相关。继发于完全性葡萄胎之后可定义为3种不良事件:

- 反复刮宫后葡萄胎组织残留(持续性葡萄胎)。
- 出现侵袭性葡萄胎的临床表现。
- 绒毛膜癌(更为少见)。

8%~30%的完全性葡萄胎最终发展为侵袭性葡萄胎或绒毛膜癌。

## 9.2.4 部分性葡萄胎

部分性葡萄胎是一种病理妊娠状态,孕囊可以为空囊或胚胎可继续发育,常伴妊娠物和羊膜的发育。曾经认为部分性葡萄胎的发病率低于完全性葡萄胎,但其实差不多。事实上,由于部分性葡萄胎表现为不同的形式而难以诊断,在实际情况中大多被低估了[30]。

部分性葡萄胎通常表现为三倍体核型(69,XXY更常见;69,XXX次之或69,XYY较少见)。与绒毛增生较多的父源性纯合基因导致的葡萄胎相比,杂合性基因导致的葡萄胎绒毛增生程度轻,异常绒毛比例低,妊娠可达孕21~22周。

立体显微镜镜检可观察到正常绒毛和肿大的绒毛共存这一组织学特点(图9.4),正常绒毛伴轻微的间质纤维化,其他绒毛表现为组织水肿,周围型或多中心型滋养细胞绒毛轻度增生。许多绒毛有一个大的中心池,其他特点还包括所有核形异常细胞的真实改变:显著的不规则扇贝样轮廓和内包涵体结构。

水疱状绒毛的细胞滋养层细胞p57表达阳性。形态学难以分辨的血管改变或血管结构的塌陷,可以用CD34抗体染色观察。

部分性葡萄胎进展为侵袭性葡萄胎或绒癌的情况非常罕见。

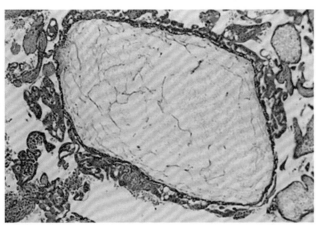

图9.3 葡萄胎(a)与自然流产(b)绒毛的比较。葡萄胎中绒毛表面的大部分(或全部)有增生的滋养细胞。在正常妊娠和自然流产的胎盘中,滋养层细胞增殖是有极性的(增殖的作用是使未成熟的中间绒毛中生成间充质绒毛),并且它只涉及表面的一个点。

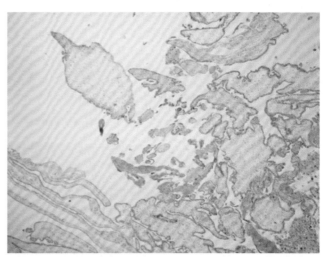

图9.4 部分性葡萄胎,绒毛退化为绒毛树的一部分分支,羊膜绒毛膜部分组织结构存在于图片的左下部分。

## 9.2.5 侵袭性葡萄胎

侵袭性葡萄胎的特点是,绒毛滋养细胞增生,增生的绒毛不仅发生绒毛周围子宫肌层浸润(图 9.5),而且会(更为少见)侵袭子宫周围组织和血管经血行向远处的子宫外部位(如肺)扩散转移。

侵袭性葡萄胎由完全性葡萄胎发展而来,很少是原发病。它是妊娠滋养细胞疾病最常见的并发症,约占所有完全性葡萄胎病例的 16%。

巨检可见病变呈大片状的出血外观,累及子宫肌壁甚至超出子宫外,伴有团块状增大肿胀的绒毛。

组织学表现为在子宫内膜以外的部位发现水疱状绒毛结构,伴中间型滋养细胞结构。

一般情况下,全子宫切除术不失为良好的选择。死亡很少发生,通常与局部并发症有关,如子宫穿孔。侵袭性葡萄胎可以发展为绒毛膜癌,这种情况比较少见,特别是经细胞毒性药物化疗后更为罕见。

## 9.2.6 绒癌

绒癌是一种罕见的恶性肿瘤,由细胞滋养细胞以及合体滋养细胞同时增生导致,绒毛结构缺失。

绒癌可以发生在任何类型的妊娠后,50%绒癌发生在葡萄胎后,25%发生在流产后,22.5%发生在正常妊娠后。出现在妊娠晚期胎盘内的结构异常是比较少见的。

巨检显示绒癌为浸润性病变,子宫肌层被破坏,伴片状出血,病变无明确界限,其表面可呈息肉样。

组织学特点与细胞滋养细胞和合胞体滋养细胞的非典型异常增生密切相关。这种增生有定义明确的结构特征(图 9.6):以细胞滋养层的细胞为中心,周围被多核细胞和母体血液包围。其他特征是:缺乏间质或血管,并有大片的中心性出血坏死(图 9.7)。

免疫组化染色提示所有肿瘤细胞对抗角蛋白抗体(特别是 Cam 5.2)染色强阳性。非典型合胞体滋养层抑制素 α 和 β-hCG 强阳性;人胎盘泌乳素(hPL)呈弱阳性;非典型细胞滋养细胞对所有染色均为阴性。

绒癌的症状多样,包括子宫出血、转移症状(以肺、肝脏中枢神经系统常见)。甚至一些绒癌转移的患者

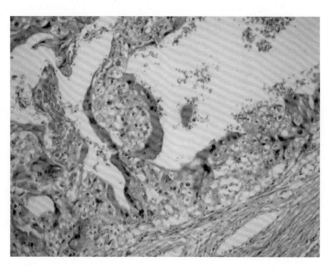

图 9.6　绒毛膜癌。肿瘤的典型组织结构:中心由增生的细胞滋养层细胞构成,周围由增生的合体滋养细胞包绕。母体血液循环进入瘤组织间隙。

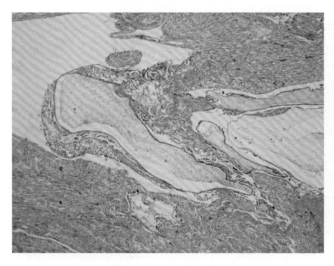

图 9.5　侵袭性葡萄胎。子宫肌层的血管腔中存在绒毛结构。

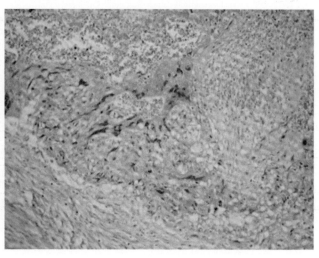

图 9.7　绒毛膜癌。肿瘤中常存在大量出血灶。

没有子宫部位的肿瘤，可能是因为原发性病变退化。持续升高的血清 β-hCG 水平，协同其他激素产物一起作用，导致卵巢反应呈多囊改变，刺激形成原发性卵巢囊肿(黄素化囊肿)。

肿瘤侵及子宫血管和肌层，易出现转移。常见的死亡原因是:

- 出血，尤其合并脑转移者。
- 肺转移时呼吸衰竭。
- 治疗相关并发症(细胞毒性化疗剂)。

## 9.2.7 胎盘部位滋养细胞肿瘤

胎盘部位滋养细胞肿瘤(placental site trophoblas-tic tumor,PSTT)是一种独特的、对胎盘的植入起关键作用的中间型滋养细胞的瘤变，可以由葡萄胎妊娠导致，其发生率远低于绒癌。大体病理显示为出血性肿瘤，与绒毛膜癌或子宫壁其他恶性肿瘤无明显差异(图9.8a,b)。

胎盘部位滋养细胞肿瘤镜检组织学表现为来自绒毛外的单个核的滋养层细胞或多个核的类似合体滋养细胞的增殖。细胞核的大小和形态各异，但均表现为(中到重度)不同程度的非典型性特征(图9.9a,b)。肿瘤细胞内有少量有丝分裂和纤维蛋白样物质沉积，并取代了血管结构。如同胎盘植入部位正常的绒毛外滋

养层细胞增生那样,随着肿瘤生长取代血管壁,血管出血渗出的图像非常常见(图9.10)。

所有肿瘤细胞免疫组织化学染色抗角蛋白抗体(尤其是 Cam 5.2)强阳性(图9.11)，非典型绒毛外滋养层细胞 β-hCG 染色弱阳性，而 hPL 强阳性。增殖指数(Ki67)为 15% 的所有肿瘤细胞 Mel-CAM、抑制素 A 和 HLA-G 免疫组化染色均呈强阳性。

肿瘤总体表现为良性,但易侵袭,并可在妊娠后潜伏较长时间才发病。

通常 (90%的病例) 有丝分裂指数较低(≤5/10 HPF)，肿瘤生长具有自限性，可浸润肌层，使肌层分离为单个肌纤维，类似于正常妊娠一样渗入穿透血管壁。

在其余的 10% 病例中有恶性表现,可因子宫穿孔致死，或发生宫外转移如致肺、肝和脑转移而导致死亡。有丝分裂指数一般为>5/10 HPF(1 HPF=400 X)，血清中 hCG 仅中度升高。

## 9.2.8 上皮样滋养细胞肿瘤

上皮样滋养细胞肿瘤是由一群形态一致的、类似于绒毛膜滋养细胞的中间型滋养细胞,这种绒毛膜型中间型滋养细胞继而发生的瘤变。

由于上皮样成分的增生，病灶的界限不清及均质化,大部分病变是分离的,细胞体积较小,形态单一,有

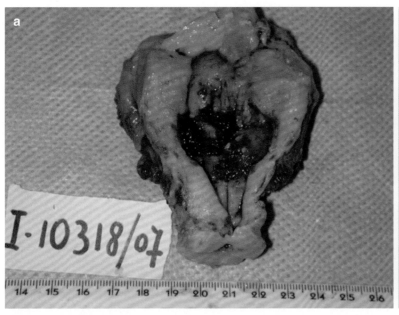
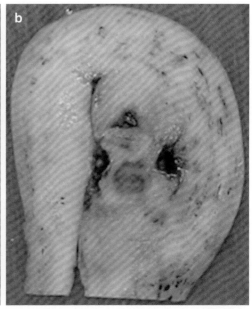

图 9.8 (a)胎盘部位滋养细胞肿瘤。巨检以出血性病变渗入子宫壁为特征,这张照片与绒癌没有什么不同。(b)胎盘部位滋养细胞肿瘤。(Courtesy of Dr. Jasmina Atanackovic and Dr. Svetlana Milenkovic)

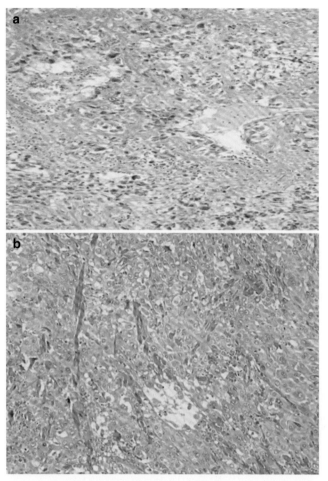

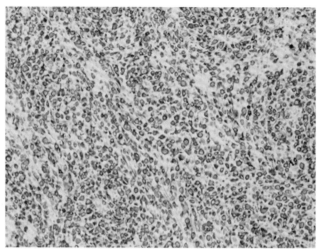

图 9.11　胎盘部位滋养细胞瘤。免疫组化提示肿瘤细胞抗角蛋白抗体强阳性,对于鉴别蜕膜细胞或其他类型子宫肿瘤有意义。

丝分裂罕见(图 9.12)。

　　肿瘤具有侵袭性,有淋巴细胞浸润。

　　免疫组化显示肿瘤细胞胎盘碱性磷酸酶(PLAP)和人类胎盘催乳素(hPL)表达强阳性,上皮细胞钙黏蛋白和表皮生长因子受体(EGFR)表达强阳性。

　　与绒毛膜癌相比其侵袭性较弱,类似于胎盘部位滋养细胞肿瘤,但仍可复发或转移,病死率为10%[31]。

## 9.2.9 超常胎盘部位反应

　　超常胎盘部位反应(EPS)是一种非肿瘤性病变,由于胎盘不充分的植入后,绒毛外滋养细胞发生的异

图 9.9　(a)胎盘滋养层肿瘤组织学显微图像。(Courtesy of Dr. Jasmina Atanackovic and Dr. Svetlana Milenkovic)(b)胎盘部位滋养细胞瘤。组织学图像:增大的细胞核清晰可见,大量嗜酸性粒细胞浸润肌层。

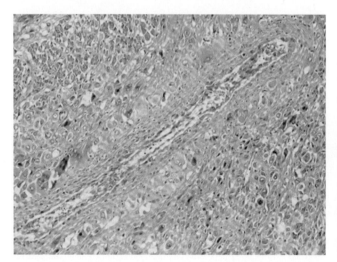

图 9.10　胎盘部位滋养细胞肿瘤。肿瘤细胞呈多形性,一些细胞呈现大量深染不活动细胞核,母体血管被肿瘤细胞大部分浸润。

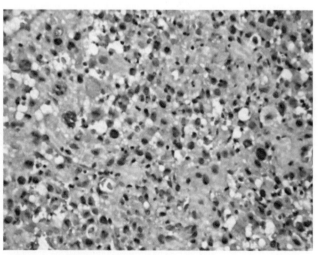

图 9.12　上皮样滋养细胞瘤。在胎盘部位滋养细胞肿瘤中,肿瘤表现为单一形态细胞、坏死灶和渗透性出血。

常反应,发生频率与伴有染色体结构异常的绒毛组织植入(额叶绒毛)一样。在大约 2% 正常妊娠及早期自然流产患者中可发生,纤维蛋白增多并导致基底蜕膜增厚。

病变的特征为大量中间型滋养细胞浸润胎盘(图 9.13),有时也可见非典型表现,无明显增殖活性。

无须治疗,对于不能除外种植部位的滋养细胞肿瘤,可监测 β-hCG 予以鉴别。

### 9.2.10 胎盘部位结节

胎盘部位结节(placental site nodule, PSN)是前次妊娠的绒毛组织的残留物(数月至数年)。通常因其他原因而偶然发现,无法统计其发生率(图 9.14 和图 9.15)。镜检组织学类似于正常绒毛膜细胞组成,不需要任何治疗。

2014 年,Kim[29] 提出了有趣的诊断子宫上皮样病变的方法:

(1)子宫上皮样平滑肌肿瘤:SMA/desmin+。

(2)鳞状细胞癌:Ck18−,p16/HPV−。

(3)滋养细胞病变:Ck18+,p16/HPV−。

1)绒毛膜癌:双相型/血清 β-hCG 升高。

2)绒毛膜滋养细胞增生:p63+;PLAP++;hPL±;CD146−。

a.胎盘部位结节:Ki67,1%~5%。

b.上皮样滋养细胞肿瘤:Ki67>10%。

3)植入部位滋养细胞增生:p63−;PLAP−;hPL+;CD146+。

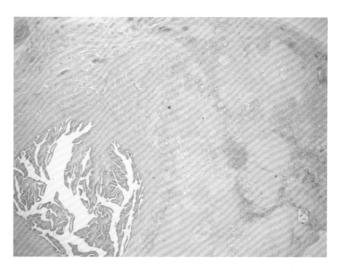

图 9.14 绝经后女性因输卵管肿瘤切除的输卵管。免疫组化分析提示输卵管壁大量透明间质。

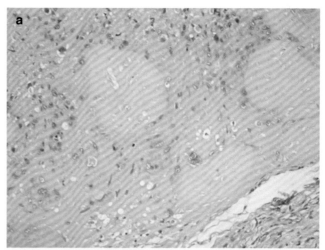

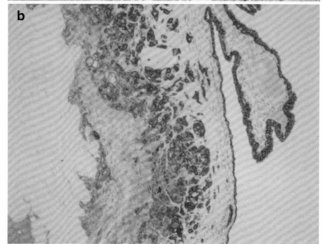

图 9.15 体现病例旧疾的图像。高倍镜视野(a)下见,细胞核深染,形态不规则。细胞存在于输卵管壁中,免疫组化提示细胞角蛋白抗体阳性。(b)这种表现是妊娠物残留,提示既往有过未曾发现的输卵管妊娠。

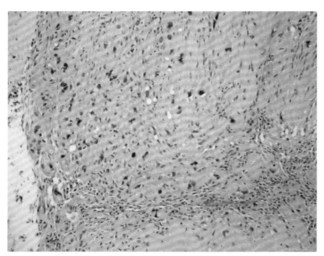

图 9.13 胎盘部位结节。子宫内膜或宫颈内的透明基质内可见多形性细胞,提示既往妊娠胚物残留的可能。肿瘤细胞角蛋白因子的表达对病变的鉴别具有重要意义。

a.超常胎盘部位反应：Ki67，1%~5%。

b.胎盘部位滋养细胞肿瘤：Ki67>10%。

### 9.2.11　妊娠滋养细胞疾病的临床表现

不同类型的妊娠滋养细胞疾病的临床表现不同[31]。在过去的几十年，因产前检查和超声检查的广泛应用，葡萄胎的临床表现发生显著的变化[31-33]，大多数妊娠滋养细胞疾病发生在非常早的时候，在出现任何并发症前即可发现[32,33]。

### 9.2.12　完全性葡萄胎

完全性葡萄胎最常见的临床表现为阴道出血，80%~90%的病例通常发生在孕 6~16 周[8]。近年来，由于妊娠早期诊断和 hCG 检测的应用，其他典型的临床症状和体征发生率逐渐减低，如妊娠早期和中孕期子宫增大超过实际孕周、妊娠剧吐、妊娠期高压疾病等。约 15%的病例出现双侧卵巢黄素化囊肿，hCG 水平通常为 10 万 mIU/mL，无胎心搏动[8,31,34]。

### 9.2.13　部分性葡萄胎

部分性葡萄胎临床表现不同于完全性葡萄胎。超过 90%的部分性葡萄胎患者有不全流产或完全流产的症状，是对标本做出组织学检查之后的回顾性诊断。主要临床表现为阴道出血，约 75%的患者会出现。其他症状如子宫异常增大、妊娠剧吐、妊娠期高血压、甲亢和黄素化囊肿很少发生。

### 9.2.14　妊娠滋养细胞肿瘤

妊娠滋养细胞肿瘤临床表现主要取决于前次妊娠情况、疾病的程度及其病理类型。葡萄胎之后的滋养细胞肿瘤（侵袭性葡萄胎或绒癌）通常表现为葡萄胎吸宫后不规则阴道出血。体征表现为子宫增大且形态不规则，以及持续增大的双侧卵巢。转移性的阴道病损可能不多，但是应当在清除病灶的时候注意到，以避免发生难以控制的大出血。发生在非滋养细胞肿瘤后的绒癌一般没有症状，大多在肿瘤转移后表现为侵及子宫或转移相关症状。妊娠滋养细胞疾病须与产后子宫异常出血和异常产褥鉴别，排除要点主要鉴别是否有妊娠物残留、子宫内膜炎、其他器官系统的原发或转移性肿瘤，或者再次妊娠可能等。子宫穿孔或转移性病灶出血可引起腹痛、咯血、黑便、颅内出血或转移灶导致颅内压增高的症状[2,35]。广泛的肺转移可引起如呼吸困难、咳嗽和胸痛等肺部症状。胎盘部位滋养细胞肿瘤和上皮样滋养细胞肿瘤导致不规则子宫出血，常发生在非葡萄胎妊娠后，男性化和肾病综合征少见，子宫通常对称增大，血清 hCG 水平仅略升高[36,37]。

## 9.3　妊娠滋养细胞疾病诊断

### 9.3.1　人绒毛膜促性腺激素

人绒毛膜促性腺激素（hCG）是由两种不同的亚基（α 和 β）以非共价键连接组成的一种胎盘异二聚体糖蛋白。α 亚基类似于垂体糖蛋白激素，β 亚基是滋养细胞产生的唯一产物。妊娠滋养细胞疾病常见的 hCG 亚型为规则 hCG、高糖基化 hCG 和 hCG 游离 β 亚单位。这 3 个分子及其 10 余种降解产物构成血清或尿液样本中的 13 种 hCG β 亚型。理想状态下，hCG 检测应包含 hCG 相关的所有分子，用以鉴别妊娠、妊娠滋养细胞疾病和肿瘤。与正常妊娠相比，妊娠滋养细胞疾病中的 hCG 分子表现出更多的结构变异体，且更易降解。需要大样本前瞻性队列研究明确高糖基化 hCG 和 hCG 游离 β 亚单位在妊娠相关肿瘤诊治的作用。自动放射性标记单克隆抗体夹芯法试验分析可测定不同类型的 hCG 相关分子[38]。通过现代化自动检测仪器，可以精确地检测极低浓度的 hCG，有助于进一步了解 hCG 结构及其降解过程[39]。

葡萄胎常见表现为 hCG 水平较正常妊娠异常增高，大约 50%的完全性葡萄胎患者的 hCG 水平可高达 10 万 mIU/mL[2,40]。然而，部分性葡萄胎患者的 hCG 水平增高不显著，仅有 10%部分性葡萄胎患者[2]的 hCG 水平能够达到 10 万 mIU/mL。

葡萄胎清宫术后，hCG 水平的升高或持续不降，常作为诊断葡萄胎后妊娠滋养细胞肿瘤的根据。绒癌通常根据 hCG 水平升高并常伴妊娠后转移相关转移症状的出现而做出诊断。胎盘部位滋养细胞肿瘤和上皮样滋养细胞肿瘤的 hCG 水平通常为轻度升高。

静止型妊娠滋养细胞疾病是用于描述非活动性的妊娠滋养细胞肿瘤的术语，其特征是低水平 hCG（200 mIU/mL）至少持续 3 个月。患者既往有葡萄胎、妊娠滋养细胞肿瘤（妊娠滋养细胞肿瘤）、绒癌或自发流产病史，而无任何临床表现。在所有病例中，既没有临床表现,也没有在影像学检查有任何阳性发现。hCG 水平不因化疗或手术而改变[41-47]。然而,在大多数研究病例中,患者曾被给予单药化疗,当化疗后 hCG 持续不降,进一步应用多药化疗和(或)子宫切除或者其他手术治疗。研究表明,这些患者存在合体滋养细胞残留,伴或不伴侵袭性细胞滋养层细胞,因此是活动性疾病[42,43]。有 10%~25% 的静止型妊娠滋养细胞疾病病例,在持续低水平状态后的 5 个月到 10 年 hCG 迅速升高。大多数病例随后被病理确诊为绒癌或其他滋养细胞肿瘤。这表明静止型妊娠滋养细胞疾病是一种癌前病变综合征[43-46],在一些病例中可以进展为恶性肿瘤。2001 年国际滋养细胞疾病学会提出,当处理这种情况时,应排除由嗜异性抗体或 LH 干扰引起的 hCG 假阳性增高,并对此类患者进行全面检查,避免盲目化疗或手术。应长期监测 hCG 水平以除外妊娠。应当在有明确临床表现或 hCG 水平持续上升时再进行治疗[47]。hCG 水平降至正常后发生滋养细胞肿瘤的风险:继发于葡萄胎为 0.34%,其中部分性葡萄胎为 0%,完全性葡萄胎为 0.36%[48]。

## 9.3.2 超声检查

超声检查在区分完全性和部分性葡萄胎方面具有重要作用,尤其是经阴道多普勒超声检查和三维超声成像检查[49,50]。由于完全性葡萄胎为绒毛弥散性水肿,特征性的超声图像为:胎盘组织内的多发囊状回声("蜂窝状"),无胎儿。

有临床经验的超声医生大多数能够识别妊娠早期的完全性葡萄胎(图 9.16)[49]。异常升高的 hCG 和超声检查可以用于区分除外早期完全性葡萄胎和流产[2]。超声提示:胎盘局灶性囊腔以及胎囊横径增宽[2],有助于部分性葡萄胎的诊断。胎囊形状的改变可能是三倍体胚胎的临床表现之一。当两种表现同时存在时,部分性葡萄胎的阳性预测值达 90%。超声检查也可提示伴有先天多发畸形的胎儿生长受限,与胎盘水肿[51]有关(图 9.17)。

## 9.3.3 手术治疗

无论子宫大小,对于有生育要求的可疑葡萄胎患

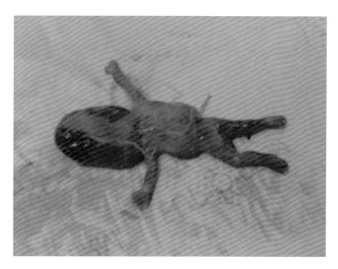

图 9.17 部分性葡萄胎孕 14 周先天畸形合并生长受限的胎儿图片。

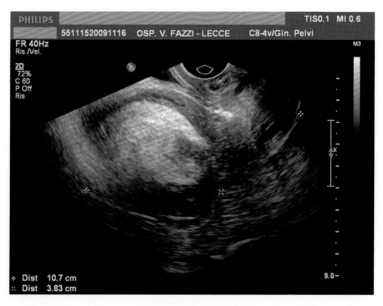

图 9.16 经阴道矢状面超声检查,完全性葡萄胎患者,孕 8 周的子宫表现为子宫内大片状高回声区。

者[52,53]，均可给与负压吸宫和诊刮（图 9.18）[52,53]。未生育过的女性不建议使用前列腺素（图 9.19）促宫颈成熟，因药物可引起子宫过度收缩，增加滋养细胞导致的肿瘤肺栓塞风险[54]。很少做全子宫切除术，除非患者没有生育要求或存在危及生命的大出血，这时可以考虑切除子宫（图 9.20）[55]。必须告知患者，子宫切除虽然可以预防病变局部侵袭，但不能取代化疗，术后仍需要监测 hCG 水平。

## 9.3.4 妊娠滋养细胞肿瘤的分期

治疗前充分的分期和风险评分是正确治疗妊娠滋养细胞肿瘤的必要条件[56]。分期和评分系统对于比较不同中心的治疗结果、研究新的化疗药物和治疗方案以及预后的评估非常重要，这样就可以进行多中心比较和国际化试验，其对于提高全球患者的生存率和生活质量有重要意义。

## 9.3.5 分期预处理的步骤

为达到最佳治疗效果，在治疗妊娠滋养细胞肿瘤前[57]必须进行分期和评分，因为即使妊娠滋养细胞肿瘤存在广泛的转移，也是一种可治愈的疾病[58,59]。

基本检查包括询问病史和体格检查，治疗前血清 hCG 水平检查，血液检查包括全血细胞计数和凝血功能，以及肝、肾功能和甲状腺功能检查[57]。盆腔检查确

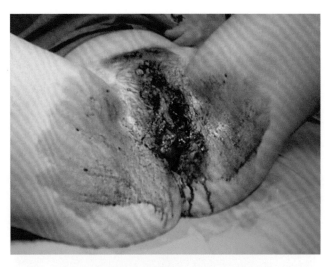

图 9.19　患者既往 2 次自然分娩史，给予前列腺素促进完全性葡萄胎妊娠物全部排出，她之前曾自然排出过葡萄胎。

定子宫增大情况，阴道、盆腔转移情况。盆腔彩色多普勒超声检查肿瘤的部位、宫壁受累情况和子宫体积。最新研究数据表明，多普勒超声测量子宫动脉搏动指数可以预测患者对化疗的反应[7,60]。是否有远处转移方面的检查包括胸部 X 线和腹部超声[61]。

葡萄胎后进展为滋养细胞肿瘤的患者，通常根据血 hCG 水平的升高做出早期诊断，而无须进行广泛分期检查[61]。对于那些非葡萄胎妊娠后 hCG 升高的患者，需要进行详细检查以确定分期。主要行腹部 CT 或

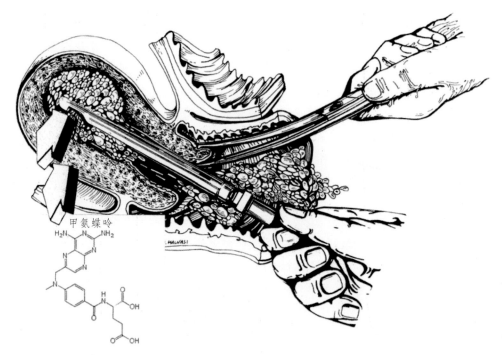

图 9.18　MTX 治疗后负压吸宫及刮宫术示意图。

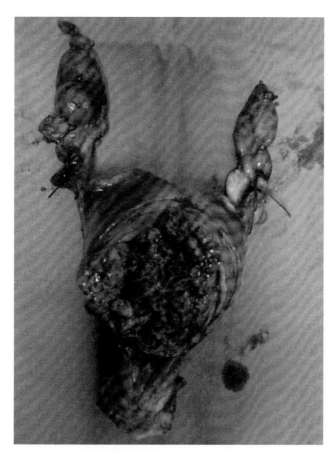

图 9.20　44 岁患者，有家族肿瘤病史，有卵巢交界性肿瘤病史，子宫及双附件切除术后，纵向切开子宫后可见孕 9 周完全性葡萄胎。

磁共振成像（MRI）检查[61]。胸片无异常的患者约有 40%存在肺部微转移灶，胸部 CT 扫描可发现并诊断，但 CT 是否作为常规检查仍有争议[3,7]。当出现肺部、阴道和（或）神经系统症状，考虑有远处转移时，需要行脑部 MRI 或 CT 扫描[7,56]。对于扫描正常的患者可行腰椎穿刺，测量脑脊液中的 hCG 水平以排除脑转移，脑脊液/血清 hCG 比值大于 1:60 提示中枢神经系统（CNS）转移[7]。对于不明原因的 hCG 水平增高的病例，可使用 18-氟脱氧葡萄糖正电子发射断层显像（[18]FDG-PET）识别活动性病灶位置并确定肿瘤切除的可能性[7,56,62]。此外，它还能确定持续病灶区的生存能力[56]。对于复发或耐药型妊娠滋养细胞肿瘤患者治疗是否有效，FDG-PET 可能是有用的评估工具[62,63]。因有发生严重出血的可能[3,56]，应避免对妊娠滋养细胞肿瘤进行活检，除了那些高度选择的病例外。

## 9.3.6 妊娠滋养细胞肿瘤分期和评分

完善全面检查后，就可以对疾病的严重程度和现存的危险因素进行评分。1983 年,世界卫生组织（WHO）推荐了一个基于疾病治疗失败的风险因素预后评分系统。影响预后的危险因素使用不同分值[2]界定,总分显示每个病例的风险值,是低风险或高风险。1982 年,国际妇产科联合会（FIGO）阐述了妊娠滋养细胞肿瘤的解剖分期系统,并将患者分为 4 期[2]。

2000 年,FIGO 采用了修订后的妊娠滋养细胞肿瘤分期系统和修订后的 WHO 风险评分系统。其于 2002 年[64]正式出版。每例患者的诊断均根据代表疾病的解剖定位的分期、代表其危险因素的数值进行评分。妊娠滋养细胞肿瘤的 FIGO 分期和风险因素评分系统见表 9.1。就这样,对每例患者用罗马数字分期和阿拉伯数字评分。该评分系统不包括葡萄胎,仅在 hCG 持续性增高和发现妊娠滋养细胞肿瘤的情况下进行分期。FIGO 分期和风险评分系统不能完全适用于胎盘部位滋养细胞肿瘤和上皮样滋养细胞肿瘤[65,66]。

分值为 0~6 分者为低危组,7 分以上为高危组[64]。总体来说,Ⅰ期患者为低危组,Ⅳ期患者为高危组。Ⅱ期和Ⅲ期可以应用评分区分为高危组或低危组。

## 9.4 妊娠滋养细胞疾病的治疗

### 9.4.1 基本原则

20 世纪 70 年代初,英国为妊娠滋养细胞疾病（GTD）患者建立了 3 个治疗中心[3,63,67],并成为世界上最大的 GTD 数据库中心。由于疾病罕见,这样的国家级中心在病理分析、治疗及随访方面可提供指导性意见[3,63]。基于这种方式,患者可以获得足够的专业知识和最佳的治疗方案。妊娠滋养细胞肿瘤的可用治疗方案见表 9.2。

### 9.4.2 完全或部分性葡萄胎的处理

对于有生育要求的患者,给予扩宫、负压吸宫和诊刮（D&C）（图 9.21）,并将刮宫的新鲜组织及时送病理检查（图 9.22）[61]。术前阴道放置前列腺素（图 9.23）,术中最好采用超声引导下清宫,以减少子宫穿孔的机会[3]。作者建议在操作的过程中倍加小心,因为子宫穿孔可

表 9.1 妊娠滋养细胞肿瘤(GTN)的 FIGO 分期和危险因素评分系统

**FIGO 分期**

| | |
|---|---|
| Ⅰ 期 | 病变局限于子宫 |
| Ⅱ 期 | 病变超出子宫但局限于生殖系统(阴道、附件、阔韧带) |
| Ⅲ 期 | 肺转移伴或不伴有生殖道转移 |
| Ⅳ 期 | 远处转移 |

**FIGO 高危因素评分**

| FIGO 评分值 | 0 | 1 | 2 | 4 |
|---|---|---|---|---|
| 年龄 | <40 | ≥40 | – | – |
| 既往妊娠 | 葡萄胎 | 流产 | 足月产 | |
| 潜伏期(距离前次妊娠时间,月) | <4 | 4~<7 | 7~13 | ≥13 |
| hCG(IU/L) | <$10^3$ | $10^3$~$10^4$ | $10^4$~$10^5$ | ≥$10^5$ |
| 肿瘤最大直径包括子宫(cm) | <3 | 3~5 | ≥5 | – |
| 转移部位 | 肺 | 脾、肾 | 胃肠道 | 脑、肝脏 |
| 转移肿瘤数量 | – | 1~4 | 5~8 | >8 |
| 既往化疗史 | – | – | 单药化疗 | 多药化疗 |

表 9.2 妊娠滋养细胞肿瘤的有效治疗方法

| 治疗 | 定义 |
|---|---|
| 无治疗 | 不给予任何处理 |
| 化疗 | 作为预防性治疗或在清宫术后有残留病灶(子宫或宫外)的基本治疗 |
| 仅仅手术 | (因滋养细胞肿瘤)仅行子宫切除术,血清 β-hCG 水平正常,术前和(或)术后不做化疗 |
| 化疗+手术治疗 | 化疗加以手术[腹部和(或)盆腔手术,开颅术,肺叶切除术等]治疗妊娠滋养细胞肿瘤。化疗可在术前和(或)术后应用 |

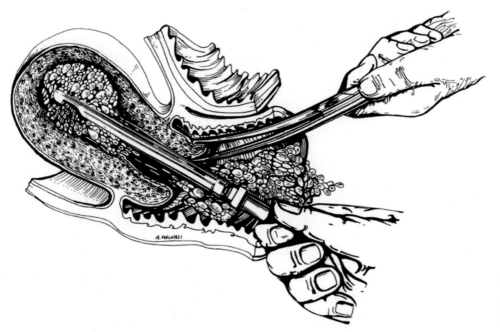

图 9.21 卡曼(Karman)吸管扩宫和吸刮葡萄胎妊娠的示意图。

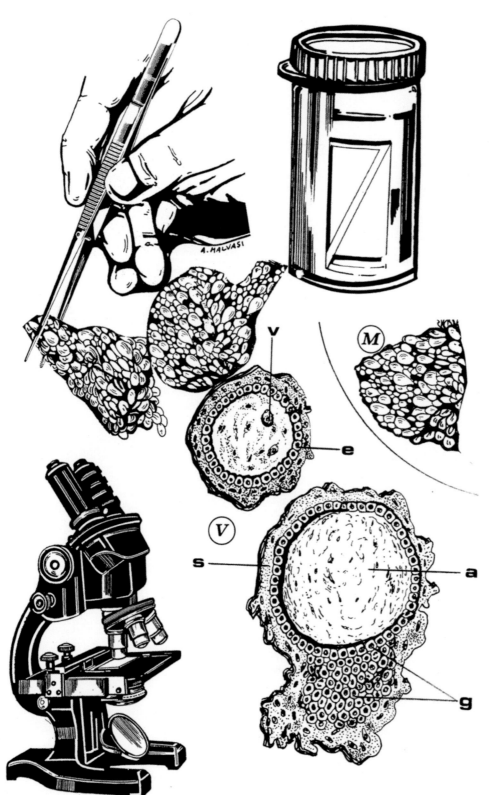

图 9.22　清宫术后获得新鲜的葡萄胎组织送病理检查。

以发生在扩宫和清宫的任何环节上(图 9.24 和图 9.25)。必要时术者可以用手指或卵圆钳直接钳夹组织(图 9.26 至图 9.28)。清宫术后,应用刮勺轻轻搔刮[8]残留的滋养细胞组织。一旦发生大出血,建议使用缩宫素,然而缩宫素的应用仍有争议,因其增加宫内压力,可能导致肿瘤栓塞[61]。在 Rh 阴性的妇女中,清宫时应给予

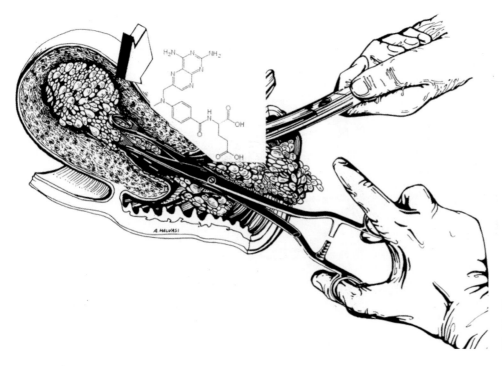

图 9.23 阴道放置前列腺素后,卡曼吸管吸出子宫内葡萄胎组织的示意图。

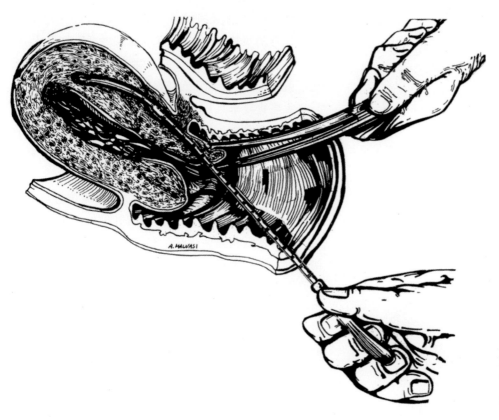

图 9.24 清宫术前,探针由子宫颈误入子宫前壁肌层的示意图。

Rh 免疫球蛋白[3]。不建议反复清宫,因其增加感染、出血和子宫穿孔的风险[57,63];此外,清宫并不能减少肿瘤侵袭肌层所需要的化疗[3]。二次清宫仅在经超声检查或有阴道出血、怀疑葡萄胎组织残留时进行。英国的指南建议,对于有葡萄胎组织残留的患者,当血 hCG 值降至 5000mIU/mL,可考虑给予二次清宫[3,7,67]。部分

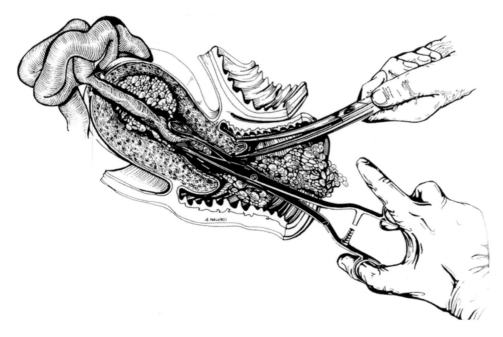

图 9.25　卵圆钳导致的子宫穿孔,卵圆钳钳夹到在盆腔内漂浮的小肠。

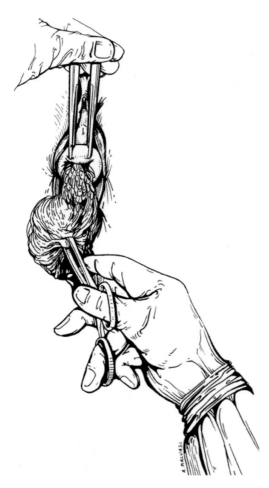

图 9.26　术者轻轻钳夹、闭合钳叶,宫腔内葡萄胎组织从子宫颈被牵出子宫。

性葡萄胎患者因孕中期子宫大无法行清宫术时可行药物引产,否则并不建议行药物引产,因有滋养细胞组织栓塞的可能,发生不完全流产的可能性较高,以及增加术后化疗的可能性[7,68]。同样不建议做子宫切开术,因其增加肿瘤细胞的播散可能、葡萄胎后滋养细胞肿瘤化疗的可能,及增加后续妊娠的剖宫产率[8]。

无生育要求且病变局限在子宫的葡萄胎患者可选择全子宫切除术,虽然全子宫切除术并不减少术后化疗的需要[3]。卵巢黄素化囊肿患者可在抽吸囊肿后保留卵巢。出现大出血的患者需要行全子宫切除[68]。任何治疗方案(包括全子宫切除术)后必须随访血清 hCG 水平,因有发生葡萄胎后滋养细胞肿瘤的可能[8]。

清宫术后预防性化疗是有争议的[8,69,70]。有证据表明,化疗后 GTN 的发病率降低 3%~8%[8,68]。然而,Fu 等[70]研究显示经预防性化疗后被确诊的滋养细胞肿瘤患者,需要更多的化疗周期治疗。此外,预防性化疗导致大量患者接触细胞毒性药物,而其中仅少数患者会发展为滋养细胞肿瘤[61]。因此目前不推荐预防性化疗[70]。

### 9.4.3　Ⅰ 期妊娠滋养细胞肿瘤患者的管理

Ⅰ 期妊娠滋养细胞肿瘤患者的治疗主要取决于患者是否有生育要求。无生育要求的患者,选择子宫切除术联合单药化疗是合理的选择,虽然子宫切除并没

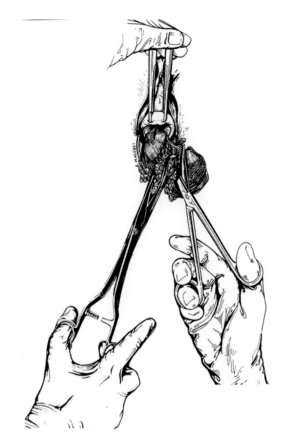

图 9.28　经宫颈清除葡萄胎妊娠组织后,术者剪去有葡萄胎结构的新鲜组织送病理检查。

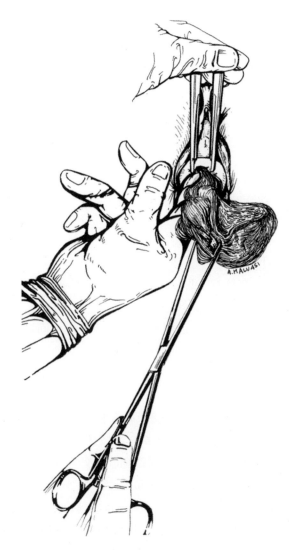

图 9.27　术者一手将葡萄胎妊娠组织夹在钳叶间,另一根手指扩张宫颈,促使其脱出。

有消除患者对化疗的需要[67]。这种情况应用化疗基于以下两点原因:第一,化疗可以清除外科手术过程中播散的肿瘤细胞;第二,化疗可治疗潜在的隐匿性转移灶。文献研究表明,手术时化疗是安全的,不增加围术期病率[56]。对于边界清晰的局限性肿瘤,保留生育功能的治疗可采用子宫局部病灶切除同时给予单药化疗。

## 9.4.4　Ⅱ期和Ⅲ期滋养细胞肿瘤患者的管理

根据评分,低危组推荐单药化疗,高危组推荐联合化疗。其他治疗包括子宫切除术、阴道填塞、动脉栓塞、肺叶切除术和并发症(主要是感染和出血)的治疗[59,61]。

对于子宫明显增大者,全子宫切除术可以降低患者肿瘤负荷。此外,如果患者出现转移症状和(或)并发症如子宫穿孔,出血或感染等[56],也可考虑全子宫切除。当发生卵巢黄素化囊肿并发症时建议行附件切除[7]。全子宫切除术还有助于治疗复发性疾病、位于子宫上的化疗耐药肿瘤,有助于提高低危组单药化疗的成功率,减少化疗周期和缩短化疗时间[56]。已证明化疗后和化疗期间均行全子宫切除术是安全的,并且不增加围术期病率[56]。此外,围术期化疗有助于消灭术中播散的肿瘤细胞[56]。

出现阴道转移的患者,可用阴道填塞控制出血[56]。化疗后病变萎缩、出血减少,患者病情稳定时可以通过子宫动脉或髂内动脉栓塞止血[7],病情不稳定时可以考虑以全子宫切除术和动脉结扎术作为选择[61]。

若患者一般状态良好,可耐受手术,对于有单个肺转移,而无其他部位转移,子宫原发病灶控制良好,hCG 水平低于 1000 mIU/mL 的患者可以进行肺叶切除[56,61,71],以提高缓解率。胸外科手术有助于根治耐药的滋养细胞肿瘤[56,67]。然而,开胸手术的作用有限,大多数肺转移患者可以通过化疗治愈[56]。

## 9.4.5 Ⅳ期妊娠滋养细胞肿瘤患者的管理

这些患者应采用以强化多药化疗为主、联合手术和放射治疗的方式。与低危组不同,全子宫切除术不能改善Ⅳ期患者的治疗效果。

对于合并中枢神经系统疾病转移患者的最佳治疗方案尚未确定[35,72]。脑转移的发生率为3%~21.4%,生存率较低[72]。播散性病例有90%的患者出现脑转移[73]。全身中枢神经系统病损可以通过单独全身系统化疗或联合鞘内注射甲氨蝶呤(MTX)进行化疗[72]。除化疗外脑转移者可采用全脑照射或局部放疗,以及开颅手术转移灶切除和(或)治疗止血、脑组织受压等并发症[7]。放疗具有双面性,既可止血又造成坏死。广泛转移的病例需要全脑照射,单独的病灶可行局部照射。对于位置表浅的实体转移灶,化疗耐药的孤立性病灶可采用转移性病灶切除术[35]。由脑出血或水肿引起的颅内高压须行急诊开颅手术[35,72]。文献报道的脑转移患者的治愈率为50%~80%[57]。一项单中心研究显示,长达24年中治疗101例有脑转移患者,22%在接受开颅手术后的预后得以改善[72]。作者介绍了北京协和医院的治疗经验,在1990年至2013年期间,脑转移患者采用多药化疗(氟尿嘧啶/氟脲嘧啶、放线菌素D、依托泊苷和长春新碱)。治疗结果显示疾病是可以治愈的,排除早期死亡病例,患者的5年生存率为71.1%。预后较差因素包括伴有肾转移、多发远处转移、既往多药化疗失败病史、年龄在40岁以上、FIGO评分>12[72]。

因肝转移者有大出血风险,所以治疗更加困难,大多数肝转移患者可通过化疗药物[56]成功治疗。对于高度选择的病例,可行肝叶切除和选择性肝动脉栓塞治疗[7,56],肝转移同时应用放、化疗联合治疗少见[7]。

## 9.4.6 化疗原则

化疗是妊娠滋养细胞肿瘤的一线治疗方案[74],根据预后风险评分来确定治疗方案。按照英国标准,化疗指征见表9.3[67]。

### 9.4.6.1 低危组

滋养细胞肿瘤低危组,肿瘤分期Ⅰ、Ⅱ、Ⅲ期,伴FIGO评分≤6的病例,通常对单药化疗敏感[56]。大多数妊娠滋养细胞肿瘤中心应用的单药化疗方案为包含甲氨蝶呤(MTX)或放线菌素D(ACTD)的不同方法[56,57]。

表 9.3  化疗指征

| 化疗指征 | |
| --- | --- |
| hCG | 清宫术后4周以上,血清hCG水平>20 000IU/L |
| | hCG水平上升 |
| | 葡萄胎清除后6个月以上,体液hCG仍然阳性者 |
| 组织病理 | 病理检查证实绒癌 |
| 转移症状 | 有证据显示脑、肝脏或胃肠道转移 |
| | 胸片不透光病灶>2cm |
| 出血 | 清宫术后子宫长期持续异常出血 |
| | 有证据显示胃肠道或腹腔内出血 |

多数GTN中心将甲氨蝶呤(MTX)作为一线治疗药物。对于大多数低危GTN患者,MTX或放线菌素D的单药化疗有效,耐受性好,相对安全,疗效好[63]。文献表明,单药化疗缓解率达到90%。给药方法为固定时间间隔或根据hCG回归曲线给予调整[61]。因有显著高的毒性,可选择的药物如依托泊苷和5-氟尿嘧啶已经很少用于低危组的单药化疗[7]。而放线菌素D毒性更高,大多数的治疗使用包括MTX联合叶酸(FA)的解救作为一线治疗方案,放线菌素D仅适用于MTX有禁忌证的患者,如肝功能或肾功能不正常者[56]。MTX/FA最常见的副作用包括粒细胞减少症、血小板降低、皮疹、口炎和肝毒性。最新的Cochrane文献回顾提示,与MTX/FA相比,放线菌素D治疗初次治愈率更高、失败率更低[75]。而胸腔积液和较大的卵巢黄素化囊肿患者,也应避免使用MTX[57]。对MTX/FA耐药者,如果hCG≤100mIU/mL,可以用放线菌素D治疗;如果hCG>100mIU/mL,选择多药化疗[3]。在英国,此界限值为300mIU/mL[3]。对于单药化疗耐药者,建议行多药化疗。大约有20%的低危患者会对初始化疗药物[57]产生耐药。最新研究表明,在GTN低危患者中,若子宫动脉搏动指数≤1,表明其MTX耐药风险增加[60]。

对于复发或MTX耐药的低危组患者,可以应用放线菌素D或多药化疗,如MAC(甲氨蝶呤、放线菌素D、环磷酰胺或氯吡格雷)或EMA-CO(依托泊苷、甲氨蝶呤、放线菌素D、环磷酰胺、含叶酸解救的长春新碱)。依托泊苷被证实会提高治疗后继发恶性肿瘤的风险。因此,其只适用于高危组且有转移的病例,对于低危和非转移性妊娠滋养细胞肿瘤患者,应用的MAC多药化疗方案是可接受的,优于含有依托泊苷的方案[61]。大约10%的低危患者,无论其是否手术治疗,均需进行多药化疗达到缓解[57]。

### 9.4.6.2 高危组

高危组包括滋养细胞肿瘤Ⅱ或Ⅲ期、FIGO 评分≥7 的患者，初始需要多药化疗[56,57]。治疗高危组有多种化疗方案，然而，仍然缺乏证实其有效性和安全性的数据[76]。在一些患者中，MAC 方案治疗效果不够满意，治愈率仅为 63%~71%[56,57]。在大多数治疗中心，EMA-CO 方案作为治疗高危妊娠滋养细胞肿瘤的一线治疗方案，其疗效-毒性比值最高[56,63]。被证实的副作用包括黏膜炎、胸膜炎、脱发、肝损伤、骨髓抑制和与长春新碱相关的周围神经病变[7]。30%~50% 的患者会产生耐药性，需要改变治疗方案[61]。在这种情况下，识别耐药性非常重要，可以通过持续不降或升高的 hCG 水平和（或）新的转移病灶出现来判断。在处理 GTN 方面还有一些可选的、有效的治疗方案[56]。无论使用何种化疗药物，重要的是应避免延误治疗和剂量不足，以减少治疗失败和肿瘤耐药的发生[56]。

对于高危型 GTN 和多药化疗的耐药患者，必须接受数个周期的化疗才能达到缓解。监测血清 hCG 水平，评估患者对化疗的反应效果[7]。建议在 hCG 正常后给予巩固化疗，以清除残留病灶[7]。监测 hCG 阴性 3 次后，建议再加 2~4 个化疗周期[56]。巩固化疗至少在 hCG 正常后持续 6 周，对于脑或肝转移者，治疗应当持续 8 周。

为排除持续性和复发性 GTN，在治疗结束后 6 周，应对患者进行详细的评估，并在 6 个月后再次评估[65]。评估包括胸部 X 线、盆腔多普勒超声以及所有病灶部位的 CT 或 MRI 成像。对于高危病例复发者，推荐行进一步多药化疗[58,61]。

尽管现有的药物已证实对于 GTN 治疗有效，仍需要进一步努力探索发现对于耐药患者有效的新药。

### 9.4.7 胎盘部位滋养细胞瘤和上皮样滋养细胞肿瘤的治疗

胎盘部位滋养细胞肿瘤是一种罕见的、生长缓慢的、变化多样的滋养细胞肿瘤，在诊断和治疗上有一定难度。其在 1976 年首次描述[7]。由于 PSTT 发病罕见，生物学行为多变，其最佳治疗方式和预后的数据有限[77]，而且大多数研究为病例报道或小样本研究[65]。PSTT 可发生在各种形式的妊娠之后，且距前次妊娠间隔时间长。这些肿瘤生长缓慢，转移出现得较晚，产生的 hCG 较少。肿瘤通常局限于子宫，全身转移前可侵及肌层、通过淋巴转移至盆腔[7]。

这些肿瘤对药物治疗反应差，因此，手术是目前最为可行的治疗[63]。手术方式为全子宫切除术，卵巢及盆腔和腹膜后淋巴结是否切除对肿瘤患者的治疗起重要作用。患者的年龄、家庭和生育史影响了是否切除卵巢的选择[63,65]。但卵巢受累或有卵巢癌家族史的妇女除外[63]。对于需要保留生育力的妇女，子宫肌层部分受累、病灶局限的患者可选择局部切除[7,77]。Leiserowitz 和 Webb[78] 报道过 1 例子宫底前壁肿瘤局部切除并行子宫重建，术后妊娠直至足月剖宫产分娩。而另一方面，Pfeffer 等[79] 在一例子宫切除的标本中证实有 PSTT 残留病灶，该患者先前接受保留生育的部分子宫切除术，而多普勒超声、MRI、CT 和 PET 扫描并未发现病灶。因其为多灶性疾病，为避免病灶切除不彻底，可进一步行全子宫切除术和辅助化疗[79]。

对于Ⅰ期 PSTT 患者来说，单纯手术治疗通常是有效的[56]。目前尚无确切证据表明其对Ⅰ期和Ⅱ期患者化疗有益[65]。然而在英国，对Ⅱ期患者推荐联合治疗[65]。对于存在复发高危因素的Ⅰ期病例，包括距前次妊娠潜伏期长、血管浸润、深肌层浸润、浆膜层受累、有丝分裂活跃，或以上高危因素同时存在，推荐联合治疗[65]。如果可行，对残留和转移以及复发性肿瘤患者建议手术治疗[63,65]。

术后一旦发现肿瘤转移和 hCG 阳性的患者，必须给予多药化疗，或联合手术治疗[77,79]。多化疗方案包括 EMA-CO（依托泊苷、甲氨蝶呤、放线菌素 D、环磷酰胺、长春新碱）、EP-EMA（依托泊苷、甲氨蝶呤、放线菌素 D、顺铂）和 MAF（甲氨蝶呤、放线菌素 D、依托泊苷）[65,80]。hCG 降至正常后继续用药 8 周[3,63]。

PSTT 患者应在特定的诊疗中心，由足够水平的专家进行统一治疗管理。同时，这样的患者需要多学科治疗手段，以及具有专业 GTN 治疗经验的临床医生团队，包括妇科医生，医学肿瘤学家，放疗医师，熟悉肝脏、脑和胸科手术的外科医生以及心理学家，并且需要良好的护理管理。

1998 年[7]首次报道上皮样滋养细胞肿瘤，ETT 是一种罕见的 GTN，报道极少[3,56]。根据 Davis 等的回顾性研究[81]，至今共报道 108 例，大多为病例报告。上皮样滋养细胞肿瘤为一种罕见的中间滋养细胞来源的肿瘤，病变常局限于子宫下段或宫颈管[81,82]。肿瘤学行为类似于胎盘部位滋养细胞肿瘤[7]。对化疗药物治疗不敏感，主要治疗方式是手术[7,57,82]。因为其主要发生在育龄期妇女，所以治疗富有挑战性[81]。对于病变局限于子宫的患者治疗方式主要是全子宫切除术[82]。若手术可行，转移灶也可通过手术切除，例如肺切除和肠切除术[82]。

## 9.4.8 化疗耐药和复发性 GTN 的治疗

为避免肿瘤复发，须行巩固性化疗。肿瘤复发多数发生在随访第一年[63]。治疗完成后，GTN 复发风险第一年为 3%，之后明显降低[57]。初次化疗后，随访高达 25% 的 GTN 患者会产生耐药或复发，可行挽救性化疗，或在某些病例行手术治疗[71,83]。报道复发率由 Ⅰ 期的 2.9% 到 Ⅳ 期的 9.1% 不等[56,68]。这些患者需要在具有 GTN 专业知识高水平的中心进行治疗[57]。

耐药和复发的危险因素包括肿瘤分期进展和高分危险评分，化疗距离前次妊娠超过 12 个月，治疗前 hCG 水平较高，病理证实为绒癌，以及 7 个周期化疗和少于两个周期的巩固化疗后未能检测到血清 β-hCG[58,71]。复发的一个重要危险因素是患者不按时随访[58]。化疗后复发主要发生在随访的 12 个月内[67]。大多数患者可以通过进一步化疗达到治愈[56]。

初次化疗耐药患者，在无转移的低危 GTN 中约有 5%，在有转移的患者中有 10%~15%[71]。低危 GTN 患者对 MTX 产生耐药的，进一步治疗方案应该用放线菌素 D（ACTD），随后用 MAC 或 EMA-CO 进行多药化疗[71,83]。放线菌素 D 适用于 hCG 低水平（≤100 或 ≤300mIU/mL，根据不同的机构标准不同）的病例，多药化疗适用于 hCG 较高者[71]。因依托泊苷有使继发恶性肿瘤发生率增高的风险，MAC 优于 EMA-CO 作为初始治疗方案[82]。

耐药或复发的高危型 GTN 病例，无论是否手术均可应用多种多药化疗方案行挽救性治疗[71]。世界各地的化疗方案不同[83]。主要由依托泊苷或铂类，联合博莱霉素和异氟脲组成[57,58,61]。另外，如果可行，手术可能对于这类患者有很重要的作用[2,58,61]。全子宫切除术和子宫局部肿瘤病灶切除术有效[56]。由于病例的异质性，很难对方案的效果和不良反应进行比较。

## 9.4.9 妊娠滋养细胞疾病患者的心理咨询

GTD 患者面临显著的心理问题困扰[56,68]。然而，这些患者生活质量健康相关数据非常少[84]。心理咨询的重要性在于，患者有很高的生存率和化疗以后的总体预后非常好。妊娠滋养细胞疾病损害了患者的生存质量及生育力[85]。随访期间，计划妊娠被迫延后，可能导致患者情绪焦虑[85]。患者对疾病的认知，可能引起患者与伴侣间的愤怒和内疚情感，导致产生婚姻及性生活问题。有证据表明，化疗对这些患者性生活有负面影响[84]。此外，人们还担心化疗产生的副作用、疾病复发、不孕以及再次妊娠可能出现的不良结局[84]。综上所述，大约一半得女性患有生理或性相关问题[68]。因此，在治疗和随访期间，患者需要来自医务人员及其家属的情感支持。

## 9.4.10 葡萄胎和胎盘部位滋养细胞肿瘤患者的随访

随访方案因治疗的不同而有所不同。世界各地不同的 hCG 随访方案都遵循着基本相同的原则[63]。

葡萄胎清宫术后，连续每周监测 hCG 水平，直到 hCG 水平阴性后 3 周。hCG 转阴后的 6 个月，每个月复查一次。化疗期间每周复查 2 次血清 hCG，直到 hCG 水平降至正常[65]。在巩固化疗期间 hCG 每周查一次，或至少在 3 周内每周查一次[56,74]。此后随访每个月复查 hCG 持续 12 个月，Ⅳ 期肿瘤患者要延长至 24 个月[56]。所有期别的患者，每 6 个月复查一次，直至满 5 年[61]。每 6~12 个月做一次体检，很少需要其他检查[57]。在英国，终生随访尿 hCG[67]。

hCG 水平正常后，为进行有效的 hCG 随访，不建议立即妊娠。葡萄胎妊娠建议随访 6 个月，而需要化疗的 GTD 患者则至少需要随访 12 个月[65,68]。随访及化疗期间应采取有效的避孕措施，包括强烈推荐使用低剂量口服避孕药[65]。禁止使用宫内节育器，除非 hCG 已恢复正常[61]。推延妊娠是为了清除被化疗破坏的成熟卵子[57]。GTN 治疗后 6 个月内妊娠者，流产和死胎的风险明显增加[56]。

治疗后再次妊娠的所有妊娠附属物均应行病理检查[61]。并且在每次妊娠终止后的 6 周和 10 周须复查血清 hCG，以排除复发的可能[63,67]。

## 9.4.11 预后

据报道，完全性葡萄胎后有 8%~29% 发生 GTN，平均为 15%[58]。而部分性葡萄胎后 GTN 仅为 0.5%~1%[3]。清宫术后，大多数患者的 hCG 迅速降至正常水平，hCG 水平在清宫术后 8 周内恢复正常的患者，发生 GTN 是非常罕见的[8]。

无转移和转移的低危 GTN 在治疗后，结局通常特别好。根据 FIGO 第 26 届年度妇科癌症治疗报告显示，GTN 患者 5 年生存率为 97.3%[64]，即使是Ⅳ期患者，也达到 62%[64]。高风险组患者的 5 年生存率为 79.5%。非常重要、需要强调的一点是：葡萄胎妊娠后监测有助于早期诊断 GTN，如及时治疗，生存率可达 100%[64]。Ⅳ期患者往往无葡萄胎妊娠病史，大多是绒癌。因此，对于任何有转移且来源不明症状的女性患者均应考虑绒癌。这将有助于及时诊断这些患者。

无转移的胎盘部位滋养细胞肿瘤（PSTT）和上皮样滋养细胞肿瘤（ETT）患者的生存率可达 100%，而出现转移的仅为 50%~60%[57]。因疾病罕见，PSTT 患者的最佳治疗、影响预后因素和治疗结果方面相关可靠的数据不足[65]。与其他类型的滋养细胞肿瘤患者相比，整体预后较差[65]。复发性疾病的患者预后不良，仅有 33% 的患者获得长期缓解[65]。

2009 年，Schmid 等[65]发表了一项关于英国 PSTT 的研究：30 年间，62 例 PSTT 女性的数据显示，首次治疗后的 10 年生存率为 70%，无复发生存率为 73%。Ⅰ期患者的 10 年生存率为 90%。Ⅱ期患者 10 年生存率为 52%，Ⅲ期和Ⅳ期患者的 10 年生存率为 49%。复发或耐药患者的预后较差，大约 22% 患者生存期超过 60 个月。肿瘤进展距离末次妊娠潜伏期长（超过 48 个月）的患者预后更差。

关于 ETT 患者的生存率和预后数据不足，来自新英格兰滋养细胞疾病中心（NETDC）的研究人员回顾了 7 例 ETT 病例[81]。他们的结论是影响预后的最重要因素是子宫外疾病。肿瘤发生距离末次妊娠潜伏期超过 4 年以上为预后不良的标志。并认为影响预后因素、治疗、随访方案、生存率和复发率等结论因资料不足而难以统计[81,82]。

化疗耐药和复发的 GTN 患者的缓解率分别为 52.6% 和 76.7%[71]。GTN 复发患者总的 5 年生存率为 90%[68]。对于高危型 GTN 复发患者，5 年生存率在 85% 左右[68]。

使用含有依托泊苷的治疗方案，继发恶性肿瘤的风险增加，包括急性髓系白血病、结肠癌、黑色素瘤和乳腺癌[57]。

## 9.4.12 致死性结局

虽然 GTN 患者的总体生存率很高，但有些患者因肿瘤发现晚、并发症或耐药而死亡[3]。一些高危因素与 GTN 致死性结局相关，包括肿瘤继发于非葡萄胎妊娠、初始高水平 hCG、绒癌、发病间隔时间长、多部位病灶、多处转移和多发耐药[66,86,87]。文献上报道的死亡原因主要是出血、感染、多器官衰竭或肿瘤溶解综合征[66]。对于广泛转移的病例，早期病例死亡常发生在治疗刚开始的 4 周，为降低死亡率，可以用低剂量依托泊苷和顺铂诱导化疗，每周重复一次或两次[66,87]。

Neubauer 等[86]对美国 Brewer 滋养细胞疾病中心 443 例 GTN 病例分析致死性结局，GTN 的死亡率为 4%，其中 95% 为绒癌，其余的为 PSTT。非葡萄胎妊娠后 GTN 占 63%。造成死亡的原因包括化疗后全身疾病、肺受累出现呼吸衰竭以及转移部位的致命性大出血。作者强调心理因素可导致疾病的不良结局，因 21% 的死亡妇女由于心理因素而延误治疗。

Lybol 等[87]调查了荷兰在 40 年间因 GTN 死亡的 26 例女性，早期死亡原因为出血、脓毒症和肺栓塞。治疗开始后的 4 周内死亡的患者大多死于转移。总的来说，73.1% 的女性死于疾病转移。最常见的死因是子宫或转移部位出血。

最近，Bolze 等[66]发表文章评估了法国滋养细胞疾病中心的死亡病例。排除 PSTT 和 ETT 病例后，GTN 患者 5 年死亡率为 2%，PSTT 和 ETT 患者为 7.6%，低危患者和高危患者分别为 0.3% 和 12%。其中 52% 的死亡病例 FIGO 评分≥13，FIGO 评分≥13 的患者 5 年的死亡率是 38.4%。因此，他们建议将 FIGO 评分≥13 作为界定 GTN 患者死亡风险增加的亚组标准。这些患者应在高度专业化的中心进行统一管理，以提供必要的治疗和所有的支持措施，如重症监护、介入放射学、神经外科和肾透析等。

## 9.4.13 持续性妊娠滋养细胞疾病

妊娠滋养细胞肿瘤可以发生在任何类型的妊娠后,最常见的是在葡萄胎之后。大约15%的完全性葡萄胎患者和0.5%~1%的部分性葡萄胎患者表现出持续的滋养细胞活性,需要做化疗[61,67],这种情况称为持续性妊娠滋养细胞病(PGTD)[67]。其中大部分具有侵袭性,约3%为绒癌,PSTT或ETT少见[67]。hCG回归曲线作为可靠的化疗管理指导,也可以作为发现持续性妊娠滋养细胞疾病的方法之一[61]。

约17%的PGTD患者在非葡萄胎妊娠后,即非葡萄胎的流产、异位妊娠或活产后,发生持续性滋养疾病[58]。鉴别诊断须排除一些非妊娠原发性肿瘤,这些肿瘤伴滋养细胞分化并产生hCG,如支气管、胃、膀胱和结肠癌等。这种情况下,做肿瘤起源的遗传分析是很有价值的诊断工具,有父系等位基因的存在可提示肿瘤的性质[74,88]。

## 9.4.14 静止性妊娠滋养性疾病的处理

妊娠滋养细胞疾病患者无任何临床或影像学证据而表现出持续低水平的hCG,这种情况较少见[71],称为静止型妊娠滋养细胞病[56,71]。患者的hCG水平从50~100 mIU/mL不等,持续至少3个月不变,化疗和手术均不能使hCG水平降至正常。可以用高糖基化hCG(hCG-H)进行鉴别,在静止型GTD中,hCG-H的水平非常低,甚至无法检测到[71]。因此,这是鉴别GTN和静止型GTD的可靠工具[71]。

应当监测静止型GTD和不可探测的hCG-H,大多数病例hCG水平在6个月内降至正常水平。有6%~20%的病例经历数年后hCG水平开始上升,并可检测到hCG-H[56,71]。出现这种情况时,需要化疗[71]。

## 9.4.15 双胎妊娠合并妊娠期滋养细胞疾病

双胎妊娠合并妊娠期滋养细胞疾病的发生概率,为每20 000~100 000例妊娠有1例,一个健康的双胎可以和一个完全性或部分性葡萄胎一起发育[89]。这种情况下首先做超声检查诊断。羊膜穿刺术有助于诊断。

完全性葡萄胎与胎儿共存的情况可分为3种类型:

- 双胎妊娠,其中一胎是正常的二倍体胎儿和正常的胎盘,另一个是完全性葡萄胎,无胎儿。
- 单胎妊娠,由一个三倍体胎儿和部分性葡萄胎组成。
- 双胎妊娠,其中一胎为正常的二倍体胎儿和正常胎盘,另一胎为三倍体胎儿和水疱状胎盘[90]。

明确的分类是进行正确治疗的必要条件。因并发症的存在,如胎儿死亡、阴道出血、先兆子痫、早产和持续妊娠滋养细胞疾病风险的增加,双胎妊娠合并妊娠滋养细胞疾病处理起来非常困难[91]。因为妊娠成功率低,发展成恶性疾病的风险高,一些研究者建议终止妊娠[80,91]。然而,一项77例双胎合并妊娠期滋养细胞病妊娠的研究结果表明,大约40%的患者可以分娩一个健康婴儿,而不增加完全性葡萄胎转为恶性肿瘤的风险[92]。

一项总例数为2800例单个葡萄胎妊娠的研究结果表明,完全性葡萄胎的晚期清宫与疾病恶变率的增加无关[93]。

作者认为完全性葡萄胎和胎儿共存并继续妊娠是可接受的。如果能够保证正常的解剖和可控制的并发症,妊娠可以维持至足月。这些患者需要严密的产后随访,并积极处理疾病复发的各种情况[94]。

## 9.4.16 妊娠滋养细胞疾病复发的风险

有过妊娠期滋养细胞疾病的患者,在随后的正常妊娠后发生GTN的风险更高。对于既往有GTD的患者,应在妊娠早期进行详细的超声检查,以排除再次葡萄胎妊娠。

Eagles等[17]对在伦敦Charring红十字医院注册的16 000名女性进行了为期20年的随访研究表明,完全性葡萄胎的患者再患葡萄胎的风险为0.91%,而部分性葡萄胎的风险要低一些,为0.28%。既往完全性葡萄胎的患者,再次妊娠为葡萄胎的可能性极大,而部分性葡萄胎患者,她们复发之前基本都有过活产和流产史。在166例复发性葡萄胎患者中,有22例(13%)3次发生葡萄胎,通常是完全性葡萄胎。在这个亚组中,11例被诊断为家族性复发性葡萄胎(FRHM),估计每640例完全性葡萄胎的女性中有1例为FRHM。FRHM是一种由NLRP7或KHDC3L基因突变引起的常染色体隐性疾病,患者易患葡萄胎,尽管无此基因突变者并不能排除此诊断。大约 20% FRHM 患者存在其他一些尚未被识别的基因突变[17]。对于这些患者可以考虑赠卵来实现生育要求。本研究中,有 8.9% GTN 继发于完全性葡萄胎,3.3%GTN 继发于部分性葡萄胎,GTN 需要化疗。

## 9.4.17 葡萄胎和妊娠滋养细胞肿瘤预后

一般认为,无论是完全性或部分性葡萄胎患者均可在日后有正常妊娠结局。然而,这些患者在未来的妊娠中再患葡萄胎的风险会增加[17]。有过一次葡萄胎妊娠后,再次葡萄胎的风险为 1%~2%[3,67]。有两次葡萄胎妊娠的患者复发风险更高,为 15%~20%[3,67]。

妊娠滋养细胞肿瘤主要发生在生育年龄。尽管总的治愈率较高,但对这些女性来说生育是一个非常重要的问题。约有 7% 的 GTN 患者化疗后会出现继发不孕[56]。在 GTN 治疗后怀孕方面,总体预后都很好,除了 EMA-CO 方案可将绝经期提前 3 年[3,63]。化疗后,总体妊娠率大于 83%[3],足月活产率超过 70%[68]。先天性畸形的发生率未见增加[7]。没有证据表明再次妊娠会激活此病[57]。

Joneborg 等[95]进行了一项全国性的队列研究,针对自 1973 年至 2009 年期间瑞典医学出生登记的近 370 万名单胎新生儿。作者调查了葡萄胎女性患者随后出现的不良妊娠结局的风险,包括孕产妇及胎儿两方面,结果显示:没有发现与妊娠高血压、胎盘早剥和胎膜早破(PROM)与之有任何关联。令人惊讶的是,有葡萄胎病史的女性再次妊娠,患子痫前期的风险降低。低胎龄(LGA)出生、早产和死产虽然发生率较低,但风险确实稍有增加。

(杨玲玲 译 马宁 审校)

## 参考文献

1. Ober WB, Fass RO (1961) The early history of choriocarcinoma. J Hist Med Allied Sci 16:49–73
2. Milenkovic V, Lazovic B (2011) Gestational trophoblastic disease-literature review. Med Pregl 64(3–4):188–193
3. Seckl MJ, Sebire NJ, Berkowitz RS (2010) Gestational trophoblastic disease. Lancet 376(9742):717–729
4. Berkowitz RS, Goldstein DP (2013) Current advances in the management of gestational trophoblastic disease. Gynecol Oncol 128(1):3–5
5. Mueller UW, Hawes CS, Wright AE, Petropoulos A, DeBoni E, Firgaira FA et al (1990) Isolation of fetal trophoblast cells from peripheral blood of pregnant women. Lancet 336(8709):197–200
6. Benirschke K (2012) Trophoblastic neoplasm. In: Benirschke K, Burton GJ, Baergen RN (eds) Pathology of the human placenta, 6th edn. New York, Springer, pp 723–746
7. Tse KY, Chan KL, Tam KF, Ngan YS (2012) An update on gestational trophoblastic disease. 2011. Obstet Gynecol Reprod Med 22(1):7–15
8. Lurain JR (2010) Gestational trophoblastic disease I: epidemiology, pathology, clinical presentation and diagnosis of gestational trophoblastic disease, and management of hydatidiform mole. Am J Obstet Gynecol 203(6):531–539
9. Aziz MF, Kampono N, Moegni EM, Sjamsuddin S, Barnas B, Samil RS (1984) Epidemiology of gestational trophoblastic neoplasm at the Dr. Cipto Mandunkusumo Hospital, Jakarta, Indonesia. Adv Exp Med Biol 176:165–175
10. Prabha B, Molykutty J, Krishnan NM (1995) Gestational trophoblastic diseases as a clinical entity – a review. J Exp Clin Canc Res 14:239–246
11. Gul T, Yilmazturk A, Erden AC (1997) A review of trophoblastic diseases at the medical school of Dicle University. Eur J Obstet Gynecol Reprod Biol 74(1):37–40
12. Martin PM (1978) High frequency of hydatidiform mole in native Alaskans. Int J Gynaecol Obstet 15(5):395–396
13. MacGregor C, Ontiveros E, Vargas E, Valenzuela S (1969) Hydatidiform mole. Obstet Gynecol 33(3):343–351
14. Berkowitz RS, Cramer DW, Bernstein MR, Cassells S, Driscoli SG, Goldstein DP (1985) Risk factors for complete molar pregnancy from a case–control study. Am J Obstet Gynecol 152(8):1016–1020
15. Parazzini F, La Vecchia C, Mangili G, Caminiti C, Negri E, Cecchetti G et al (1988) Dietary factors and risk of trophoblastic disease. Am J Obstet Gynecol 158(1):93–99
16. Vargas R, Barroilhet LM, Esselen K, Diver E, Bernstein M, Goldstein DP et al (2014) Subsequent pregnancy outcomes after complete and partial molar pregnancy, recurrent molar pregnancy, and gestational trophoblastic neoplasia: an update from the New England Trophoblastic Disease Center. J Reprod Med 59:188–194
17. Eagles N, Sebire NJ, Short D, Savage PM, Seckl MJ, Fisher RA (2015) Risk of recurrent molar pregnancies following complete and partial hydatidiform moles. Hum Reprod 30(9):2055–2063
18. Fisher RA, Hodges MD, Newlands ES (2004) Familial recurrent hydatidiform mole: a review. J Reprod Med 49(8):595–601
19. Murdoch S, Djuric U, Mazhar B, Seoud M, Khan R, Kuick R et al (2006) Mutations in NALP7 cause recurrent hydatidiform moles and reproductive wastage in humans. Nat Genet 38(3):300–302
20. Parry DA, Logan CV, Hayward BE, Shires M, Landolsi H, Diggle C et al (2011) Mutations causing familial biparental hydatidiform mole implicate c6orf221 as a possible regulator of genomic imprinting in the human oocyte. Am J Hum Genet 89(3):451–458
21. Savage PM, Sita-Lumsden A, Dickson S, Iyer R, Everard J, Coleman R et al (2013) The relationship of maternal age to molar pregnancy incidence, risks for chemotherapy and subsequent pregnancy outcome. J Obstet Gynaecol 33(4):406–411
22. Hando T, Ohno M, Kurose T (1998) Recent aspects of gestational trophoblastic disease in Japan. Int J Gynaecol Obstet 60(Suppl 1):S71–S76
23. La Vecchia C, Franceschi S, Parazzini F, Fasoli M, Decarli A, Gallus G et al (1985) Risk factors for gestational trophoblastic disease in Italy. Am J Epidemiol 121(3):457–464
24. Brinton LA, Wu BZ, Wang W, Ershow AG, Song HZ, Li JY et al (1989) Gestational trophoblastic disease: a case–control study from the People's Republic of China. Am J Obstet Gynecol 161(1):121–127
25. Atrash HK, Hogue CJ, Grimes DA (1986) Epidemiology of hydatidiform mole during early gestation. Am J Obstet Gynecol 154(4):906–909
26. Kurman RJ, Carcangiu ML, Herrington CS, Young RH (2014)

WHO classification of tumors of female reproductive organs. International Agency for Research on Cancer, Lyon, pp 155–167

27. La Vecchia C, Parazzini F, Decarli A, Franceschi S, Fasoli M, Favali G et al (1984) Age of parents and risk of gestational trophoblastic disease. J Natl Cancer Inst 73(3):639–642

28. Nguyen NM, Slim R (2014) Genetics and epigenetics of recurrent hydatidiform moles: basic science and genetic counselling. Curr Obstet Gynecol Rep 3:55–64

29. Kim KR (2014) Gestational trophoblastic disease. In: Mutter GL, Prat J (eds) Pathology of the female reproductive tract, 3rd edn. Churchill Livingston Elsevier, Edinburgh, UK. pp 784–811

30. Fukunaga M, Katabuchi H, Nagasaka T, Mikami Y, Minamiguchi S, Lage JM (2005) Interobserver and intraobserver variability in the diagnosis of hydatidiform mole. Am J Surg Pathol 29(7): 924–927

31. Sun YS, Alexander M, Donald PG, Marilyn RB, Neil SH, Antonio FM et al (2015) Changing presentation of complete hydatidiform mole at the New England Trophoblastic Disease Center over the past three decades: does early diagnosis alter risk for gestational trophoblastic neoplasia? Gynecol Oncol 138(1):46–49

32. Kerkmeijer LG, Massuger LF, Ten Kate-Booij MJ, Sweep FC, Thomas CM (2009) Earlier diagnosis and serum human chorionic gonadotropin regression in complete hydatidiform mole. Obstet Gynecol 113(2 Pt 1):326–331

33. Mangili G, Garavaglia E, Cavoretto P, Gentile C, Scarfone G, Rabaiotti E (2008) Clinical presentation of hydatidiform mole in northern Italy: has it changed in the last 20 years. Am J Obstet Gynecol 198(3):302.e1–4

34. Soto-Wright V, Bernstein M, Goldstein DP, Berkowitz R (1995) The changing clinical presentation of complete molar pregnancy. Obstet Gynecol 86(5):775–779

35. Milenković V, Lazović B, Mirković L, Grujicić D, Sparić R (2013) Brain metastases of choriocarcinoma-a report on two cases. Vojnosanit Pregl 70(10):968–971

36. Baergen RN, Rutgers JL, Young RH, Osann K, Scully RE (2006) Placental site trophoblastic tumor: a study of 55 cases and review of the literature emphasizing factors of prognostic significance. Gynecol Oncol 100(3):511–520

37. Allison KH, Love JE, Garcia RL (2006) Epithelioid trophoblastic tumor: review of a rare neoplasm of the chorionic-type intermediate trophoblast. Arch Pathol Lab Med 130(12):1875–1877

38. Cole LA (1998) hCG, its free subunits and its metabolites: roles in pregnancy and trophoblastic disease. J Reprod Med 43(1):3–10

39. Elliott MM, Kardana A, Lustbader JW, Cole LA (1997) Carbohydrate and peptide structure of the α- and β-subunits of human chorionic gonadotropin from normal and aberrant pregnancy and choriocarcinoma. Endocrine 7(1):15–32

40. Genest DR, Laborde O, Berkowitz RS, Goldstein DP, Bernstein MR, Lage J (1991) A clinicopathologic study of 153 cases of complete hydatidiform mole (1980–1990): histologic grade lacks prognostic significance. Obstet Gynecol 78(3 Pt 1):402–409

41. Cole LA, Shahabi S, Butler SA, Mitchell H, Newlands ES, Behrman HR et al (2001) Utility of commonly used commercial hCG immunoassays in the diagnosis and management of trophoblastic diseases. Clin Chem 47(2):308–315

42. Khanlian SA, Smith HO, Cole LA (2003) Persistent low levels of hCG: a premalignant gestational trophoblastic disease. Am J Obstet Gynecol 188(5):1254–1259

43. Cole LA, Khanlian SA (2004) Inappropriate management of women with persistent low hCG results. J Reprod Med 49(6):423–432

44. De Backer B, Goffin F, Nisolle M, Minon JM (2013) Persistent low hCG levels beyond pregnancy: report of two cases and review of the literature. Ann Biol Clin (Paris) 71(4):496–502

45. Kohorn EI (2002) Persistent low-level "real" human chorionic gonadotropin: a clinical challenge and a therapeutic dilemma. Gynecol Oncol 85(2):315–320

46. Cole LA, Sutton JM (2003) hCG tests in the management of gesta-tional trophoblastic diseases. Clin Obstet Gynecol 46(3):523–540

47. Hancock B (2006) hCG measurement in gestational trophoblastic neoplasia: a critical appraisal. J Reprod Med 51(11):859–860

48. Schmitt C, Doret M, Massardier J, Hajri T, Schott AM, Raudrant D et al (2013) Risk of gestational trophoblastic neoplasia after hCG normalisation according to hydatidiform mole type. Gynecol Oncol 130(1):86–89

49. Benson CB, Genest DR, Bernstein MR, Soto-Wright V, Goldstein DP, Berkowitz RS (2000) Sonographic appearance of first trimester complete hydatidiform moles. Ultrasound Obstet Gynecol 16(2):188–191

50. Wang W, Tian X, Zhang T, Wang Y, Han Z, An R (2015) An characteristics of three-dimensional power doppler in gestational trophoblastic disease. Dis Markers 2015:917687

51. Naumoff P, Szulman AE, Weinstein B, Mazer J, Surti U (1981) Ultrasonography of partial hydatidiform mole. Radiology 140(2): 467–470

52. Berkowitz RS, Goldstein DP (2009) Clinical practice. Molar pregnancy. N Engl J Med 360(16):1639–1645

53. Hancock BW, Tidy JA (2002) Current management of molar pregnancy. J Reprod Med 47(5):347–354

54. Tidy JA, Gillespie AM, Bright N, Radstone CR, Coleman RE, Hancock BW (2000) Gestational trophoblastic disease: a study of mode of evacuation and subsequent need for treatment with chemotherapy. Gynecol Oncol 78(3 Pt 1):309–312

55. Elias KM, Goldstein DP, Berkowitz RS (2010) Complete hydatidiform mole in women older than age 50. J Reprod Med 55(5–6): 208–212

56. May T, Goldstein DP, Berkowitz RS (2011) Current chemotherapeutic management of patients with gestational trophoblastic neoplasia. Chemother Res Pract 2011:806256

57. Lurain JR (2011) Gestational trophoblastic disease II: classification and management of gestational trophoblastic neoplasia. Am J Obstet Gynecol 204(1):11–18

58. Lazovic B, Milenkovic V, Mirkovic L (2011) Morbidity and mortality of patients suffering from gestational trophoblastic diseases at the clinic of gynecology and obstetrics, clinical center of serbia in the period from 2000 to 2007. Med Pregl 64(11–12):579–582

59. Milenkovic V, Jeremic K, Lazovic B, Stefanovic A, Mirkovic L, Kadija S (2012) Fertility sparing therapy for metastatic gestational trophoblastic disease in young patients. Int J Gynaecol Obstet 116(2):170–171

60. Agarwal R, Harding V, Short D, Fisher RA, Sebire NJ, Harvey R et al (2012) Uterine artery pulsatility index: a predictor of methotrexate resistance in gestational trophoblastic neoplasia. Br J Canc 106(6):1089–1094

61. Lazovic B, Milenkovic V, Dordevic S (2012) Treatment of gestational trophoblastic disease-a 10 year experience. Med Pregl 65(5–6):579–582

62. Mapelli P, Mangili G, Picchio M, Gentile C, Rabaiotti E, Giorione V et al (2013) Role of $^{18}$F-FDG PET in the management of gestational trophoblastic neoplasia. Eur J Nucl Mol Imag 40(4): 505–513

63. Froeling FE, Seckl MJ (2014) Gestational trophoblastic tumors: an update for 2014. Curr Oncol Rep 16(11):408

64. Ngan HY, Odicino F, Maisonneuve P, Creasman WT, Beller U, Quinn MA et al (2006) Gestational trophoblastic neoplasia. FIGO 26th Annual Report on the Results of Treatment in Gynecological Cancer. Int J Gynecol Obstet 95(Suppl 1):S193–S203

65. Schmid P, Nagai Y, Agarwal R, Hanckok B, Savage PM, Sebire NJ et al (2009) Prognostic markers and long-term outcome of placental site trophoblastic tumors: a retrospective observational study. Lancet 374(9683):48–55

66. Bolze PA, Riedl C, Massardier J, Lotz JP, You B, Schott AM et al (2015) Mortality of gestational trophoblastic neoplasia with a FIGO score of 13 and higher. Am J Obstet Gynecol. doi:10.1016/j. ajog.2015.09.083. [Epub ahead of print]

67. Seckl MJ, Sebire NJ, Fisher RA, Golfier F, Massuger L, Sessa C (2013) Gestational trophoblastic disease: ESMO Clinical Practice Guidelines for diagnosis, treatment and follow up. Ann Oncol 24(Suppl 6):vi39–vi50

68. Tse KY, Ngan YS (2012) Gestational trophoblastic disease. Best Pract Res Clin Obstet Gynaecol 26(3):357–370

69. Elias KM, Shoni M, Bernstein M, Goldstein DP, Berkowitz RS (2012) Complete hydatidiform mole in women aged 40 to 49 years. J Reprod Med 57(5–6):254–258

70. Fu J, Fang F, Xie L, Chen H, He F, Wu T et al (2012) Prophylactic chemotherapy for hydatiform mole to prevent gestational trophoblastic neoplasia. Cochrane Database Syst Rev (10):CD007289

71. Ngu SF, Chan KL (2014) Management of chemoresistant and quiescent gestational trophoblastic disease. Curr Obstet Gynecol Rep 3(1):84–90

72. Xiao C, Yang Y, Zhao J, Ren T, Feng F, Wan X et al (2015) Management and prognosis of patients with brain metastases from gestational trophoblastic neoplasia: a 24-year experience in Peking union medical college hospital. BMC Cancer 15:318

73. Piura E, Piura B (2014) Brain metastases from gestational trophoblastic neoplasia: review of pertinent literature. Eur J Gynaecol Oncol 35(4):359–367

74. Zhao J, Xiang Y, Wan XR, Feng FZ, Cui XC, Yang XY (2009) Molecular genetic analyses of choriocarcinoma. Placenta 30(9): 816–820

75. Alazzam M, Tidy J, Hancock BW, Osborne R, Lawrie TA (2012) First line chemotherapy in low-risk gestational trophoblastic neoplasia. Cochrane Database Syst Rev (7):CD007102

76. Deng L, Zhang J, Wu T, Lawrie TA (2013) Combination chemotherapy for primary treatment of high-risk gestational trophoblastic tumor. Cochrane Database Syst Rev (1):CD005196

77. Moutte A, Doret M, Hajri T, Peyron N, Chateau F, Massardier P et al (2013) Placental site and epithelioid trophoblastic tumors: diagnostic pitfalls. Gynecol Oncol 128(3):568–572

78. Leiserowitz GS, Webb MJ (1996) Treatment of placental site trophoblastic tumor with hysterectomy and uterine reconstruction. Obstet Gynecol 88(4 Pt 2):696–699

79. Pfeffer PE, Sebire N, Lindsay I, McIndoe A, Lim A, Seckl MJ (2007) Fertility-sparing hysterectomy for placental-site trophoblastic tumor. Lancet Oncol 8(8):744–746

80. Wee L, Jauniaux E (2005) Prenatal diagnosis and management of twin pregnancies complicated by a co-existing molar pregnancy. Prenat Diagn 25(9):772–776

81. Davis MR, Howitt BE, Quade BJ, Crum CP, Horowitz NS, Goldstein DP et al (2015) Epithelioid trophoblastic tumor: a single institution case series at the New England Trophoblastic Disease Center. Gynecol Oncol 137(3):456–461

82. Scott EM, Smith AL, Desouki MM, Olawaiye AB (2012) Epithelioid trophoblastic tumor: a case report and review of literature. Case Rep Obstet Gynecol 2012:862472

83. Alazzam M, Tidy J, Osborne R, Coleman R, Hanckok BW, Lawrie TA (2012) Chemotherapy for resistant and recurrent gestational trophoblastic neoplasia. Cochrane Database Syst Rev (12):CD008891

84. Leenharattanarak P, Lertkhachonsuk R (2014) Quality of life in gestational trophoblastic neoplasia patients after treatment in Thailand. Asian Pac J Cancer Prev 15(24):10871–10874

85. Di Mattei VE, Carnelli I, Bernardi M, Pagani Bagliacca E, Zucchi P, Lavezzari L et al (2015) An investigative study into psychological and fertility sequelae of gestational trophoblastic disease: the impact on patients' perceived fertility, anxiety and depression. PLoS One 10(6):e0128354

86. Neubauer NL, Strohl AE, Schink JC, Lurain JR (2015) Fatal gestational trophoblastic neoplasia: an analysis of treatment failures at the Brewer Trophoblastic Disease Center from 1979–2012 compared to 1962–1978. Gynecol Oncol 138(2): 339–342

87. Lybol C, Centen DW, Thomas CM, ten Kate-Booij MJ, Verheijen RH, Sweep FC et al (2012) Fatal cases of gestational trophoblastic neoplasia over four decades in the Netherlands: a retrospective cohort study. BJOG 119(12):1465–1472

88. Fisher RA, Savage PM, MacDermott C, Hook J, Sebire NJ, Lindsay I et al (2007) The impact of the molecular genetic diagnosis on the management of women with hCG-producing malignancies. Gynecol Oncol 107(3):413–419

89. Malhotra N, Deka D, Takkar D, Kochar S, Goel S, Sharma MC (2001) Hydatidiform mole with coexisting live fetus in dichorionic twin gestation. Eur J Obstet Gynecol Reprod Biol 94(2): 301–303

90. Piura B, Rabinovich A, Hershkovitz R, Maor E, Mazor M (2008) Twin pregnancy with a complete hydatidiform mole and surviving co-existent fetus. Arch Gynecol Obstet 278(4):377–382

91. Matsui H, Sekiya S, Hando T, Wake N, Tomoda Y (2000) Hydatidiform mole coexistent with a twin live fetus: a national collaborative study in Japan. Hum Reprod 15(3):608–611

92. Sebire NJ, Foskett M, Paradinas FJ, Fisher RA, Francis RJ, Short D et al (2002) Outcome of twin pregnancies with complete hydatidiform mole and healthy co-twin. Lancet 359(9324):2165–2166

93. Seckl MJ, Dhillon T, Dancey G, Foskett M, Paradinas FJ, Rees HC et al (2004) Increased gestational age at evacuation of a complete hydatidiform mole: does it correlate with increased risk of requiring chemotherapy? J Reprod Med 49(7):527–530

94. Peng HH, Huang KG, Chueh HY, Adlan AS, Chang SD, Lee CL (2014) Term delivery of a complete hydatidiform mole with a coexisting living fetus followed by successful treatment of maternal metastatic gestational trophoblastic disease. Taiwan J Obstet Gynecol 53(3):397–400

95. Joneborg U, Eloranta S, Johansson ALV, Marisons L, Weibull CE, Lambe M (2014) Hydatidiform mole and subsequent pregnancy outcome: a population-based cohort study. Am J Obstet Gynecol 211(6):681.e1–7

# 第 **10** 章
# 辅助生殖技术相关孕期并发症

Ioannis P. Kosmas, Constantina Tatsi, Stavros Sifakis, Avinoam Tzabari, Dimitrios Kiortsis, Ospan Mynbaev, Domenico Baldini, Antonio Malvasi

## 10.1 引言

目前治疗不育症的辅助生育技术主要有两种,即夫精人工授精(图 10.1)和单精子细胞质内注射(intracytoplasmic sperm injection,ICSI)(图 10.2)。本章介绍体外受精(in vitro fertilization,IVF)后妊娠相关并发症。这些并发症在卵巢刺激过程中开始出现(图 10.3a,b)。本文主要优先选择荟萃分析的研究结果,大多数 IVF

In memory of Prof. Dimitrios Hassiakos, Aretaieion University Hospital, 1st Department of Obstetrics and Gynecology, Athens, Greece, a true inspirational leader in obstetrics and gynecology.

I.P. Kosmas, MD, MSc, PhD (✉)
Department of Obstetrics and Gynecology,
Xatzikosta General Hospital, Ioannina, Greece

Laboratory of Human Physiology,
The International Translational Medicine and Biomodelling
Research Group, Department of Informatics and Applied
Mathematics, Moscow Institute of Physics and Technology
(State University), Dolgoprudny, Moscow Region, Russia
e-mail: kosmasioannis@gmail.com

C. Tatsi, MD
Department of Obstetrics and Gynecology,
Xatzikosta General Hospital, Ioannina, Greece
e-mail: con.tatsi@gmail.com

S. Sifakis, MD, PhD
Department of Obstetrics and Gynecology,
University Hospital of Heraklion, Crete, Greece
e-mail: stavros.sifakis@yahoo.gr

A. Tzabari, MD, PhD
Department of Obstetrics and Gynecology,
Medical Center Yoseftal Hospital, Eilat, Israel
e-mail: avinoamt@clalit.org.il

D. Kiortsis, MD, PhD
Department of Physiology, University of Ioannina Medical School,
Ioannina, Greece
e-mail: dkiorts@cc.uoi.gr

或 ICSI 过程中的并发症以病例报道的形式被发表,在治疗方案的选择上,尤其是手术方案的选择不尽相同。并发症主要由 3 种原因引起:药物刺激、既往疾病使治疗复杂化以及取卵手术过程中的并发症(图 10.4)。这些并发症相关的病理生理过程已有相应的研究报道。

## 10.2 进行 IVF 前及病例选择的过程中

### 10.2.1 对 IVF 治疗有特定风险的疾病

严重的混合型结缔组织疾病 (mixed connective tissue disease,MCTD)混合了系统性红斑狼疮(systemic lupus erythematosus,SLE)、系统性硬化症(硬皮病)、多发性肌炎等疾病的临床表现, 血清抗核糖核蛋白(ribonucleoprotein,RNP) 抗体滴度高。患有 MCTD 的女性,妊娠过程中可能会因自身疾病而引起并发症,比如胚胎丢失、妊娠期高血压和先兆子痫、早产以及患有新

O. Mynbaev, MD, MSc, PhD, ScD
Laboratory of Human Physiology, The International Translational
Medicine and Biomodelling Research Group, Department of
Informatics and Applied Mathematics, Moscow Institute of Physics and
Technology (State University), Dolgoprudny, Moscow Region, Russia
e-mail: ospanmynbaev@crec.mipt.ru;
ospanmynbaev@hotmail.com

D. Baldini, MD
Center for Medically Assisted Fertilization, MoMò Fertilife,
Bisceglie, Italy
e-mail: dbaldini@libero.it

A. Malvasi, MD
Department of Obstetrics and Gynecology, Santa Maria Hospital,
G.V.M. Care and Research, Bari, Italy

International Translational Medicine and Biomodelling Research
Group, Department of Applied Mathematics, Moscow Institute
of Physics and Technology (State University), Moscow Region, Russia
e-mail: antoniomalvasi@gmail.com

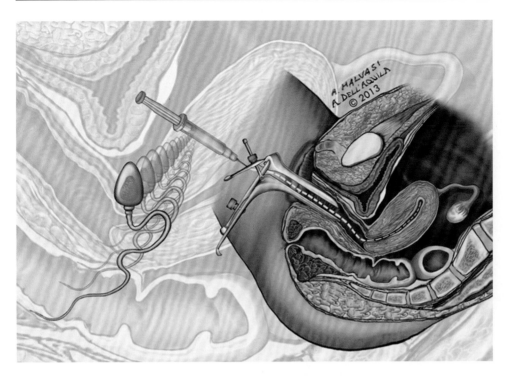

图 10.1　宫腔内人工授精。

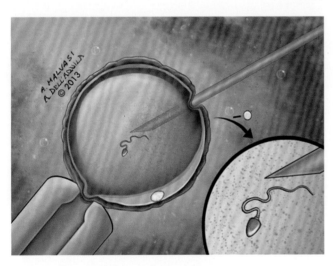

图 10.2　单精子细胞质内注射技术(ICSI)。

生儿狼疮的小于胎龄儿出生。肺动脉高压(pulmonary hypertension,PH)的出现是导致 MCTD 孕妇死亡的重要原因,是妊娠的绝对禁忌证。

据报道,一例 25 岁的患者因计划自体骨髓移植,去 IVF 门诊接受超促排卵治疗及胚胎冷冻保存,患者的临床症状很严重,合并肺动脉高压、抗磷脂抗体阳性,既往还有双侧肺栓塞病史,在应用促性腺激素释放激素(gonadotrophin-releasing hormone,GnRH)拮抗剂方案后出现轻微的卵巢过度刺激,给予注射 hCG 促使卵母细胞最终成熟;取卵术后 2 天,患者出现感染征象,双侧肺底部肺不张,伴小面积的胸腔积液,同时发现卵巢体积增大和盆腔中等量的游离液。4 天后,出现多灶性肺炎、咯血、肺动脉高压和肺纤维化,引起缺氧;随后,患者发生缺血性结肠炎及股静脉血栓。由于长时间的呼吸衰竭,进行了气管切开术,经过 3 个月的治疗,患者好转出院,并在接下来的一年中一直保持平稳状态,在此期间曾自然妊娠一次,但发生流产;患者最终选择了腹腔镜下双侧输卵管结扎术[1]。

## 10.2.2 多囊卵巢综合征(polycystic ovarian syndrome,PCOS)和辅助生殖技术(assisted reproductive technology,ART) 后的产科并发症

PCOS 患者经 IVF 妊娠后的早期胚胎丢失率为 17%,而自然受孕者的丢失率为 15%。PCOS 患者妊娠期宫颈功能不全(cervical incompetence,CI)的概率增加,接受促性腺激素治疗的 PCOS 女性发生 CI 的可能性更大,种族因素以及药物作用对 CI 发生的影响作用尚不明确。

PCOS 患者妊娠后,发生妊娠期糖尿病的机会明显增加,PCOS 与子痫前期的发生密切相关,而接受 A

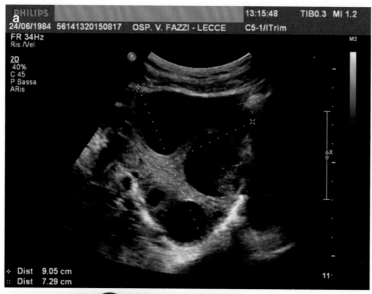

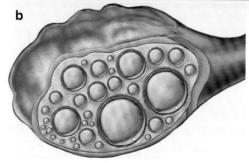

图 10.3　(a)卵巢过度刺激的经阴道超声扫描图像。(b)相应的示意图。

RT 治疗的女性罹患妊娠期高血压的风险更高[2]。

　　PCOS 患者妊娠后如果没有合并子痫前期，一般不会生育小于胎龄儿，即使没有合并妊娠期糖尿病，通常也会生育大于胎龄儿。

　　PCOS 合并肥胖的患者，其卵泡更小[3]。瘦型中国 PCOS 患者体外受精后，临床妊娠率高于同种族肥胖型多囊卵巢综合征患者[4]。腹部肥胖情况的加重与脂质过氧化物水平的增加相关，可独立于 PCOS 存在，但PCOS 可加重腹部肥胖[5]。

## 10.2.3 肥胖与 ART 后妊娠并发症

### 10.2.3.1 母亲肥胖

　　肥胖女性受到代谢综合征的影响（图 10.5），不需要更高的 FSH 剂量[6]。与正常体重的女性相比，超重/肥胖女性的整倍体胚胎的发生率没有显著性差异[7]。此外，对于肥胖女性，卵巢降调和卵泡同步生长药物的应用，增加了窦卵泡数量[8]。

　　降低体重指数（body mass index，BMI）的减肥手术可明显减少对促性腺激素的需要量；但并不改变其他促排参数[9]。

　　BMI 为 25.0~29.9kg/m$^2$ 的超重女性，生育低体重儿（<2500g）的概率高[10]。母体肥胖可增加非常早期的早产风险[10]。病态肥胖的女性（≥35.0kg/m$^2$）也存在同样的风险，无论是单胎妊娠还是双胎妊娠[11]。

　　肥胖的低反应者（BMI≥30.0kg/m$^2$），其种植率和临床妊娠率均明显下降[12]。肥胖与非肥胖女性的第三天胚胎培养基的代谢组学分析存在差异[13]。肥胖女性IVF 周期超促排卵后的获卵数以及 MII 卵母细胞数量相对少，但这不适用于微刺激方案的女性[14]。卵母细胞线粒体与肥胖相关的出生缺陷有关[15]，通过高脂饮食小鼠实验模型发现，母体肥胖可引起卵母细胞减数分裂非整倍体异常或其他异常，导致早期胚胎丢失[16]。

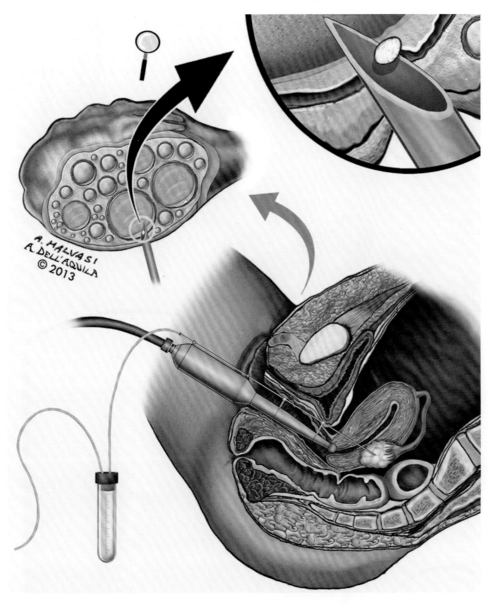

图 10.4 经阴道超声引导下取卵术。

## 10.2.3.2 父亲肥胖

另一方面,父亲肥胖也与不育相关(OR=1.66;95% CI,1.53~1.79),可导致周期活产率下降(OR=0.65;95% CI,0.44~0.97)、妊娠后胚胎死亡率增加[17]。研究发现,高脂饮食的雄性小鼠后代,持续相同的饮食,其精子活力下降,精卵结合机会减少,几乎所有指标均受到影响[18]。父亲肥胖还可增加后代代谢紊乱的发生率[19]。丈夫肥胖的孕妇,胎盘广泛甲基化发生率显著增加[20],而当这些男性在女方妊娠前节食/锻炼,其后代的精子形态和代谢状况均正常[21]。虽然还有很多肥胖与试管婴儿相关的资料,但本章节不再讨论。

## 10.3 GnRH 类药物降调节和卵巢刺激

### 10.3.1 GnRH 类药物引起器官功能障碍和损伤

#### 10.3.1.1 肠蠕动障碍

应用 GnRH 类似物降调后,可发生胃肠不适和肠蠕动障碍。在一项研究中,大多数患者都发生了肠蠕动障碍和子宫内膜异位症,其中有 2 例患者在单核苷酸多态位点上,次等位基因 G 均为纯合,另有 3 例患者表达 IGM 抗体对抗 GnRH1[22]。动物实验研究发现,

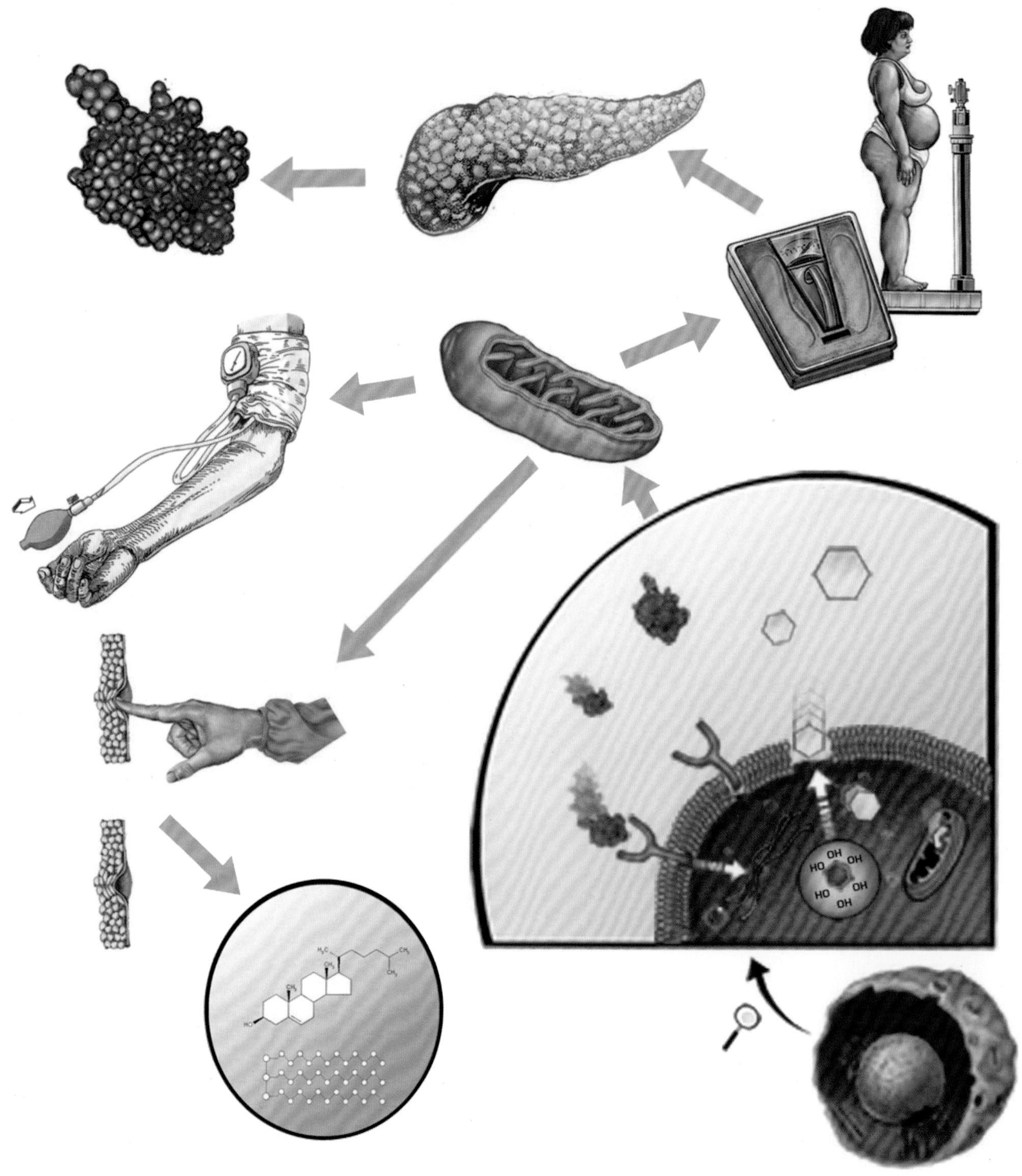

图 10.5　肥胖通常与代谢综合征有关:糖耐量异常,糖尿病,高血压和血脂异常。准备进行 ART 的代谢综合征的女性将准备减重治疗(肌醇,胰岛素的第二信使)。

回肠和结肠黏膜细胞和基底层神经细胞的凋亡增加,这可能与神经元 LH 受体的过度激活有关;这些实验数据均与肠动力异常相关[23]。对于人体,肠蠕动失调患者的肠神经系统(enteric nervous system,ENS)中,

GnRH 受体和抗 GnRH 血清抗体完全被耗尽[24]。

### 10.3.1.2 肠梗阻

曾有报道,一例卵巢过度刺激综合征(ovarian hyperstimulation syndrome,OHSS)患者在孕 12 周时发生卵巢扭转,并继发小肠梗阻,卵巢因坏死被切除,所幸妊娠继续维持,患者出院[25]。

另一病例报道,一例 31 岁的女性患者在接受 GnRH 激动剂治疗后,药物的"点火"(flare up)效应导致深部子宫内膜异位病灶的复发,乙状结肠和结直肠交界处受累,引起肠梗阻,继续治疗前需要手术切除病灶[26]。还有一例晚期结肠梗阻的报道,发生在妊娠 28 周时,实属罕见[27]。

## 10.4 卵巢刺激

根据美国生育协会 (American Fertility Society,AFS)的报道,卵巢过度刺激综合征(OHSS)被分为轻度、中度和重度:

(1)轻度 OHSS(图 10.6a~c)

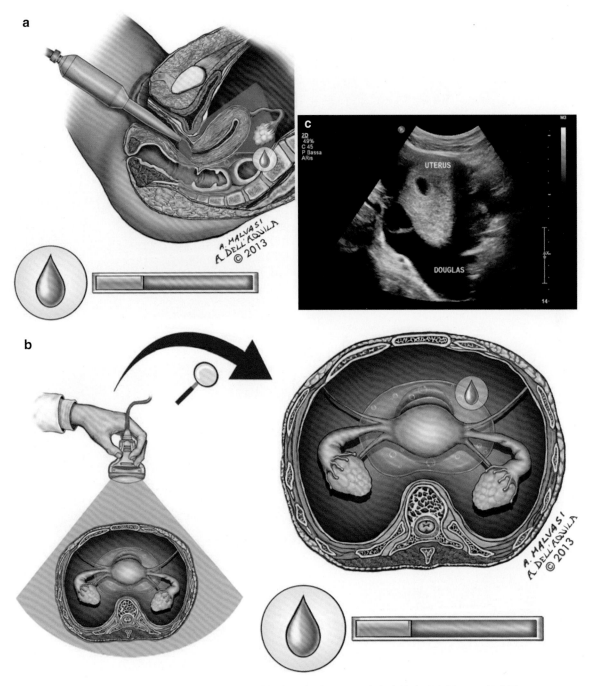

图 10.6　(a,b)轻度 OHSS。(a)经阴道超声示意图。(b)经腹超声检查示意图。(c)超声图。

1级:腹胀和不适。

2级:除一级症状外,还伴有恶心、呕吐和(或)腹泻,卵巢增大至5~12cm。

(2)中度 OHSS(图 10.7a~c)

3级:除轻度 OHSS 的临床表现外,超声检查提示腹水。

(3)重度 OHSS(图 10.8a~c)

4级:中度 OHSS 临床表现,并出现腹水和(或)胸

腔积液、呼吸困难的症状。

5级:除上述症状外,出现血容量的变化,表现为由于血液浓缩导致血黏度增加、凝血异常,肾灌注减少导致的肾功能下降。

### 10.4.1 卵巢刺激过程中导致的神经系统症状

一例 21 岁的女性患者接受促排卵治疗,在取卵后

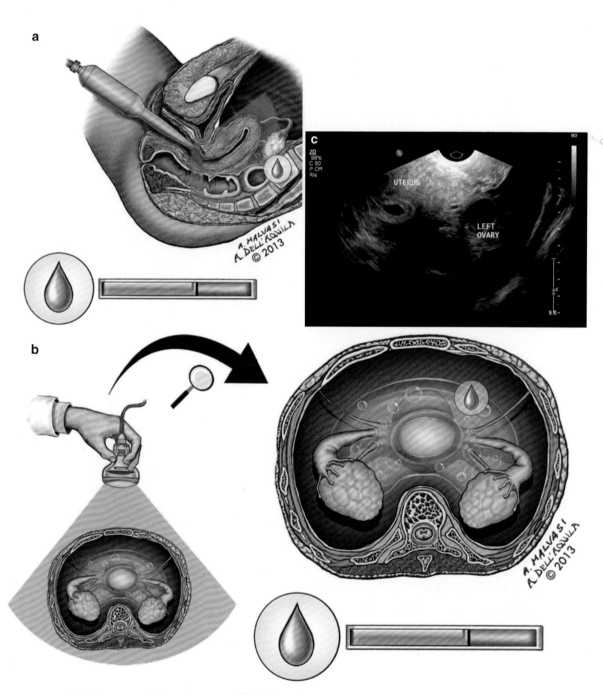

图 10.7　(a,b)中度 OHSS。(a)经阴道超声示意图。(b)经腹超声检查示意图。(c)超声图。

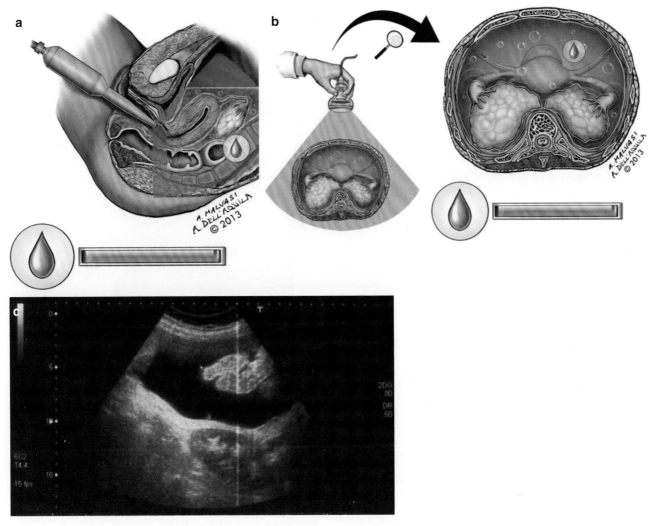

图 10.8　(a~c)重度 OHSS。(a)经阴道超声示意图。(b)经腹超声检查示意图。(c)超声图。

第一天,出现语言障碍、轻度定向障碍、运动性失语以及右侧感觉减退。非增强的头颅计算机断层(CT)扫描、磁共振成像(MRI)、磁共振血管造影(MRA)和灌注 MRI 检查提示左侧顶叶梗死,左侧大脑中动脉后段梗死。患者 8 个月内痊愈,1 年后自然妊娠,最终孕 38 周经阴道分娩,卵巢过度刺激综合征症状并不明显[28]。另一例患者在接受了枸橼酸氯米芬和促性腺激素后出现缺血性脑卒中[29]。

　　卵巢过度刺激综合征(OHSS)患者血栓形成风险增高,动脉和静脉血栓形成的主要原因是血液浓缩,大量液体从血管内渗入腹腔,导致血黏度增加。

　　上述第一个病例,患者因右脑中动脉(middle cerebral artery,MCA)梗阻而出现缺血性脑卒中。在胚胎移植后的几天内,突然出现左侧中央部偏瘫,MRI 弥散加权成像和 MRA 检查提示右侧基底神经节梗死、右侧大脑中动脉 M1 段梗阻。通过治疗,脑卒中发作 24 小时后,MRA 检查显示 MCA 再通。患者预后良好,神经系统症状在 3 个月内完全消失,最终足月分娩两个健康婴儿[30]。

　　第二个病例,患者在 IVF 后突然出现左侧轻偏瘫,CT 扫描显示右侧全层 MCA 区域梗死,而重复 MRI 检查显示梗死向出血转化[31]。

　　第三个病例,患者在胚胎移植后第 8 天出现恶心和进行性腹胀,以及卵巢过度刺激综合征的所有症状,因此住院接受治疗,给予高渗液体、白蛋白输注和穿刺抽腹水后,患者的症状得到一定的改善;但在胚胎移植之后第 11 天,即住院的第 4 天,患者突然出现左侧轻偏瘫,并伴有肌无力,在几小时内发展至完全性偏瘫。CT 和 MRA 检查提示右脑中动脉梗阻和右脑中动脉主干梗阻。尽管给予对症支持治疗,但还是出现了进行性心动过速、呼吸困难和腹围增加,临床医生不得不建议终止妊娠,出院时患者神经功能缺失症状维持平稳状态[32]。

一例 26 岁的患者在接受 hMG/hCG 治疗后,发生卵巢过度刺激综合征,并出现多发脑梗死,患者血液浓缩,血浆 D 二聚体和血栓-抗凝血酶Ⅲ复合物浓度升高,蛋白 S 活性降低,而高凝状态是形成血栓的基础[33]。

### 10.4.1.1 神经系统血栓事件的早期诊断

对于卵巢过度刺激综合征患者,轻度神经系统缺陷相关的脑梗死可能会被忽视。早期识别神经系统症状,尽早进行治疗,可减轻脑损伤。另一方面,临床医生应该意识到,即使没有 OHSS,也可能出现血栓。

## 10.4.2 卵巢刺激后的相关精神症状

有报道,氯米芬诱导排卵治疗后,患者出现精神症状。一些病例在给予氯米芬和溴隐亭后出现短暂性精神症状[34]。他们中的大多数人都有精神障碍病史。

在一个特殊的病例,一例 32 岁的女性在促排卵后第三天出现症状,第四天,患者的人格发生明显变化,在治疗过程中, 出现严重的理性思考紊乱和知觉及感觉错乱,患者最后被送入精神病院。这例患者既往有压力状态下精神不稳定病史,几周后症状消失,后继续采用 hMG+hCG 治疗,未再出现相关精神症状[35]。

因此,在开始超促排卵之前,应该考虑患者既往的精神病史。此外,氯米芬治疗后雌激素水平的快速变化可能增加多巴胺受体的敏感性[36]。

## 10.5 取卵术

## 10.5.1 取卵术中的损伤

### 10.5.1.1 输尿管损伤

取卵术引起输尿管损伤很少见(图 10.9),在异位肾患者中容易发生(图 10.10a,b)。

一例 26 岁的患者在取卵后出现急性疼痛和轻微 OHSS,CT 检查发现右侧输尿管损伤,给予放置右侧输尿管支架,患者最终分娩一健康婴儿[37]。另一患者取卵时发生输尿管损伤, 同样放置输尿管支架至下次取卵时,以便于取卵术中更好地观察到输尿管,避免再次损

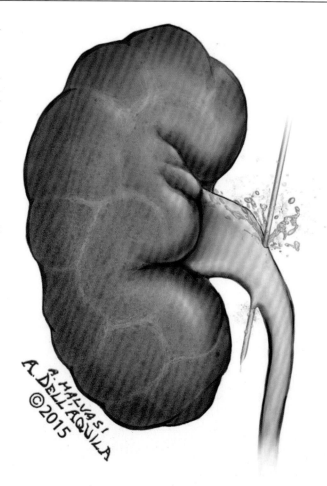

图 10.9　取卵过程中意外的输尿管损伤。

伤,这例患者成功妊娠[38]。

一例 34 岁的患者接受了第二次 IVF,获卵 19 枚。取卵术后 7 天出现右下腹疼痛。腹部/盆腔 CT 扫描发现右肾积水和轻度输尿管积水,进行膀胱镜和右输尿管镜检查,输尿管镜仅能到达输尿管膀胱连接处 1cm,并发现血凝块及黏膜损伤, 放置输尿管支架 3 周后症状消失,门诊膀胱镜下取出支架。遗憾的是,这例患者未能成功妊娠[39]。另一例患者在取卵后出现大量血尿[40]。立即进行膀胱镜检查,发现假性动脉瘤,给予输血治疗,待血流动力学稳定后,手术治疗假性动脉瘤。

取卵术后输尿管损伤是罕见的并发症。彩色多普勒技术可观察穿刺针的方向,避开血管,有助于减少损伤的机会[41]。子宫内膜异位症或盆腔感染可能导致盆腔粘连,引起输尿管扭曲,应确保穿刺针不穿透卵巢组织, 以避免损伤。术者应知道输尿管功能受损的症状可即刻出现,也可以在后期出现,应与附件扭转、卵巢内出血或扭转、盆腔血管损伤形成的血肿和 OHSS 相

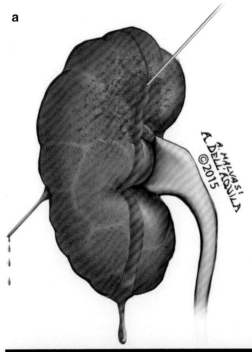

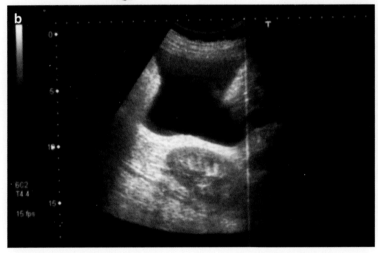

图 10.10　(a) 意外刺穿肾脏。(b) 为经腹部超声图像,显示重度 OHSS 患者的异位肾。

鉴别;可应用抗生素预防感染,放置支架是一种有效治疗手段,为避免再次损伤,支架可放置至再次取卵时。

另外,在取卵过程中也可能发生膀胱损伤(图 10.11a,b)。

### 10.5.1.2 血管损伤

取卵过程中穿刺针有可能损伤血管(图 10.12a,b)。一例患者取卵后发现左侧阴部下动脉假性动脉瘤形成,经超声及血管造影诊断后行血管栓塞治疗,于孕32周剖宫产一健康婴儿[42]。也有后期形成假性动脉瘤的报道,一例患者在取卵后 6 年发现盆腔假性动脉瘤,并

采用动脉栓塞治疗[43]。

### 10.5.2 特殊的取卵

#### 10.5.2.1 卵母细胞体外成熟

除成熟卵母细胞体外受精,还可取出未成熟卵母细胞进行体外成熟。到目前为止,这项技术没有严重并发症的报道。一项回顾性队列研究报道,188 例女性进行未成熟卵母细胞体外成熟,仅出现 1 例盆腔感染,1 例患者取卵后出现严重的腹痛,尽管每侧卵巢均需要多次穿刺,但患者通常可以耐受[44]。

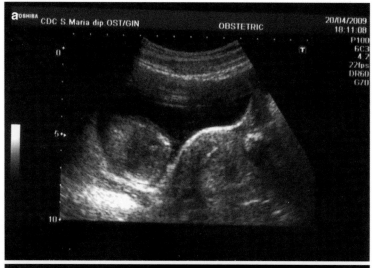

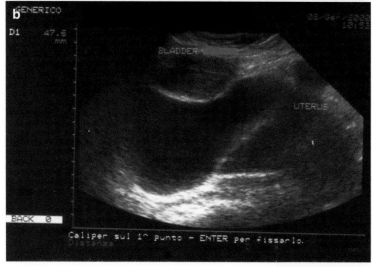

图 10.11   (a)经腹超声扫描。显示取卵时穿刺入膀胱。(b)取卵后意外损伤膀胱,导致膀胱底血肿。

### 10.5.2.2 经腹取卵

不能经阴道取卵时,可以选择经腹取卵术。一项研究报道,经腹取卵术是安全的[45],12 年间仅有 1 例患者出现并发症并需要住院治疗。经腹取卵术,除取出的卵母细胞数目较少外,其他指标与经阴道取卵术没有统计学差异。

### 10.5.2.3 输卵管积水抽吸术

最早报道的超声引导下输卵管积水穿刺抽吸术的研究发现[46]:进行抽吸术患者的临床妊娠率、持续妊娠率以及种植率均较未抽吸患者高,合并输卵管积水的患者 IVF 妊娠结局差。

另一研究报道,如果取卵完成后,仍存在输卵管积水,可进行抽吸;抽吸术 2 周以后才出现积液复发时,

患者着床率和临床妊娠率是增加的。超声引导下进行穿刺抽吸的方法简单、安全、有效[47]。

另一项在取卵前行输卵管积水抽吸术的研究发现,穿刺组和未穿刺组患者的临床妊娠率没有显著性差异,未穿刺组生化妊娠率高,因此倾向于进行输卵管积水抽吸术。虽然这项技术的有效性尚未确定,但安全性是肯定的[48]。

### 10.5.3 取卵术引起损伤的处理策略

经阴道彩色多普勒超声引导下穿刺取卵被认为是一种降低血管损伤风险的方法,但目前还不完全清楚是否真正有效,常规进行彩色多普勒超声时,45%的中度腹腔出血并未被发现[41]。由于取卵术后有出血的风险,因此对于计划进入 IVF 周期的患者,建议进行凝血功能筛查,而与凝血功能异常相关的检查项目有534项[49]。

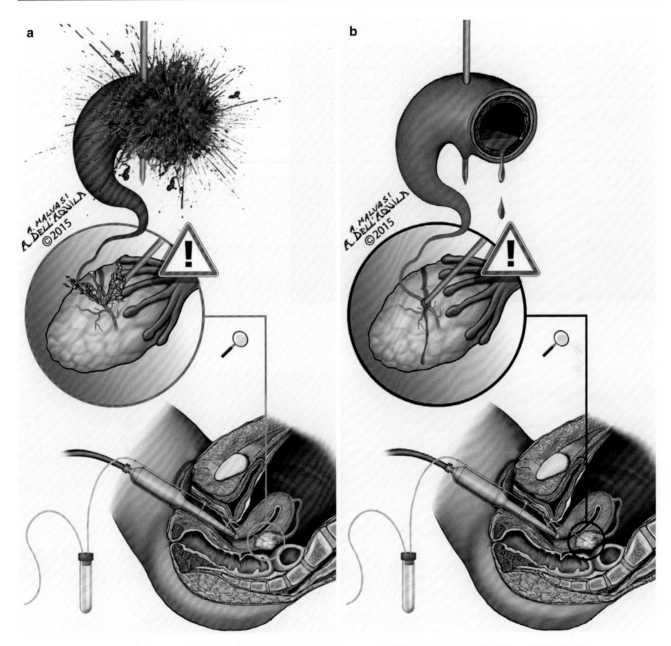

图 10.12　(a)卵巢动脉意外穿透(需要紧急剖腹手术)。(b)卵巢静脉意外穿透(可自凝,一般没有问题)。

## 10.5.4 取卵术后感染

### 10.5.4.1 各部位感染

　　取卵术是一种安全的技术,但还是有一些并发症的病例报道。曾有病例报告一例患者取卵和移植后,妊娠 16 周时发生第二和第三腰椎感染性脊椎炎,血液和脑脊液培养结果为金黄色葡萄球菌感染,给予头孢唑啉(每天 6.0g)治疗 6 周,妊娠 38 周+4 天顺利分娩[50]。

### 10.5.4.2 子宫积脓

　　曾有 2 例取卵后引起宫腔积脓的病例报道(图 10.13)。第一例患者,43 岁,取卵后出现感染迹象,最终发展为败血症。经诊断为子宫积脓,子宫内膜活检检出万古霉素耐药肠球菌。经治疗后症状得到部分缓解,随后感染复发,最终行子宫切除术。标本中发现自溶性的子宫内膜、浆膜下及肌壁间脓肿[51]。

　　第二例患者在胚胎移植过程中发现子宫积脓,这

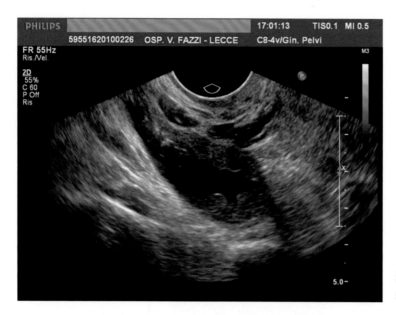

图 10.13　IVF 后,孕早期经阴道超声检查发现子宫积脓。

例患者的治疗很成功, 之后进行解冻胚胎移植。作者认为在胚胎移植过程中应用超声引导是必要的, 这有助于子宫积脓的诊断和治疗方案的选择[52]。

### 10.5.4.3 卵巢脓肿

卵巢脓肿(图 10.14)是 ART 可能发生的并发症之一。一例 35 岁的女性在取卵后 16 天出现盆腔感染,经阴道超声检查发现左卵巢和子宫之间有一个实性包块。双侧卵巢均见多个囊肿。尽管给予克林霉素和庆大霉素静脉注射治疗,但患者临床情况不断恶化,进展为消耗性凝血功能障碍。遂进行剖腹探查,取下腹正中切口,分别打开每一侧卵巢的包膜,均引流出大量脓液[53]。

在一系列病例报道中, 有 3 例取卵后发生输卵管卵巢脓肿的报道。第一例患者既往行右侧卵巢囊肿剥除术,并患有双侧卵巢子宫内膜异位囊肿(未被穿刺);第二例患者既往有 3cm 的卵巢子宫内膜异位囊肿穿刺术的病史;第三例患者既往行右侧卵巢子宫内膜异位囊肿剥除术。尽管这 3 例患者取卵后均预防性应用抗生素,但还是出现了盆腔脓肿,脓肿直径 8~9cm,第三例患者直径 4cm。3 例患者经抗生素治疗后均给予手术引流,第三例患者行右侧附件切除[54]。

#### 罕见的卵巢脓肿

曾经有报道取卵后发生输卵管-卵巢脓肿, 泌尿生殖放线菌菌血症的病例[55]。另一例罕见的病例报道:一例有卵巢脓肿病史的患者,体外受精-胚胎移植失败后,出现卵巢脓肿,病理诊断为结核性脓肿,目前尚

不清楚是因为继发感染还是疾病复发[56]。

#### 卵巢脓肿合并妊娠

一例 35 岁患者,在取卵术后发生妊娠合并卵巢脓肿。孕 13 周时,除了出现阴道分泌物外,没有其他症状;孕 30 周时,发现卵巢脓肿,住院行广谱抗生素治疗,行剖宫产术终止妊娠,同时行脓肿经皮引流术[57]。

另一例患者在取卵术后继发感染,虽然给予广谱抗生素治疗,但在取卵术后 9 天形成脓肿,并在经阴道超声引导下行引流术;此外,还进行阴道后穹隆切开术,并在子宫直肠陷凹放置 T 型引流管。患者症状逐渐改善并且妊娠,3 周后拔出引流管,最终在孕 38 周经阴道顺利分娩[58]。

#### 卵巢脓肿:结论

取卵术后继发盆腔感染比较罕见,输卵管-卵巢脓肿发生率为 0.6%~1.3%。目前还不清楚聚维酮碘或氯己定溶液清洗阴道对预防感染是否有益。此外,预防性抗生素的应用仍然存在争议。在取卵期间仅对子宫内膜异位症患者推荐预防性使用抗生素,但对其有效性也有争议[54]。目前,子宫内膜异位症被认为是盆腔感染的主要危险因素(33%),尤其是在 IVF 后,这也是抗生素治疗失败率高(48%)的影响因素之一[59]。

子宫内膜异位症、盆腔感染性疾病、盆腔粘连或盆腔手术史患者在取卵后可能继发盆腔感染,因此建议给予预防性抗生素。

盆腔感染的发生时间从几个小时到 56 天不等,大多数病例在 3 周内出现。可能会出现消耗性凝血功能障

碍,因此应该对凝血功能进行监测,表现为 INR、APTT、D-二聚体升高和血红蛋白降低。可药物治疗(34~87,成功率为 5%)或药物联合手术治疗(腹腔镜或开腹),进行卵巢囊肿切开术(如果是卵巢脓肿)、脓肿引流术、并切除感染组织。严重的盆腔粘连时,腹腔镜手术受限。

超声引导下盆腔脓肿引流术具有临床应用价值,脓肿残留的发生率为 6.6%,残留脓肿需要进一步手术治疗。

## 10.6 OHSS

### 10.6.1 OHSS:临床症状

卵巢过度刺激综合征 (ovarian hyperstimulation syndrome,OHSS)有"早发型"和"晚发型"两种不同的类型(图 10.15)。"早发型"发生在 hCG 日后的 9 天内,而"晚发型"在 hCG 日 10 天以后出现。显然,hCG 扮演了一个重要的角色,是 OHSS 的诱因,妊娠期孕妇产生高水平的 hCG,并且持续很长时间[60]。OHSS 主要表现为卵巢肿大、腹水、血液浓缩和血栓形成、低白蛋白血症和低蛋白血症、电解质失衡和急性肾衰竭。腹水若持续时间较长而未予抽吸[61],可进展为胸腔积液[62]。腹水可以与葡萄胎[63,64]引起子宫穿孔所致的腹膜炎[62,65]、结核[66]、异位妊娠[67]和外阴水肿[68]合并存在。血管通透性增加和低血容量引起血液浓缩,也有各种凝血因子失衡[69]、血栓形成和治疗的报道。

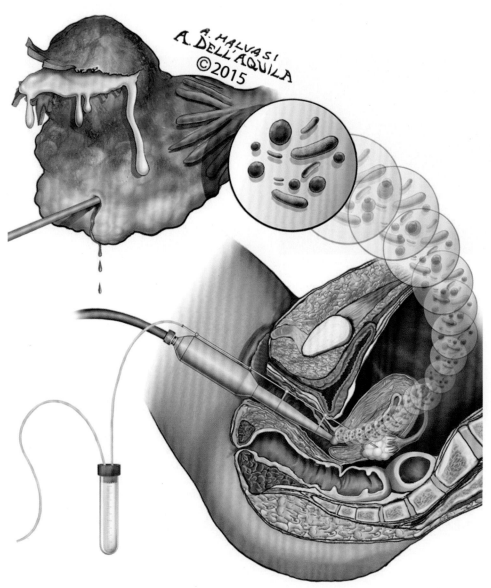

图 10.14　取卵后阴道细菌感染导致卵巢脓肿。

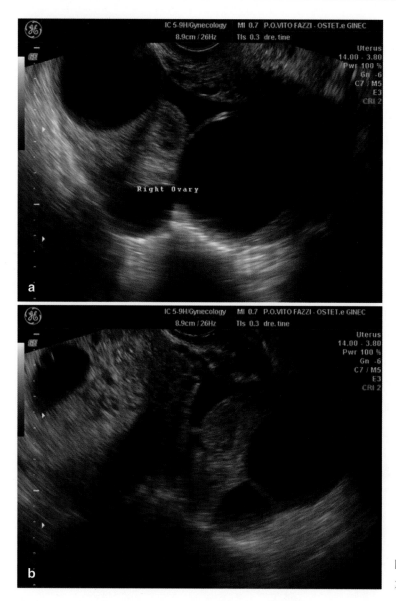

图 10.15　(a)"早发型"OHSS 经阴道超声图。(b)"晚发型"OHSS 经阴道超声图。

## 10.6.2 OHSS：预测

一些研究尝试将卵巢刺激过程中的各种参数与 OHSS 联系起来，作为预测的指标。一项研究比较了窦卵泡数(antral follicle count，AFC)<24 个和 AFC≥24 个的情况，AFC≥24 个时，中、重度 OHSS 风险增加(2.2% vs 8.6%)[70]。另有研究发现：AFC (2~8mm)≥12、AMH>0.47pmol/L(3.36ng/mL)对 OHSS 预测的敏感性为 90.5%，特异性为 81.3%。单纯根据雌二醇水平不能预测 OHSS 的发生，而结合 hCG 日的卵泡数和雌二醇水平来预测 OHSS 的发生，敏感性和特异性低。年轻、瘦型 PCOS 是预测 OHSS 发生的重要因素。

## 10.6.3 OHSS 的治疗

OHSS 的预防和治疗主要是对现有治疗方案进行改良。尽管有很多改良的治疗方案，但并没有普遍适用的治疗方案。一些新型药物，例如依维莫司和神经激肽 B 为今后提供了可行的治疗方法，但这些方案在很大程度上仍属于经验之谈。这些改良的方案主要为以下几方面：

### 10.6.3.1 OHSS：促排卵前的治疗

二甲双胍作为辅助治疗已被广泛用于降低 OHSS 的发生(OR=0.29；95% CI，0.18~0.49)，可缩短促排时间,减少促性腺激素用量,对获卵数、血清雌二醇水平均未见不良影响[71]。应广泛使用二甲双胍来预防 OHSS 的发生(各种不同剂量,用药时间在 3~16 周不等)[72],可以在促排卵期间用药。

在 GnRH 激动剂降调开始前 21 天,口服避孕药预处理曾经被广泛应用,作为下调卵巢的一种方法,两者可以叠加使用。避孕药预处理可使卵泡发育均匀,没有大量的小卵泡,但仅适用于长效 GnRH 激动剂方案。目前尚不清楚药物预处理是否会降低 GnRH 拮抗剂周期妊娠率,所以到目前为止,尚未应用于 GnRH 拮抗剂方案[73,74]。

### 10.6.3.2 OHSS:促排期间的治疗

应用 GnRH 拮抗剂方案时,低剂量 hCG 可显著降低 OHSS 的风险(OR=0.30;95% CI,0.09~0.96)[75],雌二醇水平的急剧上升时,应降低促性腺激素的用量(递减方案)。有一种称为"coasting"方案——停用促性腺激素的方法,但如果停用超过 4 天,它会对妊娠率产生不利影响[76,77]。

应用最小剂量的 hCG 对于预防 OHSS 是有效的,使用 5000 IU、2500 IU[78]和 2000 IU[79]的剂量均未影响妊娠结局。

GnRH 拮抗剂方案显著降低了 OHSS 的发生(OR=0.43;95% CI,0.33~0.57)[80]。在接受 IVF 的 PCOS 患者中,与长方案相比,GnRH 拮抗剂方案可降低 OHSS 的风险(RR=0.60;95% CI,0.48~0.76)[81,82]。非 PCOS 患者也是如此[83]。

长效和每周使用的绒促卵泡激素 α 注射剂——一种复合 FSH(rFSH),可增加卵巢高反应和 OHSS 的风险[84],因此需要使用 GnRH 拮抗剂,并且不能用于反应良好者。

通过抑制血管内皮生长因子(vascular endothelial growth factor,VEGF)[86],及联合多巴胺激动剂卡麦角林的作用,可以降低中度至重度卵巢过度刺激的风险(RR=0.38;95% CI,0.29~0.51)[85]。这可能比白蛋白输注[87]和 coasting 方案[88]更好。

可应用芳香化酶抑制剂,有以下两个目的:①芳香化酶抑制剂可以降低乳腺癌患者化疗前进行 IVF 时雌二醇水平[89],因此也可用于高反应患者,尽管目前还不清楚合适的剂量[90];②可减少周期促性腺激素的用量,对患者有正面的心理影响。

### 10.6.3.3 OHSS:取卵过程中的治疗

当卵泡直径在 12~15mm、雌二醇水平≥2500pg/mL 时可提早取卵,继而在实验室成熟,即"体外成熟"技术;对 PCOS 患者尤其有效,但妊娠率较低[91],这种方法甚至比 GnRH 拮抗剂方案更加有效地预防 OHSS 的发生[92],可与胚胎冷冻技术结合应用[93]。这种方法不断改进,具有很好的应用前景[94]。

在取卵过程中,静脉输注白蛋白(OR=0.67;95% CI,0.45~0.99)和羟乙基淀粉(OR=0.12;95% CI,0.04~0.40)可以有效预防腹水[95]。也有研究者认为,输注白蛋白会降低妊娠率,并且不能降低 OHSS 的发生率[96,97]。

病毒有可能通过白蛋白进行传播,应尽量减少白蛋白的使用。

### 10.6.3.4 OHSS:卵母细胞成熟

预防 OHSS 的一种方法是避免注射 hCG,但在 GnRH 拮抗剂方案中,应用 GnRH 激动剂促使卵母细胞最终成熟。在新鲜周期(OR=0.06;95% CI,0.01~0.33)和赠卵周期(OR=0.06;95% CI,0.01~0.27)中,应用 GnRH 激动剂诱导卵母细胞成熟可显著降低 OHSS 的发生,但自体新鲜周期的持续妊娠率显著降低(OR=0.69;95% CI,0.52~0.93),而在赠卵周期中两种方案无差异(OR=0.91;95% CI,0.59~1.40)[98]。

### 10.6.3.5 OHSS:卵巢过度刺激后的处理

经阴道穿刺抽腹水,可有效减轻症状,重度 OHSS 可能需要一次或多次抽吸。这种方法能显著改善症状,缩短住院时间,减少流产,提高临床妊娠率[99]。hCG 不能用于卵巢高反应患者,黄体酮的应用已取代 hCG 作为黄体支持的治疗。

胚胎能产生 hCG,可能加重 OHSS 的症状,但目前尚不清楚单纯胚胎冷冻保存在避免 OHSS 方面的作用。考虑到胚胎冻融周期的妊娠率、足够的储存容量、胚胎玻璃化需要的劳力等问题的存在,因此仅在 GnRH 拮抗剂方案中,在选择 GnRH 激动剂扳机作用诱导卵母细胞成熟时进行胚胎冷冻预防 OHSS。

### 10.6.4 OHSS:病理生理学

卵巢过度刺激综合征与 AMH、AMHR 2[100]、ESR 1 和 ESR 2[101]、VEGF 受体[102]以及 BMP 15[103]的基因多态

性相关。已知 hCG 激活 P13K/mTOR 信号通路并激活 VEGF,参与 OHSS 综合征发生的其他通路尚不清楚[104]。到目前为止,VEGF-A 被认为是引起 OHSS 的分子,因为它增加了血管通透性。另一研究发现,mTOR 通路被认为更有效,抑制此通路,可有效降低卵巢的重量和控制腹腔白蛋白浓度[105]。抑制 VEGF 通路对这些参数均无影响[106]。与此同时,通过抑制钙通道[106]或输注钙[107-109],发现钙调节对减少腹水非常有效。此外,研究发现卵母细胞成熟过程中,kisspeptin-64 可替代 hCG,而 kisspeptin-64 在降低 OHSS 发生方面具有很好的应用前景[110]。总之,仍需要进行更多的研究来明确不同表型 OHSS 的确切通路。

# 10.7  血栓形成

## 10.7.1  概述

瑞典的一项涵盖 964 532 例活产的大型队列研究中,进行 IVF 的患者与正常人群相比,妊娠早期静脉血栓栓塞(VTE)发生率为 0.2%,而在 IVF-OHSS 患者中,VTE 的发生率增加了 100 倍。解冻移植和妊娠中、晚期的血栓风险并不增加[111]。

一项回顾性研究[112]发现,在 IVF 后发生血栓的 65 例患者中,10 例下肢血栓形成,11 例上肢血栓形成,19 例颈部血栓形成,18 例伴有颅内血栓形成,7 例为其他部位血栓形成。所有病例中, 红细胞比容>42 的占 62%,雌二醇>3000pg/mL 的占 54%,遗传性血栓形成的占 23%。两例患者死亡(均为颅内血栓),18%的患者出现神经系统后遗症。神经系统后遗症包括永久性偏瘫(2 例)和日常活动障碍(7 例)。IVF 后发生血栓性的事件的时间为 25.5±20.1 天, 而颅内血栓发生最早(10.2±4.6 天)[112]。

具体案例分析如下。

### 10.7.1.1  门静脉血栓形成

一例 39 岁的患者,取卵术后几天内急性门静脉血栓形成,扩展到脾脏和肠系膜上静脉,表现为右上腹疼痛[113]。

### 10.7.1.2  颈静脉血栓形成,锁骨下静脉,右头臂静脉血栓形成

移植胚胎后 9 天,患者出现腹水及胸腔积液,且盆腔积液增加。胚胎移植后 43 天,患者右颈部疼痛,B 超显示颈内静脉血栓形成、锁骨下静脉、右头臂静脉血栓形成[114]。

另有报道,一例 26 岁的 OHSS 患者,在接受 OHSS 治疗的两天后,患者出现左臂水肿和颈部疼痛,发现颈内静脉血栓形成和锁骨下静脉血栓形成[115]。

右颈内静脉血栓是 OHSS 的并发症之一[117,118],可表现为颈部肿块[116]、可合并抗活化蛋白 C(activated protein C,APC)抵抗或 Dahlbäck 病[117]诊断通常会被延后, 甚至给予低剂量肝素预防性用药后仍会发生[118],也可合并纯合子[119,120]及杂合子[120]的 V 因子突变(factor V leiden mutation,FVLM);当胎盘广泛梗死后,母体可能发生梗死[120]。有报道称,尽管应用了抗凝治疗,2 例患者发生颈内静脉血栓和凝血酶原 3 UTR 突变[119,121]。

双侧颈内静脉血栓形成可能出现在 OHSS 后[122,123],而没有发生 OHSS 的患者[124]血栓可能较晚(妊娠 8~9 周)形成[124,125],尽管给予预防性白蛋白治疗[123]、血栓形成筛查阴性[124],也可进展为肺栓塞[125],可发生在双胎妊娠时[126]。

锁骨下静脉血栓形成可能与 OHSS[115,127]有关,出现在孕 7~10 周[128],即使给予预防性药物治疗[128],患者也可能出现血栓。

一例存在多个危险因素(吸烟、制动、血栓形成的阳性家族史、蛋白质 S 缺乏、抗 APC)的患者,IVF 5 周后,出现完全性右侧锁骨下静脉和右侧头臂静脉梗死,上腔静脉内血栓形成,磁共振成像(MRI)提示,左锁骨下静脉、双侧颈内静脉和右腋静脉也相继有血栓形成[129]。

(黄睿 译  黄晓武 审校)

### 10.7.1.3  脑血栓形成

一例 37 岁的妇女因腹痛和腹部压痛去看急诊。她 38 天前曾进入 IVF 周期,急诊诊断为异位妊娠,并行输卵管部分切除术。出院后 2 天, 出现晕厥和全身强

直性阵挛性癫痫发作。通过头颅断层扫描(CT),确定有水肿和脑静脉血栓形成[130]。

在另一个病例中,一例 30 岁的妇女在 IVF 后发生左脑中部脑血栓。抗凝治疗有效但患者遗留神经后遗症[131]。

一例 38 岁的未产妇在取卵后第七天出现严重的头痛和颈部疼痛。2 天前她曾发生严重的卵巢过度刺激综合征,但得到纠正。MRI 显示存在广泛的脑皮质静脉和硬脑膜窦血栓,包括上矢状窦和横窦。易栓症检查结果为阴性。患者接受了低分子肝素的治疗。取卵后 15 天患者出院。2 月后复查 MRI 显示上矢状窦和横窦通畅,没有证据表明回流障碍,患者也没有神经后遗症的迹象[132]。

另一例患者在第二个周期后出现了卵巢过度刺激综合征,表现为胚胎移植后 13 天出现渐进性腹胀。随后一天出现了轻微的书写障碍和癫痫发作。MRI 检查发现左额叶上部有一处病灶。大脑白质轻度血管源性水肿的证据提示有小的亚急性血肿。最终,患者确诊为海绵状血管瘤伴出血。针对神经系统症状医生对患者进行治疗,并观察其病情变化。妊娠试验阳性后患者接受了穿刺术以改善症状。不幸的是,1 周后患者出现了左侧臀部疼痛伴左侧小腿轻度水肿。检查发现左侧股总静脉分支为左髂外静脉处血栓已经形成。此外,广泛静脉血栓形成,高达下腔静脉的肾下段。这两种情况需要一个综合性的评估,而且皮质静脉内血流减少被发现与对先前提到的亚急性血肿有关。遵照患者要求执行了终止妊娠。易栓症筛查试验结果为阴性,而且没有遗留神经系统后遗症。完整的脑出血解决方案得以建立[133]。

还有另外两个病例。第一例患者在胚胎移植 7 天后出现轻度卵巢过度刺激。医生建议患者做自我监测,如果症状恶化就返院治疗。不幸的是,她出现了左侧偏瘫,伴左臂和左腿肌力消失。CT 结果显示大脑皮质呈现明显低密度。治疗后,患者的偏瘫症状在 1 周内逐渐改善,但没能继续妊娠。她在继续提高她的左侧肌力。

第二例患者在胚胎移植后 3 天发生卵巢过度刺激伴轻度腹胀。入院时,患者出现痉挛发作伴左侧偏瘫(左臂和左腿肌力消失)。检查发现大脑左顶枕叶皮质和皮质下存在一个低密度区,诊断为急性梗死。治疗后,患者的症状在 36 小时内得以改善。第三天和第四

天,症状持续改善,左腿和左臂恢复正常。6 天后患者痊愈出院。这两例患者的抗心磷脂抗体 IgG/IgM、蛋白 C 和 S、抗凝血酶Ⅲ均正常[134]。

据报道,在发生 OHSS 后,脑梗死可合并心肌梗死和死亡[135]。

#### 10.7.1.4 颈动脉血栓形成

这是与 OHSS 相关的罕见并发症。有 3 例与心血管疾病风险因素相关的报道[136]。在另一个病例中,一例 33 岁的患者在 OHSS 之后发现了位于颈内动脉的漂浮血栓。患者发展为左侧偏瘫,遂行开放性手术以避免后遗症复发[137]。

#### 10.7.1.5 肠系膜静脉血栓形成

一例 33 岁的患者在胚胎移植后出现腹痛。CT 扫描显示肠系膜上静脉血栓形成。患者接受抗凝治疗,最后病情得以控制[138]。

一例 39 岁女性在取卵后发生急性门静脉血栓,并进展为脾及肠系膜上静脉血栓。胚胎移植时间被推迟。最终,情况也得到部分解决[113]。在另一个病例报道中[139],肠系膜静脉血栓形成后发展为致命性结局。

### 10.7.2 预防和治疗

由于颈静脉血栓的并发症危及生命,因此预防和快速诊断是必要的。症状出现后行颈部多普勒超声诊断可确诊。预防卵巢过度刺激综合征(OHSS)可降低发病概率。APC 抵抗增加可能导致血栓发生,但是否需要在 IVF 制订计划前普遍行抗 APC 的筛查尚不清楚。所有患者都应在治疗前被告知有极低的可能会发生血栓以避免其卧床不动。同样,如果患者接受预防性的抗栓治疗,尤其是对于脑梗死和脑内出血患者,在下次妊娠时血栓复发的情况会比较罕见[140]。虽然对 OHSS 患者可以给予低分子肝素抗凝治疗,但其他预防措施包括应用低分子右旋糖酐和输注白蛋白,并不有助于避免血栓发生。在一个实验的基础上,应用凝血酶生成量与整体止血潜能的测定可以对血栓形成倾向进行检测。在 IVF 卵巢刺激过程中两者都增加[141]。另一方面,筛选莱顿第五因子(FVL)和凝血酶原基因 G20210A 突变基因(PGM)并不提供任何益处,因为它们不会增加血栓形成风险[142]。另外,变异易栓症的患者行胚胎移植可能需要自然周期而不是卵巢刺激[143]。系统性红

斑狼疮和(或)抗磷脂综合征虽然罕见,但可能有高达5%的发生血栓和OHSS的风险[144]。

有血栓形成风险的患者需要在促排卵前和过程中应用低分子肝素做预防性抗凝治疗,并不增加出血的风险[145]。

继续妊娠可以获得存活胎儿,但进行性血栓形成可能需要终止妊娠[126],因此需依照进行性血栓症做出早期妊娠是否应继续的决定。应根据患者的临床情况做出及时剖宫产的决定。

## 10.8 卵巢的并发症

### 10.8.1 附件扭转

已有许多关于附件扭转的病例报道。它可以发生在不同的时间,主要是在妊娠早期。从有附件扭转的孕妇来看,显然扭转易发生在妊娠的11.5(7.7)周,而其中56%的病例发生在IVF治疗后[146]。

有一篇病例报道,一例32岁女性在胚胎移植2天后发生左侧附件扭转。孕7周时又发生了右侧附件扭转。孕10周,右侧附件再次发生扭转。每次都行腹腔镜下附件复位术,并在第三次发病时,对子宫卵巢韧带进行缩短处理[147]。

另一篇案例报道中,IVF后发生2次附件扭转,第一次在孕7周时,第二次在孕19周时对侧附件发生扭转,第一次手术采取腹腔镜下附件扭转复位,第二次选择开腹输卵管卵巢切除术进行治疗。即使进行了输卵管卵巢切除术,妊娠仍获得成功[148]。

一例IVF双胎妊娠患者在孕25周时发生附件扭转。经彩色多普勒超声对比双侧卵巢血流后确诊。行三孔腹腔镜手术松解左侧附件[149]。在另一篇IVF双胎妊娠案例中,患者在孕25周时发生左侧附件扭转,采用单孔腹腔镜手术治疗[150]。

一例双胎妊娠患者于孕36周时发现双侧卵巢巨大囊肿,此为IVF的后遗症。这例患者在孕32周时发生了深静脉血栓。剖宫产术中见双侧附件明显增大,伴腹腔内少量腹水。卵巢活检结果提示双侧卵巢滤泡囊肿。虽然是罕见的案例,IVF患者妊娠后的密切随访将明确此类患者的病理状态和随后的卵巢扭转情况[151]。

另一例双胎妊娠患者,孕23周后出现右下腹部极度的压痛和肌紧张。腹腔镜检查发现右侧附件5~6cm

的包块及道格拉斯窝自由流动的液体。腹腔镜下成功复位了已发生3次扭转的右侧附件。最终,她在孕35周分娩了两个健康的孩子[152]。

在一项大样本量的回顾性研究中,10 583个周期中有9例发生卵巢扭转,有104例卵巢过度刺激综合征(OHSS),后者很容易发生卵巢扭转。其中只有3例发生附件扭转,有2例已妊娠。

在进行诊断时,有5例患者确诊临床妊娠,1例患者生化妊娠。在这些患者中仅有1例因为卵巢过大导致腹腔镜复位失败而转为剖腹手术[153]。

体外受精后卵巢扭转是主要并发症之一,但很少见。妊娠和卵巢过度刺激征是两个与卵巢扭转伴发的主要因素。为保护卵巢,通过多普勒超声下血流消失即刻做出诊断[154]和急诊腹腔镜干预治疗是必需的。腹腔镜手术失败的情况下,开腹手术是必要的。扭转复发与妊娠相关,但也是罕见的[146]。

## 10.9 异位妊娠(EP)

### 10.9.1 宫内妊娠合并异位妊娠

异位妊娠合并宫内的情况是罕见的(1/30,000),在IVF后可见(<0.01)[155,156]。文献报道形式多样:①异位三胎妊娠:(a)剖宫产瘢痕妊娠合并宫内妊娠;(b)输卵管单胎妊娠(图10.16)及宫内双胎妊娠合并卵巢脓肿;(c)双侧输卵管和宫内妊娠。②宫角妊娠(图10.17):(a)复发性宫角妊娠;(b)宫角妊娠合并宫内双胎妊娠;

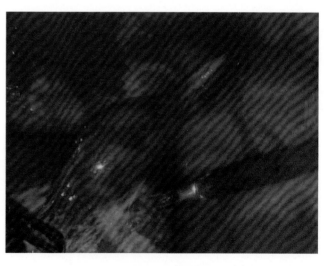

图10.16 腹腔镜下输卵管妊娠的图片。

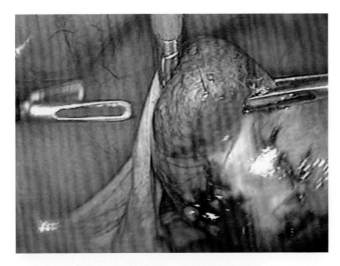

图 10.17　腹腔镜下宫角妊娠的图片。

③囊胚移植后异位妊娠合并宫内双卵双胎妊娠。④宫颈异位妊娠(图 10.18)：(a)子宫颈双胎妊娠合并宫内妊娠；(b)子宫颈-峡部妊娠。⑤宫内妊娠合并异位妊娠合并卵巢过度刺激综合征。⑥自然流产后异位妊娠破裂。存在宫内妊娠囊但缺乏临床症状的患者，只有在充分仔细地检查盆腔后方可排除同时存在宫外妊娠的情况[157]。

### 10.9.1.1　全世界不同国家异位妊娠患病率的差异

EP 在所有妊娠中约占 2%。虽然没有现存研究描

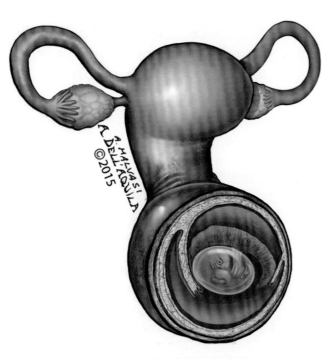

图 10.18　ART 术后宫颈妊娠的图片。

述在不同国家，特别是在 IVF 治疗后 EP 的发病率，但许多研究都将 EP 患病率作为次要评估指标。一些具体的研究中，在尼日利亚，IVF 术后 EP 的发病率为 7.8%，而在一般人群中，EP 发生率为 1.74%[158]。

对于其他国家，比如日本，EP 的发生率是 0.005%[159]。而在喀麦隆，这个概率是 0.72%[160]。瑞典有一项大规模的随访研究，比较出生于不同国家的女性发生宫外孕的概率，结果发现仅有细微差别[161]。在纽约，黑人妇女的异位妊娠发生率为 4.78%[162]。

### 10.9.1.2　避孕作为一个危险因素

有研究探讨了 LNG 避孕会导致异位妊娠的发生。在一篇病例报告中，Ghosh 等描述了应用左炔诺孕酮紧急避孕失败后导致右侧输卵管异位妊娠壶腹部破裂的案例[163]，而 Fabunmi 和 Perks 报道了 LNG 避孕失败后发生剖宫产瘢痕妊娠的案例[164]。回顾性队列研究并没有发现 LNG 避孕失败与异位妊娠之间的关联。

### 10.9.1.3　新鲜和冷冻周期的异位妊娠发生率

这一问题上仍然存在争议。Jun 等的研究并没有发现新鲜与冷冻周期中异位妊娠发生率的差异，而 YayaHaar 等的研究结果认为，移植 2 枚或 1 枚冷冻囊胚发生异位妊娠的概率有明显差异[165,166]。另一方面，Ishihara 等在一项回顾性研究中发现，冻融单胚移植明显降低 EP 发生率[167]。将数据按年龄分层，EP 发生率存在差异，但仍然很低。

### 10.9.1.4　第 3 天与第 5 天胚胎移植的比较

Milki 等发现囊胚移植和第三天胚胎移植的 EP 率无显著性差异[168]。检查两组间重要的混淆因素(如两组间输卵管疾病、冷冻保存移植，但缺乏移植胚胎数)并未发现显著差异。

### 10.9.1.5　囊胚移植(1 枚与 2 枚比较)

一例个案报道，移植 2 枚囊胚后发生腹腔妊娠合并宫内妊娠[169]。首先发生了宫内妊娠流产，2 周后腹腔异位妊娠破裂并行腹腔镜手术治疗。与移植 2 枚囊胚相比，冻融单胚移植明显降低异位妊娠发生率[166]。

### 10.9.1.6　卵母细胞捐赠与异位妊娠率

Cohen 等在一项赠卵计划中发现输卵管积水患者

异位妊娠发生率高于无输卵管积水妇女[170]。输卵管积水对子宫内膜的慢性改变而不是直接对胚胎的毒性作用是可能的原因。如果赠卵周期后发生异位妊娠,不严密监测会发生异位妊娠破裂和严重并发症[171]。Mantzavinos 等报道了 3 例赠卵后发生卵巢妊娠的案例[172]。患者经腹腔镜治疗去除卵巢妊娠组织。Pantos 等在一项大型的关于赠卵患者的研究中只发现 1 例宫外孕的发生[173]。Rosman 等进行了一项大型回顾性研究(4186 例非赠卵 IVF 移植周期,884 例赠卵移植周期),发现赠卵与 IVF 周期异位妊娠率无差异[174]。另一方面,赠卵患者输卵管疾病的发生率明显低于标准 IVF 患者。

### 10.9.1.7 ICSI 的作用

从一项大型的回顾性研究发现,使用 ICSI 与 EP 并不相关,而与白皮肤非西班牙裔相比,所有其他种族患者男性因素不孕与 EP 更相关[175]。

### 10.9.1.8 超声引导下胚胎移植

在临床试验的荟萃分析中(5968 个胚胎移植周期),超声引导下 ET 与临床接触式 ET 的相比较,两组间 EP 发生率无明显差异[176]。尽管异位妊娠发生率相对低,且研究样本量小限制了发现差异的可能性,但另一篇涉及 17 项研究的荟萃分析也得出同样的结论[177]。当所有的引导式胚胎移植都由一位医生来完成时(图 10.19),结果显示异位妊娠发生率无差异[178]。

### 10.9.1.9 辅助孵化

Hagemann 等发现无论胚胎是否接受辅助孵化,异位妊娠率无明显差异[179]。相反,Jun 等在大型系列回顾性研究中发现,与未进行辅助孵化(AH)的病例相比,施行辅助孵化的病例发生 EP 的概率明显升高[180]。病理生理学解释包括：①辅助孵化可能加速胚胎植入；②存在一种机制,防止到达输卵管的胚胎转移回到子宫；③某些体外受精计划中,胚胎移植液的用量要大得多。

### 10.9.1.10 胚胎移植后的气泡位置

研究发现,自宫底进行测量(10~15mm 或<10mm),胚胎移植后的位置距宫底距离不同,异位妊娠率并无差异[181]。

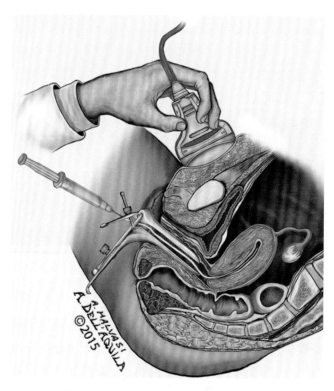

图 10.19　超声引导下胚胎移植。

### 10.9.1.11 输卵管重新吻合术(复通术)

先前行过绝育术的输卵管性不孕患者,可接受输卵管的显微外科重建手术：粘连松解、吻合、输卵管伞端成形术、输卵管伞端造口术。行显微外科手术的患者,在单次 IVF 试验中异位妊娠发生率升高[182]。一项小样本的研究结果发现,与开腹行显微外科输卵管复通术相比,腹腔镜下输卵管复通术后异位妊娠发生率更高[183]。通过采用血清肌肉固定/生物胶技术,腹腔镜下可行无须缝合的输卵管复通术,但异位妊娠率仍高达 3.9%[184]。机器人输卵管复通术后异位妊娠发生率要高于开腹手术[185]。

### 10.9.1.12 异位妊娠的其他并发症

异位妊娠破裂后,可出现 Rh 免疫。

## 10.9.2 异位妊娠的罕见病例

本节中将介绍 IVF 后异位妊娠及其临床表现。将根据解剖位置对病例研究进行分类。

### 10.9.2.1 卵巢异位妊娠

一项大样本的研究中,RaZielet 等发现卵巢异位

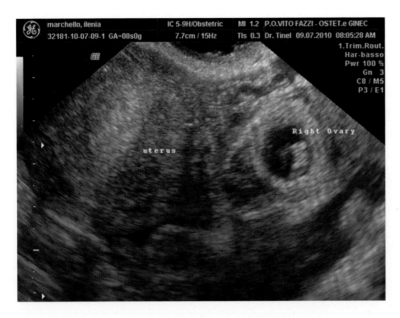

图 10.20 超声图像显示右侧卵巢妊娠。

妊娠(图 10.20)占全部异位妊娠的 2.7%,卵巢异位妊娠与使用宫内节育器高度相关,治疗方法为腹腔镜下卵巢楔状切除术[186]。超声取代了后穹隆穿刺术在腹腔积血诊断中的应用。病例报告中卵巢异位妊娠的情况包括:①IVF 后卵巢异位妊娠[187];②先前行输卵管复通术,IVF治疗后发生双侧卵巢妊娠[188];③IVF 治疗中出现空卵泡综合征后发生左卵巢妊娠[189];④双侧输卵管切除术后接受 IVF 治疗,自宫角瘘管来源的卵巢异位妊娠[190]。

**晚发型异位妊娠的处理**

有一例 IVF 后宫颈及子宫内妊娠的病例报道[191]。据报道,在孕 13 周时诊断出存在 2 处妊娠,一处为可存活的宫内妊娠,一处为不可存活的宫颈妊娠。宫颈妊娠附着于前壁,临近厚壁宫颈血管,多普勒超声下可探及低阻血流信号。由于接近宫颈静脉血管,去除宫颈妊娠物势必增加出血的风险。患者接受住院观察后,于孕 15 周+6 天宫颈妊娠物被排出,在全身麻醉下通过宫颈搔刮术联合多点缝合术控制术后出血。随后宫内妊娠物也排出,几小时后不得不进行刮宫术。已故的 Hassiakos 医生也报道过一例病案,患者接受 IVF 治疗后于孕 16 周被诊断出宫内合并异位妊娠[192]。当发生异位妊娠破裂时导致了腹腔内出血和出血性休克。

**应用氯化钾后的母体-胚胎并发症**

一例宫内合并异位妊娠(一处位于宫腔内,一处位于宫颈上段)的病例,对患者用 KCL(3mL)对妊娠囊行注射抽吸治疗[193]。孕 19 周彩色多普勒超声探及残留妊娠物存在血供。残留的滋养层组织并未分解,导致

孕 31 周出现产科出血。在患者等待择期剖宫产的过程中,孕 32 周时进行了紧急剖腹子宫切除术,胎儿存活。这种技术的另一个可能的并发症是 KCL 在靶羊膜囊中扩散,可能会引起 KCL 扩散到邻近羊膜囊,从而伤害到宫内的胚胎。

### 10.9.2.2 宫颈妊娠

一例宫内合并宫颈妊娠的病例进展为宫颈部位子宫静脉曲张,并在移植术后 34 天接受了阴道超声引导下的吸引术。为获得存活婴儿,在孕 37 周行宫底经典剖宫产术时应用了双侧髂内动脉栓塞术[194]。孕 28 周时诊断为子宫静脉曲张,表现为明显的血管伴有向前或向后的空囊样改变,在子宫下段肌层及宫颈间质中占据大部分位置。多普勒检查探及静脉波形。为避免进入妊娠组织和占据子宫下段的脉管系统,计划行宫底剖宫产术。分娩后,患者进一步接受盆腔血管造影和可行的栓塞术以降低出血风险。

另一例宫内合并宫颈妊娠病例,患者先行双侧子宫动脉下行支结扎,随后进行 TVS 引导下高渗氯化钠溶液抽吸术[195]。在宫颈两侧远低于阴道穹隆以下的部位行两个 DEXON 缝合,通过收缩阴道从而显著减少了出血。宫内双胎持续生长至孕 12 周,但后续报道中断。

还有宫颈双胎妊娠的报道[196]。治疗方法包括超声引导下吸引术+系统性甲氨蝶呤注射。一例 37 岁的患者在 IVF 后发生了严重的卵巢过度刺激综合征。两个妊娠囊中有一个位于宫颈内口下方并于孕 7 周时探及

胎芽。多普勒图像显示宫颈团块伴有大量迂曲扩张的血管,包括植入部位的血管交通床,已明确探及丰富的滋养细胞动脉血流。两天后,出现了阴道出血症状,采取宫颈内 Foley 导尿管填塞治疗,因持续阴道出血和妊娠物存活,采取宫腔镜子宫颈内病变切除术(外鞘 8mm 的 12° 电切镜)联合双侧髂总动脉临时球囊栓塞术(CIA)的治疗方法。

去除妊娠组织后,用滚球对创面进行电凝止血。作为止血的二线治疗方法,在宫颈管内放置 24-Fr Foley 球囊导尿管,并于术后第二天注射甲氨蝶呤(50mg,肌注)。3 天后取出 24-Fr Foley 球囊[197]。Peleg 等的案例中采用了同样的治疗方法[198]。

一例 45 岁的患者,IVF 后于孕 7 周时经超声诊断为 3 胎妊娠。经阴道超声显示为 3 胎宫内合并异位妊娠,两个妊娠囊位于宫颈,一个位于宫腔内。为保护未来生育力,采用导管介入术联合甲氨蝶呤治疗终止妊娠。经右侧股动脉置管插管至子宫动脉,两侧的子宫动脉各注入 42mg 甲氨蝶呤 [总剂量为 84mg(50mg/m²)]。随后用吸收性明胶海绵行双侧动脉栓塞术。超声扫描随访(48 小时后)显示,两个胚胎的心管活动终止。子宫颈逐渐收缩排出妊娠囊[199]。一例 37 岁的妇女因配偶重度弱精症行 ICSI 周期治疗,两个妊娠囊内均可见胎心胎芽。其中一个妊娠囊位于宫颈内,另一个位于宫腔内。为保留宫内妊娠,决定行宫腔镜下宫颈妊娠囊切除术。观察到妊娠囊位于宫颈管左侧壁距宫颈内口下方 2cm 处。术中始终保持电切镜顶端位于宫颈内口下方,不触及宫腔。残余胚物使用滚球电凝消融治疗。手术全程采用腹部探头持续超声引导[200]。

一例 34 岁的妇女在经历 4 次 IVF 后被诊断为宫内妊娠合并宫颈妊娠。经腹超声引导下,将针头经阴道刺入孕囊,移动至停跳的胎心处并注入氯化钾。腔内注入 3cm³ 生理盐水后,宫颈处的胎芽得以更好地显现,并确认胎心已停止。宫内妊娠持续至孕 36.5 周时分娩[201]。

一例有轻度阴道出血的患者,在移植后 25 天被诊断为宫内合并宫颈妊娠。可疑宫颈妊娠通过经阴道超声成像和多普勒超声探及血流得以确诊。宫颈妊娠的治疗方法为通过经阴道超声引导下的吸引术联合异位妊娠囊腔内 KCL 注射。

止血方法为在宫颈 1、3、9、10 点钟较高位置用合成的可吸收缝线缝合。第一次手术后 16 天,在硬膜外麻醉下最终将宫颈系成圆形。至孕 18~20 周时宫颈缝线可被溶解。并未出现宫颈功能不全。孕 38 周时通过剖宫产分娩一胎儿,为安全起见,术中请介入放射科医师待命,以便必要时行子宫动脉栓塞术[202]。

### 10.9.2.3 瘢痕处异位妊娠

#### 前次子宫肌瘤切除术瘢痕部位妊娠

虽然有学者认为,为实现持续妊娠,IVF 前行肌瘤切除术是没有必要的[203],但其他作者却偏向行子宫肌瘤切除术,尤其是存在反复种植失败[204]或宫腔受累[205]的情况。Paul 等在一项回顾性的探究腹腔镜下子宫肌瘤切除术后结局的研究中,得出异位妊娠发生率为 5.2%[206]。同年,Seracchioli 等报道异位妊娠率为 2.6%[207]。相反,Campo 等腹腔镜术后的病例中没有出现异位妊娠[208]。没有异位妊娠是发生在前次子宫肌瘤剔除的瘢痕部位。

#### 前次剖宫产瘢痕部位妊娠(CSP)

剖宫产瘢痕妊娠(图 10.21)存在因不可控制性出血而须切除子宫的风险,所以制订治疗方案时应考虑到这种风险发生的可能。Wang 等报道了 IVF 后异位妊娠合并宫内妊娠的病例[209],于孕 10 周时行 TVS 引导下 KCL 注射(0.2mL)减胎术。残留的 3cm×3cm 的包块持续存在至孕 32 周。孕 35 周时剖宫产分娩一男婴。残留的妊娠组织导致产后大出血、输血及双侧髂内动脉结扎术。另一作者[210]报道的病案中,IVF 后剖宫产瘢痕妊娠(子宫前壁下段峡部)合并宫内妊娠,治疗采用孕 7 周时行宫腔镜下胚物切除术,植入血管部位予电凝止血。扩张宫颈至 11mm,不超过颈管内口,超声引导下去除妊娠囊。残留胚物采用吸刮术,出血点予宫腔镜下滚球电凝止血,孕 39 周时剖宫产分娩一健康婴儿。相反,有两例不同情况的病案报道[211]。两例均为剖宫产瘢痕双胎妊娠,对异位妊娠采用剖腹切除瘢痕处双胎妊娠(第一例)或宫腔镜电切术联合电凝胎盘床血管(第二例)。两份病例中均未见子宫直肠陷凹积液。

同样存在剖宫产瘢痕多胎妊娠的情况。Litwicka 等报道了一例 IVF 后 3 胎剖宫产瘢痕部位异位妊娠的案例。其中双胎妊娠囊位于峡部前壁(与膀胱之间的肌壁菲薄),一个妊娠囊位于宫内[212]。宫内妊娠囊出现 1 周后,诊断为剖宫产瘢痕妊娠。通过经阴道超声引导将氯化钾(2mL)及甲氨蝶呤(15mg)注射于异位妊

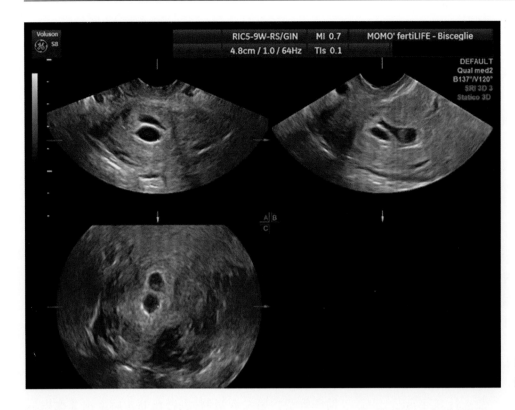

图 10.21　剖宫产瘢痕处双胎妊娠的超声图像。

娠囊内,同时继续观察宫内妊娠情况。

　　Hsieh 等也报道了一例案例,患者经 IVF 治疗后出现三胎妊娠;两胎为宫内妊娠一胎为剖宫产瘢痕部位妊娠[213]。彩色多普勒超声表现为剖宫产瘢痕部位妊娠囊和宫内妊娠囊周围滋养细胞层血管激增。CSP 的治疗选择是在保护宫内双胎妊娠的前提下,经阴道超声引导下异位妊娠囊抽吸术。由于早产,两例婴儿于孕 32 周分娩。前次剖宫产术的患者接受 IVF 治疗,在比较罕见的情况下 CSP 可能以不同的形式出现。可以应用向胚胎注射 KCL 后,剖腹手术或宫腔镜手术切除剖宫产瘢痕部位异位妊娠组织进行治疗。此外,MTX 可以用于第二个案例。二线治疗的并发症包括自然流产、MTX 导致的先天性发育异常或靶羊膜囊 KCL 扩散至临近羊膜囊。

### 10.9.2.4　同侧输卵管内的双胎妊娠

　　个案报道中患者左侧输卵管双胎妊娠,一个妊娠囊位于输卵管峡部,另一个妊娠囊位于同侧输卵管壶腹部[214]。治疗方法采用腹腔镜下左侧输卵管切除术。

### 10.9.2.5　子宫直肠陷凹处妊娠

　　据报道一例患者 IVF 后发生子宫直肠陷凹部位

的妊娠[215]。移植后 4 周,在左侧附件区发现有胎心搏动的异位妊娠。通过诊断性腹腔镜检查发现,先天性盲袋内的异位妊娠包块与子宫直肠陷凹后壁相连接。腹腔镜下应用抓钳夹出妊娠囊,创面予以电凝止血。

### 10.9.2.6　肝脏妊娠

　　虽然有很多关于肝脏妊娠的病例报告[216],但没有一例是发生在 IVF 之后,因而又可称为原发性肝脏妊娠。衣原体感染可能与这种类型异位妊娠的发生有关,因为 34% 的 EP 患者都伴有肝与横膈粘连(Fitz-Hugh-Curtis 综合征)[217]。治疗方法包括直接注射甲氨蝶呤[218],腹腔镜下抽吸、止血[216]或剖腹探查术。诊断为晚期活胎妊娠的病例,可行剖腹手术完整取出胎盘[219]。

### 10.9.2.7　间质部妊娠

#### 宫内妊娠伴双侧输卵管双胎妊娠

　　Pan 等报道了一例宫内妊娠伴双侧输卵管双胎妊娠的案例[220]。因为宫颈狭窄,右侧输卵管被放置 4 枚胚胎。孕 5 周后患者行剖腹手术显示:右侧输卵管妊娠破裂,腹腔内积血及左侧输卵管增粗,遂行双侧输卵管切除术。宫内妊娠保留并持续至孕足月分娩一男婴。

### 双侧输卵管切除术后的宫内妊娠伴间质部异位妊娠

患者经历了 2 次 IVF 失败,因双侧输卵管积水行双侧输卵管切除,在第三次 IVF 周期后获得宫内妊娠伴间质部妊娠。因左侧输卵管切除部位横向插入同侧圆韧带,间质部位妊娠发生破裂。宫内妊娠囊在开腹左宫角切除术后又存活 2 周,之后流产。流产胎儿经检查为唐氏综合征[221]。

### 宫角妊娠

至今有两篇关于 IVF 后宫角妊娠的报道。第一例为宫内移植 3 枚胚胎后发生三胎宫内合并异位妊娠[222]。行剖腹切除宫角妊娠病灶。对该患者采用了一种特殊的技术。将一根带结的薇乔线穿入植入部位的基底部,切除缝线上方子宫壁的底部。用同一根缝线 X 形缝闭宫角处瘢痕,底部线结留在原处。患者于孕 31 周剖宫产分娩 2 名女婴。宫角妊娠部位血管化良好,未发生破裂。

第二例为 IVF 周期宫内合并宫角妊娠 2 年后,复发自然受孕宫角妊娠[223]。初次宫角异位妊娠予 0.5mL 15% 的 KCL 溶液胎心注射,正常妊娠至孕 39 周时择期剖宫产分娩。自然受孕宫角妊娠的治疗采取孕囊内注射 40mg 甲氨蝶呤和全身应用甲氨蝶呤(1mg/kg 甲氨蝶呤与 15mg 叶酸交替口服)。

### 间质部妊娠

一例既往曾行右侧输卵管切除的女性发生了单侧三胎异位妊娠[224]。IVF 治疗后,在左侧输卵管中出现三胎妊娠(2 例位于间质部,1 例位于壶腹部)。彩色血流多普勒超声显示两个活胎妊娠囊处存在增强型滋养层周围血流,而经阴道超声显示 3 枚妊娠囊分别位于间质部、输卵管峡部和毗邻左卵巢的壶腹部。采用甲氨蝶呤多剂治疗,hCG 水平降低。因异位妊娠破裂行开腹手术切除左侧输卵管及宫角。另一案例中患者曾行双侧输卵管切除术和 IVF[225]。发生宫内单卵双胎妊娠伴输卵管间质部单卵双胎妊娠。剖腹手术切除间质部妊娠组织后,宫内妊娠持续至孕 38 周分娩。还有一例宫内单绒双羊双胎妊娠伴间质部妊娠的报告[226]。同样,患者在双侧输卵管切除和 IVF 后发生间质部位异位妊娠破裂[221]。还有 IVF 后发生复发性子宫角内间质部妊娠的报道[227]。

Qin 等使用腹腔镜下套扎法治疗输卵管间质部妊娠[228]。Perez 等报道了药物治疗 2 例间质部妊娠,1 例行经阴道超声介导下异位妊娠囊内注射甲氨蝶呤,1 例于双胎异位妊娠囊内注射 KCL[229]。结论是:输卵管闭塞后,间质部妊娠始终是可能的。

## 10.9.3 轻度卵巢过度刺激和宫外孕的罕见病例

一例患者在 IVF 后出现卵巢过度刺激与腹水积聚、卵巢增大和右输卵管异位妊娠并存[67]。行右侧输卵管切除术。Fuji 进行了同样的病案报道,结果为患者行双侧输卵管切除术后宫内妊娠持续至孕 32 周[230]。

## 10.9.4 连续反复异位妊娠

第一个案例,患有盆腔炎性疾病的一例患者发生了连续 3 次的反复异位妊娠,2 次位于右侧输卵管,1 次位于左侧输卵管。3 次都选择剖腹胚物切除保留了输卵管[231]。第二个案例,患者在 IVF 后连续 2 次发生异位妊娠[232]。第三个案例中,同一患者连续 3 次异位妊娠[233]。第一次为宫内妊娠伴左输卵管妊娠,第二次为右侧输卵管妊娠,第三次为右侧输卵管间质妊娠。还有一例报道,患者在连续月经周期中发生 2 次异位妊娠[234]。因左输卵管远端异位妊娠,行左侧输卵管部分切除术,下一个月经周期发生右侧输卵管远端异位妊娠,行右侧输卵管部分切除术。除第二个病案中的患者外,其余 2 例患者都是自然受孕,本篇综述提出这些案例是因为这种情况实属罕见。还有一篇文章报道了反复宫角异位妊娠[235]。

# 10.10 绒毛膜羊膜炎

## 10.10.1 光滑假丝酵母菌和葡萄牙假丝酵母菌

IVF 后发生绒毛膜羊膜炎伴光滑假丝酵母菌的情况是罕见和灾难性的。通常发生在孕中期。胎儿死亡死产的概率因此增加[236];一旦胎儿发育成熟,早期识别并开始抗真菌治疗可能有助于婴儿分娩[237]。通过这种方式可以避免胎膜早破的发生[238]。光滑假丝酵母菌性绒毛膜羊膜炎可继发于羊膜腔穿刺术,因此应该对高龄女性进行监测。

一例患者接受 IVF 治疗后，在孕期感染光滑假丝酵母菌而发生绒毛膜羊膜炎。经全身抗真菌治疗后最终分娩[237]。

在另一个病例报告中，一例 41 岁的妇女行 IVF 联合免疫抑制治疗。孕 18 周时发生败血症。患者接受两性霉素的抗真菌治疗，但于孕 23 周发生胎膜早破和双胎早产分娩。双绒双羊的双胞胎没有存活。随后，治疗方案改为数周的高剂量氟康唑。在我们的案例中，免疫抑制治疗是引起感染的主要因素[239]。

一例 33 岁妇女 IVF 后获得三胎妊娠，孕 16 周时发生足月前胎膜早破导致 3 例胎儿羊水过少。行终止妊娠和胎儿检查后，发现了葡萄牙假丝酵母菌绒毛膜羊膜炎。3 例胎儿均发生了肺炎和胎盘内肉芽肿性炎[238]。

另一例 30 岁的患者，在 IVF 后获得双绒双羊性妊娠。患者孕 15 周时出现阴道出血，并最终在孕 16 周分娩双胎。患者发展成为光滑假丝酵母菌绒毛膜羊膜炎，并接受硼酸治疗。在随后的 IVF 周期中，于孕 38 周分娩了双绒双羊性双胞胎。显然，完全根除所有光滑念珠菌菌落确保了后续 IVF 周期的成功。

## 10.11　子宫破裂与病理生理学

### 10.11.1　子宫破裂

腹腔镜子宫肌瘤切除术后的患者行 IVF-ET，成功妊娠后发生子宫破裂是孕晚期的罕见并发症(图 10.22)。第一例病案报道中，患者既往曾行开腹子宫肌瘤切除术，在腹腔镜子宫肌瘤切除术后 14 个月进行 IVF 并获得双胎妊娠，但于孕 30 周发生子宫破裂。临床表现为突发性腹痛[240]。第二个病例中，患者在腹腔镜切除带蒂子宫肌瘤术后行 IVF，并在腹腔镜手术后 6 周内妊娠，但于孕 35.5 周发生子宫肌瘤剔除部位瘢痕破裂[241]。另一个病例中，患者行子宫腺肌症病灶切除术，术后 5 个月妊娠，孕 33 周发生子宫破裂。急诊剖宫产术中探查见破裂口位于子宫后壁的原手术瘢痕处。最后分娩一健康男婴并对瘢痕处进行缝合修复[242]。

一项大样本的回顾性研究中，635 例患者共有 1170 枚肌瘤，行腹腔镜下子宫肌瘤切除术，105 例妊娠均未在瘢痕部位发生子宫破裂[243]。在一项小样本的回

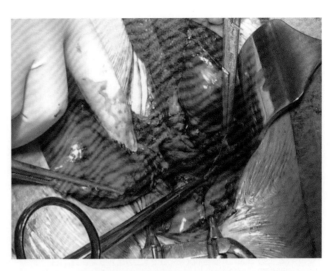

图 10.22　剖腹术中见：辅助生殖后自发性子宫破裂。

顾性研究中，202 例患者有 65 例发生妊娠，完全没有子宫破裂。其中在 21 例妊娠是 IVF 助孕所获。80% 的患者是行剖宫产手术[244]。

子宫破裂也可以发生在孕中期。一例 Turner 患者在接受赠卵细胞妊娠后，于孕 14 周发生了子宫破裂。腹腔镜探查术中见：子宫破裂、部分妊娠组织外露及胎盘植入。由于血流动力学不稳定，为迅速止血术者紧急中转开腹行子宫切除术[245]。胎盘植入侵及子宫肌层可能是子宫破裂的原因之一。一例个案报道称，患者在经历 10 次 IVF 周期后获得妊娠，但在孕 24 周发生子宫破裂。超声确诊妊娠后同时提示了胎盘植入的位置和子宫肌层变薄。磁共振成像也显示子宫肌层和浆膜层的全层受累。患者由于宫缩而经阴道自然分娩。医生决定将胎盘留在原位并行盆腔动脉栓塞术。随后因发生出血而行剖腹胎盘植入病灶切除及宫壁穿孔部位缝闭术[246]。

IVF 后子宫肌层内妊娠可导致孕中期子宫破裂。一个罕见的病例报道了子宫肌层内的双胎妊娠。患者于孕 14 周发生盆腔疼痛、大出血和休克。手术切除妊娠组织并修整了病灶处的子宫肌层[247]。通常情况下，由于诊断不及时，子宫肌层内妊娠的治疗方法为子宫切除术，但如果阴道超声可以对妊娠做出早期诊断，就可以对肌层内妊娠尽早诊断和保守治疗。一位代孕者在胚胎移植后发生子宫破裂，虽然是单胎妊娠，她还是切除了子宫[248]。

另有 3 例罕见的病案报道，患者 IVF 妊娠后发生

自发性浆膜下子宫静脉破裂。破裂和腹腔内出血发生在孕 29~35 周,行剖腹探查术进一步决定适当的治疗方法[249]。自发性浆膜下子宫静脉破裂的发生是由于 IVF 还是由于孕期持续存在的子宫内膜异位症病灶所致尚不明确。对于患有子宫内膜异位症的妊娠患者,意识到这种并发症的存在可能有助于医生做出更快的诊断和治疗,从而保证无并发症的妊娠。

有报道称,一例 IVF 后双胎妊娠的患者,在孕 29 周早产时发生自发性子宫破裂。但从文中没有看出危险因素,作者对此也没有给出任何解释[250]。

### 10.11.2 导致子宫破裂的妊娠病理生理学

我们所列出的大多数病例都涉及先前的子宫损伤(从剖宫产到子宫肌瘤切除术),导致子宫内膜内的窦道。其他机械性原因包括通过宫颈时产生假道(困难的胚胎移植或刮宫术),导致在随后的胚胎移植中胚胎在宫腔外着床,形成肌层内异位妊娠。另一种病理生理因素是由于滋养细胞活性增加和蜕膜化不良,胚胎植入子宫肌层。

## 10.12　实验室的工作

### 10.12.1 培养基的培养效果

为尽量减少单胚移植者应用两种不同培养基(市售的一步培养基和市售的连续培养基)的研究偏倚,一项大样本的回顾性研究分析了培养基培养对不同新生儿参数的影响,还对新鲜-冷冻单胚移植进行了分析。从结果来看,除了一步培养基培养的冻融胚胎移植周期出生的小于胎龄儿(小于第 10 百分位数)外,其他所有新生儿结局的参数都没有差异[251]。

据报道,在控制了所有混杂因素之后,G-1 PLUS 培养基的使用时间与胎儿出生体重呈负相关。从培养液生产日到取卵日最多相差 65 天,胎儿出生体重可明显相差 234g[252]。

在另一项回顾性研究[253]中,作者着重研究了胚胎培养基中的蛋白质来源。他们比较了两种培养基,即 GI PLUS V5 培养基和 GI V5 培养基,发现胎龄和婴儿性别调整后出生体重存在差异。Gi-PLUS V5 培养基组大于孕龄儿更多。作者得出结论:蛋白质来源影响人类的出生体重。

此外,一项前瞻性队列研究中,作者通过测试两种连续培养基发现,与 VioRealB AB 公司的培养基相比,COOK 公司的培养基会致胚胎体外培养后单胎出生体重偏低(调整后平均相差 112g),低出生体重(2500g)和孕龄超过 37 周的低出生体重更多。结论同样适用于双胞胎[254]。

这些差异是否存在于胚胎生长中是值得怀疑的。通过测量孕早期和孕中期胎儿的不同生长指标,研究人员发现,孕 8 周左右两种不同培养基环境下胎儿头臀长没有明显差异,但在孕 12 周时,除了颈项透明层厚度和 PAPP-A 无显著性差异外,Vitrolife 组 fB-hCG 明显高于对照组。

在孕 20 周时,Vitrolife 组的头围和小脑径也明显高于对照组。胎儿生长增加与 Vitrolife 组相关[255]。

从动物研究中可以看出,培养基中添加氨基酸和蛋白质会引起后代体重增加,但这些培养基中缺乏血清会导致后代体重减轻。

卵母细胞玻璃化冷冻后的产科和围生期结局如何呢?在一项回顾性队列研究中,研究人员发现所有新生儿指标、分娩时的孕龄、出生体重、出生缺陷、围生期死亡率及产褥期问题均无差异[256]。

在另一项回顾性研究中,作者比较了玻璃化早期卵裂胚胎移植、缓慢冷冻胚胎移植和新鲜胚胎移植的产科和新生儿结局。他们发现,与其他两组相比,玻璃化卵母细胞组的平均出生体重更高(3455.3g)。3 组的围生期死亡率相同。孕周和早产率无明显差异。此外,新鲜胚胎移植组低出生体重的比例最高,而玻璃化卵母细胞移植组最低[257]。

我们需要更多的研究来更好地定义培养基对胚胎发育的影响。更深入的随机对照试验分析将会得出结论。

## 10.13　孕期并发症

### 10.13.1 子痫前期

#### 10.13.1.1 子痫前期:男方因素

一些研究分析了接受 ICSI 的女性发生子痫前期的情况。在一项单中心回顾性研究中,将患者分为 3 组进行比较:通过射精获取精子 ICSI 组,手术获得精子 ICSI 组,因女方因素行 ICSI 组。因男方因素行 ICSI 组子痫前期的易患倾向增高 1.5 倍 (0.67~3.22 倍),但射精组与手术获得的精子两组间无显著差异。男方因素两亚组与女方因素间差异有统计学意义[258]。

在另一项回顾性研究中,通过自然受孕或 IVF 助孕 (4.5%) 获得 2392 个单胎妊娠,针对子痫前期进行分析比较,IVF 组的百分比为 15.7%。此外,IVF 组的患者在孕 18 周和孕 35 周时测得 sFlt-1 (可溶性血管内皮生长因子受体-1)水平显著增高,PIGF(胎盘生长因子) 水平显著降低。通过妊娠使抗血管生成物质增加与 IVF 妊娠相关,这可能会导致胎盘形成异常和子痫前期。

一项大样本的回顾性研究中,共纳入 3084 例 IVF 妊娠和非 IVF 妊娠的妇女。IVF 组子痫前期 15 例 (3.2%),非 IVF 组 31 例 (1.2%)。早发性子痫前期患者 (孕 32 周前发生)为 IVF 组 2 例 (13.3%),非 IVF 组 3 例 (9.7%)(差异无统计学意义)。两组间子痫前期严重程度比较,差异无统计学意义(分别为 53.3% 和 54.8%)。从这项研究来看,IVF 组出生体重显著增加 (3042.7g vs 2988.1g,$P=0.008$),但两组间差异无显著性。最近的研究结果对此存在争议。最后,在两组间子痫前期的倾向评分匹配没有显著差异[259]。

IVF 失败 2 次以上获得妊娠[124]的女性与初次 IVF 周期获得妊娠[260]者相比,子痫前期的发生率无显著差异。

### 10.13.1.2 子痫前期:供卵

分析供卵周期子痫前期发生情况时发现,供卵周期与自体卵 IVF 周期子痫前期的发生率有显著差异[261]。

一项回顾性配对队列研究中,共有 158 例妊娠,比较 77 例供卵受试者和 81 例自体卵妊娠患者孕晚期子痫前期或妊娠期高血压的发生率,供卵受试者与自体卵 IVF 患者比较有显著差异(妊娠期高血压:24.7% vs 7.4%,$P<0.01$;子痫前期:16.9% vs 4.9%,$P=0.02$)[262]。

### 10.13.1.3 子痫前期:子宫内膜异位症

子宫内膜异位症是导致不孕的一个主要因素,子宫内膜异位症在正常妇女的发生比率为 1.2%,而对照组为 7.4%($P=0.032$;OR=6.6;95% CI,1.2~37)。

正常妇女子痫前期发生率比子宫内膜异位症致不孕患者高 5.67 倍。但对于多胎妊娠,两组间差异无统计学意义。每增加 1 个孩子,两组患者的发病率增高 1.93 倍[263]。

另一项基于人口的研究,208 879 例初次单胎分娩的妇女中 3239 例患有子宫内膜异位症。205 640 例无子宫内膜异位症的妇女中,有 4935 例经历 IVF 周期,子宫内膜异位症患者中有 841 例行 IVF。两组间子痫前期发生率的差异有统计学意义[OR=0.67(0.4~1.1);$P=0.09$]。建立回归模型后发现子宫内膜异位症与子痫前期之间并无相关性。结论同样适用于诊断子宫内膜异位症后第二次或更多次的妊娠[264]。

### 10.13.1.4 子痫前期:肥胖

一项基于医院的大样本队列研究,共纳入 10 013 例单胎妊娠患者,研究人员控制了子痫前期的混杂因素,结果观察到 IVF 后妊娠的肥胖患者发生子痫前期的风险高于自然妊娠非肥胖患者(OR=6.7;95% CI,3.3~13.8)[265]。

一项基于分娩双胎人群的队列研究中,控制双胎妊娠的混杂因素后发现,IVF 治疗、产次和母亲的年龄是发生子痫前期的危险因素。此外,对于 35 岁以下因 IVF 获得妊娠的妇女来说,存在子痫前期发生的独立危险因素[266]。

在另一项研究中,只有 IVF 与子痫前期的风险增加有关 (OR=1.78;95% CI,1.05~3.06),而宫内受精 (OR=2.44;95% CI,0.74~8.06)和诱导排卵(OR=1.34;95% CI,0.31~5.75)与子痫前期的发病风险无关[267]。

最重要的是,除外受试妇女的经济状况因素,IVF 本身与死产、早产、低出生体重、低 Apgar 评分(<7 分,5 分钟)在统计学上是显著相关的[268]。

另一例案例报道中,一例 34 岁女性在狼疮抗凝剂 (LAC)、抗心磷脂(ACL)和抗双链 DNA(ADD)阳性的系统性红斑狼疮(SLE)和抗磷脂抗体综合征(APLA 综合征)基础上发生子痫前期合并多发性小的脑梗死病灶。她自 13 岁患病。IVF 妊娠后于孕 26 周出现子痫前期和 HELLP 综合征。剖宫产后发生严重高血压,并经 CT 确诊存在多器官梗死。

# 10.14 双胞胎与IVF

## 10.14.1 IVF后双胎妊娠的绒毛膜性

从一项大样本的回顾性研究中,作者发现辅助生殖后获得的双胎妊娠大多数为双绒毛膜性,单绒毛膜性的双胎妊娠是通过自然受孕或者ICSI助孕获得的[269]。

有一例报道,患者在IVF胚囊移植后获得双绒毛膜三羊膜囊三胎妊娠。孕28周时出现双胎贫血-红细胞增多症。通过单次腹膜内注射进行输血使妊娠又延长2周。后因贫血复发行剖宫产终止妊娠[270]。

一项小样本的回顾性研究中,17个周期中单卵双胎妊娠的总体发生率为1.3%。小于35岁和大于35岁的女性间无显著性差异(分别为1.5%和0.8%,P=0.319)。结论同样适用于ICSI周期和非ICSI周期(1.4% vs 1%;P=0.620)。此外,辅助孵化(AH)组与没有AH的患者相比无差异(0.9%:2.1%;P=0.103)。与移植卵裂期胚胎相比,胚囊移植并没有增加单卵妊娠发生率(1.4%:1.3%,P=1)。各种绒毛膜性的发生率:双绒双羊、单绒双羊、单绒单羊分别为33.3%、46.7%和20%[271]。

一项包括6223例妊娠的嵌套式病例对照研究得出了截然相反的结果。131例单卵双胎(发生率为2.1%,自体IVF周期占2%,供体IVF周期占2.7%),10例是双绒毛膜,121例是单绒毛膜。卵龄小、培养延长(第四天/第四天后非卵裂胚胎移植)和IVF治疗周期的年限与单卵双胎显著相关。第三天辅助孵化与双绒单卵双胎更相关,而延长培养和第五天胚囊移植与单绒单卵双胎相关。作者认为辅助孵化可能在绒毛膜性中起重要作用[272]。

一项大样本的回顾性研究得出结果稍有差异,4975例包括自体IVF移植周期和供卵IVF周期的妊娠。诊断出98例(2%)单卵妊娠。单卵双胎(MZT)妊娠发生率,自体移植周期为1.7%、供卵周期为3.3%。35岁以下妇女自体卵母细胞移植(3.1%)或供卵移植无显著性差异。绝大多数的MZT妊娠[79]发生于新鲜胚囊移植后(2.6%),仅有14例(1.2%)发生于第三天胚胎移植后。孵化没有造成任何差异(孵化组为1.3%,非孵化组为1.1%)。分析单卵妊娠时,ICSI也没有造成任何差异(2.4% vs 2%)。95%的单绒毛膜性妊娠被证实为

单绒毛膜双羊膜囊[273]。

从日本IVF注册中心获得的大样本回顾性研究中,30 405例患者ART后获得妊娠,425例是单卵妊娠。应用胚囊移植(59 692例胚囊移植)时单卵妊娠的发生率为0.6%(348例),应用卵裂胚胎移植时,单卵妊娠的发生率为0.2%[76]。显然,胚囊移植明显增加单卵双胎的发生率。所有其他因素,如辅助孵化、母体年龄、冻融胚胎移植、血液刺激方案以及是否使用ICSI,在MZT中并没有发挥重要作用。

在另一个大样本的回顾性研究中,共经历9969个新鲜胚胎移植周期获得妊娠,其中234例(2.4%)为MZT。所有移植周期中,5191例为卵裂期,4778例为胚囊期。经分析发现卵裂期组有99例获得MZT(1.9%),胚胎移植组135例获得MZT(2.4%)。胚囊移植组存在显著性差异。不考虑移植顺序,作为混杂因素,年龄增加与MZT显著减少相关。当控制患者年龄,比较胚囊移植和第三日卵裂胚胎移植对MZT率影响时,其他因素如周期开始的时间段、6~8细胞胚胎的数量和比例以及额外胚胎可用性并没有造成显著差异[274]。

# 10.15 胎盘形成异常和体外受精

## 10.15.1 前置胎盘和体外受精

直接讨论前置胎盘和IVF相关性的研究并不多(图10.23)。在大多数研究中,IVF后发生前置胎盘是作为一项研究指标。此外,研究数目很少,要么是绝对的,要么是百分比的。

在所有妊娠中前置胎盘发生的概率很低,正常妊娠中的发生率为0.22%~0.54%,但在单胎IVF妊娠中高达1.59%[275]。

血管前置也与IVF相关[276]。早期文献中有关于血管前置与IVF相关性的报道[277-279]。

早期的一篇研究中,获得双胎妊娠的自然受孕与IVF受孕发生前置胎盘概率没有差异[280]。一项病例对照研究得出同样的结果[281],IVF似乎并没有增加前置胎盘的发生率。但在探究IVF单胎妊娠围生期结局的荟萃分析中,观察到前置胎盘发生率存在显著差异[282]。

对47例副胎盘患者的回顾性研究显示,与未受影响的对照组相比,IVF患者发生胎盘形态异常的概率

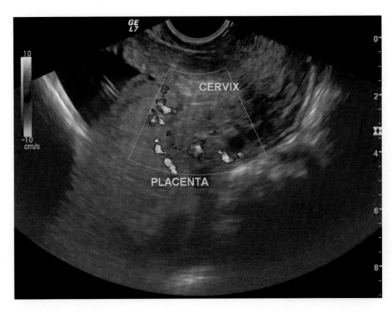

图 10.23　ART 后中央型前置胎盘的超声图像。

较高（P<0.01）[283]。

此外，行 IVF 鲜胚移植的多囊卵巢综合征患者与普通 IVF 相比，前置胎盘的发生率没有差异[284]。与自然受孕的女性相比，单胚移植的患者发生前置胎盘的风险增加（n=15 037）。比较单胚移植组与双胚移植组前置胎盘的发生率，差异无统计学意义[285]。

挪威一项基于人口的研究中，共 845 384 例妊娠，IVF 后单胎妊娠发生前置胎盘的风险与自然妊娠相比增加了 6 倍（OR=5.6；95% CI，4.4~7.0）。同样，对于自然受孕或 ART 后连续妊娠的患者，与自然妊娠相比，ART 后获得妊娠发生前置胎盘的风险几乎增加 3 倍（OR=2.9；95% CI，1.4~6.1）[286]。

IVF 后发生前置胎盘与孕早期宫内血肿相关（OR 8.7；95%CI，3.4~22.2）[287]。此外，通过对 318 例 IVF 妊娠的回顾性研究，发现子宫内膜异位症（OR=15.1；95% CI，7.6~500.0）和输卵管疾病（OR=4.4；95% CI，1.1~26.3）与前置胎盘显著相关[288]。在一般人群中，孕产妇年龄增加（30 岁以上）是前置胎盘的独立危险因素[289]。

比较新鲜和冷冻胚胎移植后的妊娠，前置胎盘和孕晚期出血的差异有统计学意义（P=0.002）。前置胎盘更多见于鲜胚移植后[290]。此外，鲜胚移植胎儿出生后体重显著降低。

## 10.15.2 胎盘植入与体外受精

从另一个病例对照研究中，观察到冻胚移植和胎盘植入之间有很强的相关性（图 10.24）（OR=3.20；95%

CI，1.14~9.02）。此外，胎盘植入患者的子宫内膜厚度和雌二醇水平最低[291]。一项英国的病例对照研究认为，IVF 妊娠是侵入性胎盘/植入性胎盘/穿透性胎盘的危险因素（OR=32.13；95% CI，2.03~509.23）[292]。一项回顾性研究中，前次无剖宫产的胎盘植入妇女，经 IVF 获得的妊娠率比正常受孕获得妊娠者更高[5/35（15%）vs 2/63（3%），P=0.05][293]。

此外，一个罕见的病例报道，33 岁双胎妊娠的患者，孕囊之一是完全性葡萄胎，另一个孕囊包含胎儿且胎盘植入。存活的胚胎于孕 37 周剖宫产分娩，随后因胎盘异常、葡萄胎妊娠及胎盘植入行子宫切除术[294]。

## 10.16　体外受精后胚胎、儿童和分娩效果

### 10.16.1　性别比

当评估单胎及双胎的整体结果时，与常规的体外受精相比，睾丸精子抽吸术及 ICSI 后出生的儿童，显示出男性（0.47%）性别比明显降低（男/女）（OR=1.11；P=0.017）[295]。另一方面，当单独分析单胎或双胎时，差异并无显著性。

### 10.16.2　出生缺陷

关于 ART 尤其是 ICSI 是否与出生缺陷有关存在大量的争论。研究数据及对 IVF 后出生婴儿的长期随

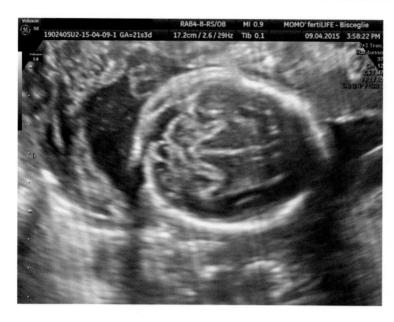

图 10.24　孕 21 周胎盘植入，孕 29 周因大出血行紧急剖宫产，随后行剖腹子宫切除术。

访数据均缺乏。没有关于特殊缺陷的研究。比较分析 ICSI 与标准体外受精（IVF），可能导致出生缺陷的影响因素包括夫妇的潜在不育、ART 程序本身、父系遗传性不孕和女性不孕症本身。

在一项小型回顾性研究中，比较 74 例 ART 移植质量非常差的胚胎后出生的儿童及 1507 例移植优质胚胎后出生的儿童，出生缺陷的发生率、染色体异常的发生率、围产儿死亡率没有显著差异[296]。先天性畸形与不孕的原因有关，而不是 ART 技术[297]。

从一项大型的回顾性研究中，978 例婴儿中有 56 例（5.7%）被发现有重大畸形。通过研究观察这些畸形的发病风险增加（OR=2.04），IVF 组主要畸形的发病风险比 ICSI 组高 2.73 倍。在这项研究中，没有考虑到其他相关因素[298]。在 Lie 等的荟萃分析中[299]，主要出生缺陷的整体风险比、ICSI 比标准 IVF 估计为 1.12；95% CI，0.97~1.28，$P$=0.12，但与心血管缺陷、肌肉骨骼缺损、尿道下裂、神经管缺陷或唇腭裂相比无显著差异[299]。

一项非常有趣的研究比较了射精或吸精 ICSI 与正常 IVF 及自然妊娠出生儿童的妊娠结局[295]。

采用附睾/睾丸精子妊娠获得的单胎男孩，与常规 IVF 妊娠获得的单胎男孩相比，心脏畸形（3.6%）（如法洛四联征和室间隔缺损）的发生率增加[295]。同时，研究显示使用附睾/睾丸精子的 ICSI 获得的双胎患骨关节肿瘤的概率增加，因此提示印迹相关疾病的作用[295]。

然而，在一项涉及 124 468 例婴儿的大型荟萃分析中[300]，作者发现 IVF 和 ICSI 之间的出生缺陷没有显

著差异，但与正常受孕的儿童相比，发现了显著的风险差异。泌尿生殖系统、消化系统、循环系统、骨骼、眼睛、耳朵、面部、颈部，尤其是神经系统（RR 1/4=2.01；95% CI，1.27~3.20）差异明显。因此得出结论，与以往研究结果的差异是由于数据收集方式不同，作者并不认为基于医院/临床的研究低估了出生缺陷的发生率。

一项回顾性研究，比较 7120 例 IVF 患者和 11 890 例接受其他生育治疗的患者，发现对照组患者单胎婴儿出生缺陷的相对风险（RR=1.43；95% CI，1.19~1.72）增加。本研究还报道了与 IVF/ICSI 相关的特异性缺陷，如动脉导管未闭、尿道下裂和肾盂输尿管梗阻性缺损[301]。EVIAN 决策组认为[302]，ART 儿童出生缺陷的风险并未增加，认知功能没有差异。另一方面，观察发现这些孩子存在低出生体重和较高的空腹血糖浓度。先天性畸形与 IVF 治疗之间没有直接联系，而是与其父母年龄相关。

### 10.16.3　围产儿死亡率

围产儿死亡率没有差异[295,303]。近期，有一项专注于出生窒息的研究[304]。IVF 后的单胎婴儿低 Apgar 评分（<4）（它可以更易懂 OR=1.29；95% CI，1.14~1.46）和宫内胎儿死亡（调整 OR=1.61；95% CI，1.35~1.91）的风险增加。

### 10.16.4　新生儿并发症

IVF 组双胎妊娠和低出生体重的发生率增加（$P$<

0.01），与对照组相比，平均出生体重下降（*P*<0.05）[305]。

## 10.16.5 母亲

在 IVF 组中，母亲的年龄增加[305]，剖宫产率较高。这同样适用于 35 岁以上的女性[303]。

当与睾丸精子抽吸组相比较时（16.4%单胎妊娠），在射精 IVF 组（27.3%单胎妊娠）和射精 ICSI 组（25.1%单胎妊娠）剖宫产手术更多[295]。

## 10.16.6 妊娠并发症

妊娠并发症主要包括低出生体重、非常低出生体重、小于胎龄儿和围生期死亡。

控制单胎 IVF 围生期不良因素时，其一是早产胎膜早破[305]，伴自发发作[303]及平均出生体重降低。不同阶段的早产和宫内生长受限增加[306]。这些单胎儿在孕 32~36 周晚期早产（RR=1.52；95% CI，1.01，2.30）[306]，<32~33 周的孕中期早产（RR=2.27；95% CI，1.73，2.97），非常低出生体重（<1500g，RR 2.65；95% CI，1.83，3.84），平均出生体重（–97g；95% CI，–161g，–33g）方面表现出明显趋势。

其他研究也有同样的发现。在丹麦一项大型队列研究中[307]，辅助生殖技术所获新生儿平均出生体重低65g（CI，41~89）。此外，IVF/ICSI 儿童与自然受孕儿童相比，低出生体重（OR=1.4；95% CI，1.1~1.7）和早产（OR=1.3；95% CI，1.1~1.6）的风险更高。

在一项荟萃分析中[308]，对影响单胎妊娠早产的因素进行了检查。备孕时间（TTP）作为影响因素之一可能会被排除[备孕时间超过 1 年自然受孕，低生育力夫妇备孕时间超过 1 年行 IVF/ICSI 单胎妊娠，IVF/ICSI单胎妊娠，双胎之一消失的单胎妊娠，促排和（或）子宫内人工授精后妊娠]。更具体地说，IVF/ICSI 单胎妊娠与低生育力夫妇（备孕 1 年以上）的自然妊娠相比，IVF 组早产发生率显著增加（OR=1.55；95% CI，1.30，1.85）。至于促排和（或）宫腔内人工授精与自然受孕单胎妊娠（备孕时间≤1 年）相比，ART 组早产率较高（AOR=1.45；95% CI，1.21，1.74）。

在辅助生殖各种技术的比较中，ICSI 与 IVF 相比，ICSI 早产风险降低（AOR=0.80；95% CI，0.69~0.93），这同样适用于冻胚移植与鲜胚移植（AOR=0.85；95% CI，0.76，0.94）。

在中国人口中，同样观察到低出生体重发病率增加和平均出生体重下降[305]。

### 10.16.6.1 消失的双胎和妊娠并发症

妊娠（双胎或三胎）消失是一个不同的病症，但可能会导致妊娠并发症的发生。

伴有"双胎之一消失"的单胎妊娠发生早产的风险与单胎妊娠相比，与 IVF 同胞相反（AOR=1.73；95% CI，1.54，1.94）[308,309]。

在 Barton 等的回顾性研究中[309]，三胎之一消失组婴儿平均出生体重显著降低 64%[2192 g（*P*=0.01）]并伴有至少一个婴儿出生低体重。

37 周前早产的发生波及 83%有消失的三胎妊娠和 73%的无消失的双胎妊娠。然而，消失的三胎发生32 周前早产的风险增加（OR=3.09；95% CI，1.63~5.87），妊娠时间平均缩短 1.5 周[309]。

在另一项研究中[310]，与正常对照组的 1.2%相比，28 周前发生早产的概率显著增加 7%。一项中国人群中消失双胎的研究显示，平均出生体重降低和早产分娩率增加[311]。

### 10.16.6.2 对孕龄的影响

睾丸精子抽吸术后单胎妊娠的平均孕龄（GA）为279±12 天，与 IVF 儿童的孕龄相比显著增高（276±18天；*P*=0.02）[295]。在双胎妊娠中，自然双胎妊娠与 IVF 双胎的孕龄（–0.5 周；95% CI，1.2 周，0.2 周）相比无显著差异[312]。

### 10.16.6.3 低出生体重（LBW）

IVF、早产、双胎妊娠与妊娠并发症是低出生体重的危险因素[305]，IVF 婴儿更多表现为低出生体重。从两个荟萃分析[306,312]中看出，与自然妊娠单胎相比，IVF 单胎妊娠明显表现为 LBW<2500 g（RR=1.60；95% CI，1.29，1.98）和非常低 LBW<1500g（RR=2.65；95% CI，1.83，3.84）。双胎妊娠同样适用。与自然受孕双胎妊娠相比，IVF 双胎婴儿表现为 LBW<2500g（RR=1.14；95% CI，1.06，1.22），非常低 LBW<1500g（RR=1.28；95% CI，0.73，2.24），极低 LBW<1000g（RR 0.88，0.04，19.40）。与双胚移植相比，进行选择性单胚胎移植时，LBW 发生率降低（RR=0.25；95% CI，0.15~0.45），但与自然受孕单胎妊娠相比没有降低（RR=2.13；95% CI，1.26~3.61）[313]。当精子从睾丸中提取时（TPT），TPT 后代发生 LBW 的调整

风险显著高于自然受孕单胎妊娠 AOR=0.67(0.48~0.93)[295]。双胎之一消失在低出生体重中可能起到一定作用。当诊断为双胎之一消失时,剩余胚胎发生低出生体重(<2500g)与 IVF 单胎妊娠相比,比率为 33.3% vs 11.7%(P=0.0001),非常低出生体重(<1500g)比率为 3.5% vs 0.6%[310]。

虽然 IVF 获得的儿童明显表现为低出生体重,可作为智力发育的一个重要的预测因素,但这些孩子与自然受孕获得的儿童相比,在长期的生长和神经发育方面并没有差异[314]。

低出生体重与取卵数目多(>20)有关(OR=1.17;95% CI,1.05~1.30),但对于卵巢反应正常(1015 个卵母细胞)和卵巢反应不良(≤3 个卵母细胞)的患者,LBW 的风险并没有增加(OR=0.92;95% CI,0.79~1.06)[315]。已有研究提示培养介质与新生儿出生体重的关联,将在适当的篇章中进一步阐述。

# 10.16.7 父系因素

男性导致不孕有多种因素。因常染色体相互易位的不孕男性,同伴妊娠后会因为胚胎染色体不平衡易位而发生流产。一篇个案报道提示,男方经睾丸取精术后行 IVF 植入前遗传学筛查[316],在设计良好的病例对照研究中,男方为无精子症和少精子症(但无梗阻性无精子症、精索静脉曲张、隐睾、促性腺激素分泌不足、性腺功能减退、核型异常或无精子症因子 A、B 或 C 完全缺失)。单核苷酸多态性位点 rs7867029 和rs7174015 都与少精子症相关;单核苷酸多态性位点 rs12870438 与无精子症和少精子症相关,但未发现 rs724078 与无精子症或少精子症的关联[317]。在弱精子症患者中发现了腺嘌呤在 NSUN7 基因 1337 位点的突变缺失[318]。

父方年龄(PA)增加与精液量、精子数量减少及活力及形态学降低有关;精子的基因和表观遗传出现缺陷的概率显著增加[319]。

# 10.16.8 基础科学的解释

## 10.16.8.1 DNA 甲基化

通过研究观察到,ART 与体内妊娠之间的 DNA 甲基化差异与 ART 方案的某些方面有关[320]。在 16 个候选基因中,在 37 个 CpG 位点检测胎盘 DNA 甲基化

水平。经识别分析,37 个 CpG 位点中有 20 个在 ART 和可育对照组之间存在甲基化差异。此外,捐卵后代与可育对照组之间, 也有 12 个 CpG 位点存在胎盘 DNA 甲基化的差异。

虽然通过 IVF 获得的儿童早产和低出生体重的发生率较高,临床随访 7 个月到 3 年,没有发现一个儿童有任何印记疾病的临床症状。此外, 所有儿童在 6 个 DMRS 均具有正常的 DNA 甲基化模式(KVDMR1、SNRPN、MEST、MEG3、TNDM 和 XIST)[321]。

对 ICSI 进行评估时, 后代畸形率从 3.5% 到 6.2% 不等。3 岁(n=811)儿童发育迟缓的风险比例为 ICSI 组 10.4%,IVF 单胎妊娠组 10.7%。产科和新生儿结局取决于母体年龄, 而这些胎儿表观遗传分析发现微小的印记基因表达失衡[321,322]。

### 10.16.8.2 母体因素

#### 与低出生体重相关的胎盘动物研究

虽然 IVF 组(ICSI 或 IVF)与正常受孕小鼠胎盘重量无差异,ART 组胎盘雌三醇水平明显降低, 因而显示着生产甾体激素整体效能。通过 ART 妊娠的动物中,与母体外周血水平相比,甾体激素代谢产物雄烷-3α-17β-葡萄糖醛酸内脂与硫酸脱氢表雄酮在胎儿体内更高。作者得出结论,ART 胎盘通过葡萄糖醛酸化代谢和去除类固醇的性能更大,而且这种现象与通过胎盘到胎儿单位的类固醇激素水平更低有关[323]。

基于类固醇激素,尤其是孕激素能够预防妊娠中氧化应激和炎症反应这一事实,相同的作者证明 ART 胎盘中存在炎症反应与氧化应激,可能导致了低出生体重。

ART 的胎盘含有更少的脂类,但具有更高水平的细胞凋亡和降解的核苷酸。胎盘活性氧的种类在 ART 胎盘与正常妊娠胎盘间无显著性差异。同时, 正常受精的母体肝脏含 ROS 比 ART 母体肝脏少。ICSI 妊娠的胎盘具有较低的超氧化物歧化酶活性(SOD)、硫氧还原蛋白还原酶(TrxR)、黄嘌呤氧化酶(XO)、过氧化氢酶、谷胱甘肽 S-转移酶(GST)谷胱甘肽过氧化物酶和谷胱甘肽还原酶 (GR)。此外,GR、GST 和 SOD 在 ICSI 妊娠的胎儿肝脏中也较低。IVF 妊娠胎盘组织的 SOD、TrxR 和 XO 水平降低, 仅 ICSI 和 IVF 妊娠 IL-6 水平显著升高。作者认为 IVF/ICSI 与胎盘炎症 (IL-6)、氧化应激和细胞凋亡有关[324]。

在另一项研究中[325]，研究人员对胎盘生长、功能及其与胎儿体重之间的关系进行检查。尽管 IVF 与自然受精胚胎之间胎盘重量不存在差异，IVF 组胎盘增生增加。IVF 组胎儿体重与胎儿-胎盘比率较低。同样，在这些胎盘中，选定葡萄糖的 mRNA，系统氨基酸转运蛋白，印迹基因是下调的。此外，IVF 组 GLUT3 蛋白水平降低。胎儿蓄积葡萄糖没有差异，但 IVF 胎儿氨基酸积累明显降低(36%)。

同一工作组试图确定胎盘结构是否发生变化并和评估母体、胎盘和胎儿循环之间的激素的净流量。ART 增加母体肝脏的 3β-HSD 活性，但 3β-HSD 或 CYP17 介导的类固醇生成没有发生其他改变。胆固醇水平在 ICSI 妊娠母体肝脏、IVF 和 ICSI 妊娠的胎盘中呈显著降低。IVF 和 ICSI 后母体和胎儿肝脏中孕激素水平升高，但与正常受精相比，在 ICSI 胎盘中孕激素水平显著降低。母体肝脏 $E_1$ 或 $E_2$ 水平无差异，但 ICSI 明显增高胎盘中 $E_1$ 和 $E_2$ 水平，而 IVF 和 ICSI 均显著降低 $E_1$，但提高胎儿肝脏 $E_2$ 水平。总之，通过 ART 妊娠的鼠类中，类固醇生产正常，但类固醇从母亲到胎儿的扩散/流动被改变[326]。

胚胎活检(从卵裂的小鼠胚胎中取出单个卵裂球)影响胎儿和胎盘间隔中类固醇（雌二醇、雌酮和黄体酮)的水平，但在母体组织中，IVF 胎盘内类固醇清除酶(尿苷二磷酸葡糖醛酸基转移酶和磺基转移酶)活性降低。活检胚胎的胎儿体重低于未经活检的对照组胎儿体重[327]。

相同作者发现卵裂胚胎活检的胎盘中，存在 MMP9 的激活、STAT1 的激活和 SOCS2、SOCS3 的低水平，从而表明 Janus 激酶/信号通路可能与胎膜早破和早产有关[328]。

胎盘形成异常可能是 ART 后代低出生体重的另一原因。在小鼠模型中，与正常胚囊相比，IVF 胚囊移植的胎儿表现出轻度但显著的发育迟缓。此外，IVF 的妊娠物一直小于正常胚囊胎儿。

IVF 小鼠具有较高的流产率、较小的胎儿和相对更大的胎盘。IVF 小鼠胎儿胎盘区面积较小，但大体形态正常，因此 IVF 组胎盘胎儿比率较大[329]。

## 10.17 结论

文献中忽视的一个次要并发症是肠道意外穿孔(图 10.25)。通常作为子宫内膜异位症、盆腔炎性疾病

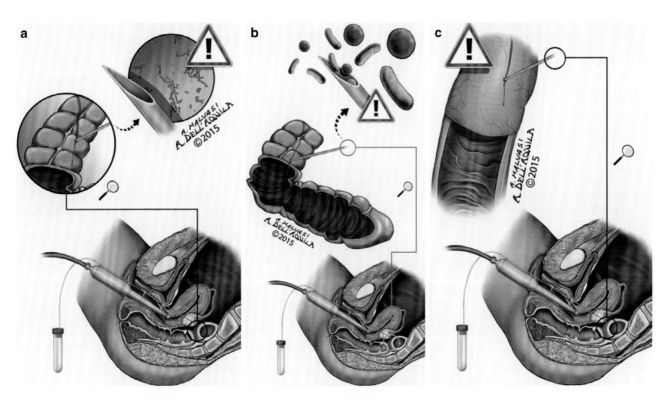

图 10.25　(a~c)意外肠道穿孔伴细菌播散：左侧代表链球菌；右侧为肠球菌。

等疾病的后果或在先前有过干预治疗的情况下，肠管会粘连于内生殖器上。正常情况下，由于穿刺孔非常小而且会立即闭合，肠道发生意外穿孔后不会发生严重的后果。然而，有时肠内细菌可能会扩散到腹腔和盆腔，并引起腹腔内感染。

目前的观念是妊娠并发症取决于不孕症的病理生理学和遗传基础，而不是 ART 技术。

IVF 并发症可以作为研究妇产科常见疾病的病理生理机制的基础。

本章内容可以帮助读者了解 IVF 的复杂性，以及即使在操作者非常有经验的情况下也可能出现的所有并发症。

技术可能具有较高的准确性并被安全记录在案，但源自不孕症或药物干预的潜在的病理生理学可能导致更不稳定的情况发生。

（黄睿 罗伊洋 译　黄晓武 郑杰 审校）

# 参考文献

1. Sioulas VD, Gracia CR (2012) Ovarian stimulation and embryo banking for fertility preservation in a woman with severe mixed connective tissue disease: is it safe? J Assist Reprod Genet 29:271–275
2. Tandulwadkar SR, Lodha PA, Mangeshikar NT (2014) Obstetric complications in women with IVF conceived pregnancies and polycystic ovarian syndrome. J Hum Reprod Sci 7:13–18
3. Marquard KL, Stephens SM, Jungheim ES, Ratts VS, Odem RR, Lanzendorf S, Moley KH (2011) Polycystic ovary syndrome and maternal obesity affect oocyte size in in vitro fertilization/intracytoplasmic sperm injection cycles. Fertil Steril 95:2146–2149
4. Huang K, Liao X, Dong X, Zhang H (2014) Effect of overweight/obesity on IVF-ET outcomes in Chinese patients with polycystic ovary syndrome. Int J Clin Exp Med 7:5872–5876
5. Nasiri N, Moini A, Eftekhari-Yazdi P, Karimian L, Salman-Yazdi R, Zolfaghari Z, Arabipoor A (2015) Abdominal obesity can induce both systemic and follicular fluid oxidative stress independent from polycystic ovary syndrome. Eur J Obstet Gynecol Reprod Biol 184:112–116
6. Legge A, Bouzayen R, Hamilton L, Young D (2014) The impact of maternal body mass index on in vitro fertilization outcomes. J Obstet Gynaecol Can 36:613–619
7. Goldman KN, Hodes-Wertz B, McCulloh DH, Flom JD, Grifo JA (2015) Association of body mass index with embryonic aneuploidy. Fertil Steril 103:744–748
8. Parker AK, Grindler NM, Jungheim ES, Odem RR, Ratts VS, Cooper AR (2015) Antral follicle count is increased in obese women placed on oral contraceptive pills. J Reprod Med 60:155–159
9. Tsur A, Orvieto R, Haas J, Kedem A, Machtinger R (2014) Does bariatric surgery improve ovarian stimulation characteristics, oocyte yield, or embryo quality? J Ovarian Res 7:116
10. Machtinger R, Zera C, Racowsky C, Missmer S, Gargiulo A, Schiff E, Wilkins-Haug L (2015) The effect of mode of conception on obstetrical outcomes differs by body mass index. Reprod Biomed Online 31(4):531–537
11. Dickey RP, Xiong X, Xie Y, Gee RE, Pridjian G (2013) Effect of maternal height and weight on risk for preterm singleton and twin births resulting from IVF in the United States, 2008–2010. Am J Obstet Gynecol 209:349–6
12. Vural F, Vural B, Cakiroglu Y (2015) The role of overweight and obesity in in vitro fertilization outcomes of poor ovarian responders. Biomed Res Int 2015:781543
13. Bellver J, De Los Santos MJ, Alama P, Castello D, Privitera L, Galliano D, Labarta E, Vidal C, Pellicer A, Dominguez F (2015) Day-3 embryo metabolomics in the spent culture media is altered in obese women undergoing in vitro fertilization. Fertil Steril 103:1407–1415
14. Zhang JJ, Feret M, Chang L, Yang M, Merhi Z (2015) Obesity adversely impacts the number and maturity of oocytes in conventional IVF not in minimal stimulation IVF. Gynecol Endocrinol 31:409–413
15. Grindler NM, Moley KH (2013) Maternal obesity, infertility and mitochondrial dysfunction: potential mechanisms emerging from mouse model systems. Mol Hum Reprod 19:486–494
16. Luzzo KM, Wang Q, Purcell SH, Chi M, Jimenez PT, Grindler N, Schedl T, Moley KH (2012) High fat diet induced developmental defects in the mouse: oocyte meiotic aneuploidy and fetal growth retardation/brain defects. PLoS One 7:e49217
17. Campbell JM, Lane M, Owens JA, Bakos HW (2015) Paternal obesity negatively affects male fertility and assisted reproduction outcomes: a systematic review and meta-analysis. Reprod Biomed Online 31(5):593–604
18. Fullston T, McPherson NO, Owens JA, Kang WX, Sandeman LY, Lane M (2015) Paternal obesity induces metabolic and sperm disturbances in male offspring that are exacerbated by their exposure to an "obesogenic" diet. Physiol Rep 3:e12336
19. Lane M, Zander-Fox DL, Robker RL, McPherson NO (2015) Peri-conception parental obesity, reproductive health, and transgenerational impacts. Trends Endocrinol Metab 26:84–90
20. Binder NK, Beard SA, Kaitu'u-Lino TJ, Tong S, Hannan NJ, Gardner DK (2015) Paternal obesity in a rodent model affects placental gene expression in a sex-specific manner. Reproduction 149:435–444
21. McPherson NO, Owens JA, Fullston T, Lane M (2015) Preconception diet or exercise intervention in obese fathers normalizes sperm microRNA profile and metabolic syndrome in female offspring. Am J Physiol Endocrinol Metab 308:E805–E821
22. Cordeddu L, Bergvall M, Sand E, Roth B, Papadaki E, Li L, D'Amato M, Ohlsson B (2015) Severe gastrointestinal dysmotility developed after treatment with gonadotropin-releasing hormone analogs. Scand J Gastroenterol 50:291–299
23. Sand E, Voss U, Hammar O, Alm R, Fredrikson GN, Ohlsson B, Ekblad E (2013) Gonadotropin-releasing hormone analog busere-lin causes neuronal loss in rat gastrointestinal tract. Cell Tissue Res 351:521–534
24. Hammar O, Ohlsson B, Veress B, Alm R, Fredrikson GN, Montgomery A (2012) Depletion of enteric gonadotropin-releasing hormone is found in a few patients suffering from severe gastrointestinal dysmotility. Scand J Gastroenterol 47:1165–1173
25. Lazaridis A, Maclaran K, Behar N, Narayanan P (2013) A rare case of small bowel obstruction secondary to ovarian torsion in an IVF pregnancy. BMJ Case Rep 2013. pii: bcr2013008551. doi:F
26. Vieille P, Masia F, Donici I, Laporte S, Mares P, de Tayrac R (2012) A case of digestive occlusion on an endometriosis lesion after treatment by GnRH agonist. J Gynecol Obstet Biol Reprod (Paris) 41:668–671
27. Bung P, Plath H, Prietl G, Krebs D (1996) Ileus in late pregnancy–sequela of follicle puncture within the scope of in vitro fertilization? Geburtshilfe Frauenheilkd 56:252–253
28. Demirol A, Guven S, Gurgan T (2007) Aphasia: an early uncommon complication of ovarian stimulation without ovarian hyperstimulation syndrome. Reprod Biomed Online 14:29–31
29. Inbar OJ, Levran D, Mashiach S, Dor J (1994) Ischemic stroke due to induction of ovulation with clomiphene citrate and menotropins without evidence of ovarian hyperstimulation syndrome.

Fertil Steril 62:1075–1076

30. Bartkova A, Sanak D, Dostal J, Herzig R, Otruba P, Vlachova I, Hlustik P, Horak D, Kanovsky P (2008) Acute ischaemic stroke in pregnancy: a severe complication of ovarian hyperstimulation syndrome. Neurol Sci 29:463–466

31. Qazi A, Ahmed AN, Qazi MP, Usman F, Ahmad A (2008) Ischaemic stroke with ovarian hyperstimulation syndrome. J Pak Med Assoc 58:411–413

32. Hwang WJ, Lai ML, Hsu CC, Hou NT (1998) Ischemic stroke in a young woman with ovarian hyperstimulation syndrome. J Formos Med Assoc 97:503–506

33. Yoshii F, Ooki N, Shinohara Y, Uehara K, Mochimaru F (1999) Multiple cerebral infarctions associated with ovarian hyperstimulation syndrome. Neurology 53:225–227

34. Seeman MV (2015) Transient psychosis in women on clomiphene, bromocriptine, domperidone and related endocrine drugs. Gynecol Endocrinol 31(10):751–754

35. Siedentopf F, Horstkamp B, Stief G, Kentenich H (1997) Clomiphene citrate as a possible cause of a psychotic reaction during infertility treatment. Hum Reprod 12:706–707

36. Holka-Pokorska J, Pirog-Balcerzak A, Stefanowicz A (2014) "Mid-stimulation psychosis" in the course of in vitro fertilization procedure with the use of clomiphene citrate and bromocriptine – case study. Psychiatr Pol 48:901–916

37. Grynberg M, Berwanger AL, Toledano M, Frydman R, Deffieux X, Fanchin R (2011) Ureteral injury after transvaginal ultrasound-guided oocyte retrieval: a complication of in vitro fertilization-embryo transfer that may lurk undetected in women presenting with severe ovarian hyperstimulation syndrome. Fertil Steril 96:869–871

38. Vilos AG, Feyles V, Vilos GA, Oraif A, Abdul-Jabbar H, Power N (2015) Ureteric injury during transvaginal ultrasound guided oocyte retrieval. J Obstet Gynaecol Can 37:52–55

39. Miller PB, Price T, Nichols JE Jr, Hill L (2002) Acute ureteral obstruction following transvaginal oocyte retrieval for IVF. Hum Reprod 17:137–138

40. Jayakrishnan K, Raman VK, Vijayalakshmi VK, Baheti S, Nambiar D (2011) Massive hematuria with hemodynamic instability–complication of oocyte retrieval. Fertil Steril 96:e22–e24

41. Risquez F, Confino E (2010) Can Doppler ultrasound-guided oocyte retrieval improve IVF safety? Reprod Biomed Online 21:444–445

42. Bozdag G, Basaran A, Cil B, Esinler I, Yarali H (2008) An oocyte pick-up procedure complicated with pseudoaneurysm of the internal iliac artery. Fertil Steril 90:2004.e11–2004.e13

43. Pappin C, Plant G (2006) A pelvic pseudoaneurysm (a rare complication of oocyte retrieval for IVF) treated by arterial embolization. Hum Fertil (Camb) 9:153–155

44. Seyhan A, Ata B, Son WY, Dahan MH, Tan SL (2014) Comparison of complication rates and pain scores after transvaginal ultrasound-guided oocyte pickup procedures for in vitro maturation and in vitro fertilization cycles. Fertil Steril 101:705–709

45. Barton SE, Politch JA, Benson CB, Ginsburg ES, Gargiulo AR (2011) Transabdominal follicular aspiration for oocyte retrieval in patients with ovaries inaccessible by transvaginal ultrasound. Fertil Steril 95:1773–1776

46. Van Voorhis BJ, Sparks AE, Syrop CH, Stovall DW (1998) Ultrasound-guided aspiration of hydrosalpinges is associated with improved pregnancy and implantation rates after in-vitro fertilization cycles. Hum Reprod 13:736–739

47. Fouda UM, Sayed AM (2011) Effect of ultrasound-guided aspiration of hydrosalpingeal fluid during oocyte retrieval on the outcomes of in vitro fertilisation-embryo transfer: a randomised controlled trial (NCT01040351). Gynecol Endocrinol 27:562–567

48. Hammadieh N, Coomarasamy A, Ola B, Papaioannou S, Afnan M, Sharif K (2008) Ultrasound-guided hydrosalpinx aspiration during oocyte collection improves pregnancy outcome in IVF: a randomized controlled trial. Hum Reprod 23:1113–1117

49. Revel A, Schejter-Dinur Y, Yahalomi SZ, Simon A, Zelig O, Revel-Vilk S (2011) Is routine screening needed for coagulation abnormalities before oocyte retrieval? Fertil Steril 95:1182–1184

50. Kim HH, Yun NR, Kim DM, Kim SA (2015) Successful delivery following staphylococcus aureus bacteremia after in vitro fertilization and embryo transfer. Chonnam Med J 51:47–49

51. Nikkhah-Abyaneh Z, Khulpateea N, Aslam MF (2010) Pyometra after ovum retrieval for in vitro fertilization resulting in hysterectomy. Fertil Steril 93:268.e1–268.e2

52. Hofmann GE, Warikoo P, Jacobs W (2003) Ultrasound detection of pyometra at the time of embryo transfer after ovum retrieval for in vitro fertilization. Fertil Steril 80:637–638

53. Kelada E, Ghani R (2007) Bilateral ovarian abscesses following transvaginal oocyte retrieval for IVF: a case report and review of literature. J Assist Reprod Genet 24:143–145

54. Romero B, Aibar L, Martinez NL, Fontes J, Calderon MA, Mozas J (2013) Pelvic abscess after oocyte retrieval in women with endometriosis: a case series. Iran J Reprod Med 11:677–680

55. Van HF, Beuckelaers E, Lissens P, Boudewijns M (2013) Actinomyces urogenitalis bacteremia and tubo-ovarian abscess after an in vitro fertilization (IVF) procedure. J Clin Microbiol 51:4252–4254

56. Annamraju H, Ganapathy R, Webb B (2008) Pelvic tuberculosis reactivated by in vitro fertilization egg collection? Fertil Steril 90:2003.e1–2003.e3

57. Sharpe K, Karovitch AJ, Claman P, Suh KN (2006) Transvaginal oocyte retrieval for in vitro fertilization complicated by ovarian abscess during pregnancy. Fertil Steril 86:219.e11–219.e13

58. Yalcinkaya TM, Erman-Akar M, Jennell J (2011) Term delivery following transvaginal drainage of bilateral ovarian abscesses after oocyte retrieval: a case report. J Reprod Med 56:87–90

59. Elizur SE, Lebovitz O, Weintraub AY, Eisenberg VH, Seidman DS, Goldenberg M, Soriano D (2014) Pelvic inflammatory disease in women with endometriosis is more severe than in those without. Aust N Z J Obstet Gynaecol 54:162–165

60. Nouri K, Tempfer CB, Lenart C, Windischbauer L, Walch K, Promberger R, Ott J (2014) Predictive factors for recovery time in patients suffering from severe OHSS. Reprod Biol Endocrinol 12:59

61. Comba C, Ugurlucan FG, Bastu E, Iyibozkurt AC, Topuz S (2014) Persistent ascites resolving with gonadotropin-releasing-hormone-agonist 18 months after hospitalization for severe ovarian hyperstimulation syndrome. Arch Gynecol Obstet 289:223–225

62. Gong F, Guo H, Shen Y, Li J, Lu G, Lin G (2012) Retrospective analysis of treatment for severe ovary hyperstimulation syndrome complicated by pleural effusion and ascites. Zhong Nan Da Xue Xue Bao Yi Xue Ban 37:720–724

63. Zhou X, Duan Z (2012) A case of ovarian hyperstimulation syndrome following a spontaneous complete hydatidiform molar pregnancy. Gynecol Endocrinol 28:850–852

64. Wu X, Zhu J, Zhao A (2015) Ovarian hyperstimulation syndrome in a spontaneous pregnancy with invasive mole. J Obstet Gynaecol Res 41:817–822

65. Fujimoto A, Osuga Y, Yano T, Kusumi M, Kurosawa T, Fujii T, Taketani Y (2002) Ovarian hyperstimulation syndrome complicated by peritonitis due to perforated appendicitis. Hum Reprod 17:966–967

66. Ramachandran A, Kumar P, Manohar N, Acharya R, Eipe A, Bhat RG, Dias LS, Raghavan P (2013) Tubercular ascites simulating ovarian hyperstimulation syndrome following in vitro fertilization and embryo transfer pregnancy. ISRN Obstet Gynecol 2013:176487

67. Korkontzelos I, Tsirkas P, Antoniou N, Akrivis C, Tsirka A, Hadjopoulos G (2006) Mild ovarian hyperstimulation syndrome coexisting with ectopic pregnancy after in vitro fertilization. Clin

Exp Obstet Gynecol 33:148–150

68. Coccia ME, Bracco GL, Cattaneo A, Scarselli G (1995) Massive vulvar edema in ovarian hyperstimulation syndrome. A case report. J Reprod Med 40:659–660

69. Jozwik M (2012) The mechanism of thromboembolism in the course of ovarian hyperstimulation syndrome. Med Wieku Rozwoj 16:269–271

70. Jayaprakasan K, Chan Y, Islam R, Haoula Z, Hopkisson J, Coomarasamy A, Raine-Fenning N (2012) Prediction of in vitro fertilization outcome at different antral follicle count thresholds in a prospective cohort of 1,012 women. Fertil Steril 98:657–663

71. Tso LO, Costello MF, Albuquerque LE, Andriolo RB, Macedo CR (2014) Metformin treatment before and during IVF or ICSI in women with polycystic ovary syndrome. Cochrane Database Syst Rev 11:CD006105

72. Costello MF, Chapman M, Conway U (2006) A systematic review and meta-analysis of randomized controlled trials on metformin co-administration during gonadotrophin ovulation induction or IVF in women with polycystic ovary syndrome. Hum Reprod 21:1387–1399

73. Griesinger G, Venetis CA, Marx T, Diedrich K, Tarlatzis BC, Kolibianakis EM (2008) Oral contraceptive pill pretreatment in ovarian stimulation with GnRH antagonists for IVF: a systematic review and meta-analysis. Fertil Steril 90:1055–1063

74. Griesinger G, Kolibianakis EM, Venetis C, Diedrich K, Tarlatzis B (2010) Oral contraceptive pretreatment significantly reduces ongoing pregnancy likelihood in gonadotropin-releasing hormone antagonist cycles: an updated meta-analysis. Fertil Steril 94: 2382–2384

75. Kosmas IP, Zikopoulos K, Georgiou I, Paraskevaidis E, Blockeel C, Tournaye H, Van Der Elst J, Devroey P (2009) Low-dose HCG may improve pregnancy rates and lower OHSS in antagonist cycles: a meta-analysis. Reprod Biomed Online 19:619–630

76. D'Angelo A, Brown J, Amso NN (2011) Coasting (withholding gonadotrophins) for preventing ovarian hyperstimulation syndrome. Cochrane Database Syst Rev 3:CD002811

77. Moreno L, Diaz I, Pacheco A, Zuniga A, Requena A, Garcia-Velasco JA (2004) Extended coasting duration exerts a negative impact on IVF cycle outcome due to premature luteinization. Reprod Biomed Online 9:500–504

78. Nargund G, Hutchison L, Scaramuzzi R, Campbell S (2007) Low-dose HCG is useful in preventing OHSS in high-risk women without adversely affecting the outcome of IVF cycles. Reprod Biomed Online 14:682–685

79. Chen X, Chen SL, He YX, Ye DS (2013) Minimum dose of hCG to trigger final oocyte maturation and prevent OHSS in a long GnRHa protocol. J Huazhong Univ Sci Technolog Med Sci 33:133–136

80. Al-Inany HG, Youssef MA, Aboulghar M, Broekmans F, Sterrenburg M, Smit J, Abou-Setta AM (2011) Gonadotrophin-releasing hormone antagonists for assisted reproductive technology. Cochrane Database Syst Rev 5:CD001750

81. Pundir J, Sunkara SK, El-Toukhy T, Khalaf Y (2012) Meta-analysis of GnRH antagonist protocols: do they reduce the risk of OHSS in PCOS? Reprod Biomed Online 24:6–22

82. Lin H, Li Y, Li L, Wang W, Yang D, Zhang Q (2014) Is a GnRH antagonist protocol better in PCOS patients? A meta-analysis of RCTs. PLoS One 9:e91796

83. Xiao JS, Su CM, Zeng XT (2014) Comparisons of GnRH antagonist versus GnRH agonist protocol in supposed normal ovarian responders undergoing IVF: a systematic review and meta-analysis. PLoS One 9:e106854

84. Mahmoud Youssef MA, van Wely M, Aboulfoutouh I, El-Khyat W, van der Veen F, Al-Inany H (2012) Is there a place for corifollitropin alfa in IVF/ICSI cycles? A systematic review and meta-analysis. Fertil Steril 97:876–885

85. Leitao VM, Moroni RM, Seko LM, Nastri CO, Martins WP (2014) Cabergoline for the prevention of ovarian hyperstimulation

syndrome: systematic review and meta-analysis of randomized controlled trials. Fertil Steril 101:664–675

86. Ferrero H, Garcia-Pascual CM, Gomez R, Delgado-Rosas F, Cauli O, Simon C, Gaytan F, Pellicer A (2014) Dopamine receptor 2 activation inhibits ovarian vascular endothelial growth factor secretion in vitro: implications for treatment of ovarian hyperstimulation syndrome with dopamine receptor 2 agonists. Fertil Steril 101:1411–1418

87. Torabizadeh A, Vahidroodsari F, Ghorbanpour Z (2013) Comparison of albumin and cabergoline in the prevention of ovarian hyperstimulation syndrome: a clinical trial study. Iran J Reprod Med 11:837–842

88. Esinler I, Bozdag G, Karakocsokmensuer L (2013) Preventing ovarian hyperstimulation syndrome: cabergoline versus coasting. Arch Gynecol Obstet 288:1159–1163

89. Oktay K, Turkcuoglu I, Rodriguez-Wallberg KA (2010) GnRH agonist trigger for women with breast cancer undergoing fertility preservation by aromatase inhibitor/FSH stimulation. Reprod Biomed Online 20:783–788

90. He Q, Liang L, Zhang C, Li H, Ge Z, Wang L, Cui S (2014) Effects of different doses of letrozole on the incidence of early-onset ovarian hyperstimulation syndrome after oocyte retrieval. Syst Biol Reprod Med 60:355–360

91. Walls ML, Hunter T, Ryan JP, Keelan JA, Nathan E, Hart RJ (2015) In vitro maturation as an alternative to standard in vitro fertilization for patients diagnosed with polycystic ovaries: a comparative analysis of fresh, frozen and cumulative cycle outcomes. Hum Reprod 30:88–96

92. Das M, Son WY, Buckett W, Tulandi T, Holzer H (2014) In-vitro maturation versus IVF with GnRH antagonist for women with polycystic ovary syndrome: treatment outcome and rates of ovarian hyperstimulation syndrome. Reprod Biomed Online 29:545–551

93. Ortega-Hrepich C, Stoop D, Guzman L, Van LL, Tournaye H, Smitz J, De VM (2013) A "freeze-all" embryo strategy after in vitro maturation: a novel approach in women with polycystic ovary syndrome? Fertil Steril 100:1002–1007

94. Ellenbogen A, Shavit T, Shalom-Paz E (2014) IVM results are comparable and may have advantages over standard IVF. Facts Views Vis Obgyn 6:77–80

95. Youssef MA, Al-Inany HG, Evers JL, Aboulghar M (2011) Intra-venous fluids for the prevention of severe ovarian hyperstimulation syndrome. Cochrane Database Syst Rev 2:CD001302

96. Jee BC, Suh CS, Kim YB, Kim SH, Choi YM, Kim JG, Moon SY (2010) Administration of intravenous albumin around the time of oocyte retrieval reduces pregnancy rate without preventing ovarian hyperstimulation syndrome: a systematic review and meta-analysis. Gynecol Obstet Invest 70:47–54

97. Venetis CA, Kolibianakis EM, Toulis KA, Goulis DG, Papadimas I, Tarlatzis BC (2011) Intravenous albumin administration for the prevention of severe ovarian hyperstimulation syndrome: a systematic review and metaanalysis. Fertil Steril 95(188):196, 196

98. Youssef MA, Abdelmoty HI, Ahmed MA, Elmohamady M (2015) GnRH agonist for final oocyte maturation in GnRH antagonist co-treated IVF/ICSI treatment cycles: systematic review and meta-analysis. J Adv Res 6:341–349

99. Qublan HS, Al-Taani MI, Megdadi MF, Metri RM, Al-Ahmad N (2012) Multiple transvaginal ascitic fluid aspirations improves the clinical and reproductive outcome in patients undergoing in vitro fertilisation treatment complicated by severe early ovarian hyperstimulation syndrome. J Obstet Gynaecol 32:379–382

100. Peluso C, Fonseca FL, Gastaldo GG, Christofolini DM, Cordts EB, Barbosa CP, Bianco B (2015) AMH and AMHR2 polymorphisms and AMH serum level can predict assisted reproduction outcomes: a cross-sectional study. Cell Physiol Biochem 35:1401–1412

101. de Mattos CS, Trevisan CM, Peluso C, Adami F, Cordts EB, Christofolini DM, Barbosa CP, Bianco B (2014) ESR1 and ESR2 gene polymorphisms are associated with human reproduction out-

comes in Brazilian women. J Ovarian Res 7:114

102. Nouri K, Haslinger P, Szabo L, Sator M, Schreiber M, Schneeberger C, Pietrowski D (2014) Polymorphisms of VEGF and VEGF receptors are associated with the occurrence of ovarian hyperstimulation syndrome (OHSS)-a retrospective case-control study. J Ovarian Res 7:54

103. Hanevik HI, Hilmarsen HT, Skjelbred CF, Tanbo T, Kahn JA (2011) A single nucleotide polymorphism in BMP15 is associated with high response to ovarian stimulation. Reprod Biomed Online 23:97–104

104. Zhang Z, Yu D, Yin D, Wang Z (2011) Activation of PI3K/mTOR signaling pathway contributes to induction of vascular endothelial growth factor by hCG in bovine developing luteal cells. Anim Reprod Sci 125:42–48

105. Kosmas IP, Kitsou C, Lazaros L, Markoula S, Peschos D, Mynbaev O, Tournaye H, Prapas N, Prapas I, Zikopoulos A, Galani V, Georgiou I (2015) Everolimus, an mTOR pathway inhibitor, is highly successful on ovarian hyperstimulation syndrome by reducing ovarian weight and progesterone levels: a preclinical experimental randomized controlled study. Gynecol Endocrinol 31(9):702–707

106. Kitsou C, Kosmas I, Lazaros L, Hatzi E, Euaggelou A, Mynbaev O, Tournaye H, Prapas N, Prapas I, Zikopoulos K, Galani V, Georgiou I (2014) Ovarian hyperstimulation syndrome inhibition by targeting VEGF, COX-2 and calcium pathways: a preclinical randomized study. Gynecol Endocrinol 30:587–592

107. El-Khayat W, Elsadek M (2015) Calcium infusion for the prevention of ovarian hyperstimulation syndrome: a double-blind randomized controlled trial. Fertil Steril 103:101–105

108. Naredi N, Karunakaran S (2013) Calcium gluconate infusion is as effective as the vascular endothelial growth factor antagonist cabergoline for the prevention of ovarian hyperstimulation syndrome. J Hum Reprod Sci 6:248–252

109. Gurgan T, Demirol A, Guven S, Benkhalifa M, Girgin B, Li TC (2011) Intravenous calcium infusion as a novel preventive therapy of ovarian hyperstimulation syndrome for patients with polycystic ovarian syndrome. Fertil Steril 96:53–57

110. Abbara A, Jayasena CN, Christopoulos G, Narayanaswamy S, Izzi-Engbeaya C, Nijher GM, Comninos AN, Peters D, Buckley A, Ratnasabapathy R, Prague JK, Salim R, Lavery SA, Bloom SR, Szigeti M, Ashby DA, Trew GH, Dhillo WS (2015) Efficacy of kisspeptin-54 to trigger oocyte maturation in women at high risk of Ovarian Hyperstimulation Syndrome (OHSS) during In Vitro Fertilization (IVF) therapy. J Clin Endocrinol Metab 100:3322–3331

111. Rova K, Passmark H, Lindqvist PG (2012) Venous thromboembolism in relation to in vitro fertilization: an approach to determining the incidence and increase in risk in successful cycles. Fertil Steril 97:95–100

112. Ou YC, Kao YL, Lai SL, Kung FT, Huang FJ, Chang SY, ChangChien CC (2003) Thromboembolism after ovarian stimulation: successful management of a woman with superior sagittal sinus thrombosis after IVF and embryo transfer: case report. Hum Reprod 18:2375–2381

113. Mmbaga N, Torrealday S, McCarthy S, Rackow BW (2012) Acute portal vein thrombosis complicating in vitro fertilization. Fertil Steril 98:1470–1473

114. Gong F, Cai S, Lu G (2011) Jugular vein thrombosis, subclavian vein thrombosis and right brachiocephalic vein thrombosis after in vitro fertilization and embryo transfer: a case report. Zhong Nan Da Xue Xue Bao Yi Xue Ban 36:453–456

115. Alasiri SA, Case AM (2008) Thrombosis of subclavian and internal jugular veins following severe ovarian hyperstimulation syndrome: a case report. J Obstet Gynaecol Can 30:590–597

116. Sinha A, Karkanevatos A, Saravanan R, Lowe C, Dodds P (2006) Need for an urgent ultrasound examination for neck lump. Laryngoscope 116:833–834

117. Horstkamp B, Lubke M, Kentenich H, Riess H, Buscher U, Lichtenegger W (1996) Internal jugular vein thrombosis caused by resistance to activated protein C as a complication of ovarian hyperstimulation after in-vitro fertilization. Hum Reprod 11:280–282

118. Hignett M, Spence JE, Claman P (1995) Internal jugular vein thrombosis: a late complication of ovarian hyperstimulation syndrome despite mini-dose heparin prophylaxis. Hum Reprod 10:3121–3123

119. McGowan BM, Kay LA, Perry DJ (2003) Deep vein thrombosis followed by internal jugular vein thrombosis as a complication of in vitro fertilization in a woman heterozygous for the prothrombin 3' UTR and factor V Leiden mutations. Am J Hematol 73:276–278

120. Ergas D, Levin D, Elbirt D, Shelanger H, Sokolovsky N, Sthoeger ZM (2006) Internal jugular vein thrombosis following mild ovarian hyperstimulation syndrome in women with factor V Leiden mutation. Am J Med Sci 332:131–133

121. Thomas RV, Reid W, Perry DJ (2001) Internal jugular vein thrombosis following in-vitro fertilization in a woman with protein S deficiency and heterozygosity for the prothrombin 3' UTR mutation, despite anticoagulation with heparin. Blood Coagul Fibrinolysis 12:487–489

122. Jesudason WV, Small M (2003) Internal jugular vein thrombosis following ovarian hyperstimulation. J Laryngol Otol 117:222–223

123. Moutos DM, Miller MM, Mahadevan MM (1997) Bilateral internal jugular venous thrombosis complicating severe ovarian hyperstimulation syndrome after prophylactic albumin administration. Fertil Steril 68:174–176

124. Ulug U, Aksoy E, Erden H, Bayazit N, Bahceci M (2003) Bilateral internal jugular venous thrombosis following successful assisted conception in the absence of ovarian hyperstimulation syndrome. Eur J Obstet Gynecol Reprod Biol 109:231–233

125. Tavmergen E, Ozcakir HT, Levi R, Adakan F, Ulukus M, Terek MC (2001) Bilateral jugular venous thromboembolism and pulmonary emboli in a patient with severe ovarian hyperstimulation syndrome. J Obstet Gynaecol Res 27:217–220

126. Cupisti S, Emran J, Mueller A, Dittrich R, Beckmann MW, Binder H (2006) Course of ovarian hyperstimulation syndrome in 19 intact twin pregnancies after assisted reproduction techniques, with a case report of severe thromboembolism. Twin Res Hum Genet 9:691–696

127. Rao AK, Chitkara U, Milki AA (2005) Subclavian vein thrombosis following IVF and ovarian hyperstimulation: a case report. Hum Reprod 20:3307–3312

128. Arya R, Shehata HA, Patel RK, Sahu S, Rajasingam D, Harrington KF, Nelson-Piercy C, Parsons JH (2001) Internal jugular vein thrombosis after assisted conception therapy. Br J Haematol 115:153–155

129. Brechmann J, Unterberg C (2000) Superior vena cava thrombosis after in vitro fertilization. Dtsch Med Wochenschr 125:1429–1432

130. Hassa H, Aydin Y, Oge T, Yavuz Tokgoz V (2013) Incompletely evaluated ART leading to ectopic pregnancy and cerebral thrombosis. Int J Fertil Steril 7:138–141

131. Jing Z, Yanping L (2011) Middle cerebral artery thrombosis after IVF and ovarian hyperstimulation: a case report. Fertil Steril 95:2435

132. Edris F, Kerner CM, Feyles V, Leung A, Power S (2007) Successful management of an extensive intracranial sinus thrombosis in a patient undergoing IVF: case report and review of literature. Fertil Steril 88:705–714

133. Tang OS, Ng EH, Wai CP, Chung HP (2000) Cortical vein thrombosis misinterpreted as intracranial haemorrhage in severe ovarian hyperstimulation syndrome: case report. Hum Reprod 15:1913–1916

134. Aboulghar MA, Mansour RT, Serour GI, Amin YM (1998)

Moderate ovarian hyperstimulation syndrome complicated by deep cerebrovascular thrombosis. Hum Reprod 13:2088–2091

135. Akdemir R, Uyan C, Emiroglu Y (2002) Acute myocardial infarction secondary thrombosis associated with ovarian hyperstimulation syndrome. Int J Cardiol 83:187–189

136. Aurousseau MH, Samama MM, Belhassen A, Herve F, Hugues JN (1995) Risk of thromboembolism in relation to an in-vitro fertilization programme: three case reports. Hum Reprod 10:94–97

137. Murrle GA, Wetzel V, Burck C, Hasselbach G, Voss EU (1998) Floating thrombus of the internal carotid artery as a rare complication in ovarian hyperstimulation syndrome after in vitro fertilization/embryo transfer. Chirurg 69:1105–1108

138. Dorais J, Jones K, Hammoud A, Gibson M, Johnstone E, Peterson CM (2011) A superior mesenteric vein thrombosis associated with in vitro fertilization. Fertil Steril 95:804.e11–804.e13

139. Celebioglu B, Topatan B, Guler A, Aksu TA (2004) Fatal mesenteric artery thrombus following oocyte retrieval. BJOG 111:1301–1304

140. Cruz-Herranz A, Illan-Gala I, Martinez-Sanchez P, Fuentes B, Diez-Tejedor E (2015) Recurrence of stroke amongst women of reproductive age: impact of and on subsequent pregnancies. Eur J Neurol 22:681–e42

141. Westerlund E, Henriksson P, Wallen H, Hovatta O, Wallberg KR, Antovic A (2012) Detection of a procoagulable state during controlled ovarian hyperstimulation for in vitro fertilization with global assays of haemostasis. Thromb Res 130:649–653

142. Ricci G, Bogatti P, Fischer-Tamaro L, Giolo E, Luppi S, Montico M, Ronfani L, Morgutti M (2011) Factor V Leiden and prothrombin gene G20210A mutation and in vitro fertilization: prospective cohort study. Hum Reprod 26:3068–3077

143. Goldstajn MS, Kovacevic D (2014) The effect of trombophilia on pregnancy outcome and IVF success. Coll Antropol 38:1153–1161

144. Orquevaux P, Masseau A, Le Guern V, Gayet V, Vauthier D, Boutin D, Wechsler B, Morel N, Guettrot-Imbert G, Pennaforte JL, Piette JC, Costedoat-Chalumeau N (2015) In vitro fertilization and systemic lupus erythematosus or antiphospholipid syndrome: an update. Rev Med Interne 36:154–158

145. Yinon Y, Pauzner R, Dulitzky M, Elizur SE, Dor J, Shulman A (2006) Safety of IVF under anticoagulant therapy in patients at risk for thrombo-embolic events. Reprod Biomed Online 12:354–358

146. Ginath S, Shalev A, Keidar R, Kerner R, Condrea A, Golan A, Sagiv R (2012) Differences between adnexal torsion in pregnant and nonpregnant women. J Minim Invasive Gynecol 19:708–714

147. Weitzman VN, DiLuigi AJ, Maier DB, Nulsen JC (2008) Prevention of recurrent adnexal torsion. Fertil Steril 90:2018.e1–2018.e3

148. Rackow BW, Patrizio P (2007) Successful pregnancy complicated by early and late adnexal torsion after in vitro fertilization. Fertil Steril 87:697.e9–697.e12

149. Bassil S, Steinhart U, Donnez J (1999) Successful laparoscopic management of adnexal torsion during week 25 of a twin pregnancy. Hum Reprod 14:855–857

150. Dursun P, Gulumser C, Caglar M, Araz C, Zeyneloglu H, Haberal A (2013) Laparoendoscopic single-site surgery for acute adnexal pathology during pregnancy: preliminary experience. J Matern Fetal Neonatal Med 26:1282–1286

151. Alptekin H, Gezginc K, Yilmaz FY (2012) Bilateral megalocystic ovaries following in vitro fertilization detected during cesarean section: a case presentation. J Turk Ger Gynecol Assoc 13:142–144

152. Aydin T, Yucel B (2014) Laparoscopic management of adnexal torsion in a twin, in vitro fertilization pregnancy at 23 weeks. Wideochir Inne Tech Maloinwazyjne 9:655–657

153. Gorkemli H, Camus M, Clasen K (2002) Adnexal torsion after gonadotrophin ovulation induction for IVF or ICSI and its conservative treatment. Arch Gynecol Obstet 267:4–6

154. Arena S, Canonico S, Luzi G, Epicoco G, Brusco GF, Affronti G (2009) Ovarian torsion in in vitro fertilization-induced twin pregnancy: combination of Doppler ultrasound and laparoscopy in diagnosis and treatment can quickly solve the case. Fertil Steril 92:1496.e9–1496.e13

155. Dimitry ES, Subak-Sharpe R, Mills M, Margara R, Winston R (1990) Nine cases of heterotopic pregnancies in 4 years of in vitro fertilization. Fertil Steril 53:107–110

156. Molloy D, Deambrosis W, Keeping D, Hynes J, Harrison K, Hennessey J (1990) Multiple-sited (heterotopic) pregnancy after in vitro fertilization and gamete intrafallopian transfer. Fertil Steril 53:1068–1071

157. Rizk B, Tan SL, Morcos S, Riddle A, Brinsden P, Mason BA, Edwards RG (1991) Heterotopic pregnancies after in vitro fertilization and embryo transfer. Am J Obstet Gynecol 164:161–164

158. Musa J, Daru PH, Mutihir JT, Ujah IA (2009) Ectopic pregnancy in Jos Northern Nigeria: prevalence and impact on subsequent fertility. Niger J Med 18:35–38

159. Obeidat B, Zayed F, Amarin Z, Obeidat N, El-Jallad MF (2010) Tubal ectopic pregnancy in the north of Jordan: presentation and management. Clin Exp Obstet Gynecol 37:138–140

160. Leke RJ, Goyaux N, Matsuda T, Thonneau PF (2004) Ectopic pregnancy in Africa: a population-based study. Obstet Gynecol 103:692–697

161. Eggert J, Li X, Sundquist K (2008) Country of birth and hospitalization for pelvic inflammatory disease, ectopic pregnancy, endometriosis, and infertility: a nationwide study of 2 million women in Sweden. Fertil Steril 90:1019–1025

162. Fang J, Madhavan S, Alderman MH (2000) Maternal mortality in New York City: excess mortality of black women. J Urban Health 77:735–744

163. Ghosh B, Dadhwal V, Deka D, Ramesan CK, Mittal S (2009) Ectopic pregnancy following levonorgestrel emergency contraception: a case report. Contraception 79:155–157

164. Fabunmi L, Perks N (2002) Caesarean section scar ectopic pregnancy following postcoital contraception. J Fam Plann Reprod Health Care 28:155–156

165. Jun SH, Milki AA (2007) Ectopic pregnancy rates with frozen compared with fresh blastocyst transfer. Fertil Steril 88:629–631

166. Yanaihara A, Yorimitsu T, Motoyama H, Ohara M, Kawamura T (2008) Clinical outcome of frozen blastocyst transfer; single vs. double transfer. J Assist Reprod Genet 25:531–534

167. Ishihara O, Kuwahara A, Saitoh H (2011) Frozen-thawed blastocyst transfer reduces ectopic pregnancy risk: an analysis of single embryo transfer cycles in Japan. Fertil Steril 95:1966–1969

168. Milki AA, Jun SH (2003) Ectopic pregnancy rates with day 3 versus day 5 embryo transfer: a retrospective analysis. BMC Pregnancy Childbirth 3:7

169. Knopman JM, Talebian S, Keegan DA, Grifo JA (2007) Heterotopic abdominal pregnancy following two-blastocyst embryo transfer. Fertil Steril 88:1437.e13–1437.e15

170. Cohen MA, Lindheim SR, Sauer MV (1999) Hydrosalpinges adversely affect implantation in donor oocyte cycles. Hum Reprod 14:1087–1089

171. Ledger W, Clark A, Olesnicky G, Norman R (1992) Life-threatening rupture of an interstitial ectopic pregnancy arising from oocyte donation: failure of early detection by quantitive human chorionic gonadotropin (hCG) and progesterone estimation. J Assist Reprod Genet 9:289–291

172. Mantzavinos T, Kanakas N, Mavrelos K (1994) Ovarian pregnancies after oocyte donation in three menopausal patients treated by laparoscopy. J Assist Reprod Genet 11:319–320

173. Pantos K, Meimeti-Damianaki T, Vaxevanoglou T, Kapetanakis E (1993) Oocyte donation in menopausal women aged over 40 years. Hum Reprod 8:488–491

174. Rosman ER, Keegan DA, Krey L, Liu M, Licciardi F, Grifo JA (2009) Ectopic pregnancy rates after in vitro fertilization: a look at

the donor egg population. Fertil Steril 92:1791–1793

175. Clayton HB, Schieve LA, Peterson HB, Jamieson DJ, Reynolds MA, Wright VC (2006) Ectopic pregnancy risk with assisted reproductive technology procedures. Obstet Gynecol 107:595–604

176. Abou-Setta AM, Mansour RT, Al-Inany HG, Aboulghar MM, Aboulghar MA, Serour GI (2007) Among women undergoing embryo transfer, is the probability of pregnancy and live birth improved with ultrasound guidance over clinical touch alone? A systemic review and meta-analysis of prospective randomized trials. Fertil Steril 88:333–341

177. Brown J, Buckingham K, Abou-Setta AM, Buckett W (2010) Ultrasound versus 'clinical touch' for catheter guidance during embryo transfer in women. Cochrane Database Syst Rev 1:CD006107

178. Kosmas IP, Janssens R, De ML, Al TH, Van der Elst J, Tournaye H, Devroey P (2007) Ultrasound-guided embryo transfer does not offer any benefit in clinical outcome: a randomized controlled trial. Hum Reprod 22:1327–1334

179. Hagemann AR, Lanzendorf SE, Jungheim ES, Chang AS, Ratts VS, Odem RR (2010) A prospective, randomized, double-blinded study of assisted hatching in women younger than 38 years undergoing in vitro fertilization. Fertil Steril 93:586–591

180. Jun SH, Milki AA (2004) Assisted hatching is associated with a higher ectopic pregnancy rate. Fertil Steril 81:1701–1703

181. Pacchiarotti A, Mohamed MA, Micara G, Tranquilli D, Linari A, Espinola SM, Aragona C (2007) The impact of the depth of embryo replacement on IVF outcome. J Assist Reprod Genet 24:189–193

182. Schippert C, Bassler C, Soergel P, Hille U, Hollwitz B, Garcia-Rocha GJ (2010) Reconstructive, organ-preserving microsurgery in tubal infertility: still an alternative to in vitro fertilization. Fertil Steril 93:1359–1361

183. Tan HH, Loh SF (2010) Microsurgical reversal of sterilisation – is this still clinically relevant today? Ann Acad Med Singapore 39:22–26

184. Schepens JJ, Mol BW, Wiegerinck MA, Houterman S, Koks CA (2011) Pregnancy outcomes and prognostic factors from tubal sterilization reversal by sutureless laparoscopical re-anastomosis: a retrospective cohort study. Hum Reprod 26:354–359

185. Dharia SP, Falcone T (2005) Robotics in reproductive medicine. Fertil Steril 84:1–11

186. Raziel A, Mordechai E, Schachter M, Friedler S, Pansky M, Ron-El R (2004) A comparison of the incidence, presentation, and management of ovarian pregnancies between two periods of time. J Am Assoc Gynecol Laparosc 11:191–194

187. Kamath MS, Aleyamma TK, Muthukumar K, Kumar RM, George K (2010) A rare case report: ovarian heterotopic pregnancy after in vitro fertilization. Fertil Steril 94:1910–1911

188. Han M, Kim J, Kim H, Je G, Hwang T (2004) Bilateral ovarian pregnancy after in vitro fertilization and embryo transfer in a patient with tubal factor infertility. J Assist Reprod Genet 21:181–183

189. Qublan H, Tahat Y, Al-Masri A (2008) Primary ovarian pregnancy after the empty follicle syndrome: a case report. J Obstet Gynaecol Res 34:422–424

190. Hsu CC, Yang TT, Hsu CT (2005) Ovarian pregnancy resulting from cornual fistulae in a woman who had undergone bilateral salpingectomy. Fertil Steril 83:205–207

191. Fruscalzo A, Mai M, Lobbeke K, Marchesoni D, Klockenbusch W (2008) A combined intrauterine and cervical pregnancy diagnosed in the 13th gestational week: which type of management is more feasible and successful? Fertil Steril 89:456

192. Hassiakos D, Bakas P, Pistofidis G, Creatsas G (2002) Heterotopic pregnancy at 16 weeks of gestation after in-vitro fertilization and embryo transfer. Arch Gynecol Obstet 266:124–125

193. Gyamfi C, Cohen S, Stone JL (2004) Maternal complication of cervical heterotopic pregnancy after successful potassium chloride fetal reduction. Fertil Steril 82:940–943

194. Shah AA, Grotegut CA, Likes CE III, Miller MJ, Walmer DK (2009) Heterotopic cervical pregnancy treated with transvaginal ultrasound-guided aspiration resulting in cervical site varices within the myometrium. Fertil Steril 91:934–22

195. Prorocic M, Vasiljevic M (2007) Treatment of heterotopic cervical pregnancy after in vitro fertilization-embryo transfer by using transvaginal ultrasound-guided aspiration and instillation of hypertonic solution of sodium chloride. Fertil Steril 88:969.e3–969.e5

196. Aboulfoutouh II, Youssef MA, Zakaria AE, Mady AA, Khattab SM (2011) Cervical twin ectopic pregnancy after in vitro fertilization-embryo transfer (IVF-ET): case report. Gynecol Endocrinol 27:1007–1009

197. Yang XY, Yu H, Li KM, Chu YX, Zheng A (2010) Uterine artery embolisation combined with local methotrexate for treatment of caesarean scar pregnancy. BJOG 117:990–996

198. Peleg D, Bar-Hava I, Neuman-Levin M, Ashkenazi J, Ben-Rafael Z (1994) Early diagnosis and successful nonsurgical treatment of viable combined intrauterine and cervical pregnancy. Fertil Steril 62:405–408

199. Nitke S, Horowitz E, Farhi J, Krissi H, Shalev J (2007) Combined intrauterine and twin cervical pregnancy managed by a new conservative modality. Fertil Steril 88:706–3

200. Jozwiak EA, Ulug U, Akman MA, Bahceci M (2003) Successful resection of a heterotopic cervical pregnancy resulting from intracytoplasmic sperm injection. Fertil Steril 79:428–430

201. Carreno CA, King M, Johnson MP, Yaron Y, Diamond MP, Bush D, Evans MI (2000) Treatment of heterotopic cervical and intrauterine pregnancy. Fetal Diagn Ther 15:1–3

202. Chen D, Kligman I, Rosenwaks Z (2001) Heterotopic cervical pregnancy successfully treated with transvaginal ultrasound-guided aspiration and cervical-stay sutures. Fertil Steril 75:1030–1033

203. Vimercati A, Scioscia M, Lorusso F, Laera AF, Lamanna G, Coluccia A, Bettocchi S, Selvaggi L, Depalo R (2007) Do uterine fibroids affect IVF outcomes? Reprod Biomed Online 15:686–691

204. Margalioth EJ, Ben-Chetrit A, Gal M, Eldar-Geva T (2006) Investigation and treatment of repeated implantation failure following IVF-ET. Hum Reprod 21:3036–3043

205. Klatsky PC, Lane DE, Ryan IP, Fujimoto VY (2007) The effect of fibroids without cavity involvement on ART outcomes independent of ovarian age. Hum Reprod 22:521–526

206. Paul PG, Koshy AK, Thomas T (2006) Pregnancy outcomes following laparoscopic myomectomy and single-layer myometrial closure. Hum Reprod 21:3278–3281

207. Seracchioli R, Manuzzi L, Vianello F, Gualerzi B, Savelli L, Paradisi R, Venturoli S (2006) Obstetric and delivery outcome of pregnancies achieved after laparoscopic myomectomy. Fertil Steril 86:159–165

208. Campo S, Campo V, Gambadauro P (2003) Reproductive outcome before and after laparoscopic or abdominal myomectomy for subserous or intramural myomas. Eur J Obstet Gynecol Reprod Biol 110:215–219

209. Wang CN, Chen CK, Wang HS, Chiueh HY, Soong YK (2007) Successful management of heterotopic cesarean scar pregnancy combined with intrauterine pregnancy after in vitro fertilization-embryo transfer. Fertil Steril 88:706

210. Wang CJ, Tsai F, Chen C, Chao A (2010) Hysteroscopic management of heterotopic cesarean scar pregnancy. Fertil Steril 94:1529.e15–1529.e18

211. Chueh HY, Cheng PJ, Wang CW, Shaw SW, Lee CL, Soong YK (2008) Ectopic twin pregnancy in cesarean scar after in vitro fertilization/embryo transfer: case report. Fertil Steril 90:2009–2021

212. Litwicka K, Greco E, Prefumo F, Fratelli N, Scarselli F, Ferrero S, Iammarrone E, Frusca T (2011) Successful management of a triplet heterotopic caesarean scar pregnancy after in vitro fertilization-

embryo transfer. Fertil Steril 95:291–293

213. Hsieh BC, Hwang JL, Pan HS, Huang SC, Chen CY, Chen PH (2004) Heterotopic Caesarean scar pregnancy combined with intrauterine pregnancy successfully treated with embryo aspiration for selective embryo reduction: case report. Hum Reprod 19:285–287

214. Atabekoglu CS, Gozukucuk M, Ozkavukcu S, Sonmezer M (2009) Rare presentation of ectopic pregnancy following IVF-ET: live twin gestation in the same fallopian tube. Hum Fertil (Camb) 12:122–124

215. Shih CC, Lee RK, Hwu YM (2007) Cul-de-sac pregnancy following in vitro fertilization and embryo transfer. Taiwan J Obstet Gynecol 46:171–173

216. Chin PS, Wee HY, Chern BS (2010) Laparoscopic management of primary hepatic pregnancy. Aust N Z J Obstet Gynaecol 50:95–98

217. Picaud A, Berthonneau JP, Nlome-Nze AR, Ogowet-Igumu N, Engongah-Beka T, Faye A (1991) Serology of Chlamydia and ectopic pregnancies. Incidence of Fitz-Hugh-Curtis syndrome. J Gynecol Obstet Biol Reprod (Paris) 20:209–215

218. Nichols C, Koong D, Faulkner K, Thompson G (1995) A hepatic ectopic pregnancy treated with direct methotrexate injection. Aust N Z J Obstet Gynaecol 35:221–223

219. Shukla VK, Pandey S, Pandey LK, Roy SK, Vaidya MP (1985) Primary hepatic pregnancy. Postgrad Med J 61:831–832

220. Pan HS, Chuang J, Chiu SF, Hsieh BC, Lin YH, Tsai YL, Huang SC, Hsieh ML, Chen CY, Hwang JL (2002) Heterotopic triplet pregnancy: report of a case with bilateral tubal pregnancy and an intrauterine pregnancy. Hum Reprod 17:1363–1366

221. Dumesic DA, Damario MA, Session DR (2001) Interstitial heterotopic pregnancy in a woman conceiving by in vitro fertilization after bilateral salpingectomy. Mayo Clin Proc 76:90–92

222. Divry V, Hadj S, Bordes A, Genod A, Salle B (2007) Case of progressive intrauterine twin pregnancy after surgical treatment of cornual pregnancy. Fertil Steril 87:190–193

223. van der Weiden RM, Karsdorp VH (2005) Recurrent cornual pregnancy after heterotopic cornual pregnancy successfully treated with systemic methotrexate. Arch Gynecol Obstet 273:180–181

224. Berkes E, Szendei G, Csabay L, Sipos Z, Joo JG, Rigo J Jr (2008) Unilateral triplet ectopic pregnancy after in vitro fertilization and embryo transfer. Fertil Steril 90:2003–2020

225. Chang Y, Lee JN, Yang CH, Hsu SC, Tsai EM (2003) An unexpected quadruplet heterotopic pregnancy after bilateral salpingectomy and replacement of three embryos. Fertil Steril 80:218–220

226. Nikolaou DS, Lavery S, Bevan R, Margara R, Trew G (2002) Triplet heterotopic pregnancy with an intrauterine monochorionic diamniotic twin pregnancy and an interstitial pregnancy following in vitro fertilisation and transfer of two embryos. J Obstet Gynaecol 22:94–95

227. Muzikova D, Visnova H, Ventruba P, Jurankova E (2003) Recurrent interstitial pregnancy in uterine horn after IVF/ET. Ceska Gynekol 68:201–203

228. Qin L, Li S, Tan S (2008) Laparoscopic loop ligature for selective therapy in heterotopic interstitial and intrauterine pregnancy following in-vitro fertilization and embryo transfer. Int J Gynaecol Obstet 101:80–81

229. Perez JA, Sadek MM, Savale M, Boyer P, Zorn JR (1993) Local medical treatment of interstitial pregnancy after in-vitro fertilization and embryo transfer (IVF-ET): two case reports. Hum Reprod 8:631–634

230. Fujii M, Mori S, Goto T, Kiya T, Yamamoto H, Ito E, Kudo R (1996) Simultaneous intra- and extra-uterine pregnancy with ovarian hyperstimulation syndrome after induction of ovulation: a case report. J Obstet Gynaecol Res 22:589–594

231. Adelusi B, al-Meshari A, Akande EO, Chowdhury N (1993) Three consecutive recurrent ectopic pregnancies. East Afr Med J 70:592–594

232. Abu-Musa A, Nassar A, Sakhel K, Usta I (2002) Two consecutive ectopic pregnancies after in-vitro fertilization and embryo transfer. Case report. Clin Exp Obstet Gynecol 29:302–303

233. Oki T, Douchi T, Nakamura S, Maruta K, Ijuin H, Nagata Y (1998) A woman with three ectopic pregnancies after in-vitro fertilization and embryo transfer. Hum Reprod 13:468–470

234. Irvine LM, Evans DG, Setchell ME (1999) Ectopic pregnancies in two consecutive menstrual cycles. J R Soc Med 92:413–414

235. MacRae R, Olowu O, Rizzuto MI, Odejinmi F (2009) Diagnosis and laparoscopic management of 11 consecutive cases of cornual ectopic pregnancy. Arch Gynecol Obstet 280:59–64

236. Ganer HH, Mevorach ZN, Krajden HK, Bar J, Sagiv R (2015) Candida glabrata Chorioamnionitis following in vitro Fertilization: review of the Literature. Gynecol Obstet Invest 80(3):145–147

237. Tan SQ, Ng OT, Khong CC (2015) Candida glabrata sepsis associated with chorioamnionitis in an IVF twin pregnancy: should we deliver? J Obstet Gynaecol Res 41:962–966

238. Huang M, Cham EM, Eppes CS, Gerber SE, Reed KD, Ernst LM (2012) Placental and fetal findings in intrauterine Candida lusitaniae infection following in vitro fertilization and embryo transfer. Pediatr Dev Pathol 15:127–131

239. Akhanoba F, MacDougall J, Mathur R, Hassan W (2014) Severe systemic candidiasis following immunomodulation therapy in in vitro fertilisation-embryo transfer (IVF-ET). BMJ Case Rep 2014. doi:10.1136/bcr-2013-203202

240. Tsankova M, Nikolov A, Bosev D, Pirnareva E (2012) Spontaneous uterine rupture in third trimester twin ivf pregnancy following myomectomy. Akush Ginekol (Sofiia) 51:50–53

241. Lieng M, Istre O, Langebrekke A (2004) Uterine rupture after laparoscopic myomectomy. J Am Assoc Gynecol Laparosc 11:92–93

242. Yazawa H, Endo S, Hayashi S, Suzuki S, Ito A, Fujimori K (2011) Spontaneous uterine rupture in the 33rd week of IVF pregnancy after laparoscopically assisted enucleation of uterine adenomatoid tumor. J Obstet Gynaecol Res 37:452–457

243. Di GA, Maccario S, Raspollini M (2002) The role of laparoscopic myomectomy in women of reproductive age. Reprod Biomed Online 4(Suppl 3):55–58

244. Seinera P, Farina C, Todros T (2000) Laparoscopic myomectomy and subsequent pregnancy: results in 54 patients. Hum Reprod 15:1993–1996

245. Masia F, Zoric L, Ripart-Neveu S, Mares P, Ripart J (2015) Spontaneous uterine rupture at 14 weeks gestation during a pregnancy consecutive to an oocyte donation in a woman with Turner's syndrome. Anaesth Crit Care Pain Med 34:101–103

246. Shim JY, Hong SY, Won HS, Lee PR, Kim A (2013) Conservative multidisciplinary management of placenta percreta following in vitro fertilization. Obstet Gynecol Sci 56:194–197

247. Boukhanni L, Ait BY, Bassir A, Aboulfalah A, Asmouki H, Soummani A (2014) A rare localization of ectopic pregnancy: intramyometrial pregnancy in twin pregnancy following IVF. Case Rep Obstet Gynecol 2014:893935

248. Duffy DA, Nulsen JC, Maier DB, Engmann L, Schmidt D, Benadiva CA (2005) Obstetrical complications in gestational carrier pregnancies. Fertil Steril 83:749–754

249. Zhang Y, Zhao Y, Wei Y, Li R, Qiao J (2009) Spontaneous rupture of subserous uterine veins during late pregnancy after in vitro fertilization. Fertil Steril 92:395–396

250. Ficicioglu C, Yildirim G, Arioglu F, Cetinkaya N (2008) Spontaneous uterine rupture during preterm labor in the second trimester of a twin IVF pregnancy without any apparent risk factor. Clin Exp Obstet Gynecol 35:287–288

251. Vergouw CG, Kostelijk EH, Doejaaren E, Hompes PG, Lambalk CB, Schats R (2012) The influence of the type of embryo culture medium on neonatal birthweight after single embryo transfer in IVF. Hum Reprod 27:2619–2626

252. Kleijkers SH, van Montfoort AP, Smits LJ, Coonen E, Derhaag

JG, Evers JL, Dumoulin JC (2015) Age of G-1 PLUS v5 embryo culture medium is inversely associated with birthweight of the newborn. Hum Reprod 30:1352–1357

253. Zhu J, Li M, Chen L, Liu P, Qiao J (2014) The protein source in embryo culture media influences birthweight: a comparative study between G1 v5 and G1-PLUS v5. Hum Reprod 29:1387–1392

254. Nelissen EC, Van Montfoort AP, Coonen E, Derhaag JG, Geraedts JP, Smits LJ, Land JA, Evers JL, Dumoulin JC (2012) Further evidence that culture media affect perinatal outcome: findings after transfer of fresh and cryopreserved embryos. Hum Reprod 27:1966–1976

255. Nelissen EC, Van Montfoort AP, Smits LJ, Menheere PP, Evers JL, Coonen E, Derhaag JG, Peeters LL, Coumans AB, Dumoulin JC (2013) IVF culture medium affects human intrauterine growth as early as the second trimester of pregnancy. Hum Reprod 28:2067–2074

256. Cobo A, Serra V, Garrido N, Olmo I, Pellicer A, Remohi J (2014) Obstetric and perinatal outcome of babies born from vitrified oocytes. Fertil Steril 102:1006–1015

257. Liu SY, Teng B, Fu J, Li X, Zheng Y, Sun XX (2013) Obstetric and neonatal outcomes after transfer of vitrified early cleavage embryos. Hum Reprod 28:2093–2100

258. Ulkumen B, Silfeler D, Sofuoglu K, Silfeler I, Dayicioglu V (2014) The incidence of preeclampsia in ICSI pregnancies. Pak J Med Sci 30:101–105

259. Watanabe N, Fujiwara T, Suzuki T, Jwa SC, Taniguchi K, Yamanobe Y, Kozuka K, Sago H (2014) Is in vitro fertilization associated with preeclampsia? A propensity score matched study. BMC Pregnancy Childbirth 14:69

260. Tsoumpou I, Mohamed AM, Tower C, Roberts SA, Nardo LG (2011) Failed IVF cycles and the risk of subsequent preeclampsia or fetal growth restriction: a case-control exploratory study. Fertil Steril 95:973–978

261. Simeone S, Serena C, Rambaldi MP, Marchi L, Mello G, Mecacci F (2016) Risk of preeclampsia and obstetric outcome in donor oocyte and autologous in vitro fertilization pregnancies. Minerva Ginecol 68(1):9–14

262. Klatsky PC, Delaney SS, Caughey AB, Tran ND, Schattman GL, Rosenwaks Z (2010) The role of embryonic origin in preeclampsia: a comparison of autologous in vitro fertilization and ovum donor pregnancies. Obstet Gynecol 116:1387–1392

263. Brosens IA, De SP, Hamerlynck T, Imeraj L, Yao Z, Cloke B, Brosens JJ, Dhont M (2007) Endometriosis is associated with a decreased risk of pre-eclampsia. Hum Reprod 22:1725–1729

264. Hadfield RM, Lain SJ, Raynes-Greenow CH, Morris JM, Roberts CL (2009) Is there an association between endometriosis and the risk of pre-eclampsia? A population based study. Hum Reprod 24:2348–2352

265. Dayan N, Pilote L, Opatrny L, Basso O, Messerlian C, El-Messidi A, Daskalopoulou SS (2015) Combined impact of high body mass index and in vitro fertilization on preeclampsia risk: a hospital-based cohort study. Obesity (Silver Spring) 23:200–206

266. Erez O, Vardi IS, Hallak M, Hershkovitz R, Dukler D, Mazor M (2006) Preeclampsia in twin gestations: association with IVF treatments, parity and maternal age. J Matern Fetal Neonatal Med 19:141–146

267. Chen XK, Wen SW, Bottomley J, Smith GN, Leader A, Walker MC (2009) In vitro fertilization is associated with an increased risk for preeclampsia. Hypertens Pregnancy 28:1–12

268. Raisanen S, Randell K, Nielsen HS, Gissler M, Kramer MR, Klemetti R, Heinonen S (2013) Socioeconomic status affects the prevalence, but not the perinatal outcomes, of in vitro fertilization pregnancies. Hum Reprod 28:3118–3125

269. Andrijasevic S, Dotlic J, Aksam S, Micic J, Terzic M (2014) Impact of conception method on twin pregnancy course and outcome. Geburtshilfe Frauenheilkd 74:933–939

270. Griersmith TH, Fung AM, Walker SP (2014) Dichorionic triamniotic triplet pregnancy complicated by twin anemia polycythemia sequence: the place of fetal therapy. Twin Res Hum Genet 17:589–593

271. Wu D, Huang SY, Wu HM, Chen CK, Soong YK, Huang HY (2014) Monozygotic twinning after in vitro fertilization/intracytoplasmic sperm injection treatment is not related to advanced maternal age, intracytoplasmic sperm injection, assisted hatching, or blastocyst transfer. Taiwan J Obstet Gynecol 53:324–329

272. Knopman JM, Krey LC, Oh C, Lee J, McCaffrey C, Noyes N (2014) What makes them split? Identifying risk factors that lead to monozygotic twins after in vitro fertilization. Fertil Steril 102:82–89

273. Knopman J, Krey LC, Lee J, Fino ME, Novetsky AP, Noyes N (2010) Monozygotic twinning: an eight-year experience at a large IVF center. Fertil Steril 94:502–510

274. Franasiak JM, Dondik Y, Molinaro TA, Hong KH, Forman EJ, Werner MD, Upham KM, Scott RT Jr (2015) Blastocyst transfer is not associated with increased rates of monozygotic twins when controlling for embryo cohort quality. Fertil Steril 103:95–100

275. Allen C, Bowdin S, Harrison RF, Sutcliffe AG, Brueton L, Kirby G, Kirkman-Brown J, Barrett C, Reardon W, Maher E (2008) Pregnancy and perinatal outcomes after assisted reproduction: a comparative study. Ir J Med Sci 177:233–241

276. Aissi G, Sananes N, Veujoz M, Felder A, Kasbaoui SM, Trieu NT, Favre R, Nisand I (2013) Vasa previa: of the diagnosis to neonatal prognosis. J Gynecol Obstet Biol Reprod (Paris) 42:591–595

277. Oyelese Y, Spong C, Fernandez MA, McLaren RA (2000) Second trimester low-lying placenta and in-vitro fertilization? Exclude vasa previa. J Matern Fetal Med 9:370–372

278. Schachter M, Tovbin Y, Arieli S, Friedler S, Ron-El R, Sherman D (2002) In vitro fertilization is a risk factor for vasa previa. Fertil Steril 78:642–643

279. Smithers PR, Halliday J, Hale L, Talbot JM, Breheny S, Healy D (2003) High frequency of cesarean section, antepartum hemorrhage, placenta previa, and preterm delivery in in-vitro fertilization twin pregnancies. Fertil Steril 80:666–668

280. Nassar AH, Usta IM, Rechdan JB, Harb TS, Adra AM, Abu-Musa AA (2003) Pregnancy outcome in spontaneous twins versus twins who were conceived through in vitro fertilization. Am J Obstet Gynecol 189:513–518

281. Apantaku O, Chandrasekaran I, Bentick B (2008) Obstetric outcome of singleton pregnancies achieved with in vitro fertilisation and intracytoplasmic sperm injection: experience from a district general hospital. J Obstet Gynaecol 28:398–402

282. Jackson RA, Gibson KA, Wu YW, Croughan MS (2004) Perinatal outcomes in singletons following in vitro fertilization: a meta-analysis. Obstet Gynecol 103:551–563

283. Suzuki S, Igarashi M (2008) Clinical significance of pregnancies with succenturiate lobes of placenta. Arch Gynecol Obstet 277:299–301

284. Cha KY, Chung HM, Lee DR, Kwon H, Chung MK, Park LS, Choi DH, Yoon TK (2005) Obstetric outcome of patients with polycystic ovary syndrome treated by in vitro maturation and in vitro fertilization-embryo transfer. Fertil Steril 83:1461–1465

285. Poikkeus P, Gissler M, Unkila-Kallio L, Hyden-Granskog C, Tiitinen A (2007) Obstetric and neonatal outcome after single embryo transfer. Hum Reprod 22:1073–1079

286. Romundstad LB, Romundstad PR, Sunde A, von Düring V, Skjaerven R, Vatten LJ (2006) Increased risk of placenta previa in pregnancies following IVF/ICSI; a comparison of ART and non-ART pregnancies in the same mother. Hum Reprod 21:2353–2358

287. Xiang L, Wei Z, Wu J, Zhou P, Xiang H, Cao Y (2014) Clinical significance of first-trimester intrauterine haematomas detected in pregnancies achieved by IVF-embryo transfer. Reprod Biomed Online 29:445–451

288. Takemura Y, Osuga Y, Fujimoto A, Oi N, Tsutsumi R, Koizumi M, Yano T, Taketani Y (2013) Increased risk of placenta previa is associated with endometriosis and tubal factor infertility in assisted reproductive technology pregnancy. Gynecol Endocrinol

29:113–115

289. Koo YJ, Ryu HM, Yang JH, Lim JH, Lee JE, Kim MY, Chung JH (2012) Pregnancy outcomes according to increasing maternal age. Taiwan J Obstet Gynecol 51:60–65

290. Korosec S, Ban FH, Verdenik I, Kladnik U, Kotar V, Virant-Klun I, Vrtacnik BE (2014) Singleton pregnancy outcomes after in vitro fertilization with fresh or frozen-thawed embryo transfer and incidence of placenta praevia. Biomed Res Int 2014:431797

291. Kaser DJ, Melamed A, Bormann CL, Myers DE, Missmer SA, Walsh BW, Racowsky C, Carusi DA (2015) Cryopreserved embryo transfer is an independent risk factor for placenta accreta. Fertil Steril 103:1176–1184

292. Fitzpatrick KE, Sellers S, Spark P, Kurinczuk JJ, Brocklehurst P, Knight M (2012) Incidence and risk factors for placenta accreta/increta/percreta in the UK: a national case-control study. PLoS One 7:e52893

293. Tourette C, Bretelle F, Cravello L, D'Ercole C, Boubli L, Gamerre M, Agostini A (2014) Comparative study of patients with placenta accreta with or without a history of cesarean section. J Gynecol Obstet Biol Reprod (Paris) 43:322–327

294. Guzman GE, Gavino GF, Valero OA, Deschamps DH, Ramirez Fernandez MA, Miranda LM (2009) Twin pregnancy with complete mole and coexisting fetus after in vitro fertilization and embryo transfer complicated with placenta previa accreta. A case report. Ginecol Obstet Mex 77:151–155

295. Fedder J, Loft A, Parner ET, Rasmussen S, Pinborg A (2013) Neonatal outcome and congenital malformations in children born after ICSI with testicular or epididymal sperm: a controlled national cohort study. Hum Reprod 28:230–240

296. Mendoza R, Perez S, de Los Santos MJ, Larreategui Z, Ayerdi F, Exposito A, Burgos J, Martinez IL, Pijoan JI, Matorras R (2015) Congenital malformations, chromosomal abnormalities and perinatal results in IVF/ICSI newborns resulting from very poor quality embryos: a case-control study. Gynecol Obstet Invest 79:83–89

297. Grabar' VV (2014) Interconnection between assisted reproductive technologies, pregnancy complications and risk of birth defects. Georgian Med News 227:7–14

298. Farhangniya M, Dortaj RE, Mozafari KR, Haghdoost AA, Bahrampour A, Bagheri P, Lancaster AL, Ashrafi M, Vosough Taqi DA, Gourabi H, Shahzadeh FA (2013) Comparison of congenital abnormalities of infants conceived by assisted reproductive techniques versus infants with natural conception in Tehran. Int J Fertil Steril 7:217–224

299. Lie RT, Lyngstadaas A, Orstavik KH, Bakketeig LS, Jacobsen G, Tanbo T (2005) Birth defects in children conceived by ICSI compared with children conceived by other IVF-methods; a meta-analysis. Int J Epidemiol 34:696–701

300. Wen J, Jiang J, Ding C, Dai J, Liu Y, Xia Y, Liu J, Hu Z (2012) Birth defects in children conceived by in vitro fertilization and intracytoplasmic sperm injection: a meta-analysis. Fertil Steril 97:1331–1337

301. Heisey AS, Bell EM, Herdt-Losavio ML, Druschel C (2015) Surveillance of congenital malformations in infants conceived through assisted reproductive technology or other fertility treatments. Birth Defects Res A Clin Mol Teratol 103:119–126

302. Fauser BC, Devroey P, Diedrich K, Balaban B, Bonduelle M, Delemarre-van de Waal HA, Estella C, Ezcurra D, Geraedts JP, Howles CM, Lerner-Geva L, Serna J, Wells D (2014) Health outcomes of children born after IVF/ICSI: a review of current expert opinion and literature. Reprod Biomed Online 28:162–182

303. Tomic V, Tomic J (2011) Neonatal outcome of IVF singletons versus naturally conceived in women aged 35 years and over. Arch Gynecol Obstet 284:1411–1416

304. Ensing S, Abu-Hanna A, Roseboom TJ, Repping S, van der Veen F, Mol BW, Ravelli AC (2015) Risk of poor neonatal outcome at term after medically assisted reproduction: a propensity score-matched study. Fertil Steril 104:384–390

305. Xu XY, Yang JH, Ma XM, Liu AL, Liu K, He S, Mi HY, Li L (2015) Neonatal complications and birth defects in infants conceived by in vitro fertilization. Zhongguo Dang Dai Er Ke Za Zhi 17:350–355

306. McDonald SD, Han Z, Mulla S, Murphy KE, Beyene J, Ohlsson A (2009) Preterm birth and low birth weight among in vitro fertilization singletons: a systematic review and meta-analyses. Eur J Obstet Gynecol Reprod Biol 146:138–148

307. Henningsen AK, Pinborg A, Lidegaard O, Vestergaard C, Forman JL, Andersen AN (2011) Perinatal outcome of singleton siblings born after assisted reproductive technology and spontaneous conception: Danish national sibling-cohort study. Fertil Steril 95:959–963

308. Pinborg A, Wennerholm UB, Romundstad LB, Loft A, Aittomaki K, Soderstrom-Anttila V, Nygren KG, Hazekamp J, Bergh C (2013) Why do singletons conceived after assisted reproduction technology have adverse perinatal outcome? Systematic review and meta-analysis. Hum Reprod Update 19:87–104

309. Barton SE, Missmer SA, Hornstein MD (2011) Twin pregnancies with a 'vanished' embryo: a higher risk multiple gestation group? Hum Reprod 26:2750–2753

310. Almog B, Levin I, Wagman I, Kapustiansky R, Lessing JB, Amit A, Azem F (2010) Adverse obstetric outcome for the vanishing twin syndrome. Reprod Biomed Online 20:256–260

311. Sun L, Chen Z, Liu J, Fu J (2014) Obstetric and neonatal outcomes of vanishing twin syndrome. Nan Fang Yi Ke Da Xue Xue Bao 34:1537–1540

312. McDonald SD, Han Z, Mulla S, Ohlsson A, Beyene J, Murphy KE (2010) Preterm birth and low birth weight among in vitro fertilization twins: a systematic review and meta-analyses. Eur J Obstet Gynecol Reprod Biol 148:105–113

313. Grady R, Alavi N, Vale R, Khandwala M, McDonald SD (2012) Elective single embryo transfer and perinatal outcomes: a systematic review and meta-analysis. Fertil Steril 97:324–331

314. Bay B (2014) Fertility treatment: long-term growth and mental development of the children. Dan Med J 61:B4947

315. Sunkara SK, La Marca A, Seed PT, Khalaf Y (2015) Increased risk of preterm birth and low birthweight with very high number of oocytes following IVF: an analysis of 65 868 singleton live birth outcomes. Hum Reprod 30(6):1473–1480

316. Kohn TP, Clavijo R, Ramasamy R, Hakky T, Candrashekar A, Lamb DJ, Lipshultz LI (2015) Reproductive outcomes in men with karyotype abnormalities: case report and review of the literature. Can Urol Assoc J 9:E667–E670

317. Sato Y, Tajima A, Tsunematsu K, Nozawa S, Yoshiike M, Koh E, Kanaya J, Namiki M, Matsumiya K, Tsujimura A, Komatsu K, Itoh N, Eguchi J, Imoto I, Yamauchi A, Iwamoto T (2015) An association study of four candidate loci for human male fertility traits with male infertility. Hum Reprod 30:1510–1514

318. Khosronezhad N, Hosseinzadeh CA, Mortazavi SM (2015) The Nsun7 (A11337)-deletion mutation, causes reduction of its protein rate and associated with sperm motility defect in infertile men. J Assist Reprod Genet 32:807–815

319. Belloc S, Hazout A, Zini A, Merviel P, Cabry R, Chahine H, Copin H, Benkhalifa M (2014) How to overcome male infertility after 40: influence of paternal age on fertility. Maturitas 78:22–29

320. Song S, Ghosh J, Mainigi M, Turan N, Weinerman R, Truongcao M, Coutifaris C, Sapienza C (2015) DNA methylation differences between in vitro- and in vivo-conceived children are associated with ART procedures rather than infertility. Clin Epigenetics 7:41

321. Zheng HY, Shi XY, Wang LL, Wu YQ, Chen SL, Zhang L (2011) Study of DNA methylation patterns of imprinted genes in children born after assisted reproductive technologies reveals no imprinting errors: a pilot study. Exp Ther Med 2:751–755

322. Palermo GD, Neri QV, Takeuchi T, Squires J, Moy F, Rosenwaks Z (2008) Genetic and epigenetic characteristics of ICSI children. Reprod Biomed Online 17:820–833

323. Collier AC, Miyagi SJ, Yamauchi Y, Ward MA (2009) Assisted reproduction technologies impair placental steroid metabolism. J Steroid Biochem Mol Biol 116:21–28
324. Raunig JM, Yamauchi Y, Ward MA, Collier AC (2011) Placental inflammation and oxidative stress in the mouse model of assisted reproduction. Placenta 32:852–858
325. Bloise E, Lin W, Liu X, Simbulan R, Kolahi KS, Petraglia F, Maltepe E, Donjacour A, Rinaudo P (2012) Impaired placental nutrient transport in mice generated by in vitro fertilization. Endocrinology 153:3457–3467
326. Raunig JM, Yamauchi Y, Ward MA, Collier AC (2011) Assisted reproduction technologies alter steroid delivery to the mouse fetus during pregnancy. J Steroid Biochem Mol Biol 126:26–34
327. Sugawara A, Sato B, Bal E, Collier AC, Ward MA (2012) Blastomere removal from cleavage-stage mouse embryos alters steroid metabolism during pregnancy. Biol Reprod 87:4, 1–4, 9
328. Sato BL, Sugawara A, Ward MA, Collier AC (2014) Single blastomere removal from murine embryos is associated with activation of matrix metalloproteinases and Janus kinase/signal transducers and activators of transcription pathways of placental inflammation. Mol Hum Reprod 20:1247–1257
329. Delle PL, Lin W, Liu X, Donjacour A, Minasi P, Revelli A, Maltepe E, Rinaudo PF (2010) Effect of the method of conception and embryo transfer procedure on mid-gestation placenta and fetal development in an IVF mouse model. Hum Reprod 25:2039–2046

# 第 11 章
# 孕 20 周前自发性子宫破裂

Stephanie H. Guseh，Daniela A. Carusi，Andrea Tinelli，Antonio R. Gargiulo

## 11.1 引言

妊娠期子宫破裂是一种罕见的产科急症，可瞬间危及母儿生命。子宫破裂偶发于分娩期及妊娠晚期，而在孕 20 周前发生尤为罕见(图 11.1)。虽然近几十年中，由于剖宫产率的升高，子宫破裂发病率显著增加[52]，但妊娠早期的子宫破裂仍非常罕见(图 11.2)。在这里，我们详细回顾除常见病因外的孕 20 周前子宫破裂的危险因素。

## 11.2 定义

子宫破裂指在没有子宫穿孔的情况下子宫壁的

S.H. Guseh, MD • D.A. Carusi, MD
Department of Obstetrics and Gynecology, Brigham and Women's Hospital, Harvard Medical School, Boston, MA, USA
e-mail: dcarusi@partners.org; sguseh@partners.org

A. Tinelli, MD, PhD
Department of Obstetrics and Gynecology, Vito Fazzi Hospital, Lecce, Italy

Laboratory of Human Physiology, The International Translational Medicine and Biomodelling Research Group, Department of Informatics and Applied Mathematics, Moscow Institute of Physics and Technology (State University), Dolgoprudny, Moscow Region, Russia

Institute of Physics and Technology (State University), Moscow, Russia

Division of Experimental Endoscopic Surgery, Imaging, Technology and Minimally Invasive Therapy, Department of Obstetrics & Gynecology, Vito Fazzi Hospital, Lecce, Italy
e-mail: andreatinelli@gmail.com

A.R. Gargiulo, MD, PhD (⊠)
Center for Infertility and Reproductive Surgery and Center for Robotic Surgery, Brigham and Women's Hospital, Harvard Medical School, Boston, MA, USA
e-mail: agargiulo@partners.org

完全破裂(图 11.3)，几乎均发生于妊娠期。由于妊娠期子宫血管丰富，当动脉分支和静脉窦开放时可出现大出血。子宫破裂常发生于 3 种情况：分娩期，子宫肌收缩力的作用下致子宫的某个区域破裂；自发性破裂，在没有宫缩和外伤的情况下子宫破裂，可能为顿性压力作用于肌层的结果；相反，子宫穿孔指医源性子宫肌层撕裂，如手术器械或其他物体穿透肌壁所致(图 11.4)。晚期妊娠中分娩期子宫破裂占绝大多数，而早期和中期妊娠的子宫破裂多为自发性子宫破裂。

## 11.3 危险因素

某些特定的危险因素，如子宫异常(图 11.5)、胎盘异常、子宫手术史(图 11.6)、异位妊娠(图 11.7)及子宫组织异常(如辐射暴露后)可致妊娠早期子宫破裂的风险增高。临床医师应警惕同时合并多项高危因素的患者发生早期、自发性子宫破裂的可能。

## 11.4 子宫畸形

首次妊娠发生子宫破裂者极为罕见。无瘢痕子宫史的早期或中期妊娠发生子宫破裂者多为先天性子宫异常所致[28]。子宫畸形在人群中的发病率为 9.8%，且多数子宫畸形在女性首次受孕前未被诊断[11]。子宫畸形包括弓形子宫、纵隔子宫、双角子宫、双子宫和单角子宫。目前没有研究明确表明子宫畸形对孕 20 周前子宫破裂有何种影响，对于妊娠晚期子宫破裂的研究结果也各不相同。有研究表明，合并子宫畸形者在分娩期发生子宫破裂的概率为 8%，与对照组比较差异有统计学意义[51]。然而，另一项最新的队列研究发现两组研

a

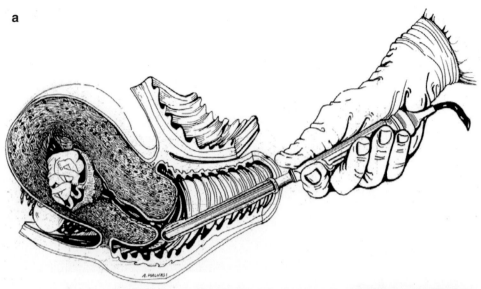

b

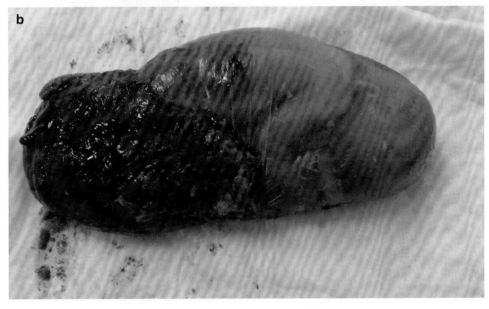

图 11.1　孕 11 周经阴道超声诊断为自发性子宫后壁破裂 (a)；胎儿位于妊娠囊内，与胎盘一起排出至腹腔内 (b)。

究对象中均无子宫破裂发生，且两组相比无差异[14]。

妊娠子宫增大受限或子宫肌组织发育不良，如双角子宫、双子宫和单角子宫，更易发生早期子宫破裂[28]。残角子宫妊娠的子宫破裂常发生于早孕期的晚期或中孕期的早期，可能原因为残角子宫不能充分扩张[28]。有报道称，该类妊娠的发病率为 1/40 000 至 1/150 000[42,58]。虽然子宫畸形易发生子宫破裂、大出血并危及生命，但早期识别与早期干预可使死亡率显著降低——从1900 年的 23% 左右降低至 2000 年的低于 0.5%[42]。

继发于双角或单角子宫妊娠的自发性子宫破裂多发生在孕 9~20 周。所有子宫破裂的病例在发生急性腹痛或活动性腹腔内出血时均应行急诊剖腹探查术[10,23,28]。值得注意的是，一个无交通的子宫角部妊娠

的病例使用米索前列醇终止妊娠发生了子宫破裂[54]。

## 11.5　胎盘异常

除了子宫异常可限制妊娠子宫增大外，异常胎盘也有导致早期子宫破裂的风险，无论正常子宫还是异常子宫[3,15,30,38,47,50,62]。

粘连及植入性的胎盘一般认为是子宫底蜕膜受损所致，须病理学诊断[41]。

胎盘附着异常分为 3 种亚型：胎盘粘连，系胎盘绒毛附着于子宫肌层表面；胎盘植入，系胎盘绒毛植入子宫肌层；穿透性胎盘植入，系胎盘绒毛植入肌层并穿透肌壁[34]。

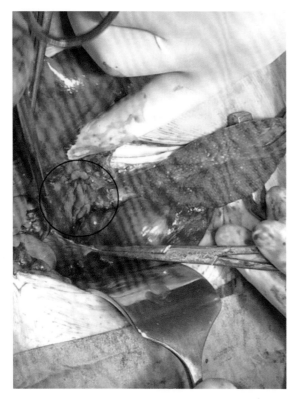

图 11.2　孕 14 周子宫前壁破裂急诊剖腹探查术中所见;子宫破裂处位于医生的食指黑色圆圈内指示处。

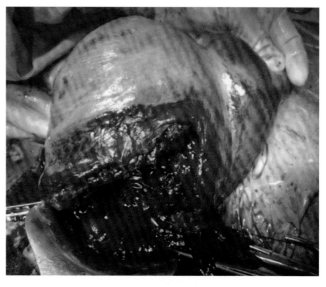

图 11.3　孕 19 周自发性子宫破裂剖腹探查术中所见;子宫破裂表现为在没有直接穿透的情况下子宫肌壁完全分离。

植入胎盘的主要危险因素包括前置胎盘、子宫手术史(包括手取胎盘)。植入胎盘的发病率约为 1/500,呈逐年上升趋势,可能继发于剖宫产率的增加[40,65]。

虽然越来越多的研究开始关注超声如何早期识别

植入胎盘,有文献指出,胎盘异常识别的最早时间为 14 周[15]。

穿透性胎盘植入是胎盘完全侵入子宫壁或先前的瘢痕,因此最易发生子宫破裂。因为胎盘渐进性侵入子宫肌层并穿过子宫肌层是一种无痛的过程,患者可能在出现子宫破裂(包括出现腹腔内出血、急性下腹痛或休克等症状)之前没有任何症状[3,47]。这种早期子宫破裂,尤其是不知自身有胎盘植入高危因素的患者,可发生致死性突发事件[38]。

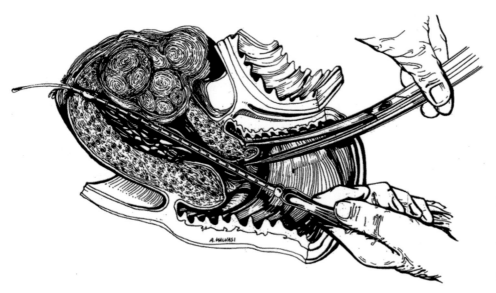

图 11.4　图像显示探针所致的子宫穿孔,该子宫前壁有多发子宫肌瘤;穿孔可能会促发以后的子宫破裂 (子宫肌层医源性撕裂)。

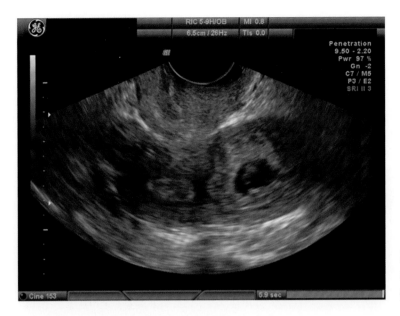

图 11.5　阴道超声图像显示双角子宫宫内孕 7 周，系子宫破裂的危险因素，尤其是既往子宫有手术操作史者。

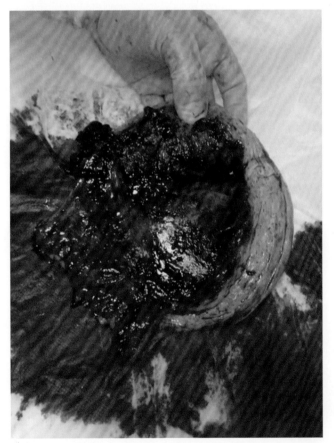

图 11.6　剖腹探查术中切除的瘢痕子宫，妊娠中期发生自发性子宫破裂继而出现腹腔内出血；如图显示子宫壁上附着的胎盘碎片。

## 11.6　子宫异常和胎盘异常

子宫破裂可发生在正常妊娠及异常子宫患者中，但多数子宫破裂常继发于子宫异常合并胎盘异常的患者中[4,44,58]。破裂常发生在孕 14~16 周，症状包括严重腹痛和休克，剖腹探查术中多发现残角子宫破裂[4,44,58]。

1983 年报道了第一例残角子宫妊娠合并胎盘植入的病例。从此，该类疾病被陆续报道，且妊娠结局多为早产、无生机儿出生。一项回顾性研究显示，97 例残角子宫妊娠中 8 例胎盘植入患者均发生早产，其中 7 例发生自发性子宫破裂[44]。胎盘附着异常高发病率可能为异常子宫妊娠时，胎盘附着部位的子宫内膜蜕膜化不成熟所致[44]。

## 11.7　既往子宫手术史

子宫破裂的常见危险因素是既往子宫手术史，包括剖宫产术、子宫肌瘤切除术、子宫角切除术和子宫成形术[21,37]。然而，这些危险因素多为妊娠晚期分娩时子宫破裂的病因。

既往子宫手术史导致的自发性子宫破裂也有报道，尤其是有子宫下段穿透性手术瘢痕史者[19,46]。但是，这种自发性子宫破裂多发生在子宫扩张较大的妊娠后半期。引产通常是在妊娠后半期实施，早期医源性终止妊娠，使用催产素或前列腺素可以引起子宫强

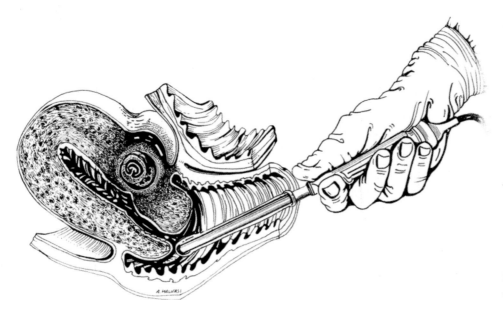

图 11.7　异位妊娠致继发性子宫破裂。

烈收缩,也可导致子宫破裂(图 11.8)[5,7]。

既往子宫手术史是子宫破裂的高危因素,但不是绝对禁忌证[5,20]。

## 11.8 既往子宫手术史合并胎盘异常

另一组有早期子宫破裂危险的患者,包括有子宫手术史和胎盘异常的妇女。这些在妊娠第一季期和早期第二季期发生子宫破裂的妇女大多数在文献中有过报道。此类报道包括从孕 9~20 周的子宫破裂,大部分病例表现为急性腹痛和进一步的低血容量性休克[9,16,22,25,49,61]。

异常胎盘导致的早期妊娠子宫破裂易发生在位于子宫下段横切口剖宫产瘢痕、古典式剖宫产瘢痕或子宫肌瘤剔除部位的女性(图 11.9)[13,56]。这种情况包括胎盘植入于既往剖宫产瘢痕处,胚胎直接种植在先前的剖宫产瘢痕小裂口处的子宫肌壁内[33]。有推测认为妊娠早期自发性子宫破裂是由漏诊的子宫瘢痕部位胎盘植入所致[64]。尽管大多数子宫破裂病例报道胎盘植入多位于剖宫产瘢痕部位(图 11.10),也有报道胎盘异常仅发生在刮宫术后[26]。

然而,鉴于仅有少数患者发生孕早期子宫破裂,目前尚无关于胎盘异常对于早期子宫破裂危险性的确切研究。子宫瘢痕的部位和早期胎盘植入的诊断与子宫

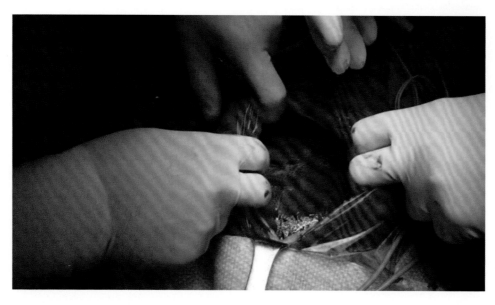

图 11.8　催产素点滴终止妊娠促发早期子宫破裂（孕 18 周）:外科医生进行急诊剖腹探查术,术中发现胎盘胎儿自子宫破裂处全部排出至腹腔内。

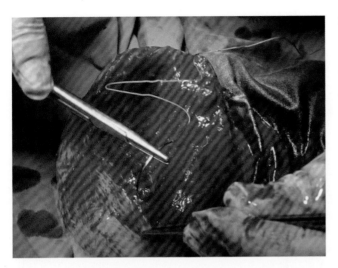

图 11.9　子宫肌瘤剔除手术史致孕早期自发性子宫破裂一例。

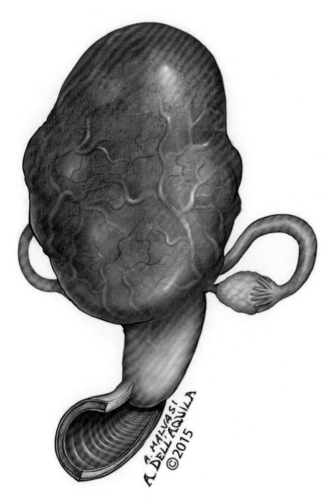

图 11.10　剖宫产瘢痕部位胎盘植入是子宫破裂的一个可能危险因素。

破裂的相关风险尚不明确。与胚胎位置低但位于宫腔内相比较,胚胎异常的附着在子宫瘢痕部位时,子宫破裂的风险性更高。胎盘距浆膜面越近,子宫向外扩张及瘢痕破裂的风险越高。

## 11.9　异位妊娠

与畸形子宫妊娠或胎盘异常附着相似,异位妊娠也有导致孕早期子宫破裂的风险。随着盆腔炎性疾病的高发病率、高剖宫产率及辅助生殖技术的广泛应用,异位妊娠的发病率随之增高[32,67]。

某些异位妊娠可致孕 20 周前子宫破裂,包括宫颈妊娠(图 11.11)、宫角妊娠(图 11.12)、输卵管间质部妊娠(图 11.13)和剖宫产瘢痕妊娠(图 11.14 至图 11.16)[35,55,63,67]。

高度可疑异位妊娠时需要专业影像学诊断,最理想者为经阴道超声(图 11.17)。同时,需要警惕的一种情况是宫内外同时妊娠[6]。

早期子宫破裂在已诊断以及未诊断的异位妊娠中均有报道[55,63]。确诊的异位妊娠有时会采取保守治疗,因为其可能正在凋亡,或因为对于尚未明确诊断的异位妊娠,还有出现正常妊娠的可能[2,57]。

即使密切随诊,异位妊娠也有发生子宫破裂的风险[63]。剖宫产瘢痕部位妊娠的理想状态是胚胎向宫腔内生长,然而,子宫破裂仍可发生[53]。

## 11.10　组织异常

一些报道详细描述子宫肌层异常所致的 20 周前自发性子宫破裂。例如,特纳综合征(Turner syndrome)

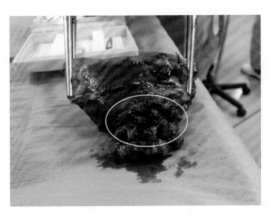

图 11.11　宫颈妊娠行子宫切除术,白色圆圈示子宫颈破裂。

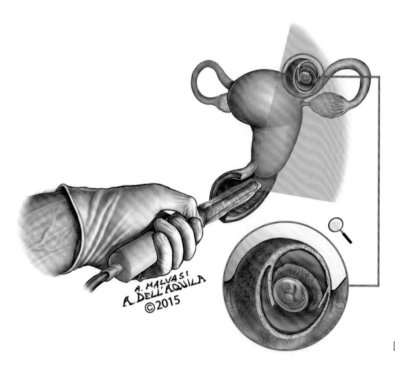

图 11.12　宫角妊娠的经阴道超声图像。

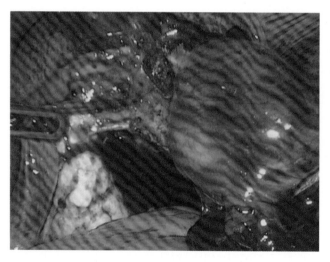

图 11.13　输卵管间质部异位妊娠的腹腔镜图像伴腹腔内积血。

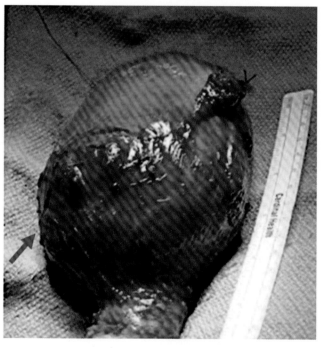

图 11.14　妊娠早期剖宫产瘢痕部位妊娠囊向子宫腔内生长。

患者接受 IVF 后,孕 14 周发生自发性子宫破裂,该患者既往仅接受过宫腔镜下子宫内膜息肉切除术[36]。有趣的是,特纳综合征患者常合并先天性子宫发育异常,因此,多建议该类患者在接受 IVF 的子宫内膜准备过程中应用高剂量雌激素[27]。即使如此,该类患者妊娠时应严密随访,并高度警惕子宫组织异常和随后的系列并发症。

　　有报道一例继发于穿透性胎盘植入的子宫底后壁破裂的患者,该患者儿童期诊断为慢性粒细胞性白血病,曾应用全身放射治疗进行抗癌治疗[43]。考虑延迟性辐射损伤引起子宫内膜萎缩和子宫血供减少,进而形成瘢痕纤维化,导致子宫底后壁的破裂[29]。

## 11.11　管理

　　由于孕 20 周前自发性子宫破裂是一个急性过程,

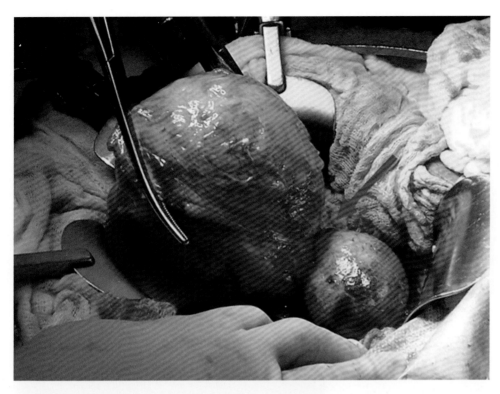

图 11.15　妊娠早期剖宫产瘢痕部位妊娠囊向宫颈方向生长。

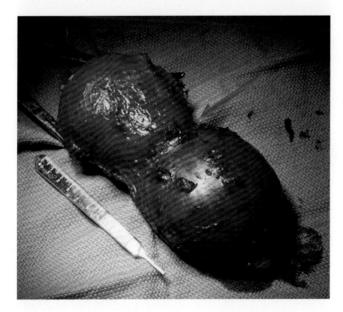

图 11.16　早期剖宫产瘢痕妊娠在子宫切除术中发现剖宫产瘢痕部位裂开。

文献报道中大多数患者发病过程急骤,包括严重的腹痛、腹腔内出血及低血容量休克症状。因此,最常见的处理方式为急诊剖腹探查术及子宫切除术(图 11.18)。如今,随着微创手术技术的发展,越来越多的早期子宫破裂病例采用腹腔镜(图 11.19)进行诊断及治疗[26,36,45,59]。

根据术中探查所见,医生对于是否行子宫切除或仅行保守治疗做出决断(腹腔镜手术同理)。血流动力学的稳定性、患者未来的生育需求均是影响手术方式的重要因素。手术决策包括子宫缺损部位的缝合[1,8]、仅去除妊娠病灶[60,68]、切除无交通的残角子宫[10,59]、次全子宫切除术或全子宫切除术(图 11.20)[62]。有趣的是,有报道称,宫内外同时妊娠中的异位妊娠致子宫破裂,在成功去除异位妊娠病灶后,宫内妊娠继续存活[45]。指南和目前的研究结果仅适用于晚期子宫破裂的手术治疗及胎盘异常的情况[17,61]。然而,早期子宫破裂的专家意见极少,其治疗应依靠患者的临床表现综合制订。目前尚不清楚既往有过早期子宫破裂病史的患者将来能否成功维持下一次妊娠,因此采取保守性治疗时应考虑该因素。

## 11.12　预防

考虑到子宫破裂的严重程度和并发症,任何预防措施都应在子宫破裂前充分考虑并与患者沟通。不幸的是,干预措施通常需要终止妊娠,对于早孕期的患者及家属这是一个十分困难的决定。

一般来说,妊娠早期诊断为剖宫产瘢痕部位或残

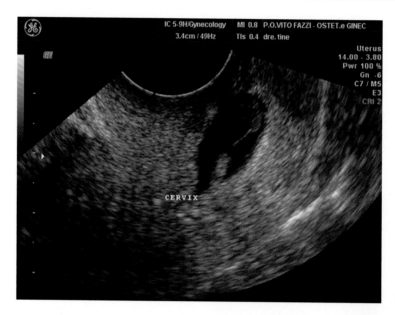

图 11.17    经阴道超声显示宫颈妊娠 7 周。

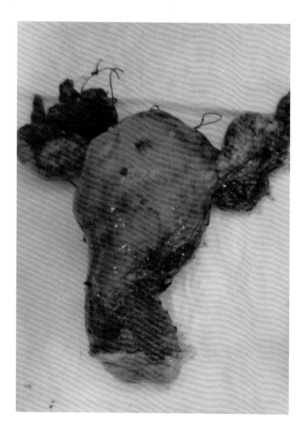

图 11.18    孕 15 周子宫破裂因大出血导致低血容量性休克行子宫切除术。

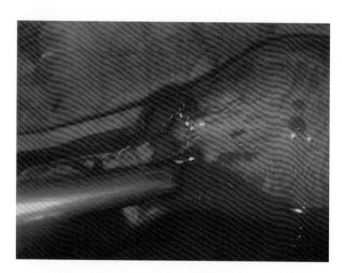

图 11.19    腹腔镜手术治疗左侧输卵管间质部异位妊娠。

子宫破裂及活产相关。目前还没有标准可以区分哪类患者可接受期待治疗,哪类患者为子宫破裂高发人群。期待治疗的患者应通过超声监测严密随访,如果植入部位开始向宫腔外生长,应考虑终止妊娠(图 11.21)。

残角子宫的胚胎种植增加子宫破裂的风险,有建议主张常规手术。目前多报道行微创手术治疗[66]。然而,目前尚不清楚其他子宫畸形的治疗方式,如子宫纵隔成形术,是否能够改善患者预后。

## 11.13    结论

早孕期子宫破裂是妊娠期女性可能出现的最严重

角子宫妊娠者须终止妊娠。终止妊娠可避免宫外孕继续进展及子宫破裂的发生,且可通过微创手术成功治疗[12,31,48]。虽然因胎盘植入行子宫切除术的风险较高(Rotas 2006[39]),剖宫产瘢痕部位妊娠的期待治疗仍与

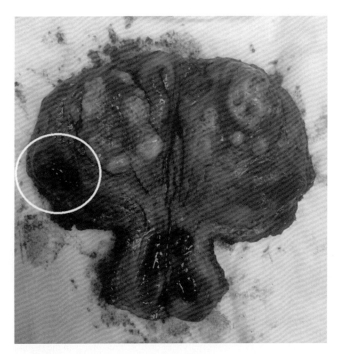

图 11.20　一例 45 岁女性,因输卵管间质部妊娠合并子宫肌瘤行子宫切除术。

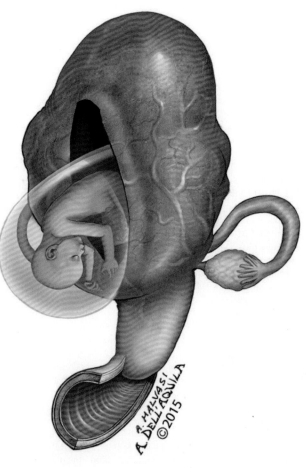

图 11.21　显示妊娠囊突出至子宫腔外。

的并发症之一。文献中虽有个案报道,但目前仍缺乏科学数据以定义或量化危险因素或评估预后。早期子宫破裂的发病率及死亡率与早期诊断相关。当患者出现急性腹痛、妊娠试验阳性及腹腔内出血的症状或体征时,早期识别及手术干预至关重要(图 11.22)。当出现残角子宫妊娠、剖宫产瘢痕部位妊娠及宫角妊娠时,应考虑终止妊娠。

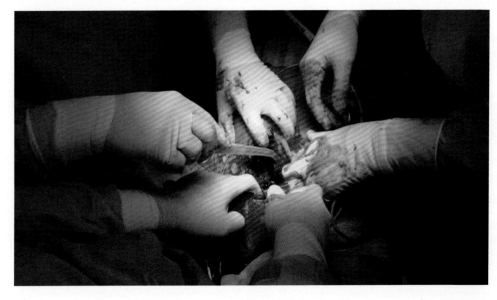

图 11.22　急诊剖腹探查术治疗妊娠中期子宫破裂和腹腔积血:破裂处位于子宫体前壁。

(王婧　夏恩兰　译　宋冬梅　审校)

# 参考文献

1. Aboulafia Y, Lavie O, Granovsky-Grisaru S et al (1994) Conservative surgical management of acute abdomen caused by placenta percreta in the second trimester. Am J Obstet Gynecol 170:1388–1389

2. Bai X, Gao H, Yang X et al (2012) Expectant management of heterotopic cesarean scar pregnancy. Chin Med J (Engl) 125:1341–1344

3. Baraugh S, Gangopadhyay P, Labib M (2004) Spontaneous rupture of unscarred uterus at early mid-trimester due to placenta percreta. J Obstet Gynaecol 24:705

4. Basbug M, Soyuer E (1997) Placenta accreta associated with rupture of a rudimentary horn pregnancy. Int J Gynaecol Obstet 57:199–201

5. Berghella V, Airoldi J, O'Neill A et al (2009) Misoprostol for second trimester pregnancy termination in women with prior caesarean: a systematic review. BJOG 116:1151–1157

6. Bhat SM, Hamdi IM, Faraj RA (2004) Twin intrauterine and cornual gestation in a case of triplet pregnancy. Saudi Med J 25:1704–1706

7. Bika O, Huned D, Jha S et al (2014) Uterine rupture following termination of pregnancy in a scarred uterus. J Obstet Gynaecol 34:198–199

8. Cox S, Carpenter R, Cotton D (1988) Placenta percreta: ultrasound diagnosis and conservative management. Obstet Gynecol 71:454–465

9. Dabulis S, McGuirk T (2007) An unusual case of hemoperitoneum: uterine ´rupture at 9 weeks gestational age. J Emerg Med 33:285–287

10. Daskalakis G, Pilalis A, Lykeridou K et al (2002) Rupture of noncommunicating rudimentary uterine horn pregnancy. Obstet Gynecol 100:1108–1110

11. Dreisler E, Stampe Sorensen S (2014) Müllerian duct anomalies diagnosed by saline contrast sonohysterography: prevalence in a general population. Fertil Steril 102:525–529

12. Edelman A, Jensen J, Lee D et al (2003) Successful medical abortion of a pregnancy within a noncommunicating rudimentary uterine horn. Am J Obstet Gynecol 198:886–887

13. Endres L, Barnhart K (2000) Spontaneous second trimester uterine rupture after classical cesarean. Obstet Gynecol 96:806–808

14. Erez O, Dukler D, Novack L et al (2007) Trial of labor and vaginal birth after cesarean section in patients with uterine Mullerian anomalies: a population-based study. Am J Obstet Gynecol 196:e1–e11

15. Esmans A, Gerris J, Corthout E, Verdonk P et al (2004) Placenta percreta causing rupture of an unscarred uterus at the end of the first trimester of pregnancy: case report. Hum Reprod 19:2401–2403

16. Fleisch M, Lux J, Schoppe M, Grieshaber K et al (2008) Placenta percreta leading to spontaneous complete uterine rupture in the second trimester. Example of a fatal complication of abnormal placentation following uterine scarring. Gynecol Obstet Invest 65:81–83

17. Fox H (1972) Placenta accreta 1945–1969. A review. Obstet Gynecol Surv 27:475–490

18. Gaied F, Quiros-Calinoiu E, Emif S (2011) Laparoscopic excision of a rudimentary uterine horn in a child. J Pediatr Surg 46:411–414

19. Goynumer G, Teksen A, Durukan B et al (2009) Spontaneous uterine rupture during a second trimester pregnancy with a history of laparoscopic myomectomy. J Obstet Gynaecol Res 35:1132–1135

20. Goyal V (2009) Uterine rupture in second-trimester misoprostol-induced abortion after cesarean delivery: a systematic review. Obstet Gynecol 113:1117–1123

21. Halvorson LM, Aserkoff RD, Oskowitz SP (1993) Spontaneous uterine rupture after hysteroscopic metroplasty with uterine perforation. A case report. J Reprod Med 38:236–238

22. Hanif S, Hanif H, Sharif S (2011) Acute abdomen at 12 weeks secondary to placenta percreta. J Coll Physicians Surg Pak 21:572–573

23. Hefny AF, Kunhivalappil FT, Nambiar R et al (2015) A rare case of first-trimester ruptured bicornuate uterus in a primigravida. Int J Surg Case Rep 14:98–100

24. Heinonen PK (1983) Clinical implications of the unicornuate uterus with rudimentary horn. In J Gynecol Obstet 21:145–150

25. Hlibczuk V (2004) Spontaneous uterine rupture as an unusual cause of abdominal pain in the early second trimester of pregnancy. J Emerg Med 27:143–145

26. Jang DG, Lee GS, Yoon JH et al (2011) Placenta percreta-induced uterine rupture diagnosed by laparoscopy in the first trimester. Int J Med Sci 8:424–427

27. Khastqir G, Abdalla H, Thomas A et al (1997) Oocyte donation in Turner's syndrome: an analysis of the factors affecting the outcome. Hum REprod 12:279–285

28. Kore S, Pandole A, Akolekar R et al (2000) Rupture of left horn of bicornuate uterus at twenty weeks of gestation. J Postgrad Med 46:39–40

29. Kurman R, Norris H (1997) Endometrial neoplasia: hyperplasia and carcinoma. In: Blaustein A (ed) Pathology of the female genital tract, 2nd edn. Springer, New York, pp 345–347

30. LeMaire WJ, Louisy C, Dalessandri K et al (2001) Placenta percreta with spontaneous rupture of an unscarred uterus in the second trimester. Obstet Gynecol 98:927–929

31. Lennox G, Pantazi S, Keunen J et al (2013) Minimally invasive surgical management of a second trimester pregnancy in a rudimentary uterine horn. J Obstet Gynaecol Can 35:468–472

32. Li Z, Sullivan E, Chapman M et al (2015) Risk of ectopic pregnancy lowest with transfer of single frozen blastocyst. Hum Reprod 30:2048–2054

33. Liang HS, Jeng CJ, Sheen TC et al (2003) First-trimester uterine rupture from a placenta percreta. A case report. J Reprod Med 48:474–478

34. Makhseed M, el-Tomi N, Moussa M (1994) A retrospective analysis of pathological placental implantation – site and penetration. Int J Gynaecol Obstet 47:127–134

35. Marcellus M, Jenkins DM, Keohane C (1989) Intra abdominal rupture of first trimester cervical pregnancy. Ir J Med Sci 158:20–21

36. Masia F, Zoric L, Ripart-Neveu S et al (2015) Spontaneous uterine rupture at 14 weeks gestation during a pregnancy consecutive to an oocyte donation in a woman with Turner's syndrome. Anaesth Crit Care Pain Med 34:101–103

37. Matsuo K, Shimova K, Shinkai T et al (2004) Uterine rupture of cesarean scar related to spontaneous abortion in the first trimester. J Obstet Gynaecol Res 30:34–36

38. Mendel JM, Mateo SC, Conde CR et al (2010) Spontaneous uterine rupture caused by placenta percreta at 18 weeks' gestation after in vitro fertilization. J Obstet Gynaecol Res 36:170–173

39. Michaels A, Washburn E, Pocius K et al (2015) Outcome of cesarean scar pregnancies diagnosed sonographically in the first trimester. J Ultrasound Med 34:595–599

40. Miller DA, Chollet JA, Goodwin TM (1997) Clinical risk factors for placenta previa-placenta accreta. Am J Obstet Gynecol 177:210–214

41. Morison JE (1978) Placenta accrete. A clinicopathologic review of 67 cases. Obstet Gynecol Annu 7:107–123

42. Nahum GG (2002) Rudimentary uterine horn pregnancy. The 20th-century worldwide experience of 588 cases. J Reprod Med 47:151–163

43. Norwitz ER, Stern HM, Grier H et al (2001) Placenta percreta and uterine rupture associated with prior whole body radiation therapy. Obstet Gynecol 98:929–931

44. Oral B, Guney M, Ozsoy M et al (2001) Placenta accreta associated with a ruptured pregnant rudimentary uterine horn. Case report and

review of the literature. Arch Gynecol Obstet 265:100–102

45. Oral S, Akpak Y, Karaca N et al (2014) Cornual heterotopic pregnancy after bilateral salpingectomy and uterine septum resection resulting in term delivery of a healthy infant. Case Rep Obstet Gynecol 2014:157030

46. Ozeren M, Ulusov M, Uyanik E (1997) First-trimester spontaneous uterine rupture after traditional myomectomy: case report. Isr J Med Sci 33:752–753

47. Palmer JM, Indermaur MD, Tebes CC et al (2008) Placenta increta and cocaine abuse in a grand multipara leading to a second trimester rupture of an unscarred uterus: a case report. South Med J 101:834–835

48. Park J, Dominguez C (2007) Combined medical and surgical management of rudimentary uterine horn pregnancy. JSLS 11:119–122

49. Patsouras K, Panagopoulos P, Sioulas V et al (2010) Uterine rupture at 17 weeks of a twin pregnancy complicated with placenta percreta. J Obstet Gynaecol 30:60–61

50. Pierzynski P, Laudanski P, Lemancewicz A et al (2012) Spontaneous rupture of unscarred uterus in the early second trimester: a case report of placenta percreta. Ginekol Pol 83:626–629

51. Ravasia DJ, Brain PH, Pollard JK (1999) Incidence of uterine rupture among women with Mullerian duct anomalies who attempt vaginal birth after cesarean delivery. Am J Obstet Gynecol 181:877–881

52. Ronel D, Wiznitzer A, Sergienko R et al (2012) Trends, risk factors and pregnancy outcome in women with uterine rupture. Arch Gynecol Obstet 285:317–321

53. Rotas MA, Haberman S, Levqur M (2006) Cesarean scar ectopic pregnancies: etiology, diagnosis, and management. Obstet Gynecol 107:1373–1381

54. Samuels TA, Awonuga A (2005) Second-trimester rudimentary uterine horn pregnancy: rupture after labor induction with misoprostol. Obstet Gynecol 106:1160–1162

55. Sargin MA, Tug N, Ayas S et al (2015) Is interstitial pregnancy clinically different from cornual pregnancy? A case report. J Clin Diagn Res 9:QD05–QD06

56. Schram M, Mohamed A (1965) Spontaneous rupture of uterus caused by placenta accreta at 17 weeks' gestation. Report of a case. Obstet Gynecol 25:624–628

57. Sentilhes L, Bouet P, Gromez A et al (2009) Successful expectant management for a cornual heterotopic pregnancy. Fertil Steril 91:934.e11–934.e13

58. Sfar E, Zine S, Bourghida S et al (1994) Pregnancy in a rudimentary uterine horn: main clinical forms. 5 cases. Rev Fr Gynecol Obstet 89:21–26

59. Shahid A, Olowu O, Kandasamy G et al (2010) Laparoscopic management of a 16-week ruptured rudimentary horn pregnancy: a case and literature review. Arch Gynecol Obstet 282:121–125

60. Smith L, Mueller P (1996) Abdominal pain and hemoperitoneum in the gravid patient: a case report of placenta percreta. Am J Emerg Med 14:45–47

61. Soliman N, Babar SA (2010) Spontaneous rupture of the uterus secondary to placenta percreta with conservation of the uterus. J Obstet Gynaecol 30:517–518

62. Suwannarurk K, Pongrojpaw D, Manusook S et al (2014) Spontaneous uterine rupture at non-cesarean section scar site with placenta percreta in the second trimester: a case report. J Med Assoc Thai 97:S208–S212

63. Takei T, Matsuoka S, Ashitani N et al (2009) Ruptured cornual pregnancy: case report. Clin Exp Obstet Gynecol 36:130–132

64. Timor-Tritsch I, Monteagudo A (2012) Unforeseen consequences of the increasing rate of cesarean deliveries: early placenta accreta and cesarean scar pregnancy. A review. Am J Obstet Gynecol 207:14–29

65. Wu S, Kocherginsky M, Hibbard JU (2005) Abnormal placentation: twenty-year analysis. Am J Obstet Gynecol 192:1458–1461

66. Yahata T, Kurabayashi T, Ueda H et al (1998) Laparoscopic management of rudimentary horn pregnancy. A case report. J Reprod Med 43:223–226

67. Zuccini S, Marra E (2014) Diagnosis of emergencies/urgencies in gynecology and during the first trimester of pregnancy. J Ultrasound 17:41–46

68. Zuckerwise LC, Cakmak H, Sfakianaki AK (2011) Uterine dehiscence in early second trimester. Obstet Gynecol 118:497–500

# 第 12 章

# 宫颈功能不全

Keun-Young Lee, Ji-Eun Song, Ga-Hyun Son, Gian Carlo Di Renzo

## 12.1 引言

　　每年有 1500 万例婴儿早产，且早产的发病率逐年上升。其中，110 万例婴儿死于早产所带来的并发症，使早产成为全球产科关注的重点疾病之一[1]。早产占分娩总数的 5%~12%，与围生期的高病死率相关。中孕期子宫颈不能维持妊娠，称为宫颈功能不全（图 12.1）。23 周前娩出的胎儿不能存活，即使能够存活，胎儿也有很高的患病率。宫颈功能不全是早产非常重要的因素。然而，医学文献中对于宫颈功能不全的病理生理学、筛查、诊断和处理（特别是环扎）等相关问题争议繁多。关于宫颈环扎术的许多述评已经发表，其中大部分是基于随机对照研究、母胎医学协会（Society for Maternal-Fetal Medicine）和美国妇产科学会（American College of Obstetricians and Gynecologists）指南。多数指南建议，宫颈环扎术指征不能仅依靠产科病史，还需考虑经阴道超声对于宫颈长度（CL）的监测[2,3]及黄体酮的预防性应用。然而，一些临床医师并未遵循指南建议，仅根据既往宫颈功能不全的病史即

K.-Y. Lee, MD, PhD (✉)
Division of Maternal and Fetal Medicine, Department of Obstetrics and Gynecology, Kangnam Sacred Heart Hospital, College of Medicine, Hallym University, Seoul, South Korea
e-mail: mfmlee@hallym.ac.kr; mfmlee@empas.com

J.-E. Song, MD • G.-H. Son, MD
Department of Obstetrics and Gynecology, Hallym University, Seoul, South Korea

G.C. Di Renzo, MD, PhD
Department of Obstetrics and Gynecology, Centre for Perinatal and Reproductive Medicine, Santa Maria della Misericordia University Hospiatal, Perugia, Italy

进行宫颈环扎术[4]。本文旨在回顾宫颈功能不全的文献和其他临床观点，并详细讨论宫颈环扎术的手术技巧。虽然宫颈功能不全(cervical incompetence)一词已使用多年，但目前常称为 cervical insufficiency，以避免 incompetence 这个词对患者的负面影响[5]。

## 12.2 定义

　　宫颈功能不全的定义尚未统一，但有些专家建议，宫颈功能不全即为无产兆的孕 37 周前宫颈的扩张及缩短，而最常见的症状是孕中期及孕晚期的早期宫颈无痛性及渐进性扩张，进而出现胎膜脱出（图 12.2）、胎膜早破、中期胚胎丢失或早产[6,7]。另一些专家认为定义应包括复发性流产[8]。也有将超声测量的宫颈长度作为诊断宫颈功能不全的标准。

## 12.3 宫颈重塑

　　了解正常宫颈的生理功能是十分重要的（图 12.3），因为任何不适宜的宫颈重塑都会导致宫颈功能不全及早产。虽然，复杂的生化和激素变化与宫颈成熟相关，但其对宫颈变化的影响尚未明确。

　　子宫颈是一个负责妊娠和分娩动态变化的器官（图 12.4）；子宫颈必须足够坚固，以支撑胎儿从妊娠开始（图 12.5）直至分娩期，并在分娩期软化以利于分娩。宫颈由纤维结缔组织和细胞外基质（70% Ⅰ 型和 30% Ⅲ 型）以及弹性蛋白、蛋白多糖和细胞腔隙(cellular compartments)组成[9]。宫颈重塑分为 4 个连续的阶段：软化、成熟、扩张和产后修复[10]。宫颈重塑曾被认为是由子宫收缩引起的被动过程。但是现在许多研究者已

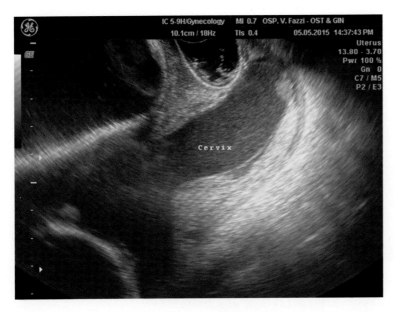

图 12.1 经阴道超声检查,孕 21 周的宫颈功能不全,羊膜囊突入宫颈管内。

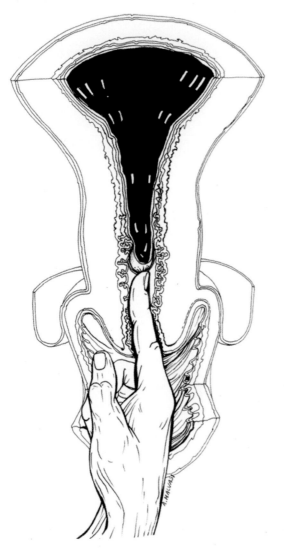

图 12.2 羊膜囊突入宫颈管,医生的手指在整个宫颈管内以触碰羊膜囊。

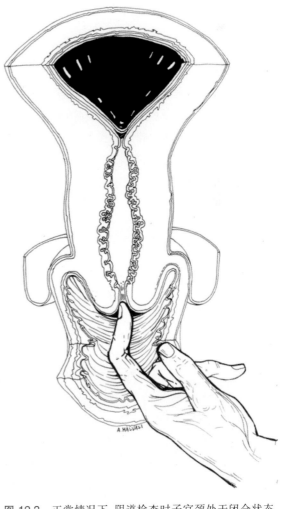

图 12.3 正常情况下,阴道检查时子宫颈处于闭合状态。

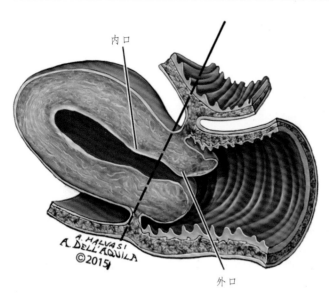

图 12.4　图像显示正常子宫颈处于内口(IUO)和外口(EUO)之间。

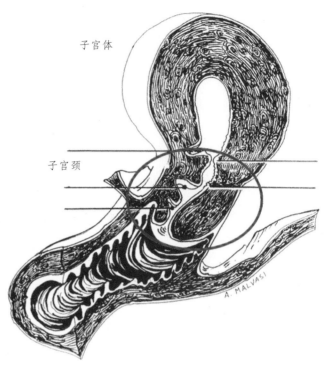

图 12.6　子宫体和子宫颈(红色圆圈中);子宫体和子宫颈在分娩准备过程中经历单独的功能性改变。

证实，它是一个独立于子宫收缩发生的复杂的过程。子宫体和子宫颈在分娩准备过程中经历单独的功能性改变(图 12.6)。宫颈重塑可能是由于激素变化(例如，黄体酮缺失)、遗传易感性、感染和炎症所导致。在宫颈软化阶段，交联不良的胶原和细胞外基质的扩张导致子宫的抗拉强度逐渐减弱,进而出现宫颈成熟和扩张[11,12]。宫颈的其他细胞成分似乎也与宫颈重塑有关,但具体机制未知。

## 12.4　宫颈功能不全的危险因素

宫颈功能不全的危险因素包括子宫畸形、宫颈既往手术史(锥切术或宫颈切除术)、人工流产(图 12.7)

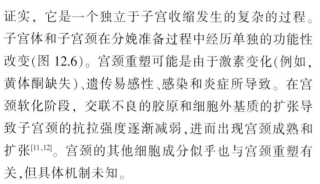

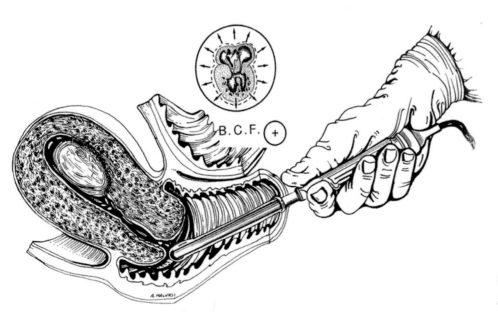

图 12.5　早期妊娠的经阴道超声检查,显示正常的宫颈。

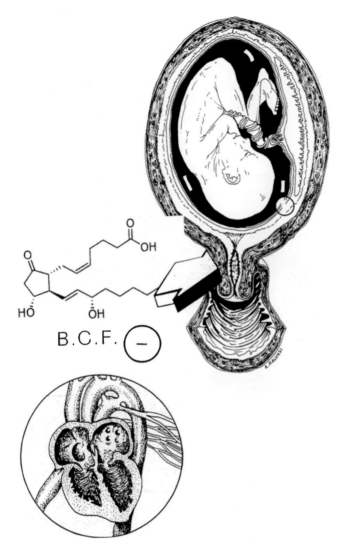

图 12.7 孕 18 周应用前列腺素进行药物流产。

或自然流产史(图 12.8)、胶原和弹性蛋白的先天缺陷(如 Ehlers Danlos 和 Marfan 综合征)、宫颈功能不全病史或孕中期子宫颈缩短史以及己烯雌酚(diethyl-stilbestrol,DES)子宫暴露史[13-15]。宫颈功能也受感染(图 12.9)和炎症的影响(图 12.10)[16]。然而,也有相当多的患者没有任何危险因素而发生宫颈功能不全。

## 12.5 诊断

尽管许多研究者都在寻找宫颈功能不全的诊断标准,但目前仍没有可靠、客观的诊断标准。因为宫颈功能不全多为回顾性诊断,因此很难明确定义宫颈功能不全的诊断标准。而且在非孕期预测或诊断宫颈功能不全更为困难。患者多有羊膜囊膨出,不伴阴道出血和宫缩痛。产科医生偶然发现该类患者妊娠期宫颈变短,并伴羊膜囊膨出至阴道。在过去,宫颈触诊及非孕期将 8 号 Hegar 宫颈扩张器无阻力地置入宫颈内直至宫腔,即诊断为宫颈功能不全[17],有些研究者正在研究宫颈顺应性的评分[18]。然而,目前这些方法并不推荐用于诊断宫颈功能不全,因为它们多是主观的,且可重复性差[19]。

经阴道超声(TVU)是评估宫颈功能最有效的方法[20]。TVU 检查宫颈优于经腹或经会阴部超声。TVU

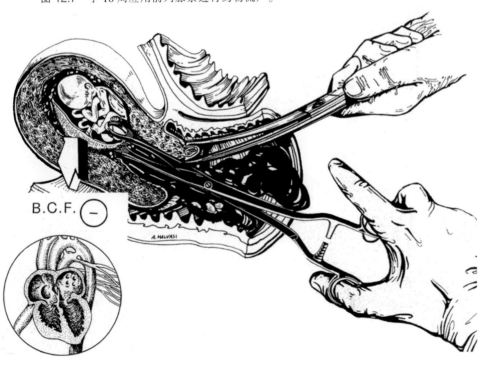

图 12.8 孕 11 周自然流产;医生通过卵圆钳钳夹取出妊娠囊。

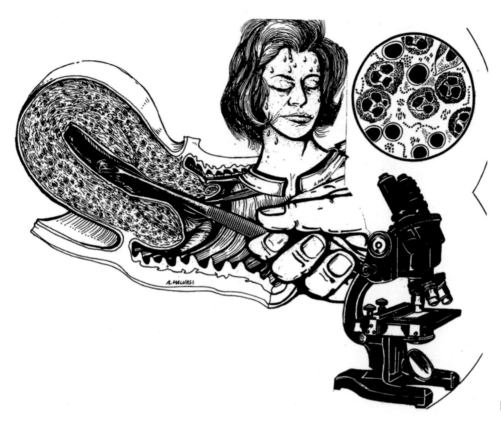

图 12.9　感染性流产的刮宫。

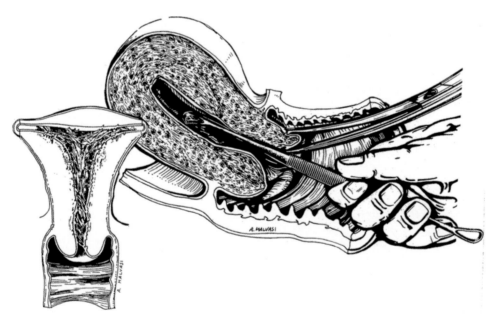

图 12.10　宫腔感染；医生使用刮匙刮宫，刮宫后出现点状出血。

是一种准确、可靠、可重复的测量宫颈长度(CL)和漏斗形态方法。有文献报道，短 CL(<25mm)增加中期妊娠流产的风险[21-24]。早产的风险与 CL 成负相关，从 30mm 的 1% 至 5mm 的 80%[25]。CL 的连续测量有助于确定适宜宫颈环扎的高危患者，因为 12%~40%的"高危"患者在随后的妊娠中不会出现 CI 的改变[19]。2012 年，母胎医学会指出，对无早产史的单胎妊娠常规筛查 CL 尚有争议，而对于有早产史的单胎妊娠筛查 CL 可预防早产发生[26]。

然而，他们还强调，对无早产史的单胎妊娠在必要时仍须考虑筛查 CL[26]。CL 测量通常在 15 周开始，因为在 15 周之前 CL 筛查无预测早产价值[27]。

推荐有早产史的单胎妊娠筛查 CL 在孕 16 周开始,每 2 周重复一次,至孕 23 周;TVU 检测 CL<25 mm 时考虑宫颈环扎术,因为在孕 35 周前行环扎术可显著降低早产风险[28]。然而,由于缺乏证据,不推荐 TVU 筛查双胎妊娠 CL[23]。TVU 的操作技术是筛查 CL 的关键因素。接受 TVU 前应排空膀胱,因为充盈的膀胱压迫宫颈,使宫颈伸长。确定宫颈的矢状轴后,为防止宫颈拉长,应避免对宫颈压力过大[29]。

漏斗用于定义子宫颈内口的扩张、测量其长度和宽度。漏斗的产生与宫颈消失相关[30](图 12.11)。

T 形代表正常闭合的宫颈。Y 形代表小的漏斗,V 形代表较大的漏斗。U 形代表更大的漏斗,提示早产风险高[30,31]。不同于 CL 的测量,漏斗测量在观察者中有很高的差异性[22]。尽管观察者间存在高差异性,漏斗结合 CL 对于预测早产有积极意义。与短 CL 单独出现相比,短 CL(<25mm)和漏斗同时存在增加了预测早产的敏感性[32]。

有研究在某些孕中期无痛性宫颈扩张的妇女中发

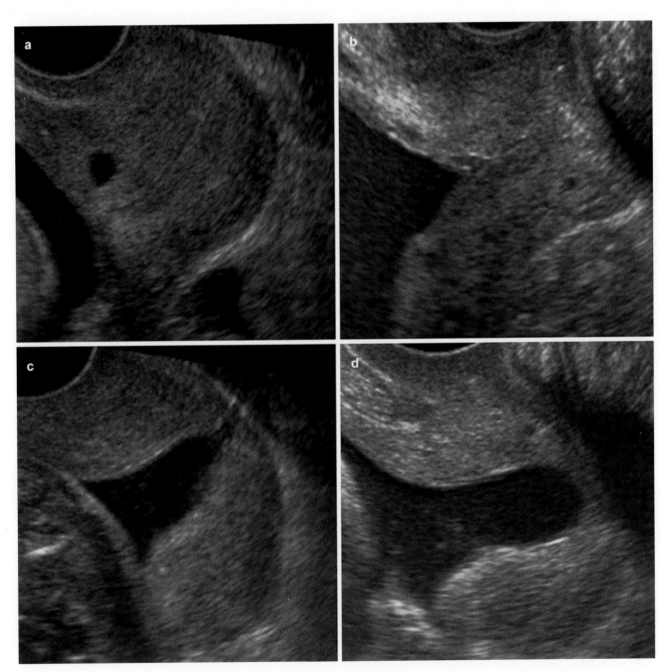

图 12.11　经阴道超声显示宫颈漏斗的形状(TYVU 形状)。

现了羊膜腔内的微生物侵袭（microbial invasion of the amniotic Cavity, MIAC)[33]。宫颈功能不全的患者进行羊水培养可能有益。然而，羊水床旁测试对于快速做出决策具有局限性。宫颈阴道纤维连接蛋白（fetal Fibronection, fFN)在一些宫颈功能不全的妇女中可能为阳性[34]。fFN 阳性对于预测有早产史妇女发生早产的风险增加[34]。

遗传易感性也有助于宫颈功能不全的诊断（图12.12）。与对照组相比,白细胞介素-10(IL-10)基因启动子的多态性在宫颈功能不全的患者中[35]更常见。胶原蛋白 1α₁ 和转化生长因子 β 基因多态性也与宫颈功

能相关[36]。这些结果表明,宫颈功能不全部分是由炎症过程或家族遗传因素介导[35,36]。患有 Ehlers-Danlos 综合征和 Marfan 综合征的妇女具有宫颈功能不全的遗传倾向[37,38]。

## 12.6 宫颈功能不全的治疗

宫颈功能不全的治疗包括非手术和手术治疗。某些非手术方法,包括限制活动、卧床休息和盆腔支持器,尚未证明对治疗宫颈功能不全有效，故不推荐使用。阴道子宫托是可考虑使用的一种非手术治疗方式[39]。

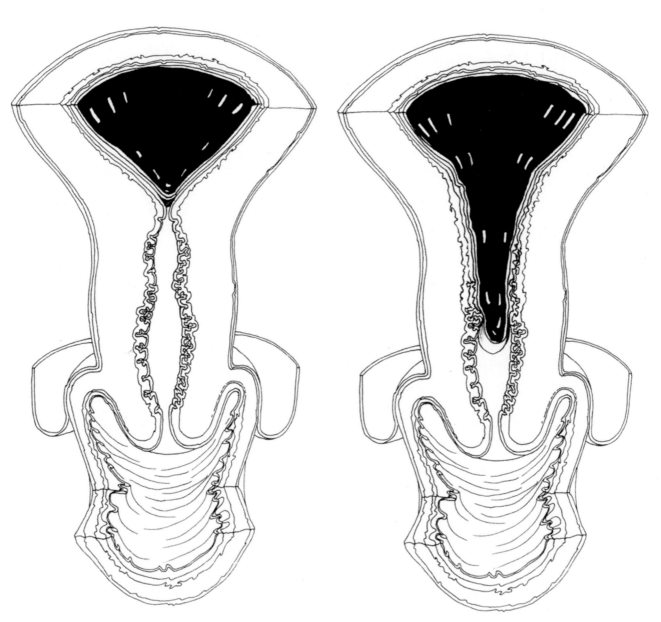

图 12.12　正常宫颈和羊膜囊突入宫颈管内的宫颈的图像差异。

阴道子宫托旨在改变宫颈管的轴线，将子宫的重心从子宫颈移走。然而，子宫托对于高危患者潜在益处的证据有限。

## 12.7　宫颈环扎术

宫颈环扎术已成为治疗宫颈功能不全的主要方式，但宫颈环扎术具体操作方式在外科学界仍有争议。宫颈环扎术是在妊娠期间进行的一种外科手术，将缝线缝扎在宫颈部（图 12.13）。手术目的是对子宫颈提供机械性的支撑，从而降低早产风险。正常妊娠期间，子宫颈部紧密闭合（图 12.14），并维持至足月。在妊娠足月时，子宫颈逐渐缩短、变软，为分娩做好准备。宫颈过早地缩短和扩张，将导致晚期流产或早产。在这种情况下，宫颈环扎术将是治疗的首选，虽然宫颈环扎术的有效性和安全性仍存在争议。

宫颈环扎术的手术指征包括有宫颈功能不全病史（病史指征性宫颈环扎术）、早产史及超声检测提示（超声指征性宫颈环扎术）和体格检查提示（体格检查指征性宫颈环扎术）。经腹环扎术适应于孕 33 周前经阴道环扎失败的患者。宫颈环扎术应在妊娠中期、胎儿具有存活能力前进行。

## 12.8　病史指征性宫颈环扎术

病史指征性宫颈环扎术（也称为预防性宫颈环扎术）是基于既往宫颈功能不全的病史，通常在孕 13~14

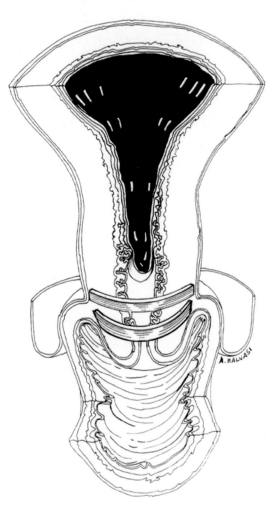

图 12.13　妊娠期实施宫颈环扎术，将缝线缝扎在宫颈的颈部。

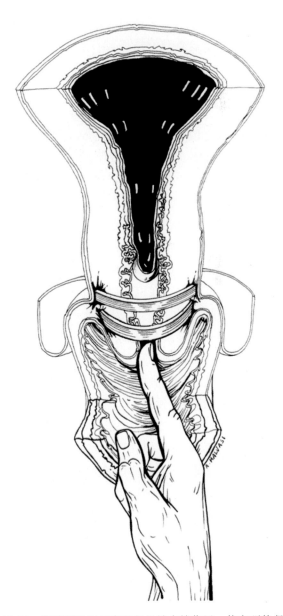

图 12.14　宫颈环扎对子宫颈起机械支撑作用，使宫颈管紧密闭合，降低早产风险。

周施术。然而，目前并不完全推荐仅依靠产科病史进行宫颈环扎术，可考虑应用阴道超声监测宫颈长度的变化及黄体酮的预防性治疗[2,3]。基于产科病史宫颈环扎术的有效性研究，病史指征性宫颈环扎术应遵循[40]:一次及以上的孕中期自然流产史;有宫颈功能不全的危险因素;除外其他诊断;既往曾因孕中期无痛性宫颈扩张行过环扎术。

Lotgering 回顾了宫颈功能不全的临床特征，认为宫颈环扎无效，因为这些随机对照试验数据结果表明胎儿丢失并没有减少[41]。对于存在宫颈功能不全高危因素的女性进行宫颈环扎术缺乏随机对照研究的证据，缺乏术后自然流产率降低的数据。那么，为什么没有大规模随机对照试验来证明宫颈环扎术的有效性，很明显临床需要这些研究结果。一个可能的原因是，高危患者得知宫颈环扎术后婴儿成活率达 90% 且手术并发症的发生率低后，不会同意加入随机对照研究。这就可以解释为什么宫颈环扎术有效性研究的规模较小和(或)未真正用于高危患者。Lotgering 还指出，低风险患者宫颈环扎术有效性的小规模研究提供的临床价值有限，因为研究中的两组都会有好的结果。他还指出，患者和一些医生拒绝手术，直至宫颈功能不全致多次流产。他的研究表明未接受宫颈环扎术的婴儿存活率约为 25%，接受宫颈环扎术者为 75%~90%。他强调"没有预防性环扎术，即使患者超声检查提示宫颈长度正常、无宫颈漏斗，仍可在检查数天后出现突发的宫颈扩张，患者须接受该风险"。他认为流产是一种痛苦的经历。典型宫颈功能不全的患者复发率高，预防性宫颈环扎术可能比定期监测宫颈长度，待宫颈缩短或扩张后再进行环扎、安胎、卧床休息更佳。对于低风险患者，他认为预防性环扎无效。

Fox 等做了一项名为"病史指征性宫颈环扎术:美国母婴医学专家的实践模式"的研究[4]。研究对美国 827 位专家进行邮件调查，询问他们是否会推荐一例既往一次妊娠史、19 周出现无明确原因自发性、无痛性宫颈扩张的患者行 12~14 周病史指征性的宫颈环扎术。在接受调查的专家中,75% 的专家表示会推荐病史指征性的宫颈环扎术。21% 的专家表示不会推荐，但如果患者要求则准予。只有 4% 表示不会推荐。实际上,许多临床医生似乎更乐意行宫颈环扎术，而不是遵循 ACOG 或教科书指南。

高危宫颈功能不全患者是否行病史指征性的宫颈环扎术需要大规模随机对照试验，以获得宫颈环扎术的副作用及孕激素影响的准确数据。

经阴道宫颈环扎术多采用 McDonald(图 12.15)或 Shirodkar 法。McDonald 法是使用不可吸收缝线在宫颈阴道部环形缝合 4~6 针(图 12.16)。Shirodkar 法是分离阴道膀胱及阴道直肠间隙，以使缝线尽可能安全地缝扎于宫颈内口。尚未确定这两种方法哪种更具优势[42,43]。McDonald 法因其操作简便、易拆除而在临床上更易推广。环扎术常用聚丙烯(Mersilene)5mm 环扎带,因其具有良好的抗拉强度，且妊娠后期穿透宫颈的可能性很小。环扎带一般缝扎在宫颈内口水平下方，且缝扎深入宫颈组织以防宫颈撕裂、缝线滑脱。建议在孕 36~37 周去除缝线。

虽然没有试验评估环扎术后每周给予 $17\alpha$-己酸羟孕酮的效果，但预防性宫颈环扎术后建议给予孕激素[44]。

## 12.9 超声指征性宫颈环扎术

超声指征性宫颈环扎术一般建议应用于孕中期经阴道超声提示子宫颈长度较短的患者。多个以孕中期短宫颈者作为研究对象的随机对照试验的荟萃分析比较了宫颈环扎组与无宫颈环扎组的妊娠结局，得出以下结论[2,45,46]:超声指征性宫颈环扎术对于单胎妊娠、既往孕 34 周前自发性早产、孕 24 周前超声提示短宫颈(<25mm)的妇女有效。30%~40% 既往有自发性早产的单胎妊娠妇女，在孕 24 周前将会出现宫颈缩短(<25mm)。在这些情况下，超声指征性宫颈环扎术与早产发病率的显著降低有关，并且可以改善新生儿的综合发病率和死亡率。另一方面，超声指征性宫颈环扎术对于既往无早产史、孕 16~24 周超声提示宫颈短于 25mm 的患者早产结局无明显改善[46]。因此，偶然发现的既往无早产史的孕中期短宫颈不能诊断为宫颈功能不全,也不是环扎术的指征。这种情况，经阴道黄体酮的应用可推荐作为降低早产风险的一种方法[47]。

到目前为止，文献中没有提及如何进行超声指征性宫颈环扎术。当我们做手术时，子宫颈可以有各种不同的形状，如伴有漏斗的短宫颈(例如,2.1cm)或非常短的宫颈(0.5cm)。当羊膜非常接近宫颈的时候，这

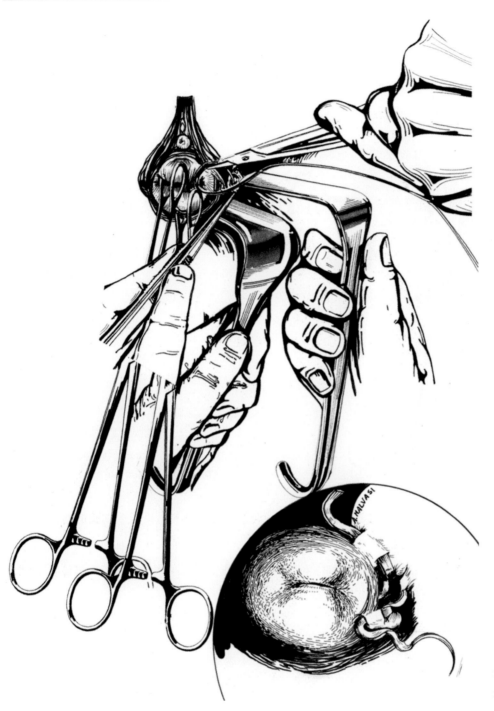

图 12.15　McDonald 宫颈环扎法为妊娠早期用缝扎线坚固地缝合宫颈一周。

种操作可导致医源性破膜。我们将 4 种不同的小型单凹面气球(uniconcave balloons)用于超声指示下的环扎术中,以保护羊膜。

　　行宫颈环扎术之前,母体应进行常规筛查,必要时对泌尿生殖道感染、菌尿、阴道炎、细菌性阴道病、宫颈炎和性传播疾病进行治疗。治疗结束后,我们常规预防性应用抗生素、宫缩抑制剂和黄体酮。

## 12.10　体格检查指征性宫颈环扎术

　　体格检查指征性宫颈环扎术(也称"紧急宫颈环扎术")的对象为孕 24 周前用窥阴器或指诊时发现轻度无痛性宫颈进行性扩张的女性。随机对照研究及回顾性队列研究得出的有限数据表明,与期待治疗相比,宫

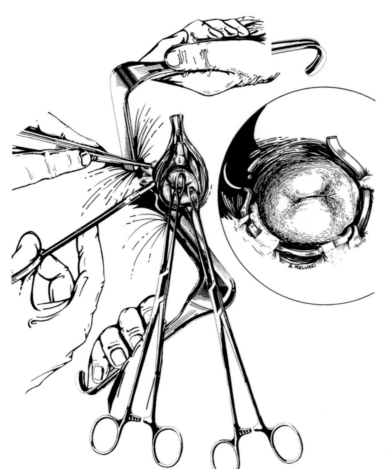

图 12.16　McDonald 宫颈环扎法是在宫颈阴道部以不可吸收缝线环绕缝合宫颈 4~6 针。

颈扩张及体格检查可见羊膜囊突出的患者给予紧急宫颈环扎术,可延长妊娠 1 个月,改善妊娠结局[48]。紧急宫颈环扎术是中孕期宫颈扩张和(或)羊膜囊膨出患者的常用治疗方法。除外羊膜腔内感染、胎膜破裂、早产、明显出血,紧急宫颈环扎术是有益的。但是,与选择性宫颈环扎术相比,紧急宫颈环扎术成功率低。手术中胎膜易破裂,尤其是宫颈扩张、羊膜囊脱出宫颈外口时[49,50]。在环扎过程中用海绵拭子或 Foley 导管将膨出的胎膜推回子宫腔较为困难。用膀胱过度充盈的方法代替机械性操作以减少羊膜囊脱出的方法效果欠佳[51]。其他较少使用的方法包括充气装置,如金属转化器或橡胶气囊,尽管关于它们的研究很少[50,52,53]。最近 Son 等研制了一种新型双腔气囊(uniconcave)装置,该装置在紧急宫颈环扎术中将胎膜重新推回至子宫腔中,并报告了其在 103 例紧急宫颈环扎术中的应用[54]。该装置与红细胞或面包圈形状相似,以最大表面积施加在胎膜上,将胎膜安全有效地推回宫腔内(图 12.17)。

　　应用双腔气囊装置的宫颈环扎术在所有病例中均

成功,并且无胎膜破裂、无手术或麻醉等并发症的发生。Son 等认为产科医生使用这种双腔气囊(uniconcave)装置进行紧急宫颈环扎术,具有简单易行、安全、并发症少的优点(图 12.18)。

　　紧急宫颈环扎术前羊膜腔穿刺虽不是必需的,但有两点好处:一,术前羊水减压可使环扎术更易操作,尤其是对于羊膜囊膨出者;二,可以检测羊膜腔内是否感染。一项无对照组的回顾性研究建议围术期使用保胎药和广谱抗生素[55-58]。目前尚无研究表明全身麻醉或局部麻醉哪种对紧急宫颈环扎术更优,但依据作者的经验,全身麻醉更适合于羊膜囊膨出的患者[59]。推荐紧急宫颈环扎术的时机为孕周小于 24 周,即胎儿具有生存能力的阈值(即妊娠>24 周)之前,因为潜在的危害可能超过益处[60,61]。应除外所有紧急宫颈环扎术的禁忌证,包括早产、羊膜腔内感染、不明原因阴道出血、胎膜早破、胎儿死亡和严重的胎儿畸形[59,62]。

　　双胎妊娠合并羊膜囊膨出的紧急宫颈环扎术似乎无益,且目前还没有研究报道。然而,最近 Rebarber 等

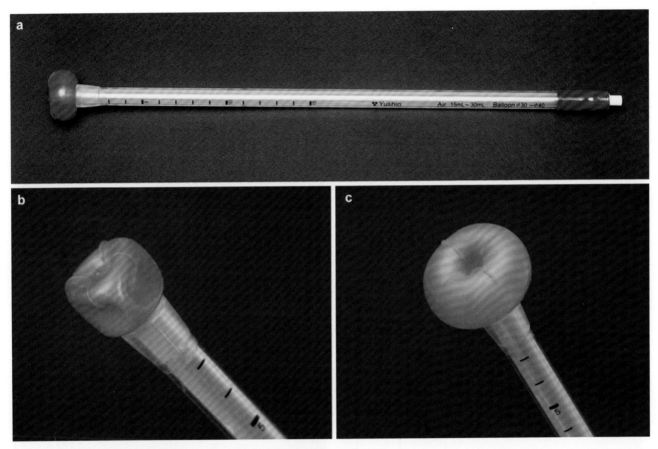

图 12.17 一个单凹面的气囊(uniconcave balloon)。(a)该装置由气囊、支杆和通气阀组成。由于气囊后部支杆的支撑作用,上推羊膜囊时气囊不会变形或向后移动。该支杆具有刻度(cm),可指示插入的深度。(b)放气后气囊。(c)充气后的气囊,与红细胞或面包圈的形状相似。(Copyright permission obtained from: Am J Obstet Gynecol 212:114, 2015)

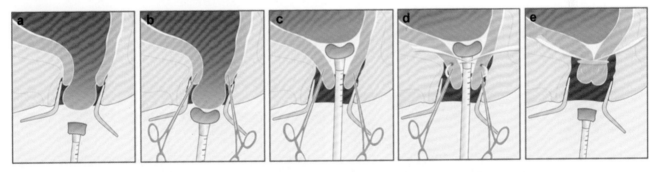

图 12.18 采用单凹面气囊装置(uniconcave balloon)的 McDonald 宫颈环扎术。图示单凹面气囊装置在手术中的应用。(a)宫颈口外可见羊膜囊脱出。(b)用两把无齿钳抓住宫颈,向球囊内充气,然后轻轻地将羊膜囊推回子宫腔。(c,d)在羊膜囊推回子宫腔后,根据 McDonald 法将缝线尽可能地向宫颈高位缝合。(e)球囊放气。将置好的缝合线打结,同时撤走气囊装置。(Copyright permission obtained from: Am J Obstet Gynecol 212:114, 2015)

对 12 例伴宫颈扩张的双胎妊娠患者进行紧急宫颈环扎术,显示术后 32 周以上分娩率及新生儿存活率均提高。Levin 等[64]和 Zanardini 等[65]的研究也得到了同样的结果。

Kuon 等[66]研究了紧急环扎术后的新生儿结局,特别关注了极低出生体重儿的不良反应。环扎术后体重小于 1500g 的新生儿需要呼吸支持,并且羊膜绒毛膜炎发病率升高。他们认为高羊膜绒毛膜炎发病率可能是由一种潜在的炎症因子所导致。预测紧急环扎术成功的因素包括羊膜腔内感染标志物和全身感染标志物。Lee 等[67]报道羊膜腔内 IL–6 升高预示短期内即须行宫颈环扎术。以潜伏期为独立变量的线性回归分析显示结果存在显著性差异(r=6.62,P<0.001)。研究表明,羊膜腔内感染标志物与围生儿结局的相关性尤为重要。

对于环扎后再次羊膜囊膨出的患者,因为没有相关指南而使得宫颈环扎术极具挑战性。Song 等[68]对 22 例初次环扎术后羊膜囊膨出的患者进行研究,其中 11 例行重复环扎术,11 例卧床休息[28]。重复环扎术后分娩孕周(P=0.004)、新生儿平均出生体重(P<0.01)、孕周平均延长时间(P<0.01)及新生儿存活率明显高于对照组(P<0.009)。

## 12.11 经腹子宫颈环扎术(transabdominal cervicoisthmic cerclage,TCC)

经腹子宫颈环扎手术适应证为因宫颈解剖学异常不能经阴道环扎者或既往经阴道环扎失败者(以 33 周前分娩定义为失败)[69]。对于既往经阴道环扎失败的患者,经腹子宫颈环扎术与再次行经阴道环扎术相比可减少早产发生的风险[69]。经腹子宫颈环扎术可通过开腹进行,也可通过腹腔镜进行。一般手术在孕 10~14 周或孕前进行。环扎的缝线可以通过切开阴道后穹隆或腹腔镜手术取出,可以阴道分娩,但更常见的情况是保留缝线,在分娩前计划进行剖宫产。手术方法有多

种。经典术式是孕期经腹环扎,也有学者建议孕前进行[70]。目前,腹腔镜下子宫颈环扎术或机器人手术多有报道(图 12.19 至图 12.26)。此外,因子宫颈恶性肿瘤

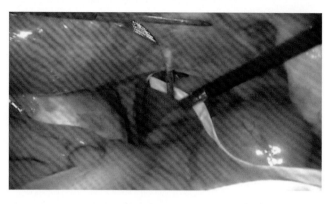

图 12.20　腹腔镜宫颈环扎术。进针部位建议为子宫后方子宫骶骨韧带上 1.5cm、旁开 1cm 的位置。(Courtesy of Dr. Helena Ban Frangež,Department of Reproduction, University Medical Center Ljubljana, Slovenia)

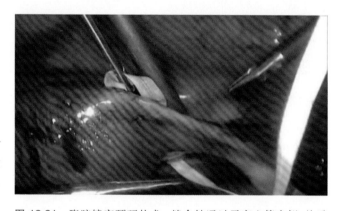

图 12.21　腹腔镜宫颈环扎术。缝合针通过子宫血管内侧,从后向前进针。(Courtesy of Dr. Helena Ban Frangež,Department of Reproduction, University Medical Center Ljubljana, Slovenia)

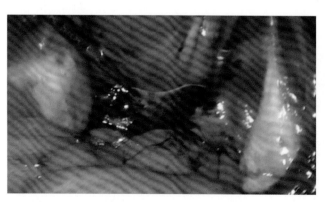

图 12.19　腹腔镜宫颈环扎术。两端与直针相连的 5mm 不吸收聚丙烯聚酯(Mersilene polyester)带自套管置入腹腔,在宫颈内口水平的两侧均自后向前缝合。(Courtesy of Dr. Helena Ban Frangež,Department of Reproduction, University Medical Center Ljubljana, Slovenia)

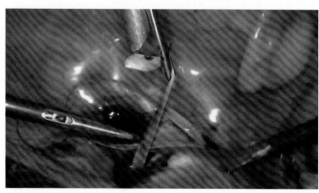

图 12.22　腹腔镜宫颈环扎术。打开膀胱腹膜反折,分离子宫下段,在双侧环扎带打结前暴露双侧子宫血管。(Courtesy of Dr. Helena Ban Frangež,Department of Reproduction, University Medical Center Ljubljana, Slovenia)

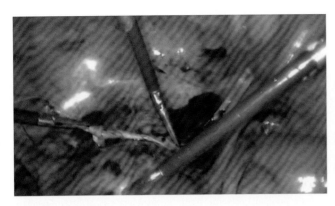

图 12.23　腹腔镜宫颈环扎术。环扎带在子宫峡部前方打结。(Courtesy of Dr. Helena Ban Frangež,Department of Reproduction, University Medical Center Ljubljana, Slovenia)

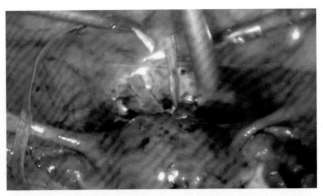

图 12.26　腹腔镜宫颈环扎术。移除环扎带相连的第二根针。(Courtesy of Dr. Helena Ban Frangež,Department of Reproduction, University Medical Center Ljubljana, Slovenia)

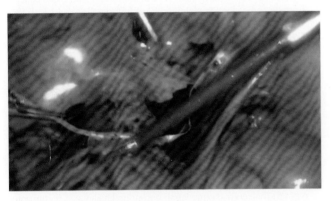

图 12.24　腹腔镜宫颈环扎术。在环扎带不要扎上膀胱反折腹膜。(Courtesy of Dr. Helena Ban Frangež,Department of Reproduction, University Medical Center Ljubljana, Slovenia)

研究预测影响其成功的因素。Lee 等[71]追踪了 161 例因宫颈功能不全行经腹子宫颈环扎术患者的妊娠结局,探讨预测 TAC 后妊娠结局的因素。术后平均妊娠周数为 36.3 周,新生儿存活率为 96%。单因素分析结果表明:20~24 周宫颈缩短($<25mm$)及子宫腺肌病患者在经腹子宫颈环扎术后分娩周数多小于 34 周($P=0.015$及 $P=0.005$)。他们认为孕期子宫腺肌病是 TAC 的一个良好预测因子。然而,多因素分析结果表明,只有孕 20~24 周宫颈缩短($<25mm$)有预测意义($P=0.005$)。考虑该研究中只有 15 例子宫腺肌病患者,故可能预测价值有限。

## 12.12 多胎妊娠宫颈环扎术

宫颈环扎术预防早产仍存在争议,尤其对于多胎妊娠而言。根据目前的系统评价,双胎妊娠宫颈环扎术似乎与早产风险显著增加相关[72]。仅基于双胎妊娠的环扎术并无益处[72],并且双胎妊娠伴短宫颈的患者甚至表现出潜在的害处。然而,一些发表的研究显示了不同的结果。Zanardini 等[65]报道了 28 例超声指征性宫颈环扎术和 14 例紧急宫颈环扎术,前者新生儿生存率为 96%,后者为 86%。术前常规检查宫颈阴道拭子和直肠拭子,围术期给予抗生素和保胎治疗。他们指出,Berghella 的结论为超声指征性双胎妊娠的宫颈环扎术与早产的高风险相关(75%在孕 35 周前)。然而,该数据仅源自 49 例妊娠妇女的两组随机对照试验,两组试验入组标准和处理方案不同,且均未特别关注宫颈环扎术在双胎妊娠中的作用[73]。Zanardini 等[65]总结

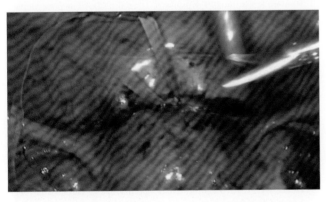

图 12.25　腹腔镜宫颈环扎术。打结后移除环扎带相连的一根针。(Courtesy of Dr. Helena Ban Frangež,Department of Reproduction, University Medical Center Ljubljana, Slovenia)

行宫颈切除的同时可行经腹子宫颈环扎术。

虽然经腹子宫颈环扎术有成功的报道,目前尚无

他们的数据,通过适当的临床试验设计,重新评估了环扎术在双胎妊娠中的效果,特别是对于双胎妊娠的紧急宫颈环扎术。

双胎妊娠的经腹子宫颈环扎术的相关研究更少。我们发表了题为"经阴道根治性子宫颈切除术同时经腹子宫峡部环扎术后成功双胎妊娠"的个案报道[74]。Kyvernitakis 也报道了类似的病例[75]。目前,对于双胎妊娠的经腹子宫颈环扎术的手术指征为根治性子宫颈切除术后极短宫颈或既往经阴道环扎失败的患者,也适用于单胎患者。虽然暂未发表,我们已有一些经腹子宫颈环扎术在双胎妊娠患者中应用的经验。

## 12.13 宫颈功能不全的临床思考

宫颈功能不全是与早产相关的重要词汇。尽管如此,关于其诊断和治疗仍有很多争议。应全面评估产科病史和宫颈功能不全的危险因素,并讨论所有可能的处理方法。根据产科病史、患者的危险因素及超声监测的宫颈长度和形状(TVU)综合确定治疗方案。仔细回顾所有产科病史和危险因素后,关于环扎术和(或)其他治疗计划与患者协商,最终达成一致。所有具有高危因素的妇女均应行超声检查,尤其是在孕16~24周。子宫颈短于25mm时,应结合超声监护和经阴道检查以判断是否行环扎术和黄体酮的治疗方案。Cochrane 一篇关于"宫颈环扎术预防早产"的评论指出,"基于临床病史、医师的专业知识及技术和最重要的患者的知情选择权,不论是因为既往病史的原因或者宫颈短或扩张的原因,如何将复发性早产的风险降到最低是需要个体化评估的"[76]。

紧急宫颈环扎术是孕中期急性子宫颈扩张和羊膜囊脱出患者的最佳选择。虽然手术风险很高,但最新研究的装置可能对患者有益。

经腹宫颈峡部环扎术对宫颈非常短的患者或经阴道宫颈环扎失败的患者有益。

今后需要更深入的研究,以确定宫颈功能不全的发病机制,并制订标准的治疗方案。宫颈功能不全生物学标志物的发现对于减少疾病的发生也是非常必要的。

(王婧　夏恩兰　译　宋冬梅　审校)

## 参考文献

1. March of Dimes, PMNCH, Save the Children, WHO. Born too soon: the global action report on preterm birth. Howson CP, Kinney MV, Lawn JE (eds) World Health Organization, Geneva, 2012
2. Berghella V, Mackeen AD (2011) Cervical length screening with ultrasound-indicated cerclage compared with history-indicated cerclage for prevention of preterm birth: a meta-analysis. Obstet Gynecol 118(1):148–155
3. Berghella V, Rafael TJ, Szychowski JM et al (2011) Cerclage for short cervix on ultrasonography in women with singleton gestation and previous preterm birth: a meta-analysis. Obstet Gynecol 117(3):663–671
4. Fox NS, Gelber SE, Kalish RB, Chasen ST (2008) History-indicated cerclage: practice patterns of maternal-fetal medicine specialists in the USA. J Perinat Med 36(6):513–517
5. Romero R, Espinoza J, Erez O, Hassan S (2006) The role of cervical cerclage in obstetric practice: can the patient who could benefit from this procedure be identified? Am J Obstet Gynecol 194:1–9
6. McDonald IA (1978) Incompetence of the cervix. Aust N Z J Obstet Gynecol 18:34–37
7. Shennan A, John B (2004) The cervix and prematurity: aetiology, prediction and prevention. Semin Fetal Neonatal Med 9:471–479
8. Szychowski JM, Owen J, Hankins G, Iams J et al (2009) Timing of mid-trimester cervical length shortening in high risk women. Ultrasound Obstet Gynecol 33(1):70–75
9. Junqueira LC, Zugaib M, Montes GS, Toledo OM, Krisztan RM, Shigihara KM (1989) Morphologic and biochemical evidence for the occurrence of collagenolysis and for the role of neutrophilic polymorphonuclear leukocytes during cervical dilatation. Am J Obstet Gynecol 138:273–281
10. Read CP, Word RA, Ruscheinsky MA, Timmons BC, Mahendroo MS (2007) Cervical remodeling during pregnancy and parturition: molecular characterization of the softening phase in mice. Reproduction 134:327–340
11. Danforth DN (1995) The morphology of the human cervix. Clin Obstet Gynecol 38:267–279
12. Leppert PC (1998) The biochemistry and physiology of the uterine cervix during gestation and parturition. Prenat Neonat Med 3:103–105
13. Romero R, Espinoza J, Kusanovic JP et al (2006) The preterm parturition syndrome. BJOG 113:17–42
14. Kiefer DG, Keeler SM, Rust OA, Waycck CP, Vintzileos AM, Hanna N (2009) Is midtrimester short cervix a sign of intraamniotic inflammation? Am J Obstet Gynecol 200:374.e1–5
15. Anum EA, Hill LD, Pandya A, Streauss JF III (2009) Connective tissue and related disorders and preterm birth: clues to genes contributing to prematurity. Placenta 30:207–215
16. Harger JH (2002) Cerclage and cervical insufficiency: an evidence-based analysis. Obstet Gyenecol 100:1313–1327
17. Toaff R, Toaff ME (1974) Diagnosis of impending late abortion. Obstet Gynecol 43:756–759
18. Kiwi R, Neuman MR, Merkatz IR et al (1998) Determination of the elastic properties of the cervix. Obstet Gynecol 71:568–574
19. Debbs RH, Chen J (2009) Contemporary use of cerclage in pregnancy. Clin Obstet Gynecol 52:597–610
20. Iam JD, Goldenberg RL, Meis PJ et al (1996) The length of the cervix and the risk of spontaneous premature delivery. N Engl J Med 334:567–572
21. Welsh A, Nicolaides K (2002) Cervical screening for preterm delivery. Curr Opin Obstet Gynecol 14:195–202
22. Hibbard JU, Tart M, Moawad A (2000) Cervical length at 16–22 weeks' gestation and risk for preterm delivery. Obstet Gynecol

96:972–978

23. Owen J, Yost N, Berghella V, Thom E, Swain M et al (2001) Midtrimester endovaginal sonography in women at high risk for spontaneous preterm birth. JAMA 286:1340–1348

24. Owen J, Yost N, Berghella V et al (2004) Can shortened mid-trimester cervical length predict very early spontaneous preterm birth? Am J Obstet Gynecol 191:298–303, The risk of preterm birth (PTB) is inversely associated with CL, from <1% at 30 mm to 80% at 5 mm

25. Heath VC, Southall TR, Souka AP et al (1998) Cervical length at 23 weeks of gestation: prediction of spontaneous preterm delivery. Ultrasound Obstet Gynecol 12:312–317

26. Society for Maternal-Fetal Medicine Publications Committee, with the assistance of Vincenzo Berghella (2012) Progesterone and pre-term birth prevention: translating clinical trials data into clinical practice. Am J Obstet Gynecol 206:376–386

27. Berghella V, Talucci M, Desai A (2003) Does transvaginal sono-graphic measurement of cervical length before 14 weeks predict preterm delivery in high-risk pregnancies? Ultrasound Obstet Gynecol 21:140–144

28. Berghella V (2012) Universal cervical length screening for prediction and prevention of preterm birth. Obstet Gynecol Surv 67:653–657

29. Yost NP, Bloom SL, Twickler DM, Leveno KJ (1999) Pitfalls in ultrasonic cervical length measurement for predicting preterm birth. Obstet Gynecol 93:510–516

30. Zilanti MD, Azuaga A, Calderon F, Pages G, Mendoza G (1995) Monitoring the effacement of the uterine cervix by transperineal sonography: a new perspective. J Ultrasound Med 14:719–724

31. Berghella V, Owen J, Mac Pherson C et al (2007) Natural history of cervical funneling in women at high risk for spontaneous preterm birth. Obstet Gynecol 109:863–869

32. Berghella V, Daly SF, Tolosa JE et al (1999) Prediction of preterm delivery with transvaginal ultrasonography of the cervix in patients with high risk pregnancies: does cerclage prevent prematurity? Am J Obstet Gynecol 181:809–815

33. Romero R, Gonzalez R, Sepulveda W et al (1992) Infection and labor. VIII. Microbial invasion of the amniotic cavity in patients with suspected cervical incompetence: prevalence and clinical sig-nificance. Am J Obstet Gynecol 167:1086–1091

34. Iams JD, Goldenberg RL, Mercer BM et al (2001) The preterm prediction study: can low-risk women destined for spontaneous preterm birth be identified? Am J Obstet Gynecol 184:652

35. Warren JE, Nelson LM, Stoddard GJ, Esplin MS, Varner MW, Silver RM (2009) Polymorphisms in the promoter region of the interleukin-10 (IL-10) gene in women with cervical insufficiency. Am J Obstet Gynecol 201:372.e1–5

36. Warren JE, Silver RM, Dalton J, Nelson LT, Branch DW, Porter TF (2007) Collagen 1Alpha1 and transforming growth factor-beta polymorphisms in women with cervical insufficiency. Obstet Gynecol 110:619–624

37. Leduc L, Wasserstrum N (1992) Successful treatment with the Smith-Hodge pessary of cervical incompetence due to defective connective tissue in Ehlers-Danlos syndrome. Am J Perinatol 9:25–27

38. Meijboom LJ, Drenthen W, Pieper PG et al (2006) Obstetric com-plications in Marfan syndromes. Int J Cardiol 110:53–59

39. Abdel-Aleem H, Shaaban OM, Abdel-Aleem MA (2010) Cervical pessary for preventing preterm birth. Cochrane Database Syst Rev CD007873

40. American College of Obstetricians and Gynecologists: cerclage for the management of cervical insufficiency: practice bulletin no. 142 (2014) Obstet Gynecol 123:372–379

41. Lotgering FK (2007) Clinical aspects of cervical insufficiency. BMC Pregnancy Childbirth 7:S17

42. Harger JH (1980) Comparison of success and morbidity in cervical cerclage procedures. Obstet Gynecol 56:543–548

43. Rozenberg P, Senat MV, Gillet A et al (2003) Comparison of two methods of cervical cerclage by ultrasound cervical measurement. J Matern Fetal Neonatal Med 13:314–317

44. Da Fonseca EB, Bittar RE, Carvalho MH, Zugaib M (2003) Prophylactic administration of progesterone by vaginal suppository to reduce the incidence of spontaneous preterm birth in women at increased risk: a randomized placebo-controlled double-blind study. Am J Obstet Gynecol 188:419

45. Owen J, Hankins G, Iams JD et al (2009) Multicenter randomized trial of cerclage for preterm birth prevention in high-risk women with shortened midtrimester cervical length. Am J Obstet Gynecol 201:375.e1–375.e8

46. Berghella V, Odibo AO, To MS (2005) Cerclage for short cervix on ultrasonography: meta-analysis of trials using individual patient-level data. Obstet Gynecol 106:181

47. Simcox R, Seed PT, Bennett P et al (2009) A randomized controlled trial of cervical scanning vs history to determine cerclage in women at high risk of preterm birth (CIRCLE trial). Am J Obstet Gynecol 200:623.e1–623.e6

48. Althuisius SM, Dekker GA, Hummel P et al (2001) Final results of the cervical incompetence prevention randomized cerclage trial (CIPRACT): therapeutic cerclage with bed rest versus bed rest alone. Am J Obstet Gynecol 185:1106–1112

49. Harger JH (2002) Cerclage and cervical insufficiency: an evidence-based analysis. Obstet Gynecol 100:1313–1327

50. Kurup M, Goldkrand JW (1999) Cervical incompetence: elective, emergent, or urgent cerclage. Am J Obstet Gynecol 181:240–246

51. Scheerer LJ, Lam F, Bartolucci L, Katz M (1989) A new technique for reduction of prolapsed fetal membranes for emergency cervical cerclage. Obstet Gynecol 74:408–410

52. Pereira L, Cotter A, Gomez R et al (2007) Expectant management compared with physical examination-indicated cerclage (EM-PEC) in selected women with a dilated cervix at 14(0/7)-25(6/7) weeks: results from the EM-PEC international cohort study. Am J Obstet Gynecol 197:483.e1–8

53. Stupin JH, David M, Siedentopf JP, Dudenhausen JW (2008) Emergency cerclage versus bed rest for amniotic sac prolapse before 27 gestational weeks. A retrospective, comparative study of 161 women. Eur J Obstet Gynecol Reprod Biol 139:32–37

54. Son GH, Chang KH, Song JE, Lee KY (2015) Use of a uniconcave balloon in emergency cerclage. Am J Obstet Gynecol 56(1):8–14

55. Nelson L, Dola T, Tran T, Carter M, Luu H, Dola C (2009) Pregnancy outcomes following placement of elective, urgent and emergent cerclage. J Matern Fetal Neonatal Med 22(3):269–273

56. Deb P, Aftab N, Muzaffar S (2012) Prediction of outcomes for emergency cervical cerclage in the presence of protruding mem-branes. ISRN Obstet Gynecol 2012:842841

57. Abo-Yaqoub S, Mohammed AB, Saleh H (2012) The effect of sec-ond trimester emergency cervical cerclage on perinatal outcome. J Matern Fetal Neonatal Med 25(9):1746–1749

58. Fuchs F, Senat MV, Fernandez H, Gervaise A, Frydman R, Bouyer J (2012) Predictive score for early preterm birth in decisions about emergency cervical cerclage in singleton pregnancies. Acta Obstet Gynecol Scand 91(6):744–749

59. Royal College of Obstetricians and Gynecologists. Cervical cer-clage: green-top guideline 60. Published May 2011

60. Norwitz ER, Greene M, Repke JT (1999) Cervical cerclage- elec-tive and emergent. ACOG Update 24:1–11

61. Norwitz ER (2002) Emergency cerclage: what do the data really show? Contemporary B/Gyn 104:8–66

62. Liddiard A, Bhattacharya S, Crichton L (2011) Elective and emer-gency cervical cerclage and immediate pregnancy outcomes: a ret-rospective observational study. JRSM Short Rep 2(11):91

63. Rebarber A, Bender S, Silverstein M, Saltzman DH, Klauser CK, Fos NS (2014) Outcomes of emergency or physical examination-indicated cerclage in twin pregnancies compared to singleton preg-nancies. Eur J Obstet Gynecol Reprod Biol 173:43–47

64. Levin I, Salzer L, Maslovitz S, Avni A, Lessing JB, Groutz A, Almog B (2012) Outcomes of mid-trimester emergency cerclage in twin pregnancies. Fetal Diagn Ther 32(4):246–250

65. Zanardini C, Pagani G, Fichera A, Prefumo F, Frusca T (2013)

Cervical cerclage in twin pregnancies. Arch Gynecol Obstet 288(2):267–271

66. Kuon R, Hualla H, Selz C, Hertler S et al (2015) Impaired neonatal outcome after emergency cerclage adds controversy to prolongation of pregnancy. Plos One 10(6):e0129104. doi:10.1371/journal.pone.0129104

67. Lee KY, Jun HA, Kim HB, Kang SW (2004) Interleukin-6, but not relaxin, predicts outcome of recue cerclage in women with cervical incompetence. Am J Obstet Gynecol 191(3):784–789

68. Song JE, Lee KY, Jun HA (2011) Repeat cerclage prolongs in women with prolapsed membranes. Acta Obstet Gynecol Scand 90(1):111–113

69. Davis G, Berghella V, Talucci M et al (2000) Patients with a prior failed transvaginal cerclage: a comparison of obstetric outcomes with either transabdominal or transvaginal cerclage. Am J Obstet Gynecol 183:836–839

70. Tulandi T, Alghanaim N, Hakeem G, Tan X (2014) J Minim Invasive Gynecol 21(6):987–993

71. Song JE, Lee KY, Son GH (2015) Prediction of outcome for trans-abdominal cerclage in women with cervical insufficiency. Biomed Res Int 2015:985764

72. Rafael TJ, Berghella V, Alfirevic Z (2014) Cervical stitch (cerclage) for preventing preterm birth in multiple pregnancy. Cochrane Database Syst Rev 9:CD009166

73. Saccone G, Rust O, Althuisius S, Roman A, Berghella V (2015) Cerclage for short cervix in twin pregnancies: systematic review and meta-analysis of randomized trials using individual patient-level data. Acta Obstet Gynecol Scand 94(4):352–358

74. Lee KY, Jun HA, Roh JW, Song JE (2007) Successful twin pregnancy after vaginal radical trachelectomy using transabdominal cervicoisthmic cerclage. Am J Obstet Gynecol 197(3):e5–e6

75. Kyvernitakis I, Lotgering F, Arabin B (2014) Abdominal cerclage in twin pregnancy after radical surgical conization. Case Rep Obstet Gynecol 2014:519826

76. Alfirevic Z, Stampalija T, Roberts D, Jorgensen AL (2012) Cervical stitch (cerclage) for preventing preterm birth in singleton pregnancy. Cochrane Database Syst Rev 18(4):CD008991

# 第 13 章

# 血栓形成倾向与妊娠

Paul W. Hendrix, Andrea Tinelli, Antonio Malvasi, Michael J. Paidas

## 13.1 引言

血栓形成倾向,无论是遗传性的,还是获得性的,都是当今产科医生经常遇到的疾病。这类疾病的复杂性导致临床医生对患者的咨询与管理都面临着挑战。

P.W. Hendrix, DO
Division of Maternal Fetal Medicine, Department of Obstetrics, Gynecology and Reproductive Sciences, Yale University School of Medicine, New Haven, CT 06520-8063, USA
e-mail: paul.hendrix@yale.edu

A. Tinelli, MD, PhD
Department of Obstetrics and Gynecology, Vito Fazzi Hospital, Lecce, Italy

Laboratory of Human Physiology, The International Translational Medicine and Biomodelling Research Group, Department of Informatics and Applied Mathematics, Moscow Institute of Physics and Technology (State University), Dolgoprudny, Moscow Region, Russia

Institute of Physics and Technology (State University), Moscow, Russia

Division of Experimental Endoscopic Surgery, Imaging, Technology and Minimally Invasive Therapy, Department of Obstetrics & Gynecology, Vito Fazzi Hospital, Lecce, Italy
e-mail: andreatinelli@gmail.com

A. Malvasi, MD
Department of Obstetrics and Gynecology, Santa Maria Hospital, G.V.M. Care and Research, Bari, Italy

International Translational Medicine and Biomodelling Research Group, Department of Applied Mathematics, Moscow Institute of Physics and Technology (State University), Moscow Region, Russia
e-mail: antoniomalvasi@gmail.com

M.J. Paidas (✉)
Division of Maternal Fetal Medicine, Yale Women and Children's Center for Blood Disorders and Preeclampsia Advancement, New Haven, CT, 06520-8063, USA

Department of Obstetrics, Gynecology and Reproductive Sciences, Yale University School of Medicine, New Haven, CT, USA
e-mail: michael.paidas@yale.edu

在过去的几十年里,我们对易栓症的认识更加广泛和深入,在此过程中引发的学术争议和临床应用的变化一直存在。随着血栓形成的新的遗传危险因素被发现,其临床意义正在逐渐明确。本章将根据相关文献,综述妊娠早期和中期的遗传性和获得性血栓形成倾向,并就目前推荐的筛查方法和治疗指南进行讨论。

## 13.2 妊娠和止血

妊娠是对人类凝血系统的真正考验。从受精卵植入到产褥期,母体系统必须谨慎地维持着高凝状态与出血之间的平衡。母胎界面的建立是孕期最先出现的挑战之一。胚胎的滋养细胞侵入母体蜕膜血管,从而建立早期胎盘循环。血管内滋养细胞改变形态后侵入母体螺旋动脉,为胚胎提供高流、低阻的血液供应,从而为妊娠期胚胎的快速生长提供支持。胚胎着床为出血和血栓形成均提供了大量的机会,其中任何一个均可以引发流产或胎盘病理改变。本章后面所讨论的许多不良妊娠结局都是由于母胎界面受损所导致,其中包括先兆子痫、宫内生长受限、流产和胎盘早剥。

分娩期和产褥期对母体凝血系统造成另一个巨大的挑战。血流迅速从 600~700mL/min 提高到足月胎盘血流状态(约占 80% 的子宫血流),这使产后出血变得十分凶险[1]。

尽管子宫收缩和血管痉挛起到了大部分的止血作用,但是母体凝血级联反应对于止血仍具有较大的作用,以防止产后出血危及生命。这一止血作用导致血栓并发症的发生风险增加,特别是在并发凝血功能障碍的情况下。从 2006 年到 2010 年,美国约有 9.3% 的孕产妇死于并发静脉血栓栓塞(VTE)[2],VTE 仍是导致孕产妇死亡的主要原因(图 13.1)。导致孕产妇静脉血栓栓塞症的危险因素见表 13.1[3-7]。

　　妊娠期存在多种易导致静脉血栓栓塞的生理变化。妊娠期具备 Virchow 三联征所有的 3 个要素(图 13.2),包括静脉瘀滞、内皮损伤和高凝状态。妊娠期的激素改变导致血管舒张进而引起下肢静脉瘀滞(图 13.3)。盆腔静脉受到子宫的压迫,从而导致静脉回流受阻,进一步加重了孕妇下肢静脉瘀滞(图 13.4)。无论是接受医生建议还是自我限定的孕期活动减少,都是导致孕期下肢静脉血流减少的额外因素。在分娩期尤其容易发生内皮损伤和血栓形成(图 13.5 至图 13.9)。原发性内皮损伤通常发生在子宫胎盘附着部位,剖宫

产和手术助娩会增加静脉血栓栓塞的风险[8]。

　　感染、产后出血和先兆子痫也会引起内皮损伤,从而导致静脉血栓栓塞的风险增加[9]。

　　妊娠期高凝状态是由多种因素结合产生的(图 13.10),其过程十分复杂。凝血级联反应中包括凝血因子Ⅱ、Ⅶ、Ⅷ和Ⅹ(图 13.11)等在内的多种凝血因子。它们的表达水平在妊娠期逐渐增加,而蛋白 S 的减少和活化蛋白 C 抵抗抑制了纤维蛋白溶解,使凝血系统向高凝状态进一步发展[8]。

　　由于不同程度的特定功能障碍引起的血栓形成倾向的提高,导致 VTE 发生的可能性大大增加。孕期静脉血栓栓塞的发病率约为 1/1500,其患病率比非孕期

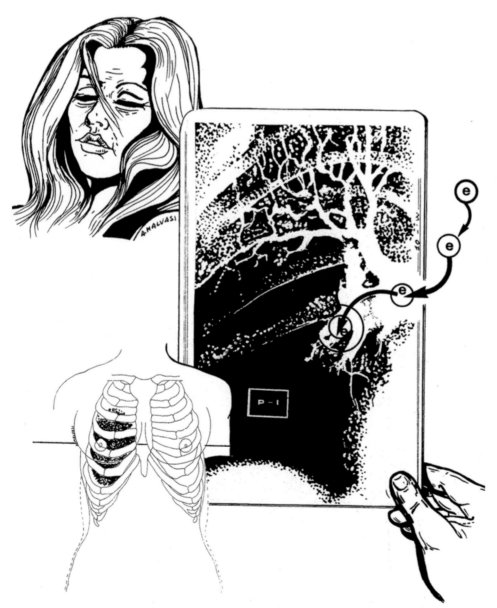

图 13.1　妊娠合并静脉血栓栓塞导致孕产妇死亡。

表 13.1 产前和产后发生孕期静脉血栓栓塞(VTE)的危险因素

| 产前和产后 VTE | 比值比 (95% CI) |
| --- | --- |
| 血栓形成倾向[3] | 51.8(38.7~69.2)[a] |
| 既往 VTE 个人史[3] | 24.8(17.1~36.0) |
| VTE 家族史[4] | 3.9[b] |
| 浅静脉血栓形成[5] | 10.0(1.3~78.1) |
| BMI >25kg/m2[c][6] | 1.8(1.3~2.4) |
| 产前活动减少[6] | 7.7(3.2~19.0) |
| BMI >25kg/m2[c] 并且产前活动减少[6] | 62.3(11.5~337.6) |
| **产前 VTE[6]** | |
| 辅助生殖 | 4.3(2.0~9.4) |
| 吸烟 | 2.1(1.3~3.4) |
| **产后 VTE[6]** | |
| 出血(未行手术) | 4.1(2.3~7.3) |
| 出血(手术) | 12.1(3.9~36.9) |
| 感染(阴道分娩) | 20.2(6.4~63.5) |
| 感染(剖宫产) | 6.2(2.4~26.3) |
| 宫内生长受限 | 3.8(1.4~10.2) |
| 子痫前期 | 3.1(1.8~5.3) |
| 子痫前期并发宫内生长受限 | 5.8(2.1~16.0) |
| 急症剖宫产助娩 | 2.7(1.8~4.1) |
| **其他可能的危险因素** | |
| 剖宫产[3] | 2.1(1.8~2.4) |
| 剖宫产[6] | 1.3(0.7~2.2) |
| 年龄[3] | 2.1(2.0~2.3) |
| 年龄[6] | 0.8(0.6~1.1) |
| 产次[5] | 1.1(0.9~1.4) |
| 产次[6] | 1.7(1.2~2.4) |

Adapted from Bourjeily et al.[7]

VTE 静脉血栓栓塞;BMI 体重指数;IUGR 宫内生长受限;[ ]=参考文献

[a] 血栓形成的危险性各不相同。

[b] 95% CI 未报道;P<0.05。

[c] 产前访视时的体重指数。

的育龄妇女高出 4~6 倍[8,11-13]。

虽然静脉血栓栓塞可能在妊娠期的任何时期发生，但是通常认为其中 50%发生在分娩前，而另外 50%发生在产后。关于特定的与妊娠相关静脉血栓栓塞发生率的相关数据是矛盾的，但是从怀孕开始即增加静脉血栓栓塞发生的风险，这一点是明确的。最新数据表明，妊娠期血栓栓塞风险随着持续妊娠而不断增加，直至围生期风险达到最高[8,13-16]。

70%~90%的妊娠期深静脉血栓形成发生在左腿(图 13.12)。从解剖学上来说，是由于左侧髂动脉横跨

左侧髂静脉近端从而导致血管受压。及时发现并治疗血栓对降低孕期血栓性疾病并发症的发生率及孕产妇死亡率具有重要意义。

## 13.3 遗传性血栓形成倾向

本章中所描述的所有遗传性血栓反应因子突变均可对凝血级联反应造成影响(图 13.13)。有效的止血需要多种酶和辅酶因子参与，这为遗传性突变的发生提供了可能(图 13.11)[10]。

最常见的遗传性血栓前突变包括凝血因子 V Leiden 突变(FVL)和凝血酶原基因突变(PGM)G20210A 的杂合子携带者。我们将在本章中讨论的其他突变并不常见，如蛋白 C 缺乏、蛋白 S 缺乏和抗凝血酶缺乏(表 13.2)[18]。

静脉血栓栓塞和不良妊娠结局的相关数据见表 13.3。

这些疾病的治疗和管理将在本章结尾进行阐述。

### 13.3.1 凝血因子 V Leiden 突变

产科医生最常见的遗传性血栓形成倾向是凝血因子 V Leiden 突变 (FVL)。这一基因突变在荷兰莱顿(Leiden,Netherlands)首次被确诊，并以该城市命名[24]。在凝血级联反应中促凝血方面，凝血因子 V 被凝血酶原激活成凝血因子 Va,并作为凝血酶原向凝血酶转化的辅酶。而在抗凝方面，凝血因子 Va 被活化蛋白 C 裂解，并作为凝血因子Ⅷ的负反馈调节因子[25]。凝血因子 V Leiden 突变(FVL)来自染色体 1q23 上凝血因子 V 基因的点突变，其编码蛋白质的 506 位点的精氨酸被谷氨酰胺所取代。这种单一氨基酸的突变导致活化蛋白 C 的裂解位点发生变化，从而削弱其裂解凝血因子 Va 的活性。FVL 在欧洲白种人中最为普遍。其携带者约占总人口的 5%~9%。在亚裔和非洲裔中的发生率较低。纯合子在该基因突变中的发生比例接近 1%,而其导致的 VTE 的发病率则更高[20,27]。

FVL 的筛选可以通过第二代 APC 抗性试验和 FVL 突变的确定性基因检测来完成。然而，由于基因检测不受抗凝作用的影响，大多数医生直接进行基因测试。

回顾性数据表明,FVL 杂合子携带者的妊娠期 VTE 发生风险增加 5~10 倍，其导致 43%的妇女在妊

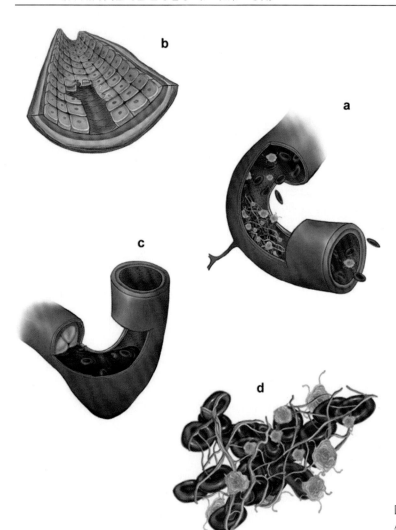

图 13.2　Virchow 三联征。(a)静脉瘀滞。(b)内皮损伤。(c)静脉血栓形成。(d)血栓放大。

娠期发生首次血栓性疾病[28-31]。应该指出的是,尽管携带者比例较高,但是血栓性疾病发病率较低。在没有血栓家族史或个人史的杂合子携带者中,VTE 的发生风险仅为 0.25%。而对于有家族史或个人史的患者,VTE 的发生风险可能高达 10%[29]。一项大型多中心前瞻性 NICHD 研究纳入了 4885 例既往没有血栓性疾病个人史的妊娠患者。其中发现 134 例 FVL 携带者 VTE 的发生风险并没有增加(0%;95% CI,0%~2.7%)[32]。

　　关于 FVL 与自然流产的相关性研究结果的不一致,导致了对其相关性的混淆。2003 年发表的一项荟萃分析对 7 项回顾性研究进行了评估,研究显示,FVL 和孕 13 周前复发性流产存在一定的相关性(OR 2.01,95% CI,1.13~3.58)[23]。在随后发表的系统回顾中亦发现了相似的研究结果(OR 1.91;95% CI,1.01~3.61)[20]。与此相反,Roque 等关于妇女不良妊娠结局的队列研究发现,FVL 在孕 10 周内对复发性流产妇女的胎儿有保护作用（OR 0.229;95% CI,0.07~0.77）[33]。另一项包含 3496 对配对妇女的大型病例对照研究发现孕 10 周后 FVL 与流产出现相关性（OR 3.46;95% CI,2.53~4.72）,而孕 3~9 周并没有出现相关性(OR 1;95% CI,0.4~2.52)[34]。总而言之,FVL 可能是早孕期流产的一个相对较小的危险因素，而这种风险的提高可能仅限于妊娠 10 周后。

　　许多研究发现,FVL 与孕中期流产和死产有关[23,35-37]。一项荟萃分析指出 FVL 与孕中晚期流产的相关性,OR 3.6(95% CI,2.2~5.8)。随着流产次数的增加,下次妊娠时流产的风险亦增加[38]。Kocher 等对包括 5000 例妊娠患者进行了前瞻性病例对照研究,研究发现 FVL 与流产存在相关性(OR 10.9;95% CI,2.07~56.94)[39]。

　　妊娠早期 FVL 的保护作用以及其与妊娠后期流产的相关性可以通过母胎界面在妊娠不同发育阶段所需的环境差异来解释。妊娠早孕中期氧分压较低,在孕

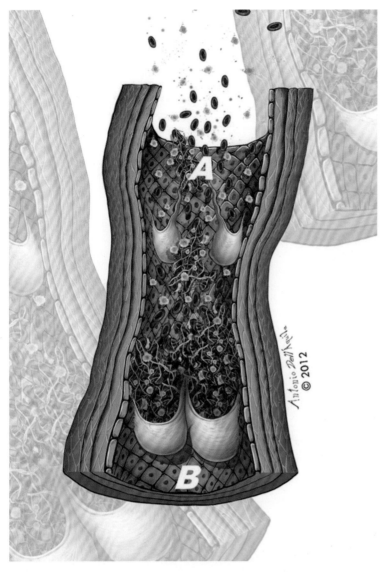

图13.3　隐静脉前部:(a)静脉瓣膜不受控制和(b)血栓形成。

8~10周时为17±6.9mmHg,孕13周时为60.7±8.5mmHg[40]。这种缺氧状态发生在孕10周之前,即滋养细胞侵入并堵塞螺旋动脉时。此时超声显示为低血流信号[41]。如果缺氧状态持续或发生在妊娠后期,则更容易引发流产。这为凝血倾向在孕10周前并不会影响妊娠活力,而在妊娠早期之后的富氧状态下却为与流产具有相关性提供了一个看似合理的发生机制。

尽管早期的研究表明FVL可能是导致宫内生长受限的一个危险因素,但是大多数研究表明这种相关性并不存在。FACCO等对12项回顾性病例对照研究和4项回顾性队列研究进行了系统回顾[42]。当所有研究被包括在内时,这种相关性被证实（OR 1.23;95% CI,1.04~1.44）。当队列研究被剔除,相关性的比值比并没有显著的统计学意义（OR 1.16;95% CI,0.98~1.38)[42]。

其他研究也得到了类似的结论[19,43,44]。

有研究表明,FVL基因突变与子痫前期之间存在相关性。Lin等发表了关于12项病例对照研究的荟萃分析,研究显示,FVL与子痫前期(OR 1.81;95% CI,1.14~2.87)和重度子痫前期(OR 2.24;95% CI,1.28~3.94)存在相关性[45]。最近,丹麦国出生队列的一项巢式病例对照队列研究,从91 661例妇女中选取519例重度子痫前期患者,发现FVL与重度子痫前期存在相关性(OR 1.94;95% CI,1.27~2.96)[46]。意大利一项受人关注的前瞻性队列研究显示,具有FVL的女性与没有血栓形成倾向的女性相比,复发子痫前期的风险较高(25.9%)[47]。而其他研究并没有发现FVL携带者与子痫前期风险增加的相关性[32,36,48]报道,其中包括一项包含有9项前瞻性队列研究的荟萃分析 (OR 1.23;95%

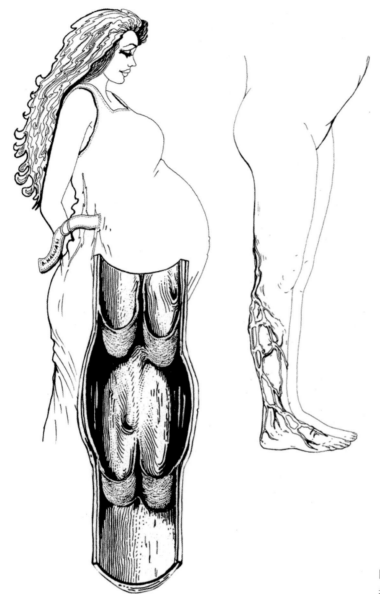

图 13.4　静脉瘀滞继发于孕期血管舒张和瓣膜不受控制,从而导致腿部静脉曲张形成。

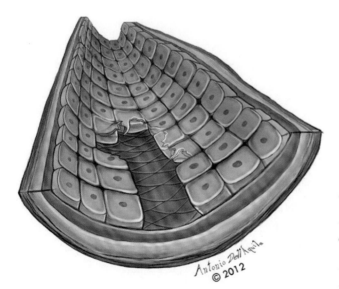

图 13.5　内皮损伤。

CI,0.89~1.7)[19]。如果 FVL 与子痫前期的相关性存在,那么这一相关性似乎并不显著,不足以改变临床实践。

由于胎盘早剥相对罕见,评价其与 FVL 相关性的研究报道很少,且现有报道并不一致。Zdoukopoulos 等在 10 项回顾性病例对照研究中的 5 项中发现了 FVL 与胎盘早剥的相关性。这 10 项研究的荟萃分析显示了 FVL 与胎盘早剥发生风险的相关性 (OR 3.42;95% CI,1.42~8.25)[49]。用丹麦队列进行的病例队列研究显示,在 378 例胎盘早剥患者中存在较低相关性(OR 1.87;95% CI,1.25~2.81)[46]。NICHD 多中心前瞻性队列研究是一项包括 4885 例女性的队列研究,其中检测出 134 例 FVL 突变携带者,此研究并未发现 FVL 与胎盘早

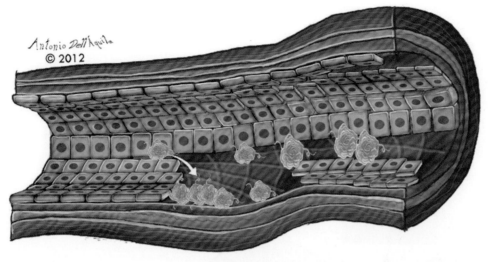

图 13.6 血小板黏附于受损的血管内皮。

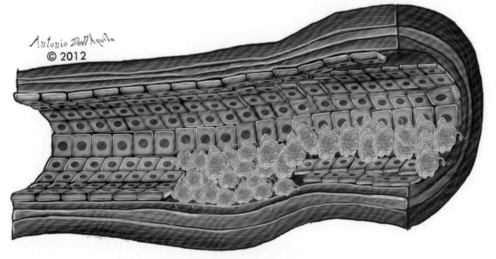

图 13.7 血小板聚集在受损内皮。

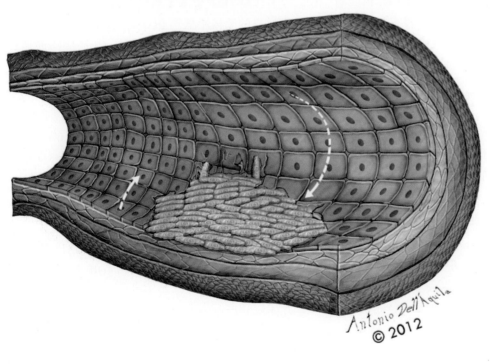

图 13.8 血小板栓塞的形成。

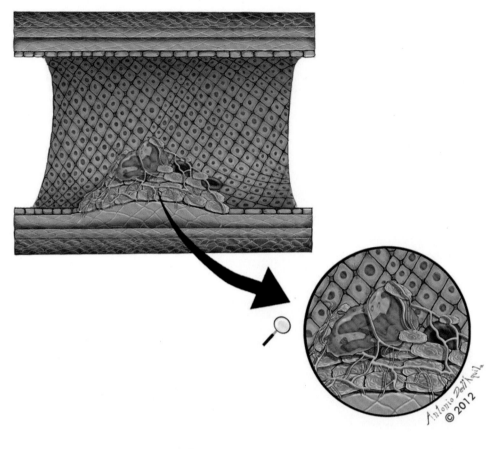

图 13.9　血栓形成。

剥的相关性。巢式对照研究分析也发现 FVL 携带者与胎盘早剥不存在相关性[32]。

　　目前,FVL 和胎盘早剥之间尚未显示出一致的相关性。

　　总而言之,FVL 携带者会导致妊娠期 VTE 风险增加。FVL 与孕 10 周后流产和死产相关。没有充足证据表明 FVL 是子痫前期、胎儿生长受限或胎盘早剥的危险因素。

## 13.3.2　凝血酶原基因突变(PGM)

　　第二个普遍存在的遗传性血栓形成倾向是由凝血酶原(凝血因子Ⅱ)基因的未编码 3' 区的多态性引起的。G20210A,鸟嘌呤(G)到腺嘌呤(A)的核苷酸点突变,导致基因编码及表达的增强。其结果是血浆中循环凝血酶原水平升高。在欧洲白种人中,PGM 携带者的发生率为 2%~4%。与 FVL 相似,PGM 在亚裔和非洲裔血统中并不常见[26,27]。其检测方法是通过 PCR 进行特异性 G20210A 突变检测。

　　PGM 是 VTE 的危险因子之一,尤其是在妊娠期。Gerhardt 等发现,在 119 例孕期诊断出 VTE 的患者

中,17% 是该基因突变的携带者,而相匹配的对照组中只占 1.3%[28]。其他研究显示,在首次发生 VTE 与妊娠相关的患者中,PGM 携带者的比例存在很大的变化,从 42 例中的 31% 到 313 例中的 3.8%[31,50]。与 FVL 一样,没有 VTE 个人史或家族史的 PGM 携带者在妊娠期血栓形成的总概率低至 0.37%。而对于那些既往发生过 VTE 的患者来说,再次发生 VTE 的风险增加到 10% 以上。PGM 突变纯合子的发生率似乎更高,但是有意义的研究数据较少[31]。而 FVL 和 PGM 的复合杂合子的风险要高得多,即使在没有 VTE 既往史的情况下,孕期和产褥期的 VTE 的发生率仍高达 4.6%[28]。

　　关于孕早期流产与 PGM 携带者之间是否具有相关性的研究尚有争议(图 13.14)。在包括 4 项汇总回顾性研究的荟萃分析中,PGM 携带者孕 13 周前复发性流产的风险增加(OR 2.32;95% CI,1.12~4.79)[23]。一项类似的包括 6 项研究的系统回顾也显示了 PGM 携带者与孕早期复发性流产的相关性 (OR 2.70;95% CI 1.37~5.34)[20]。

　　这两个共同研究中都包括多个小的回顾性病例对照研究,易于造成偏倚。随后的前瞻性研究并没有显

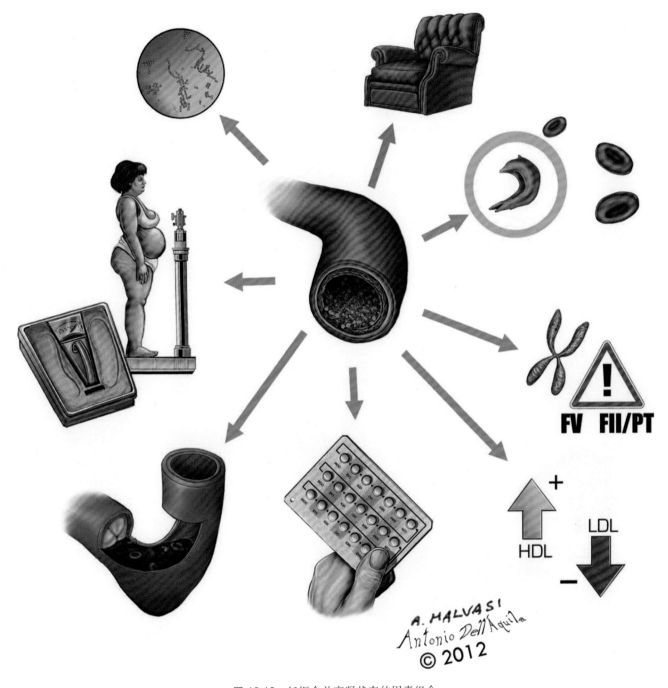

图 13.10　妊娠合并高凝状态的因素组合。

示出相关性。一项包括 4872 例妊娠患者的前瞻性队列研究中,2.8% 为 PGM G20210A 基因携带者,并没有观察到 PGM 携带者与孕早期流产的相关性(OR 0.74;95% CI,0.30~1.84)[39]。

　　大部分现有研究数据表明,G20210A 基因突变不是死产的高危因素。Korteweg 等在一项包括 1025 例胎儿死亡的汇总队列研究中发现,PGM 的比例与正常人群无差异(孕妇的 2.4%)[51]。Kocher 的前瞻性队列研究

包括 4872 例女性,也没有发现 PGM 是死产的高危因素[39]。对包括 4167 例女性的 NICHD 前瞻性多中心队列研究进行二次分析,所有孕龄均未发现 PGM 与流产的相关性(OR 0.98;95% CI,0.49~1.95)[52]。2003 年的一项包括 5 项病例对照研究的系统回顾显示,PGM 与孕 20 周后的非复发性流产具有相关性(OR 2.66;95% CI,1.28~5.53)[20]。最近,包括 4 项前瞻性研究的荟萃分析并没有发现 PGM 与流产的相关性 (OR 1.13;95%

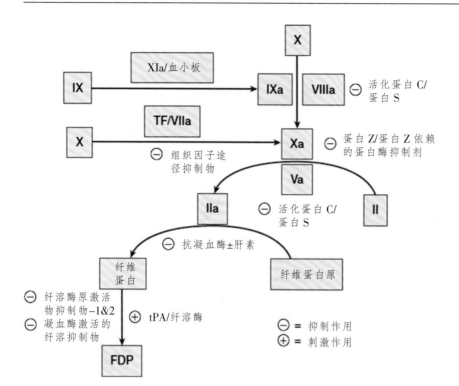

图 13.11　止血、血栓形成和纤溶通路。FDP 纤维蛋白降解产物。tPA 组织型纤溶酶原激活剂。(From Pettker and Lockwood[10])

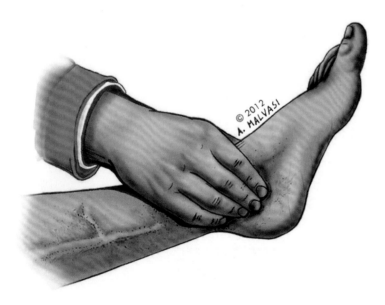

图 13.12　70%~90%的妊娠期深静脉血栓发生在左腿。

CI,0.64~2.01)[19]。总之,如果 PGM 与早期流产以及死产之间的相关性存在,该相关性可能强度不高。

现有研究普遍不支持 PGM 与胎儿生长受限存在相关性。Lykke 的丹麦国家同时期出生队列的巢式病例队列研究并没有发现 PGM 携带者与胎儿生长受限风险增加的相关性(OR 0.82;95% CI,0.46~1.43)[46]。这与 Silve 等的关于 PGM 与应用性别和种族特异性生长曲线诊断出的小于 10%的小于胎龄儿 (OR 1.34;95% CI,0.8~2.25) 以及小于 5%的小于胎龄儿 (OR 1.39;

95% CI,0.67~2.89)的相关性的前瞻性研究数据相似[52],其他人也有类似的发现[19,36,39,53,54]。

PGM 和 IUGR 之间存在相关性仅在病例对照研究中发现[37,55]。

凝血酶原基因突变与子痫前期无关。丹麦国家出生队列的巢式病例队列评估发现,PGM 与重度子痫前期之间不存在相关性(OR 0.81;95% CI,0.29~2.30)[46]。

Rodger 等对前瞻性研究的荟萃分析,包括 549 名携带 PGM 的妇女,并没有显示出 PGM 与子痫前期的

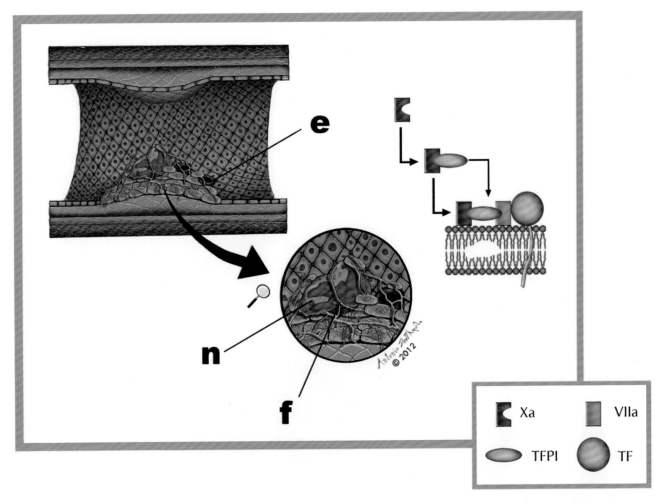

图 13.13　如何形成血管血栓的描述图。右下方,凝血级联反应的因素;(e)红细胞;(n)白细胞;(f)内皮细胞黏附网络。

表 13.2　经选择性血栓反应的孕妇静脉血栓栓塞症的危险性

| 条件 | 欧洲人群患病率 | 妊娠期 VTE 患者的患病率 | 无既往史的 VTE 风险 | 存在既往史的 VTE 风险 |
| --- | --- | --- | --- | --- |
| 凝血因子 V Leiden 突变(FVL) | | | | |
| 　杂合子 | 5.3% | 44 | 0.26% | >10% |
| 　纯合子 | 0.07% | <1 | 1.50% | >10% |
| 凝血酶原突变(PGM) | | | | |
| 　杂合子 | 2.90% | 17 | 0.37%~0.5% | >10% |
| 　纯合子 | 0.02% | <1 | 2.8 | >10% |
| FVL 与 PGM 复合 | 0.17% | <1 | | 4.70% |
| 蛋白 C 缺乏 | 0.2%~0.3% | <14 | 0.8%~1.7% | |
| 蛋白 S 缺乏 | 0.03%~0.13% | 12 | <1%~6.6% | |
| 抗凝血酶缺陷 | 0.02%~1.1% | 1 | 11.6%[17] | 11%~40% |

Adapted from Han et al. [18]

相关性(OR 1.25,95% CI,0.79~1.99)[19]。多项其他研究表明,PGM 不是子痫前期的危险因素之一[36,48,52,56,57]。

　　由于胎盘早剥的发生率不高,PGM 与胎盘早剥之间的相关性是难以评估的。一项包括 3 项回顾性病例对照研究的系统回顾发现了 PGM 与胎盘早剥的相关性 (OR 7.71;95% CI,3.01~19.76),但即使汇总到一

表 13.3　遗传性血栓形成症与经选择性妊娠并发症的相关性

| | 先兆子痫 | 流产 | 胎儿生长受限 | 胎盘早剥 | 复发性流产 | 孕晚期流产[b] |
|---|---|---|---|---|---|---|
| FVL | 1.23(0.89~1.7)[19] | 1.52(1.06~2.19)[19] | 1.0(0.8~1.25)[19] | 1.85(0.92~3.7)[19] | 1.91(1.01~3.61)[20]a | 2.06(1.1~3.86)[20] |
| PGM | 1.25(0.79~1.99)[19] | 1.13(0.64~2.01)[19] | 1.25(0.92~1.7)[19] | 2.02(0.81~5.02)[19] | 2.70(1.37~5.34)[20]a | 2.66(1.2~5.53)[20] |
| 蛋白 C 缺乏 | 21.5(1.1~414.4)[21] | 1.4(0.9~2.2)[22] | NA | 5.93(0.23~151.58)[20] | 1.57(0.23~10.54)[23] | 2.3(0.6~8.3)[22] |
| 蛋白 S 缺乏 | 2.83(0.76~10.57)[20] | 1.3(0.8~2.1)[22] | 10.2(1.1~91)[21] | 0.3(0~70.1)[21] | 14.72(0.99~218.01)[23] | 7.39(1.28~42.83)[23] |
| 抗凝血酶缺陷 | 7.1(0.4~117.4)[21] | 2.1(1.2~3.6)[22] | NA | 4.1(0.3~49.9)[21] | NA | 5.2(1.5~18.1)[22] |

参考文献:[19–23]

数据是比值比(置信区间 95%)

IUGR 胎儿生长受限,[]=参考文献

[a] 仅包含孕早期流产。

[b] 妊娠晚期的定义根据不同研究由大于 20~28 周变化。

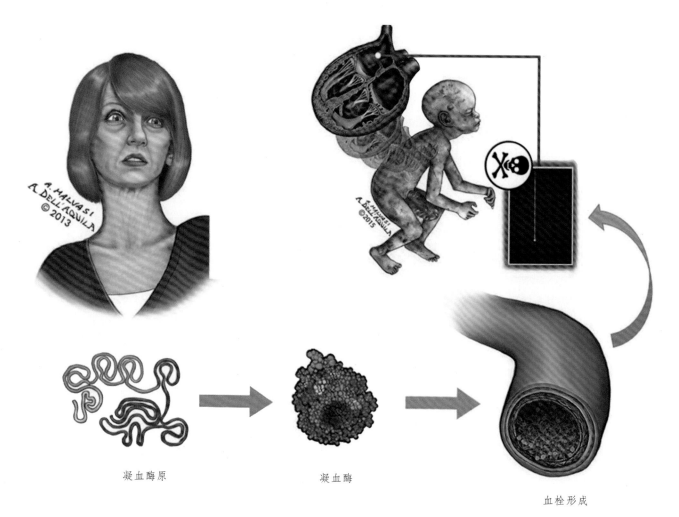

凝血酶原　　　　　凝血酶　　　　　血栓形成

图 13.14　第二种最普遍的遗传性血栓形成症,即编码凝血酶原(Ⅱ因子)基因,与孕早期流产相关。

起,PGM 携带者的数量也很低(n=20)[20]。

在一项包括 2034 例妇女的前瞻性队列研究中,Said 等发现 PGM 是胎盘早剥的独立危险因素(OR 12.15;95% CI,2.45~60.39)[36]。可得到的最强有力的研究是来自 2010 年的一项汇总了前瞻性研究数据的荟萃分析,其并未找到显著的相关性(OR 2.02;95% CI,0.81~5.02)[19]。

总之,凝血酶原基因 G20210A 突变是血栓形成的一个相对常见的遗传性危险因素,尤其是在妊娠期。纯合子和复合杂合子的 VTE 发生风险较高。关于 PGM 对孕早期流产、死产和早产的影响存在相对矛盾的数据。如果存在相关性,则很可能是很低的。很少有证据表明子痫前期和宫内生长受限与 PGM 存在相关性。

### 13.3.3 蛋白 C 缺乏

蛋白 C 是一种抗凝血因子,其作用是使凝血因子 Va 和 VⅢa 失活。它被凝血酶激活至活化蛋白 C(APC),进而裂解凝血因子 Va 和 VⅢa,抑制血栓形成[27]。

蛋白 S 是这一作用的非酶辅因子,将在本章稍后进行讨论。蛋白 C 的合成缺乏(图 13.15a)或功能缺陷在具有欧洲血统的个体中的发生率是 0.2%~0.3%,它在亚裔和非洲裔中出现得更为频繁[26]。编码蛋白 C 的基因位于 2 号染色体上。它是由肝脏合成的维生素 K 依赖性蛋白。APC 缺乏的两个主要亚型已被描述。Ⅰ 型是最常见的表型,蛋白 C 数量减少和活性降低同时存在。Ⅱ 型具有正常的蛋白 C 数量,但其功能活性降低。实验室检查方法包括蛋白 C 抗原数量和功能活性水平的检测。实验室通常认为活性水平低于 50%~60% 为异常。在急性血栓形成或抗凝治疗期间,该检测是不可靠的。

关于妊娠期发生血栓形成的风险,蛋白 C 缺乏能够一定程度地促血栓形成(图 13.15b)。这种风险很可能与底物缺乏,伴或不伴有功能降低成正比。Zotz 等的病例对照研究中将 173 例 VTE 女性患者与对照组 325 例正常女性进行比较。如果以<73%作为蛋白 C 活性正常的界限,则妊娠期首次发生 VTE 的相对风险为 RR 3.0(95% CI,1.4~6.5);如果以<50%作为蛋白 C 活性正常的界限,则妊娠期首次发生 VTE 的相对风险为 RR 13(95% CI,1.4~123)。2006 年一项回顾性病例对照研究的系统回顾显示,遗传性蛋白 C 缺乏的患者具有一定发生 VTE 的风险 (OR 4.76;95% CI,2.15~10.57)[20]。因为 DVT 和蛋白 C 缺乏都是罕见的,关于它们的相关性的前瞻性研究无法实现。

目前尚缺乏关于蛋白 C 缺乏和不良妊娠结局相关性的研究数据,并且现有研究也没有足够的效能得出肯定的结论。不同的遗传变异和表型使得研究难以得出任何具有管理策略的结论。许多研究包括的是蛋白质 C 缺乏、蛋白质 S 缺乏和抗凝血酶缺乏的混合数据。Preston 等研究发现,蛋白 C 缺乏的患者孕早期或孕中期流产的风险为 OR 1.4(95% CI,0.9~2.2),而孕晚期流产的风险为 OR 2.3(95% CI,0.6~8.3)[22]。其他人还没有得出孕早期复发性流产与蛋白 C 缺乏之间的相关性[58]。在回顾性病例对照研究的系统回顾中,Alfirevic 等发现蛋白 C 缺乏与死产不存在相关性(OR 1;95% CI,0.1~11.1),但是蛋白 C 缺乏与子痫前期具有相关性(OR 21.5;95% CI,1.1~414.4)。所有纳入的研究都受到研究规模小以及置信区间较大的限制[21]。我们的回顾性队列研究发现了蛋白 C 缺乏与子痫前期(OR 6.85;95% CI,1.09~43.21)和胎盘早剥(OR 13.86;95% CI,2.21~86.94)的相关性,但未能发现与其他被研究的不良妊娠结局的相关性[33]。

### 13.3.4 蛋白 S 缺乏

蛋白 S 是凝血级联反应中一种维生素 K 依赖性抗凝血辅助因子。它加速活化蛋白 C 对凝血因子 Va 和凝血因子 VⅢa 的裂解,最终抑制凝血酶的形成。在欧洲白种人中这是一个不太常见的血栓形成倾向,其患病率仅为 0.03%~0.13%。蛋白 S 的编码基因 PROS1 位于 3 号染色体上。已经发现超过 130 个突变可能导致蛋白 S 缺乏。

蛋白 S 缺乏分成 3 个主要表型。Ⅰ 型表现为蛋白 S 抗原减少,包括游离和总抗原,并且存在功能活性降低。Ⅱ 型的特征是游离蛋白 S 和总蛋白 S 数量正常,但功能活性受损。Ⅲ 型通常具有正常的总抗原水平,但游离蛋白 S 抗原减少并且功能活性降低。蛋白 S 功能活性的多变性主要由于作为补体系统调节器的补体 4b 结合蛋白的水平波动。孕期游离蛋白 S 数量减少是由于补体 4b 结合蛋白的升高。我们发现在妊娠期游离蛋白 S 数量显著低于非妊娠期,孕中期游离蛋白 S

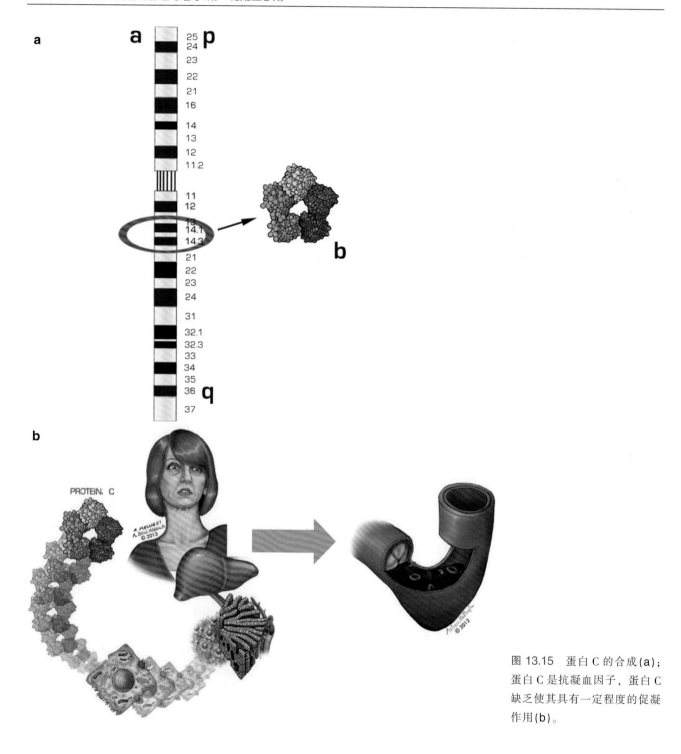

图 13.15  蛋白 C 的合成(a);
蛋白 C 是抗凝血因子，蛋白 C
缺乏使其具有一定程度的促凝
作用(b)。

水平为 38.9±10.3%,孕晚期为 31.2±7.4%[59]。为避免混杂因素的影响,需要指出的是,蛋白 S 的功能障碍的检测直到产后 6 周均有所不同。实验室检查主要根据游离蛋白 S 抗原水平,但是在妊娠期、应用抗凝剂或 VTE 活跃期时,这一检测结果是不可靠的。游离抗原水平低于 60% 被认为是异常的,但是当这种游离蛋白 S 水平仅在妊娠期出现时,不能基于蛋白 S 活性或游离抗原水平来进行遗传性蛋白 S 缺乏的诊断。蛋白 S 水平必须在妊娠期及产褥期以外,以及在没有激素避孕的情况下进行测定,才能用以证实遗传性蛋白 S 缺乏的存在。

由于蛋白 S 缺乏发生频率相对较少,关于其在妊娠期的风险研究数量也有限。2006 年,Robertson 可获得的病例对照研究进行系统回顾,发现 VTE 和妊娠的相关性 OR 3.19(95% CI,1.48~6.88)[20]。

　　Conard 等对 17 例先天性蛋白 S 缺乏患者的 44 次妊娠进行评估，研究显示没有抗凝治疗的妊娠期患者没有血栓形成，而产后发生 5 例血栓性疾病，约占 17%(95% CI,3~31)[60]。

　　关于蛋白 S 缺乏和妊娠结局的最令人信服的发现是与孕晚期流产的相关性，尽管研究规模很小。一项系统回顾发现蛋白 S 缺乏与孕 20 周后不存在胎儿畸形的不明原因流产存在比较强的相关性 (OR 16.2;95% CI,5~52.3)[21]。Saade 和 McLintock 发表了类似的研究结果，他们发现了蛋白 S 缺乏与孕 28 周后的死产的相关性 (OR 41;95% CI,4.8~359)[61]。虽然 Alfirevic 的研究发现了蛋白 S 缺乏与子痫前期(OR 12.7;95% CI,4~39.7) 和胎儿生长受限(OR 10.2;95% CI,1.1~91)的相关性[21]，但是并没有发现与其他不良产科结局的相关性[20]。

## 13.3.5 抗凝血酶缺乏

　　抗凝血酶(AT)是一种丝氨酸蛋白酶抑制剂，虽然抗凝血酶发生基因突变导致的遗传性功能障碍并不常见，但是这一突变引起的血栓形成发生较多。它有时也称为抗凝血酶Ⅲ，可以抑制活性凝血酶将纤维蛋白原转化为纤维蛋白。它同时也是已知的凝血因子ⅩA、ⅨA、Ⅺ、Ⅻa、胰蛋白酶、纤溶酶和激肽释放酶的抑制剂。除了抗凝作用外，抗凝血酶还具有一定的抗感染作用[62]。

　　抗凝血酶基因已被确定存在超过 250 个位点可能发生突变，这为该基因突变提供了广泛的表型。Ⅰ型疾病为抗凝血酶数量减少。Ⅱ型是抗凝血酶功能活性障碍，可以进一步分为多种亚型。Ⅱa 型的特征在于蛋白质的反应活性位点的缺陷，并且通常更具血栓形成性。Ⅱb 型功能障碍表现在肝素结合位点存在缺陷，并且这一表型不易发生血栓形成。Ⅱc 型在两个结合位点都有缺陷。Ⅰ型仅占抗凝血酶缺乏总数的 12%，但血栓形成较多，占存在症状的病例的 80%。欧洲白种人的抗凝血酶缺乏患病率约为 0.02%~1.15%。已经发现这一突变在一些亚裔人群中更常见，患病率高达 2%~5%[26,63]。

　　经选择的实验室检查方法是使用肝素检测血浆抗凝血酶的活性，即检测其抑制凝血酶或凝血因子 Xa

的效果。活性<80%被认为是异常的，但大多数遗传性抗凝血酶缺乏患者的抗凝血酶活性<60%。检测结果异常通常继发于抗凝治疗或急性血栓形成，因此此项检查应推迟至治疗完全结束。

　　虽然前面讨论过的抗凝血酶缺乏具有大量多变的表型，但具有抗凝血酶缺乏的患者妊娠期血栓栓塞症的风险可能较高。一篇系统回顾显示了关于 VTE 和妊娠的相关性(OR 4.69;95% CI,1.30~16.96)[20]。一项最近的系统回顾纳入了 112 例不具有 VTE 个人史的抗凝血酶缺乏的妊娠期女性，研究发现每次妊娠期 VTE 的发病风险为 11.6%(OR 6.09;95% CI,1.58~24.43)[17]。

　　然而，回顾性研究对血栓形成发生较多的Ⅰ型疾病(OR 282;95% CI,31~2532)与发生风险较小的Ⅱ型疾病(OR 28;95% CI,5.5~142)进行评估比较[9,64]。据估计，Ⅰ型疾病患者终生可能发生血栓栓塞性疾病的风险为 50%[65]。一项关于 63 例妊娠期未经抗凝治疗的Ⅰ型女性患者的病例分析发现，18%的患者在妊娠期出现血栓性并发症，另外 33%的患者在产后发生血栓性并发症[60]。

　　虽然它是第一个被明确的遗传性血栓形成倾向性疾病，但由于其发生罕见，有关其与产科不良结局的相关性的研究数据并不分丰富。对于孕早期流产，一项回顾性队列研究发现，在抗凝血酶缺乏的患者中存在一定比例小于 28 周流产的风险(OR 1.7;95% CI,1~2.8)[22]。一项荟萃分析中并没有发现孕 17 周前复发性流产(OR 0.88;95% CI,0.17~4.48)或任何时期非复发性流产(OR 1.54;95% CI,0.97~2.45)的风险显著增加[23]。

　　其他研究并没有发现抗凝血酶缺乏和孕早期流产的相关性[20,33,58,66,67]。

　　关于死产和抗凝血酶缺乏之间的相关性的研究更为有限，因为这两种疾病的发生率都不高。Prestin 的回顾性队列研究发现了显著的相关性 (OR 5.2;95% CI,1.5~18.1)[22]。其他试图评估此风险的研究受到了样本量小的限制，但他们并未发现显著的相关性[21,23,68]。

　　在关于 491 例患者的不良妊娠结局的回顾性队列研究中，我们发现胎儿生长受限(OR 12.93;95% CI,2.72~61.45)和胎盘早剥(OR 60.01;95% CI,12.02~300.46)的风险增加[33]。相反的，其他小的研究没有发现显著的相关性[20,21,68]。

　　遗传性抗凝血酶缺乏症与子痫前期之间的相关性

需要进一步研究。Lariciprete 等的一项包括 12 例抗凝血酶缺乏患者的病例对照研究发现遗传性抗凝血酶缺乏和子痫前期之间的相关性(RR 0.88;95% CI,0.83~0.94)[68]。然而,仅包括 D'ELLIa 等的一项研究的系统回顾并没有发现风险的显著增加(OR 3.89;95% CI,0.16~97.19)[20]。

抗凝血酶缺乏与子痫前期的相关性是一个热门的话题。文献报道,在健康孕妇中妊娠晚期抗凝血酶活性逐渐下降被命名为妊娠导致抗凝血酶缺乏[62,69]。在妊娠子痫前期患者中抗凝血酶活性水平似乎存在下降。Weine 等发现子痫前期患者的抗凝血酶平均活性为 60%±15%,而正常妊娠对照组的抗凝血酶活性为 85%±15%。应用抗凝血酶活性水平≥70%对子痫前期进行阴性预测,其预测率为 89%。应用活性<70%进行阳性预测,预测率为 80%[70,71]。其他人发现子痫前期的患者抗凝血酶活性水平下降与病情恶化相关[72]。

抗凝血酶的一些特性使它成为一种潜在的子痫前期的药物治疗方法。抗凝血酶是一种有效的抗凝剂和抗炎药[73]。从血浆中提取和重组的抗凝血酶目前均可用于妊娠的其他适应证[74]。有些研究已经使用从血浆中提取的抗凝血酶成功地延长早发性子痫前期的妊娠时间,这一研究成果使抗凝血酶具有临床应用前景[75-79]。目前,一项大型前瞻性多中心双盲试验评估了重组抗凝血酶对孕 23~30 周的早产子痫前期的治疗效果[74]。

## 13.3.6 亚甲基四氢叶酸还原酶突变

亚甲基四氢叶酸还原酶(MTHFR)是叶酸代谢途径中的一种酶。它将 5,10-亚甲基四氢叶酸还原为 5-四氢叶酸乙酯,使其具有将同型半胱氨酸转化为蛋氨酸的活性作用。MTHFR 基因的缺陷可能导致同型半胱氨酸水平升高,被认为是血栓前期。被充分研究的 MTHFR 基因位于染色体 1p34.4,主要有两个普遍存在的突变:C677T 和 A1298C[80]。

C677T 等位基因(核苷酸 677 位点从半胱氨酸变成胸腺嘧啶)在世界范围内相对普遍存在,其携带频率范围从意大利人中的 44% 到撒哈拉以南非洲裔的 7%。它所编码的酶处于活性状态时是不耐热的,当其在温度>37℃时则无活性。C677T 等位基因纯合子导致叶酸缺乏时,血浆同型半胱氨酸水平则升高,而同型半胱氨酸水平正常的人被发现叶酸水平也是正常的。

第二个通常被讨论的是 A1298C 突变,它很少使抗凝血酶功能出现急剧下降。然而,当与 C677T 突变同时存在时,如果叶酸缺乏,它可以产生类似于 C677T 纯合子导致的同型半胱氨酸升高[80]。

因此,MTHFR 基因突变是比较常见的,饮食食物补充叶酸(图 13.16)使高同型半胱氨酸血症并不常见。高同型半胱氨酸血症与 VTE 具有相关性(OR 2.5;95% CI,1.8~3.5)[81]。无论怀孕状况如何,没有同型半胱氨酸水平升高的 MTHFR 突变不会单独增加 VTE 风险[64,82]。

最近一项包括了 11 000 个病例和 21 000 个对照病例的大型荟萃分析发现亚甲基四氢叶酸还原酶 C677T 突变不能导致 VTE 的发生风险增加[83]。

虽然已经尝试将 MTHFR、高同型半胱氨酸血与不良妊娠结局相联系,但证据是矛盾的。一项荟萃分析发现小于 16 周的流产和高同型半胱氨酸血症之间具有较小的相关性(OR 2.7;95% CI,1.4~5.2),而与单独的 MTHFR 相关性更小(OR 1.4%;95% CI,1.0~2.0)[84]。另一项对 5883 名妇女的同型半胱氨酸水平和他们 14 492 例的妊娠结局进行的研究发现,同型半胱氨酸水平的升高和死产之间存在一定的相关性,但并没有统计学意义(OR 2.03;95% CI,0.98~4.21)[85,86]。其他最近发表的文献也未能得出 MTHFR 与孕早期流产、早期死胎或死产的相关性[20,36]。

虽然一些文献报道存在矛盾,但高同型半胱氨酸血症或 MTHFR 与子痫前期[87]、胎盘早剥[88]及胎儿生长受限[42,89]不存在相关性。即使它们之间的相关性确实存在,则此相关性可能是十分微小的,并且被叶酸补充的普遍进行所掩盖。由于 MTFHR 与上述妊娠结局之间的相关性缺乏强有力的证据,因此不推荐进行常规筛查。但遇到一个确诊为 THFR 突变的者寻求妊娠建议时,应鼓励其行叶酸补充。妊娠期间无须对 MTHFR 进行特别管理。

## 13.4 获得性血栓形成倾向

### 13.4.1 抗磷脂抗体综合征

抗磷脂抗体综合征(APS)是产科医生最常见的获得性血栓形成倾向。它与 VTE 和不良产科结局均存在相关性,这是产科医生需要了解的一个重要疾病。APS

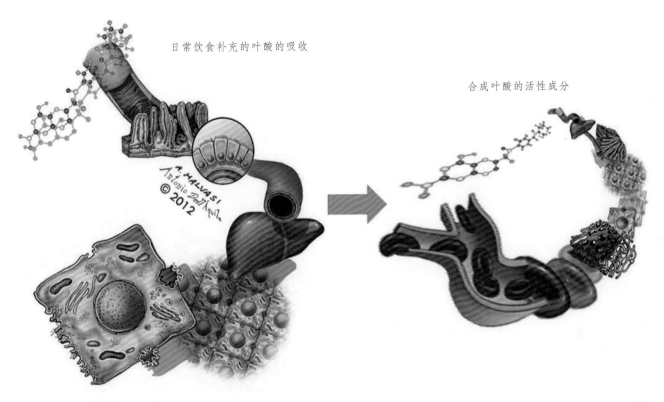

日常饮食补充的叶酸的吸收

合成叶酸的活性成分

图 13.16　左侧：日常饮食补充的叶酸的吸收；右侧：合成叶酸的活性组分，降低同型半胱氨酸水平及静脉血栓栓塞(VET)的风险。

是一种自身免疫性疾病，这些抗体主要针对靶向内皮细胞膜磷脂，包括心磷脂、β₂-糖蛋白 1 和磷脂酰丝氨酸。从而继发的临床后果是静脉和动脉同时存在血栓形成，以及不良妊娠结局。这些临床结果构成了诊断条件的很大一部分。

　　50%的 APS 患者患有一些潜在的疾病，最常见的是系统性红斑狼疮(SLE)，这使她们具有产生自身抗体的风险。APS 首先在具有抗心磷脂抗体并导致了凝血障碍的 SLE 患者中被发现。狼疮和相关风湿性疾病使完整的内皮细胞造成损伤，暴露阴离子磷脂，使其与特殊蛋白结合。这一过程使一个常常受损的免疫系统产生新的抗原。一旦建立了内皮细胞自身抗体，它们就抑制了内源性抗凝剂(蛋白 C、膜联蛋白 V、抗凝血酶)，并促进促凝血因子(血小板、组织因子和辅酶活性)这些调节机制仍在持续[90-92]。

　　APS 的诊断需要特定的临床病理和实验室标准，这是由一个国际共识小组在 2006 年确定的(表13.4)[93,94]。第一个要求是至少包括一个被列出的临床结果，其中包括血栓性疾病和不良产科结局。第二个标准是存在至少一个被列出的实验室异常高于正常阈

值的指标，然后间隔至少 12 周进行再次测量，

　　在健康个体的 1%~5%中发现无临床症状的抗磷脂抗体患者，许多患者这种状态是短暂的[93]。这支持了诊断标准中实验室异常指标至少持续 12 周。许多关于抗磷脂抗体和产科结局的研究不严格使用 APS 的诊断标准，往往缺乏间隔至少 12 周的证实性实验室检测。其他的研究是在建立当前诊断标准之前完成的。在评估可用的 APS 证据时，考虑这些限制是很重要的。

　　APS 占孕期 VTE 事件的 14%。血栓性事件的风险因特定的实验室异常而变化。狼疮抗凝(LAC)反应是下游凝血酶原激活的改变和疾病活动性的证据。当抗体单独存在，而没有狼疮抗凝物异常，不太可能引起血栓性疾病。这在一项包含 25 项研究(非产科)的系统回顾中得到了很好的证明，其中包含 4184 例患者，以及 3151 例对照组。他们发现存在红斑狼疮抗凝物(LAC)时，静脉血栓形成 OR 为 4.1~16.2，动脉血栓形成 OR 为 8.6~10.8。在同一研究中，抗心磷脂抗体(A-CA)与动脉事件(OR 1~18)比静脉事件(OR 1~2.5)的发生更相关。β₂-糖蛋白 1 抗体的数据尚不太清楚[95,96]。关于非妊娠抗磷脂抗体综合征同时患有 SLE 的患者

**表 13.4 抗磷脂抗体综合征分类标准**

如果至少符合以下一项临床标准和一项实验室标准,则可以诊断为抗磷脂抗体综合征

**临床标准**

血管血栓形成

在任何组织或器官中一个或多个动脉、静脉或小血管血栓形成。血栓形成必须通过客观证实(明确的影像学报告或组织病理学发现)。组织病理学诊断时,血栓形成时应无血管壁炎症的证据

妊娠发病率

超声或直接检查证实胎儿形态正常的情况下,一次或多次于孕 10 周或以后出现胎儿死亡

由于根据标准定义诊断的子痫或重度子痫前期,或被认定胎盘功能降低,一次或多次于孕 34 周前早产,且新生儿外形正常

排除孕妇的解剖或激素异常,排除父母双方染色体异常引起的流产,连续 3 次或更多次在孕 10 周前出现不明原因的自然流产

**实验室标准**

根据国际血栓形成和止血协会指南,间隔至少 12 周,狼疮抗凝物两次或多次出现在血浆中

标准酶联免疫吸附试验(ELISA)对血清或血浆中的抗心磷脂抗体 IgG 或 IgM 进行检测,间隔至少 12 周,两次或多次检测出中、高滴度[>40 个 IgG 或 IgM 磷脂单位,或>第 99 百分位(1 单位为 1μg 抗体)]

对血清或血浆中的抗 $\beta_2$ 糖蛋白 1 抗体 IgG 或 IgM 按照指南推荐用标准 ELISA 法进行检测,间隔至少 12 周,两次或多次检测出中、高滴度(>40 个 IgG 或 IgM 磷脂单位,或>第 99 百分位)

Chart from Cohen et al. [93]

Original source: Miyakis et al. [94]

的荟萃分析显示了相似的结果,即具有狼疮抗凝物的患者初次 VTE(OR 6.32;95% CI,3.7~10.8)和复发性 VTE(OR 11.6;95% CI,3.7~36.9)与 ACA 患者的初次 VTE(OR 2.5;95% CI,1.5~4.1)和复发性 VTE(OR 3.91;95% CI,1.1~13.4)相比,风险增加[97]。

APS 和孕早期流产的相关性存在争议。尽管如此,连续 3 次不明原因的孕 10 周以内自然流产是 APS 诊断标准中的一部分[98]。大多数关于 APS 和孕早期流产的研究通常使用孕 13 周作为分界,并且对孕 10 周前后不进行区分。如前所述,孕 10 周之前和孕晚期的其余时间的流产的病理基础是不同的。50%的孕 10 周之后流产的患者被确诊患有 APS[99]。

一项关于反复流产的 APS 患者的研究发现,胎心搏动被确定后最终仍流产的占 86%,而没有 APS 的患者则为 43%(P<0.01)[100]。

孕早期流产与 APS 的相关性已经被更好地描述[58,101,102]。一项包括 25 项病例对照研究的系统回顾显示,LAC 与孕 24 周后的复发性流产存在相关性(OR 7.79;95% CI,2.30~26.45)。相似研究发现存在中到高水平的抗心磷脂抗体 IgG(OR 4.68;95% CI,2.96~7.40)[103]。在最近的 SCRN 病例对照研究中,孕 20 周后诊断的死产为 582 例,其对照组为 1547 例活产。他们

发现孕早期流产与抗心磷脂抗体 IgG(OR 3.43;95% CI,1.79~6.60)和抗 $\beta_2$-糖蛋白 1 IgG(OR 3.17;95% CI,1.30~7.72)的水平升高存在相关性。本研究的局限性在于缺乏 12 周后实验室评估确诊以及与狼疮抗凝物评估的不一致[104]。

虽然更易影响晚期妊娠,但 APS 与孕中期胎盘相关的产科并发症存在相关性,其中包括胎儿生长受限和子痫前期。APS 使孕中期复杂化,往往出现不良妊娠结局[98]。Abou-Nassar 对 28 项研究进行的荟萃分析发现,在病例对照研究中,LAC 与子痫前期(OR 2.34;95% CI,1.18~4.64)和 IUGR(OR 4.65;95% CI,1.29~16.71)存在相关性,但在队列研究中并没有发现显著相关性[105]。一项更近期的前瞻性队列研究中,对于在孕 10 周前流产的 280 名妇女是否存在 APL 抗体阳性进行了随访,并对其随后的妊娠进行了评估。他们发现了 LAC 和 IUGR 之间存在相关性(OR 10.27;95% CI,2.37~44.52),抗心磷脂抗体 IgG 和子痫前期之间存在相关性(OR 3.09;95% CI,1.13~8.48),以及抗 $\beta_2$-糖蛋白 1IgG 和子痫前期之间存在相关性(OR 4.61;95% CI,1.53~13.88)[106]。

APS 的一种罕见的特殊类型被命名为灾难性抗磷脂综合征(CAPS),是一个需要被重视的疾病,也称为

Asherson 综合征。它表现为多发性血栓形成（图 3.17 a,b），以及继发于多发性小血管闭塞的多器官功能衰竭。虽然大多数通常与感染和创伤有关，但也可以由妊娠引发。在一个国际登记处的 255 例中,有 15 例与妊娠有关。与妊娠相关的病例中,50% 发生在产前,

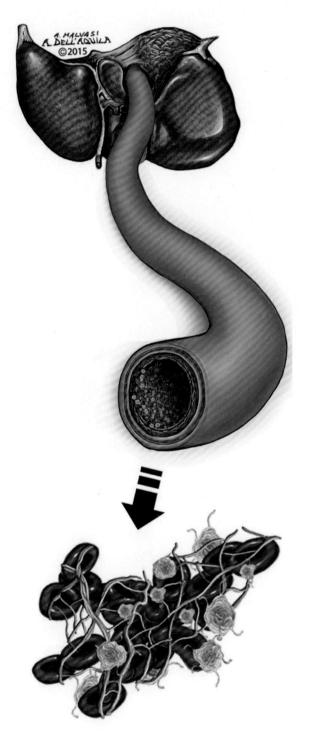

图 13.17 （a）肝静脉血栓形成。（b）视网膜血管造影检测显示视网膜血栓形成。（待续）

43% 发生在产褥期,1 例发生在孕 18 周流产行钳刮术的 2 天后。病死率为 46%[107]。最近的一项研究回顾了在法国 APS 转诊中心的 13 例与怀孕相关的 CAPS。13 例患者中,12 例在平均孕周为 26.6 周时 HELLP 综合征在 CAPS 之前被诊断。13 例患者中有 12 例存在产后 CAPS。没有产妇死亡的报告。患者之间治疗的组合存在不同,但包括肝素、阿司匹林、类固醇、静注人免疫球蛋白(IVIG)、环磷酰胺、血浆置换和透析[108]。

另一个 APS 患者需要注意的后果是新生儿抗磷脂综合征,胎盘将母体抗磷脂抗体传递给新生儿并对其造成影响。这种情况是罕见的,可导致新生儿血栓形成、血小板减少症、网状青斑和心包积液[109]。

虽然新生儿 APS 是罕见的, 在 APS 患者的妊娠中,胎盘将母亲抗磷脂抗体转运给新生儿的发生率为 5%~16%,其临床意义仍在调查研究中[110,111]。

总之,APS 与妊娠期 VTE 和不良妊娠结局存在相关性。医生在对患者进行诊断时, 应使用当前的 APS 诊断标准。APS 的管理和治疗将在下一节中描述。

## 13.5 血栓形成倾向的评估与管理

产科医生往往需要面临已确诊或疑似患有血栓形成倾向疾病的妇女的产前管理策略问题。在过去的 30 年中,随着越来越多的研究被发表,指南推荐的疾病管理目标一直在变动。在这一节中,我们将讨论哪些患者应该进行血栓形成倾向的筛查。我们将通过治疗方案的讨论来结束这一章节。

### 13.5.1 血栓形成倾向疾病的评估

自从被发现以来, 关于遗传性血栓形成倾向的筛查指南已多次被修改。死产、胎盘早剥和复发性流产是产科医生必须解决的最困难的问题。对于新疗法的乐观态度, 可能会防止早产这种不良结果的发生,关于遗传性血栓形成症的筛查和治疗的研究证据稀少。

随着更大型的前瞻性研究和荟萃分析的发表,对于遗传性血栓形成倾向不良结局的治疗总体令人失望。它们可以帮助医生评估、管理和预防妊娠相关的静脉血栓栓塞症。

遗传性血栓形成倾向的正确检测方法是一个有争议的课题。大多数一致认可的检查适用于具有非复发性危险因素(例如手术、固定、骨折)的 VTE 个人史患

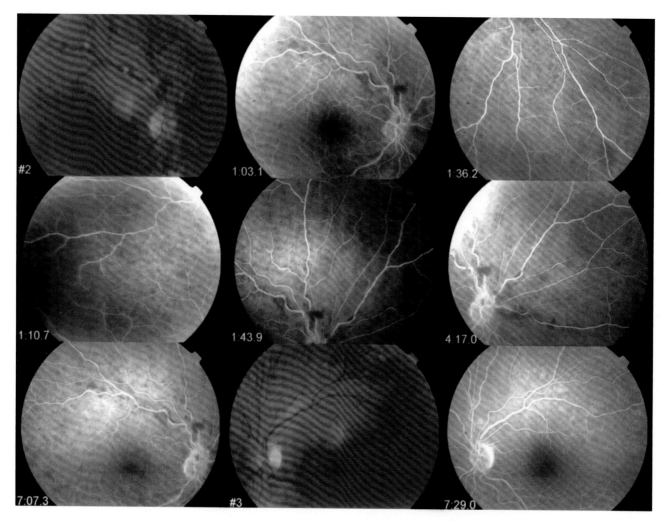

图 13.17(续)

者。还推荐对一级亲属患有高风险血栓形成倾向的患者进行筛查,而不考虑患者的 VTE 个人史,包括 FVL 和 PGM 纯合子、FVL 和 PGM 复合杂合子以及抗凝血酶缺陷。遗传性血栓形成倾向的筛查不推荐作为评估复发性流产、胎儿生长受限、胎盘早剥或先兆子痫的一部分。

发生死产的妇女进行血栓形成倾向的评估,应限于那些可能导致死产的血栓形成倾向疾病。

另一方面,抗磷脂综合征的检测是对少数产科疾病评估的一个有价值的部分。检测结果可以作为构成 APS 诊断标准的一部分,也是检查的适应证(血管血栓形成倾向,孕 10 周后胎儿发育形态正常的流产,3 次孕 10 周前不明原因的连续流产,或 34 周前因重度子痫前期和胎盘功能障碍而早产)。见表 13.4,12 周后对阳性检查结果进行重复性的确诊实验,以避免误诊和不必要的治疗。

我们对遗传性和获得性血栓形成倾向疾病的筛查方案见表 13.5。在不同的临床情况下,实验室检查的可靠性是不同的,当使用功能筛选检查而不是基因筛

表 13.5 血栓形成倾向疾病的筛查

狼疮抗凝物 [a]
抗心磷脂 IgG,IgM
抗 β₂-糖蛋白 I IgG,IgM
凝血因子 V Leiden 突变(PCR)
凝血酶原基因突变 20210A(PCR)
蛋白 C 活性 [a,b]
蛋白 S 活性 [c,a,b,d]
抗凝血酶Ⅲ活性 [a,b]

[a] 抗凝治疗时不可靠。
[b] 血栓活动期不可靠。
[c] 妊娠期不可靠。
[d] 妊娠期使用游离蛋白 S 抗原。

选检查时，一些检查应该在抗凝治疗后或产后 6 周后进行。

## 13.5.2 妊娠管理

患有遗传性和获得性血栓形成倾向疾病的孕妇的产前护理取决于其特定的功能障碍以及所需的治疗。患者应定期进行子痫前期相关检查，其中包括血压、尿蛋白筛查以及临床症状。对于接受抗凝治疗的孕妇，应常规通过超声对胎儿的生长进行监测。对于抗磷脂抗体综合征的患者，我们从孕 36 周开始每周对孕妇进行产前检查，如果没有需要提前终止妊娠的并发症，则在孕 39 周终止妊娠。

# 13.6 妊娠期的抗凝治疗

妊娠期常用抗凝治疗方案见表 13.6[9,15,112,113]。

普通肝素（unfractionated heparin，UFH）是一种在产科人群中常用的可注射或静脉用药的抗凝药物。普通肝素与抗凝血酶结合，诱导其构象变化，增强了抗凝血酶使凝血因子ⅡA 和ⅩA 失活的能力。它是一种大家都爱使用的抗凝剂，因为它不会导致畸形，不能穿过胎盘，并且它可以被鱼精蛋白硫酸盐拮抗。它的副作用包括出血、骨质流失和肝素诱导的血小板减少症，所有这些副作用都是预防性给药中非常罕见的。如果开始应用普通肝素治疗，应同时开始补钙，并定期监测血小板。

低分子肝素（low-molecular-weight heparins，LMWH）也是在妊娠期间常用的可注射的抗凝药物。由于在易用性和安全性方面的改进，它通常是优于肝素的首选治疗方法（图 13.18）。低分子肝素具有较长的半衰期，要求注射频次少，并且很少引起肝素诱导的血小板减少症。由于半衰期较长，如果预期要进行择期分娩，患者通常在孕 36 周或更早的时候更换成普通肝素。这种治疗变化通常是为了减少在分娩时神经阻滞麻醉的风险和出血并发症的风险（图 3.19）。然而，最近的一项建议推荐持续应用低分子肝素直至分娩[114]。

低分子肝素不会导致畸形，也不会穿过胎盘。但鱼精蛋白对低分子肝素的拮抗效果较差。

磺达肝素（fondaparinux）是一种合成的五糖，其与抗凝血酶结合，能够有效地抑制凝血因子 Xa。虽然它在妊娠期的使用受限，但有一些被发表的小样本的研究显示其在妊娠期应用的安全性[115]。它是一种有应用前景的抗凝药物，可以用于肝素过敏或有肝素诱导的

表 13.6 建议的抗凝剂量

| 预防方案 | 孕早期 | 孕中期 | 孕晚期 | | |
|---|---|---|---|---|---|
| 普通肝素（UFH） | 5000 单位，每天两次 | 7500~10 000 单位，每天两次 | 10 000 单位，每天两次 | | |
| 低分子肝素（LMWH） | 以体重为基础（初始产前体重） | | | | |
| | <50kg | 50~90kg | 90~130kg | 131~170kg | >170kg |
| 依诺肝素 | 20mg 每日 | 40mg 每日 | 60mg 每日 [a] | 80mg 每日 [a] | 0.6mg/kg 每日 [a] |
| 达肝素 | 2500 单位每日 | 5000 单位每日 | 7500 单位每日 [a] | 10 000 单位每日 [a] | 75 单位/kg 每日 [a] |
| 丁唑巴林 | 3500 单位每日 | 4500 单位每日 | 7000 单位每日 | 9000 单位每日 | 75 单位/kg 每日 |

| 治疗方案 | 初始剂量 | 调整目标 |
|---|---|---|
| 普通肝素（UFH） | 10 000 单位，每天两次 | 注射后 6 小时 APTT 1.5~2.5 |
| 低分子肝素（LMWH） | | 每日两次剂量：抗凝血因子 Xa 水平 0.6~1 单位/毫升，用药后 4~6 小时 [b] |
| 依诺肝素 | 1mg/kg 每日 | 每日一次剂量：抗凝血因子 Xa 水平>1 单位/毫升，用药后 4~6 小时 [b] |
| 达肝素 | 200 单位/kg 每日 [a] | |
| 丁唑巴林 | 175 单位/kg 每日 | |
| 华法林（仅产后） | | 目标 INR 2.0~3.0 |

资料来源：[9,15,112,113]

[a] 可分两次给予。

[b] 根据抗凝血因子 Xa 水平调节。

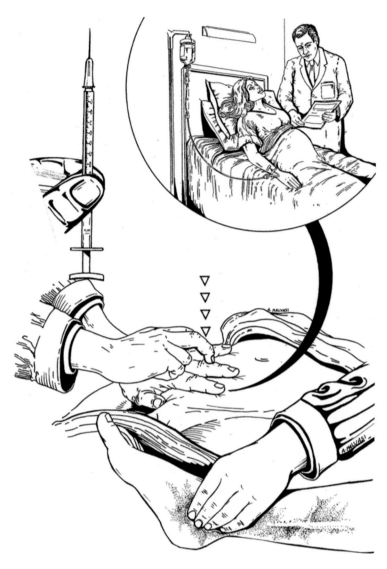

图 13.18　上图,孕妇,具有血栓形成倾向疾病的孕妇孕期听从安排进行计划性剖宫产;下图,产褥期应用低分子肝素进行预防性抗血栓治疗的患者。

血小板减少症病史的患者。磺达肝素可微量通过胎盘,可引起脐血样品中检测到抗 X a 活性。需要更多的研究来对其在妊娠期使用的安全性进行彻底评估,但其在认真选择的患者中应用可能是合适的[9,116]。

　　妊娠期应用华法林(Warfarin)是一个比较复杂的问题。华法林是一种非妊娠人群抗凝治疗常用的口服维生素 K 拮抗剂。由于其致畸作用,对于服用华法林的患者,建议一旦发现妊娠,应尽早在大约妊娠 5 周时将应用华法林改为其他抗凝药(尤其是低分子肝素)。另一种选择是将患者的抗凝治疗从应用华法林改变为应用低分子肝素,然后才开始妊娠。华法林的孕早期暴露会导致胎儿病变,包括鼻腔和面中部发育不良、中枢神经系统异常和骨骼畸形。因为华法林可以穿过胎盘,使胎儿具有出血并发症的风险。其通常

在妊娠后期被禁止应用。对于妊娠合并机械心脏瓣膜置换术的患者,华法林在预防血栓性并发症方面是疗效优越的。

## 13.7 遗传性血栓形成倾向疾病的治疗

　　关于患有遗传性血栓形成倾向的妇女抗凝治疗的建议见表 13.7[9,15,112,113]。

　　在具有高危因素并且需要预防性产前抗凝治疗的患者中,患者在确认妊娠后开始皮下注射低分子肝素治疗。如果出现任何并发症,建议未足月或妊娠 36 周终止妊娠,建议患者将治疗改变为皮下注射普通肝素。因为静脉血栓栓塞的风险持续到产后,我们在分娩后重新开始预防性应用低分子肝素达 6 周以上。患者和

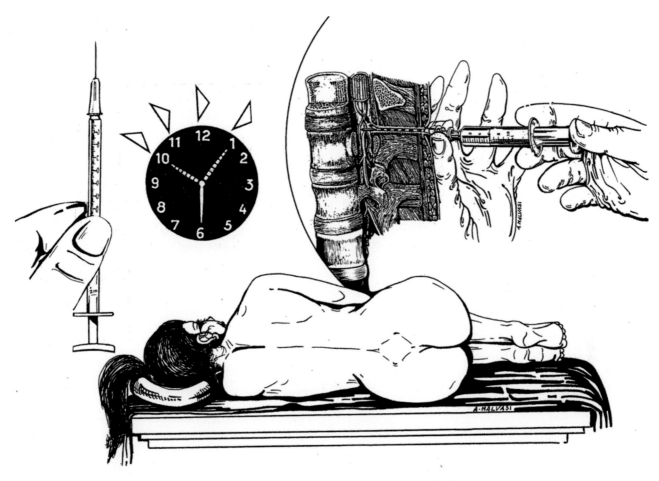

图 13.19　接受局部麻醉的妇女。详见文字说明。

**表 13.7 妊娠期 VTE 的预防**

| 血栓形成倾向分类 | 病史 | 产前 | 产后 |
|---|---|---|---|
| 血栓形成高危倾向 | 无 VTE 病史 | P | P |
| 凝血因子 V Leiden 突变(FVL)纯合子 | VTE 家族史或危险因素 | P | P |
| 凝血酶原 G20210A 突变(PGM)纯合子 | 一次 VTE | T | T 或者 K |
| 抗凝血酶缺陷 | 长时间抗凝治疗 | T | T 或者 K |
| 复合杂合子(FVL/PGM) | | | |
| 血栓形成低危倾向 | 无 VTE 病史 | 警戒 | 警戒 |
| FVL 杂合子 | VTE 家族史或危险因素 | 警戒 | P |
| PGM 杂合子 | VTE 个人史 | P | P |
| 蛋白 C 缺乏 | 长时间抗凝治疗 | T | T 或者 K |
| 蛋白 S 缺乏 | | | |
| 获得性血栓形成倾向 | 无 VTE 病史 | 警戒 | P |
| 抗磷脂抗体综合征 | VTE 个人史 | T | T 或者 K |
| | 长时间抗凝治疗 | T | T 或者 K |
| 无血栓形成倾向 | 一次与非复发性因素相关的 VTE | 警戒 | P |
| | 一次在无非复发因素下的 VTE,或在 OCP 或妊娠期 | P | P |
| | 两次 VTE 病史 | P | T 或者 K |

资料来源:[9,15,112,113]

P:预防性剂量 LMWH 或 UFH,T:治疗性剂量 LMWH 或 UFH,K:维生素 K 拮抗剂。

医生应对可能发生 DVT 或 PE 的任何征兆存在高度怀疑，如果出现任何问题，应立即对患者进行评估。对于长期抗凝治疗且有准备计划妊娠的患者，有两种选择是可行的，而且管理可以是个体化的。一种选择是在尝试受孕前改变为低分子肝素治疗性剂量。这种方法消除了华法林相关的脑病的发生风险，但会导致需要低分子肝素的长期治疗。第二种选择是用华法林维持，但是在妊娠早期，一旦确诊妊娠，在孕 5 周左右则改变为低分子肝素治疗。必须了解孕 6~12 周致畸的风险，以及错过换药窗口时间的影响。如果存在早产或妊娠 36 周分娩可能，则低分子肝素可改变为普通肝素。产后抗凝治疗可用低分子肝素或华法林，这取决于患者的偏好。低分子肝素、普通肝素和华法林均可母乳喂养[9]。由于遗传性抗凝血酶缺乏具有血栓形成高危的特性，推荐抗凝血酶替代疗法以预防高危分娩和手术中的血栓栓塞[117-119]。

## 13.8 抗磷脂抗体综合征的治疗

在抗磷脂抗体综合征患者中，妊娠期间的治疗取决于是根据临床标准中的哪项确定此诊断的。对于那些需要终身抗凝治疗的存在 VTE 史的患者，在孕前改变为低分子肝素治疗是合适的。产后可改变为华法林。如果患者有 VTE 的个人病史但不需要长期抗凝治疗，则应在诊断妊娠时开始给予治疗剂量的低分子肝素。如果她们也有妊娠期 APS 发病可能，那么在产前应该加入小剂量阿司匹林。如果她们也有 APS 发病可能，那么在产前应该加入小剂量阿司匹林。

根据产科临床标准诊断且没有 VTE 病史的 APS 患者的最佳治疗方法尚未确定。大多数人认为在妊娠期和产后 6 周预防性应用低分子肝素和临床监测都是合理的选择。对于那些具有流产史的患者，除了预防性服用低分子肝素外，小剂量阿司匹林的应用可以降低流产再次发生的风险[99]。小剂量阿司匹林单独或与低分子肝素联合应可用于符合 APS 标准的患者，这些患者具有孕 34 周前因子痫前期、子痫或胎盘功能不良相关的早产史，并且没有 VTE 病史。在系统性红斑狼疮中，虽然专家认为低剂量阿司匹林可能是合理的预防措施，但在缺乏临床标准的情况下，目前还没有关于单独 APS 检测阳性的实验室证据[93]。

对罕见的、继发于难治性 APS 的不良妊娠结局的妊娠管理，尤其具有挑战性。有报道称，在这种罕见的情况下，除了标准治疗方法外，还成功地使用了羟基氯喹（hydroxychloroquine）和皮质类固醇（corticosteroids），但还需要更多的研究来证明其有效性[120]。

（张晓昱 译 马宁 审校）

## 参考文献

1. Wang Y, Zhao S (2010) Placental blood circulation. In: Vascular biology of the placenta. Morgan and Claypool Life Sciences, San Rafael
2. Creanga AA, Berg CJ, Syverson C, Seed K, Bruce FC, Callaghan WM (2015) Pregnancy-related mortality in the United States, 2006–2010. Obstet Gynecol 125(1):5–12
3. James AH, Jamison MG, Brancazio LR, Myers ER (2006) Venous thromboembolism during pregnancy and the postpartum period: incidence, risk factors, and mortality. Am J Obstet Gynecol 194(5):1311–1315
4. McColl M, Ramsay J, Tait R, Walker I, McCall F, Connie J, Carty M, Greer I (1997) Risk factors for pregnancy associated venous thromboembolism. Thrombi Headmost 78(4):1183–1188
5. Danilenko-Dixon DR, Heit JA, Silverstein MD, Yawn BP, Petterson TM, Lohse CM, Melton LJ (2001) Risk factors for deep vein thrombosis and pulmonary embolism during pregnancy or post partum: a population-based, case-control study. Am J Obstet Gynecol 184(2):104–110
6. Jacobsen A, Skjeldestad F, Sandset P (2008) Ante-and postnatal risk factors of venous thrombosis: a hospital-based case–control study. J Thromb Haemost 6(6):905–912
7. Bourjeily G, Paidas M, Khalil H, Rosene-Montella K, Rodger M (2010) Pulmonary embolism in pregnancy. Lancet 375(9713):500–512
8. Marik PE, Plante LA (2008) Venous thromboembolic disease and pregnancy. N Engl J Med 359(19):2025–2033
9. Bates SM, Greer IA, Middeldorp S, Veenstra DL, Prabulos AM, Vandvik PO (2012) VTE, thrombophilia, antithrombotic therapy, and pregnancy: Antithrombotic Therapy and Prevention of Thrombosis: American College of Chest Physicians evidence-based Clinical Practice Guidelines. Chest J 141(2_Suppl):e691S–e736S
10. Pettker CM, Lockwood CJ (2012) Thromboembolic disorders. In: Gabbe SG, Niebyl JR, Galan HL (eds) Obstetrics: normal and problem pregnancies. Elsevier Health Sciences, Philadelphia
11. Cushman M (2007) Epidemiology and risk factors for venous thrombosis. Semin Hematol 44:62–69
12. Sultan AA, West J, Tata LJ, Fleming KM, Nelson-Piercy C, Grainge MJ (2012) Risk of first venous thromboembolism in and around pregnancy: a population-based cohort study. Br J Haematol 156(3):366–373
13. Virkus RA, Løkkegaard ECL, Bergholt T, Mogensen U, Langhoff-Roos J, Lidegaard Ø (2011) Venous thromboembolism in pregnant and puerperal women in Denmark 1995–2005. Thromb Haemost 106(2):304–309
14. Jackson E, Curtis KM, Gaffield ME (2011) Risk of venous thromboembolism during the postpartum period: a systematic review. Obstet Gynecol 117(3):691–703
15. James A (2011) Practice Bulletin no. 123: thromboembolism in pregnancy. Obstet Gynecol 118(3):718–729
16. Gherman RB, Goodwin TM, Leung B, Byrne JD, Hethumumi R, Montoro M (1999) Incidence, clinical characteristics, and timing

of objectively diagnosed venous thromboembolism during pregnancy. Obstet Gynecol 94(5 Pt 1):730–734

17. Rhéaume M, Weber F, Durand M, Mahone M (2016) Pregnancy-related venous thromboembolism risk in asymptomatic women with antithrombin deficiency: A systematic review. Obstetrics & Gynecology 127(4):649–656

18. Han CS, Paidas MJ, Lockwood CJ (2010) Clotting disorders. In: James DK, Steer PJ, Weiner CP, Gonik B (eds) High risk pregnancy: management options-expert consult. Elsevier Saunders, St. Louis

19. Rodger MA, Betancourt MT, Clark P, Lindqvist PG, Dizon-Townson D, Said J, Seligsohn U, Carrier M, Salomon O, Greer IA (2010) The association of factor V leiden and prothrombin gene mutation and placenta-mediated pregnancy complications: a systematic review and meta-analysis of prospective cohort studies. PLoS Med 7(6):728

20. Robertson L, Wu O, Langhorne P, Twaddle S, Clark P, Lowe G, Walker ID, Greaves M, Brenkel I, Regan L (2006) Thrombophilia in pregnancy: a systematic review. Br J Haematol 132(2):171–196

21. Alfirevic Z, Roberts D, Martlew V (2002) How strong is the association between maternal thrombophilia and adverse pregnancy outcome?: a systematic review. Eur J Obstet Gynecol Reprod Biol 101(1):6–14

22. Preston FE, Rosendaal FR, Walker ID, Briet E, Berntorp E, Conard J, Fontcuberta J, Makris M, Mariani G, Noteboom W, Pabinger I, Legnani C, Scharrer I, Schulman S, van der Meer FJ (1996) Increased fetal loss in women with heritable thrombophilia. Lancet 348(9032):913–916

23. Rey E, Kahn SR, David M, Shrier I (2003) Thrombophilic disorders and fetal loss: a meta-analysis. Lancet 361(9361):901–908. doi:10.1016/S0140-6736(03)12771-7

24. Bertina RM, Koeleman BP, Koster T, Rosendaal FR, Dirven RJ, de Ronde H, van der Velden PA, Reitsma PH (1994) Mutation in blood coagulation factor V associated with resistance to activated protein C. Nature 369(6475):64–67

25. Siegert G, Kostka H, Kuhlisch E, Schwarz T, Schellong S, Jaross W (2001) Investigation of genotype-dependent differences in factor V activity as well as response to activated protein C by application of different methods. Blood Coagul Fibrinolysis 12(8):683–690

26. Margaglione M, Grandone E (2011) Population genetics of venous thromboembolism. A narrative review. Thromb Haemost 105(2):221–231

27. Franco RF, Reitsma PH (2001) Genetic risk factors of venous thrombosis. Hum Genet 109(4):369–384

28. Gerhardt A, Scharf RE, Beckmann MW, Struve S, Bender HG, Pillny M, Sandmann W, Zotz RB (2000) Prothrombin and factor V mutations in women with a history of thrombosis during pregnancy and the puerperium. N Engl J Med 342(6):374–380. doi:10.1056/NEJM200002103420602

29. Zotz RB, Gerhardt A, Scharf RE (2003) Inherited thrombophilia and gestational venous thromboembolism. Best Pract Res Clin Haematol 16(2):243–259

30. Martinelli I, De Stefano V, Taioli E, Paciaroni K, Rossi E, Mannucci PM (2002) Inherited thrombophilia and first venous thromboembolism during pregnancy and puerperium. Thromb Haemost 87(5):791–795

31. Jacobsen A, Dahm A, Bergrem A, Jacobsen E, Sandset P (2010) Risk of venous thrombosis in pregnancy among carriers of the factor V Leiden and the prothrombin gene G20210A polymorphisms. J Thromb Haemost 8(11):2443–2449

32. Dizon-Townson D, Miller C, Sibai B, Spong CY, Thom E, Wendel G Jr, Wenstrom K, Samuels P, Cotroneo MA, Moawad A (2012) The relationship of the factor V leiden mutation and pregnancy outcomes for mother and fetus. Am J Perinatol 29(3):225

33. Roqué H, Paidas MJ, Funai EF, Kuczynski E, Lockwood CJ (2004) Maternal thrombophilias are not associated with early pregnancy loss. Thromb Haemost 91(2):290–295

34. Lissalde-Lavigne G, Fabbro-Peray P, Cochery-Nouvellon E, Mercier E, Ripart-Neveu S, Balducchi J, Daures J, Perneger T, Quere I, Dauzat M (2005) In focus: factor V Leiden and prothrombin G20210A polymorphisms as risk factors for miscarriage during a first intended pregnancy: the matched case–control 'NOHA first' study. J Thromb Haemost 3(10):2178–2184

35. Martinelli I, Taioli E, Cetin I, Marinoni A, Gerosa S, Villa MV, Bozzo M, Mannucci PM (2000) Mutations in coagulation factors in women with unexplained late fetal loss. N Engl J Med 343(14):1015–1018

36. Said JM, Higgins JR, Moses EK, Walker SP, Borg AJ, Monagle PT, Brennecke SP (2010) Inherited thrombophilia polymorphisms and pregnancy outcomes in nulliparous women. Obstet Gynecol 115(1):5–13. doi:10.1097/AOG.0b013e3181c68907

37. Kupferminc MJ, Eldor A, Steinman N, Many A, Bar-Am A, Jaffa A, Fait G, Lessing JB (1999) Increased frequency of genetic thrombophilia in women with complications of pregnancy. N Engl J Med 340(1):9–13

38. Dudding TE, Attia J (2004) The association between adverse pregnancy outcomes and maternal factor V Leiden genotype: a meta-analysis. Thromb Haemost 91(4):700–711

39. Kocher O, Cirovic C, Malynn E, Rowland CM, Bare LA, Young BA, Henslee JG, Laffler TG, Huff JB, Kruskall MS (2007) Obstetric complications in patients with hereditary thrombophilia identified using the LCx microparticle enzyme immunoassay a controlled study of 5,000 patients. Am J Clin Pathol 127(1):68–75

40. Rodesch F, Simon P, Donner C, Jauniaux E (1992) Oxygen measurements in endometrial and trophoblastic tissues during early pregnancy. Obstet Gynecol 80(2):283–285

41. Jaffe R (1993) Investigation of abnormal first-trimester gestations by color Doppler imaging. J Clin Ultrasound 21(8):521–526

42. Facco F, You W, Grobman W (2009) Genetic thrombophilias and intrauterine growth restriction: a meta-analysis. Obstet Gynecol 113(6):1206–1216. doi:10.1097/AOG.0b013e3181a6e96a

43. Dudding T, Heron J, Thakkinstian A, Nurk E, Golding J, Pembrey M, Ring S, Attia J, Scott R (2008) Factor V Leiden is associated with pre-eclampsia but not with fetal growth restriction: a genetic association study and meta-analysis. J Thromb Haemost 6(11):1868–1875

44. Howley HE, Walker M, Rodger MA (2005) A systematic review of the association between factor V Leiden or prothrombin gene variant and intrauterine growth restriction. Am J Obstet Gynecol 192(3):694–708

45. Lin J, August P (2005) Genetic thrombophilias and preeclampsia: a meta-analysis. Obst Gynecol 105(1):182–192

46. Lykke J, Bare L, Olsen J, Lagier R, Arellano A, Tong C, Paidas M, Langhoff-Roos J (2012) Thrombophilias and adverse pregnancy outcomes: results from the Danish National Birth Cohort. J Thromb Haemost 10(7):1320–1325

47. Facchinetti F, Marozio L, Frusca T, Grandone E, Venturini P, Tiscia GL, Zatti S, Benedetto C (2009) Maternal thrombophilia and the risk of recurrence of preeclampsia. Am J Obstet Gynecol 200(1):e41–e46, e45

48. Kahn SR, Platt R, McNamara H, Rozen R, Chen MF, Genest J, Goulet L, Lydon J, Seguin L, Dassa C (2009) Inherited thrombophilia and preeclampsia within a multicenter cohort: the Montreal Preeclampsia Study. Am J Obstet Gynecol 200(2):e151–e159

49. Zdoukopoulos N, Zintzaras E (2008) Genetic risk factors for placental abruption: a HuGE review and meta-analysis. Epidemiology 19(2):309–323

50. Grandone E, Margaglione M, Colaizzo D, D'Andrea G, Cappucci G, Brancaccio V, Di Minno G (1998) Genetic susceptibility to pregnancy-related venous thromboembolism: roles of factor V Leiden, prothrombin G20210A, and methylenetetrahydrofolate reductase C677T mutations. Am J Obstet Gynecol 179(5):1324–1328

51. Korteweg FJ, Erwich JJH, Timmer A, van der Meer J, Ravisé JM, Veeger NJ, Holm JP (2012) Evaluation of 1025 fetal deaths: proposed

diagnostic workup. Am J Obstet Gynecol 206(1):e51–e53, e12

52. Silver RM, Zhao Y, Spong CY, Sibai B, Wendel G Jr, Wenstrom K, Samuels P, Caritis SN, Sorokin Y, Miodovnik M (2010) Prothrombin gene G20210A mutation and obstetric complications. Obstet Gynecol 115(1):14

53. Franchi F, Cetin I, Todros T, Antonazzo P, de Santis MN, Cardaropoli S, Bucciarelli P, Biguzzi E (2004) Intrauterine growth restriction and genetic predisposition to thrombophilia. Haematologica 89(4):444–449

54. Verspyck E, Borg J, Le Cam-Duchez V, Goffinet F, Degre S, Fournet P, Marpeau L (2004) Thrombophilia and fetal growth restriction. Eur J Obstet Gynecol Reprod Biol 113(1):36–40

55. Martinelli P, Grandone E, Colaizzo D, Paladini D, Scianname N, Margaglione M, Di Minno G (2001) Familial thrombophilia and the occurrence of fetal growth restriction. Haematologica 86(4):428–431

56. Morrison E, Miedzybrodzka Z, Campbell D, Haites N, Wilson B, Watson M, Greaves M, Vickers M (2002) Prothrombotic genotypes are not associated with pre-eclampsia and gestational hypertension: results from a large population-based study and systematic review. Thromb Haemost 87(5):779–785

57. Livingston JC, Barton JR, Park V, Haddad B, Phillips O, Sibai BM (2001) Maternal and fetal inherited thrombophilias are not related to the development of severe preeclampsia. Am J Obstet Gynecol 185(1):153–157

58. Krabbendam I, Franx A, Bots ML, Fijnheer R, Bruinse HW (2005) Thrombophilias and recurrent pregnancy loss: a critical appraisal of the literature. Eur J Obstet Gynecol Reprod Biol 118(2):143–153

59. Paidas M, Ku DH, Lee MJ, Manish S, Thurston A, Lockwood C, Arkel Y (2005) Protein Z, protein S levels are lower in patients with thrombophilia and subsequent pregnancy complications. J Thromb Haemost 3(3):497–501

60. Conard J, Horellou M, Van Dreden P, Lecompte T, Samama M (1990) Thrombosis and pregnancy in congenital deficiencies in AT III, protein C or protein S: study of 78 women. Thromb Haemost 63(2):319–320

61. Saade GR, McLintock C (2002) Inherited thrombophilia and stillbirth. Semin Perinatol 26:51–69

62. Ornaghi S, Mueller M, Barnea ER, Paidas MJ (2015) Thrombosis during pregnancy: Risks, prevention, and treatment for mother and fetus—harvesting the power of omic technology, biomarkers and in vitro or in vivo models to facilitate the treatment of thrombosis. Birth Defects Res C Embryo Today Rev 105(3):209–225

63. Patnaik M, Moll S (2008) Inherited antithrombin deficiency: a review. Haemophilia 14(6):1229–1239

64. McColl M, Ellison J, Reid F, Tait R, Walker I, Greer I (2000) Prothrombin 20210 G → A, MTHFR C677T mutations in women with venous thromboembolism associated with pregnancy. BJOG Int J Obstet Gynaecol 107(4):565–569

65. Duhl AJ, Paidas MJ, Ural SH, Branch W, Casele H, Cox-Gill J, Hamersley SL, Hyers TM, Katz V, Kuhlmann R (2007) Antithrombotic therapy and pregnancy: consensus report and recommendations for prevention and treatment of venous thromboembolism and adverse pregnancy outcomes. Am J Obstet Gynecol 197(5):e451–e457, e421

66. Folkeringa N, Brouwer JLP, Korteweg FJ, Veeger NJ, Erwich JJH, Holm JP, Van Der Meer J (2007) Reduction of high fetal loss rate by anticoagulant treatment during pregnancy in antithrombin, protein C or protein S deficient women. Br J Haematol 136(4):656–661

67. Jaslow CR, Carney JL, Kutteh WH (2010) Diagnostic factors identified in 1020 women with two versus three or more recurrent pregnancy losses. Fertil Steril 93(4):1234–1243

68. Larciprete G, Gioia S, Angelucci PA, Brosio F, Barbati G, Angelucci GP, Frigo MG, Baiocco F, Romanini ME, Arduini D, Cirese E (2007) Single inherited thrombophilias and adverse preg-

nancy outcomes. J Obstet Gynaecol Res 33(4):423–430. doi:10.1111/j.1447-0756.2007.00550.x

69. James AH, Rhee E, Thames B, Philipp CS (2014) Characterization of antithrombin levels in pregnancy. Thromb Res 134(3):648–651

70. Weiner CP, Brandt J (1980) Plasma antithrombin III activity in normal pregnancy. Obstet Gynecol 56(5):601–603

71. Weiner CP, Kwaan HC, Xu C, Paul M, Burmeister L, Hauck W (1985) Antithrombin III activity in women with hypertension during pregnancy. Obstet Gynecol 65(3):301–306

72. Marietta M, Simoni L, Pedrazzi P, Facchini L, D'AMICO R, Facchinetti F (2009) Antithrombin plasma levels decrease is associated with preeclampsia worsening. Int J Lab Hematol 31(2):227–232

73. Maclean PS, Tait RC (2007) Hereditary and acquired antithrombin deficiency. Drugs 67(10):1429–1440

74. Paidas MJ, Sibai BM, Triche EW, Frieling J, Lowry S (2013) Exploring the role of antithrombin replacement for the treatment of preeclampsia: a prospective randomized evaluation of the safety and efficacy of recombinant Antithrombin in very preterm preeclampsia (PRESERVE-1). Am J Reprod Immunol 69(6):539–544

75. Kobayashi T, Terao T, Ikenoue T, Sameshima H, Nakabayashi M, Kajiwara Y, Maki M (2003) Treatment of severe preeclampsia with antithrombin concentrate: results of a prospective feasibility study. In: Seminars in thrombosis and hemostasis. Thieme Medical Publishers, New York, pp 645–652

76. Maki M, Kobayashi T, Terao T, Ikenoue T, Satoh K, Nakabayashi M, Sagara Y, Kajiwara Y, Urata M (2000) Antithrombin therapy for severe preeclampsia: results of a double-blind, randomized, placebo-controlled trial. Thromb Haemost 84(4):583–590

77. Terao T, Kobayashi T, Imai N, Oda H, Karasawa T (1989) Pathological state of the coagulatory and fibrinolytic system in preeclampsia and the possibility of its treatment with AT III concentrate. Asia Oceania J Obstet Gynaecol 15(1):25–32

78. Nakabayashi M, Asami M, Nakatani A (1998) Efficacy of antithrombin replacement therapy in severe early-onset preeclampsia. In: Seminars in thrombosis and hemostasis. Thieme, New York, pp 463–466

79. Paternoster DM, Fantinato S, Manganelli F, Milani M, Nicolini U, Girolami A (2004) Efficacy of AT in pre-eclampsia: a case-control prospective trial. Thromb Haemost 91(2):283–289

80. Botto LD, Yang Q (2000) 5, 10-Methylenetetrahydrofolate reductase gene variants and congenital anomalies: a HuGE review. Am J Epidemiol 151(9):862–877

81. Den Heijer M, Rosendaal FR, Blom HJ, Gerrits WB, Bos GM (1998) Hyperhomocysteinemia and venous thrombosis: a meta-analysis. Thromb Haemost 80:874–877

82. Domagala T, Adamek L, Nizankowska E, Sanak M, Szczeklik A (2002) Mutations C677T and A1298C of the 5, 10-methylenetetrahydrofolate reductase gene and fasting plasma homocysteine levels are not associated with the increased risk of venous thromboembolic disease. Blood Coagul Fibrinolysis 13(5):423–431

83. Simone B, De Stefano V, Leoncini E, Zacho J, Martinelli I, Emmerich J, Rossi E, Folsom AR, Almawi WY, Scarabin PY (2013) Risk of venous thromboembolism associated with single and combined effects of Factor V Leiden, Prothrombin 20210A and Methylenetethraydrofolate reductase C677T: a meta-analysis involving over 11,000 cases and 21,000 controls. Eur J Epidemiol 28(8):621–647

84. Nelen WL, Blom HJ, Steegers EA, den Heijer M, Eskes TK (2000) Hyperhomocysteinemia and recurrent early pregnancy loss: a meta-analysis. Fertil Steril 74(6):1196–1199

85. Vollset SE, Refsum H, Irgens LM, Emblem BM, Tverdal A, Gjessing HK, Monsen ALB, Ueland PM (2000) Plasma total homocysteine, pregnancy complications, and adverse pregnancy outcomes: the Hordaland Homocysteine study. Am J Clin Nutr

71(4):962–968

86. Nurk E, Tell GS, Refsum H, Ueland PM, Vollset SE (2004) Associations between maternal methylenetetrahydrofolate reductase polymorphisms and adverse outcomes of pregnancy: the Hordaland Homocysteine Study. Am J Med 117(1):26–31

87. Also-Rallo E, Lopez-Quesada E, Urreizti R, Vilaseca MA, Lailla JM, Balcells S, Grinberg D (2005) Polymorphisms of genes involved in homocysteine metabolism in preeclampsia and in uncomplicated pregnancies. Eur J Obstet Gynecol Reprod Biol 120(1):45–52

88. Ananth CV, Peltier MR, De Marco C, Elsasser DA, Getahun D, Rozen R, Smulian JC, Investigators NJPAS (2007) Associations between 2 polymorphisms in the methylenetetrahydrofolate reductase gene and placental abruption. Am J Obstet Gynecol 197(4):e381–e385, e387

89. Infante-Rivard C, Rivard GE, Yotov WV, Genin E, Guiguet M, Weinberg C, Gauthier R, Feoli-Fonseca JC (2002) Absence of association of thrombophilia polymorphisms with intrauterine growth restriction. N Engl J Med 347(1):19–25. doi:10.1056/NEJM200207043470105

90. Girardi G, Redecha P, Salmon JE (2004) Heparin prevents antiphospholipid antibody-induced fetal loss by inhibiting complement activation. Nat Med 10(11):1222–1226. doi:10.1038/nm1121

91. Field SL, Brighton TA, McNeil HP, Chesterman CN (1999) Recent insights into antiphospholipid antibody-mediated thrombosis. Best Pract Res Clin Haematol 12(3):407–422. doi:http://dx.doi.org/10.1053/beha.1999.0033

92. Forastiero R, Martinuzzo M (2008) Prothrombotic mechanisms based on the impairment of fibrinolysis in the antiphospholipid syndrome. Lupus 17(10):872–877

93. Cohen D, Berger SP, Steup-Beekman GM, Bloemenkamp KW, Bajema IM (2010) Diagnosis and management of the antiphospholipid syndrome. BMJ 340(7756):1125–1132

94. Miyakis S, Lockshin MD, Atsumi T, Branch DW, Brey RL, Cervera R, DEG PG, Derksen RH, Koike T, Meroni PL, Reber G, Shoenfeld Y, Tincani A, Vlachoyiannopoulos PG, Krilis SA (2006) International consensus statement on an update of the classification criteria for definite antiphospholipid syndrome (APS). J Thromb Haemost 4(2):295–306. doi:10.1111/j.1538-7836.2006.01753

95. Galli M, Luciani D, Bertolini G, Barbui T (2003) Lupus anticoagulants are stronger risk factors for thrombosis than anticardiolipin antibodies in the antiphospholipid syndrome: a systematic review of the literature. Blood 101(5):1827–1832

96. Galli M, Luciani D, Bertolini G, Barbui T (2003) Anti-beta 2-glycoprotein I, antiprothrombin antibodies, and the risk of thrombosis in the antiphospholipid syndrome. Blood 102(8):2717–2723. doi:10.1182/blood-2002-11-3334

97. Wahl DG, Guillemin F, de Maistre E, Perret C, Lecompte T, Thibaut G (1997) Risk for venous thrombosis related to antiphospholipid antibodies in systemic lupus erythematosus–a meta-analysis. Lupus 6(5):467–473

98. de Jesus GR, Agmon-Levin N, Andrade CA, Andreoli L, Chighizola CB, Flint Porter T, Salmon J, Silver RM, Tincani A, Ware Branch D (2014) 14th International Congress on Antiphospholipid Antibodies Task Force report on obstetric antiphospholipid syndrome. Autoimmun Rev 13(8):795–813. doi:http://dx.doi.org/10.1016/j.autrev.2014.02.003

99. Branch DW (1990) Antiphospholipid antibodies and pregnancy: maternal implications. Semin Perinatol 14(2):139–146

100. Rai RS, Clifford K, Cohen H, Regan L (1995) High prospective fetal loss rate in untreated pregnancies of women with recurrent miscarriage and antiphospholipid antibodies. Hum Reprod 10(12):3301–3304

101. Gris J-C, Quéré I, Monpeyroux F, Mercier E, Ripart-Neveu S, Tailland M-L, Hoffet M, Berlan J, Daurès J-P, Marès P (1999) Case-control study of the frequency of thrombophilic disorders in couples with late foetal loss and no thrombotic antecedent, Th Nîmes Obstetricians and Haematologists Study (NOHA). Thromb Haemost 81(6):891–899

102. Rai R, Regan L (2006) Recurrent miscarriage. Lancet 368(9535):601–611

103. Opatrny L, David M, Kahn SR, Shrier I, Rey E (2006) Association between antiphospholipid antibodies and recurrent fetal loss in women without autoimmune disease: a metaanalysis. J Rheumatol 33(11):2214–2221

104. Silver RM, Parker CB, Reddy UM, Goldenberg R, Coustan D, Dudley DJ, Saade GR, Stoll B, Koch MA, Conway D, Bukowski R, Rowland Hogue CJ, Pinar H, Moore J, Willinger M, Branch DW (2013) Antiphospholipid antibodies in stillbirth. Obstet Gynecol 122(3):641–657. doi:10.1097/AOG.0b013e3182a1060e

105. Abou-Nassar K, Carrier M, Ramsay T, Rodger MA (2011) The association between antiphospholipid antibodies and placenta mediated complications: a systematic review and meta-analysis. Thromb Res 128(1):77–85. doi:http://dx.doi.org/10.1016/j.thromres.2011.02.006

106. Chauleur C, Galanaud JP, Alonso S, Cochery-Nouvellon E, Balducchi JP, MarÈS P, Fabbro-Peray P, Gris JC (2010) Observational study of pregnant women with a previous spontaneous abortion before the 10th gestation week with and without antiphospholipid antibodies. J Thromb Haemost 8(4):699–706. doi:10.1111/j.1538-7836.2010.03747.x

107. Gómez-Puerta JA, Cervera R, Espinosa G, Asherson RA, García-Carrasco M, da Costa IP, Andrade DC, Borba EF, Makatsaria A, Bucciarelli S (2007) Catastrophic antiphospholipid syndrome during pregnancy and puerperium: maternal and fetal characteristics of 15 cases. Ann Rheum Dis 66(6):740–746

108. Hanouna G, Morel N, Josselin L, Vauthier-Brouzes D, Saadoun D, Kettaneh A, Levesque K, Le Guern V, Goffinet F, Carbonne B (2013) Catastrophic antiphospholipid syndrome and pregnancy: an experience of 13 cases. Rheumatology 52(9):1635–1641

109. Soares Rolim AM, Castro M, Santiago MB (2006) Neonatal antiphospholipid syndrome. Lupus 15(5):301–303

110. Mekinian A, Lachassinne E, Nicaise-Roland P, Carbillon L, Motta M, Vicaut E, Boinot C, Avcin T, Letoumelin P, De Carolis S (2012) European registry of babies born to mothers with antiphospholipid syndrome. Ann Rheum Dis 72(2):217–222, annrheumdis-2011-201167

111. Magalhães CS, de Souza Rugolo LMS, Trindade CEP (2014) Neonatal antiphospholipid syndrome. Neo Reviews 15(5):e169–e176

112. Green-top Guideline No. 37a — reducing the risk of thrombosis and embolism during pregnancy and the puerperium (2015) Royal College of Obstetricians and Gynaecologists, London. (https://www.rcog.org.uk/globalassets/documents/guidelines/gtg-37a.pdf)

113. Green-top Guideline No. 37b — Thromboembolic disease in pregnancy and the P\puerperium: acute management (2015) (https://www.rcog.org.uk/globalassets/documents/guidelines/gtg-37a.pdf)

114. Solomon CG, Greer IA (2015) Pregnancy complicated by venous thrombosis. N Engl J Med 373(6):540–547

115. Knol HM, Schultinge L, Erwich JJ, Meijer K (2010) Fondaparinux as an alternative anticoagulant therapy during pregnancy. J Thromb Haemost 8(8):1876–1879

116. De Carolis S, di Pasquo E, Rossi E, Del Sordo G, Buonomo A, Schiavino D, Lanzone A, De Stefano V (2015) Fondaparinux in pregnancy: could it be a safe option? A review of the literature. Thromb Res 135(6):1049–1051

117. Paidas MJ, Forsyth C, Quéré I, Rodger M, Frieling JT, Tait RC, Group RHAS (2014) Perioperative and peripartum prevention of venous thromboembolism in patients with hereditary antithrombin deficiency using recombinant antithrombin therapy. Blood Coagul Fibrinolysis 25(5):444–450

118. Paidas MJ, Triche EW, James AH, DeSancho M, Robinson C,

Lazarchick J, Ornaghi S, Frieling J (2016) Recombinant human antithrombin in pregnant patients with hereditary antithrombin deficiency: integrated analysis of clinical data. Am J Perinatol 33(4):343–349

119. James AH, Konkle BA, Bauer KA (2013) Prevention and treatment of venous thromboembolism in pregnancy in patients with hereditary antithrombin deficiency. Int J Women's Health 5:233

120. Alijotas-Reig J (2013) Treatment of refractory obstetric antiphospholipid syndrome: the state of the art and new trends in the therapeutic management. Lupus 22(1):6–17

# 第 14 章

# 妊娠期糖尿病

Reshama Navathe,Sandro Gerli,Elena Pacella,Vincenzo Berghella

## 14.1 妊娠前糖尿病

### 14.1.1 诊断/定义

糖尿病(diabetes mellitus,DM)被定义为以循环葡萄糖升高为特征的代谢异常。根据正式的实验室标准确定非妊娠期糖尿病及葡萄糖耐量受损的诊断(表14.1)[3,4]。

### 14.1.2 基础病理生理学

糖尿病的病因各不相同。1 型糖尿病患者为胰岛素缺乏,继发于胰岛 β 细胞的自身免疫性破坏[3]。此类人群发病在生命的早期。常出现明显的体重减轻、多饮和多尿症。如不进行治疗有患急性病及发生酮症酸中毒的风险。相比之下,2 型糖尿病患者会产生胰岛素,但水平会降低。胰岛素抵抗是 2 型糖尿病患者的主要特征,并且许多在终末器官受体水平表现为胰岛素抵抗。因此,常表现为高胰岛素血症,至少在早期阶段如此;以后可能发展为相对低胰岛素血症[3]。疾病的

R. Navathe, MD, FACOG (✉) • V. Berghella, MD, FACOG
Department of Obstetrics and Gynecology, Sidney Kimmel
Medical College at Thomas Jefferson University,
833 Chestnut Street, Mezzanine, Philadelphia, PA 19146, USA
e-mail: Reshama.navathe@jefferson.edu; Vincenzo.berghella@
jefferson.edu

S. Gerli, MD, PhD
Department of Obstetrics and Gynecology, University of Perugia,
Perugia, Italy
e-mail: sandro.gerli@unipg.it

E. Pacella, MD
Department of Sense Organs, Faculty of Medicine and Dentistry,
Sapienza University of Rome, Rome, Italy
e-mail: elena.pacella@uniroma1.it

发病通常发生在生命的晚期,成渐进性病程,且与肥胖相关[3]。随着肥胖流行病的增加,现在可以看到 2 型糖尿病在较早的年龄段,包括儿童期和青春期。

两种糖尿病类型可以根据血管并发症的存在进一步细分,如高血压、肾病及视网膜病。妊娠期与上述同样的生理变化导致妊娠期糖尿病患者的最佳血糖控制趋于复杂。在一项荟萃分析中,与 1 型糖尿病患者相比,2 型糖尿病患者的围生期死亡风险增加了 1.5 倍,糖尿病酮症酸中毒风险及剖宫产率降低;然而,两种糖尿病类型的胎儿先天畸形、死产或新生儿死亡率方面无显著差异[5]。

### 14.1.3 分类

White 分类已被用于分类妊娠前糖尿病的严重程度[6]。该分类系统尝试提供描述糖尿病孕妇的标准化定义,并与妊娠结局有一定的相关性[7,8]。然而,White 分类并不互相排斥,因此,有人认为糖尿病的分类方法应该重新评估。

糖尿病分类标准由美国糖尿病协会(ADA)发布和更新[3]。这为糖尿病提供了一个普通分类系统(ADA)。包括是否存在血管并发症,比特定的 White 分类能更好地预测不良结果[9]。

血管并发症包括肾病、视网膜病、高血压及动脉硬化性疾病。

因此,提出以下分类:

(1)1 型糖尿病,有或无血管并发症。

(2)2 型糖尿病,有或无血管并发症。

(3)妊娠期糖尿病(妊娠期诊断出的糖尿病)。

(4)其他糖尿病(例如:遗传起源,药物或化学诱导)。

表 14.1 非妊娠期糖尿病的诊断标准

| 正常值 | 空腹血糖受损或糖耐量受损 | 糖尿病 |
|---|---|---|
| FPG:<100mg/dL | FPG:100~125mg/dL | FPG:≥126mg/dL(7.0mmol/L)[a] |
| 75g,2 小时 OGTT: | 75g,2 小时 OGTT:2 小时 PG | 75g,2 小时 OGTT:2 小时 PG ≥ 200mg/dL(11.1mmol/L)[a] |
| 2 小时 PG<140mg/dL | 140~199mg/dL | 糖化血红蛋白 A$_{1c}$ ≥ 6.5%[a] |
| | 糖化血红蛋白 A$_{1c}$ 5.7%~6.4% | 高血糖症状和 PG(不考虑目前次进食后的时间)≥ 200mg/dL (11.1mmol/L) |

资料来源:ADA 糖尿病诊断指南[2]。

糖尿病的诊断应在单独一天通过这 3 项测试中的任何一项进行确认。

缩写:FPG,空腹血糖;OGTT,口服葡萄糖耐量试验;PG,血浆葡萄糖。

[a] 重复检测以确认结果,除非存在明确的高血糖。

## 14.2 孕前咨询

　　孕前糖尿病患者的护理最好在孕前开始进行。在寻求备孕咨询的糖尿病妇女中,产妇住院频率、新生儿重症监护病房的住院时长、胎儿先天畸形以及围生期死亡率均有所降低;不幸的是,这些妇女中仅有 1/3 接受过此类咨询[11]。

　　评估应强调严格控制血糖的重要性,保持糖化血红蛋白 A$_{1C}$ 的正常(目标<6%)(图 14.1)[12-14]。包括随机对照试验在内的多项研究显示,当通过调整葡萄糖监测每日≥4 次,使每日胰岛素剂量达到最佳血糖控制时,自发性流产、先天异常和其他并发症有所减少[15,16]。

　　此类咨询为终末器官损伤及其他合并症筛查提供了机会。眼科评估、心电图以及肾脏功能相关 24 小时尿蛋白测定及肌酐清除率,用以确定终末器官损害以及妊娠风险。40%的 1 型糖尿病年轻女性患有甲状腺功能减退,需进行促甲状腺激素(TSH)的检测[17]。

### 14.2.1 妊娠早期

　　理想情况下,患有妊娠前糖尿病的女性已经接受孕前咨询,并在健康状况方面进行了优化。不幸的是,情况往往并非如此。因此,第一次产前检查成为评估患者基本医疗状况的第一次机会,同时向患者宣教妊娠期糖尿病的管理和潜在并发症,以及孕期护理的常规。

　　在妊娠早期,重点应放在坚持饮食、运动及药物治疗上。对于不需要胰岛素泵治疗的女性,应建议经常自我监测血糖。即使在妊娠早期,患有妊娠前糖尿病的女性比没有合并症的女性更容易出现血糖异常。这些额外的产检可以用来监测血糖值,用以测定基础血糖水平以及管理合并症。以包括产科医生、内分泌学

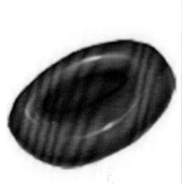
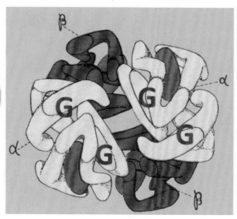
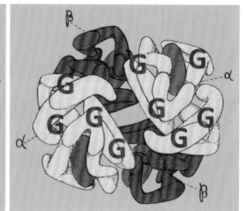

图 14.1　图像显示红细胞(左图);黏附葡萄糖(G)的正常血红蛋白(中图);富含葡萄糖(G)的糖化血红蛋白(右图)。α,α-珠蛋白链;β,β-珠蛋白链。

家、营养师以及初级保健提供者在内的团队的方式,为患者提供必要的专业知识。

除了在妊娠早期进行常规的产前实验室检查外,还有另外一些评估糖尿病控制的检测项目。糖化血红蛋白反映了最近的平均血糖控制情况,可以在孕前或产前使用,以帮助咨询流产、先天畸形以及子痫前期的风险。如果孕前没有进行,检查需要包括眼科评估、心电图以及肾脏评估,通过 24 小时尿蛋白测定和肌酐清除率来评估合并症。应检查 TSH,尤其是 1 型糖尿病患者[17]。

## 14.2.2 流产

通常妊娠早期超声检测可获得胚胎的存活力,因为糖尿病患者的流产率较高。对于在围孕期血糖控制不佳的患者尤其如此。在一项 1984 年的研究中,糖尿病的 White 分类显示了逐渐严重的情况,White 分类的 C、D、F 的流产率分别为 25%、44% 和 22%。相比于非糖尿病患者群中大约 15% 的流产率。对于血糖控制较好人群的其他研究报告(图 14.2)显示流产率与非糖尿病患者群相似。

妊娠早期超声也有助于估算孕龄,对于计划分娩来说,精确的孕龄估算至关重要。

## 14.2.3 先天性异常

有许多研究显示主要的先天性畸形风险较高(图 14.3)和流产与妊娠早期糖化血红蛋白值增加有关(表 14.2)[18,20]。与普通人群的 2% 风险相比,胎儿结构异常的风险增加了 3~8 倍。重要的是须告知患者糖化血红蛋白水平的升高会增加先天性异常的风险,特别是神经管及心脏缺陷[21]。Miller 和同事的研究表明,糖化血红蛋白水平 >8.5% 的患者为 22.4%[19]。另一项对于 1600 例糖尿病孕妇与 400 000 例对照组进行对比的研究显示,糖尿病组先天异常发生风险增加 3~6 倍。受孕后的 3~6 周为致畸的关键时期。因此,应在孕前进行干预。包括血糖控制的孕前优化。一些孕前代谢监测的试验显示,严格的血糖控制可以将先天性畸形率降至普通人群水平。此外,在一项为期 10 年的病例对照研究中,与普通人群相比,叶酸的补充使先天性心脏缺陷的发生率降低了 20%~25%[22]。美国妇产科医师协会(ACGO)推荐"神经管缺陷高风险女性"孕前和妊娠早期每天补充 4mg 叶酸(图 14.4)[23]。

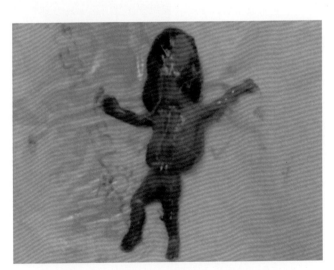

图 14.3 在孕 15 周糖尿病妊娠的主要先天性畸形。

表 14.2 基于糖化血红蛋白 A1c 的先天畸形风险

| HbA1c(%) | 风险 |
| --- | --- |
| <7 | 不增加风险 |
| 7~10 | 3%~7% |
| 10~11 | 8%~10% |
| ≥11 | 10%~20% 或更大 |

资料来源:Guerin,Diabetes Care 2007[14]

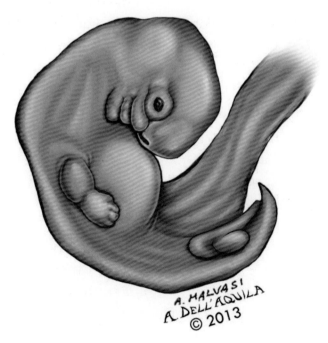

图 14.2 图像显示妊娠期糖尿病妊娠早期自然流产。

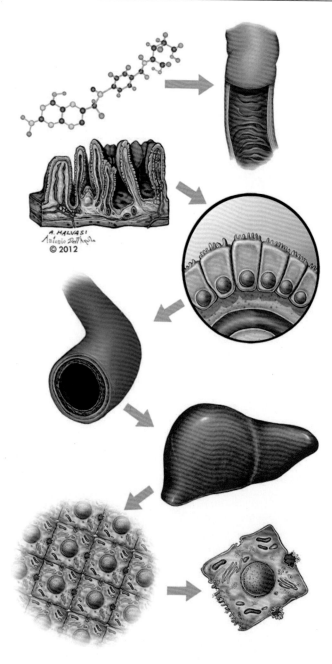

图 14.4　叶酸在日常饮食中的吸收。

糖控制程度以及其他妊娠并发症的存在情况，制订更为频繁的产检计划。重点应放在审查血糖记录，并根据需要修改治疗方案。这些也可通过电话或电子邮件远程完成。

## 14.2.5 非整倍体

由于糖尿病不增加胎儿非整倍体的风险，因此应为患者提供标准的遗传筛查及检测方案。然而，糖尿病女性一些血清分析物的下降与唐氏综合征相似。妊娠期糖尿病孕妇妊娠中期血清 AFP 水平显著降低[24]。uE3 水平适度降低（降低 5%~10%），而 β-hCG 和抑制素 A 水平在该人群中无显著改变[25,26]。因此，应在糖尿病女性中调整参考值。

## 14.2.6 开放性神经管缺陷

孕前糖尿病女性神经管缺陷（NTD）的患病率较高（图 14.5）。在 2004 年的一项研究中，NTD 发生在 0.19% 的妊娠合并糖尿病的患者中，而在无糖尿病的孕妇中发病率为 0.07%[27]。

## 14.2.7 心脏异常

先天性心脏病在糖尿病妇女的后代中比在一般人群中更为常见，约占糖尿病相关主要先天异常的一半[21,28]。例如，在 535 例妊娠合并糖尿病的孕妇中，30 例（5.6%）分娩了先天性心脏病患儿（图 14.6）；糖化血红蛋白 $A_{1C} \geqslant 8.5\%$ 的孕妇患病风险为 8.3%，而糖化血红蛋白 $A_{1C}$ 低于此水平的患者风险为 3.9%[29]。

圆锥动脉干及室间隔缺损是这些胎儿中最常见的心脏缺陷。

妊娠中期血糖控制非常差的糖尿病孕妇胎儿中可能会发现室间隔增厚。虽然这种情况通常是轻微的和无症状的，但弥散性心肌细胞肥大和增生引发的充血性心肌病也可能发生。这两种异常均为暂时性的，可通过支持治疗处理。

基于上述异常，胎儿监护建议于妊娠中期开始。这种监护通常通过常规和专家共识实现，而非通过良好的试验支持（表 14.3）。糖尿病孕妇应在妊娠 16~18 周接受甲胎蛋白的检测，在 18~20 周进行有针对性的超声筛查。由于心脏异常的高风险，一些专家也建议进行胎儿超声心动的筛查。

## 14.2.4 妊娠中期

妊娠中期糖尿病护理最重要的方面是血糖的管理。随着胎盘开始分泌人胎盘生乳素，血糖的控制会变得越来越困难。正是在这 3 个月中，一旦早孕期妊娠反应结束，饮食趋于正常化，孕妇往往需要增加药物用量以达到最佳的血糖控制。孕妇需 2~4 周产检一次，以帮助其控制血糖。应根据糖尿病的严重程度、血

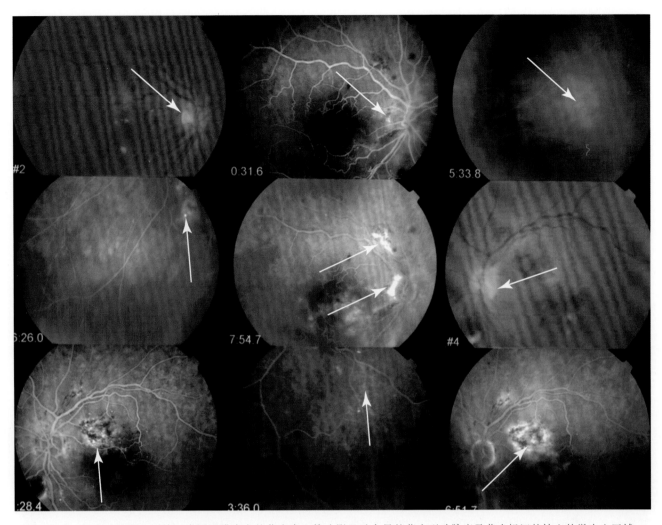

图 14.10　眼球后极型 2 型糖尿病视网膜病变的荧光素血管造影显示大量的荧光型动脉瘤及荧光标记的缺血的微出血区域。

检测。糖尿病肾病的进展与血糖控制密切相关。一些研究表明，妊娠本身不会导致肾病的持续进展。事实上，妊娠是一个须密切监测的时间窗口，更好的血糖控制可使疾病进展减缓。在一项前瞻性研究中比较了非妊娠糖尿病与妊娠期糖尿病患者的肾功能相似程度，发现妊娠期糖尿病患者肾脏疾病进展或向 ESRD 转变的可能性较小。

## 14.2.16　高血压病

糖尿病孕妇具有发展成为高血压病的高风险。在对所有类型的糖尿病患者的几项研究中，妊娠期间高血压疾病的发病率从 15%~30% 不等，是非糖尿病患者群的 4 倍多。这似乎与妊娠前高血压、血管及肾脏疾病相关，血糖控制不佳起到了一定作用[62]。

慢性高血压使 10%~20% 的妊娠期糖尿病女性的病情复杂化，并且几乎一半的女性存在血管并发症。有慢性高血压的孕妇围生期问题包括母亲卒中、子痫前期、胎儿生长受限及胎盘早剥。在孕期治疗高血压应改用 β 受体阻滞剂或钙拮抗剂。妊娠期间合理的血压控制目标是血压低于 140/90mmHg，该范围对孕妇长期的健康有利，并且不影响胎儿生长[10]。

一篇综述报道，在有血管病变和无血管病变的糖尿病孕妇中，子痫前期的发病率分别为 17% 和 8%，而在没有糖尿病的孕妇中，发病率为 5%~8%[42]。在另一项研究中，随着糖化血红蛋白 $A_{1c}$ 值升高到最佳水平以上，子痫前期的风险显著增加[62]。糖尿病孕妇子痫前期的诊断和治疗与非糖尿病孕妇相似，但那些先前存在肾病的人除外。在此类合并肾病的孕妇中，子痫前期的诊断可能比较困难，须依靠其他检查指标的恶化来确定。

### 14.2.17 肥胖

肥胖是否会增加罹患妊娠期糖尿病的风险是一个正在研究的领域。肥胖本身是导致妊娠后期并发症的一个危险因素,这些并发症也与糖尿病相关(图 14.11)。肥胖孕妇的劳动功能障碍、有效的静脉扩张、肩难产、剖宫产、术后下肢静脉栓塞及伤口愈合不良的风险显著增加。临床医生应该在每次产检时关注患者体重的增加,并设定体重增加的目标,甚至是适度地减肥。肥胖问题也反映在硬膜外镇痛麻醉中,因为难以将穿刺针头准确地插入硬膜外间隙(图 14.12)。

### 14.2.18 心脏病

动脉粥样硬化性心脏病可能影响糖尿病孕妇,尤其是那些血糖长期控制不良的患者。重视孕前心脏评估(病史、心电图以及超声心动图)。心脏受累的孕妇预后较差,产妇死亡率为 50% 或更高[63]。

## 14.3 特殊注意事项:糖尿病酮症酸中毒(DKA)

DKA 是一种罕见但危及生命的疾病,由胰岛素绝对或相对缺乏所致。糖尿病孕妇的发生率为 0.5%~3%[64]。在妊娠合并 1 型糖尿病的孕妇中,DKA 的发生率为 5%~

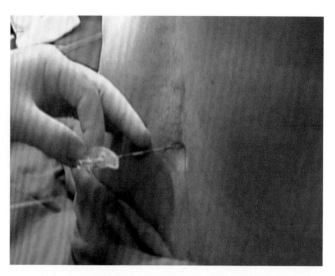

图 14.12 穿刺针在正确的椎间隙插入并非易事,因为大量的皮下脂肪影响了穿刺进针处椎体的准确计数。

10%。DKA 的危险因素包括 1 型糖尿病、新发糖尿病、感染(例如泌尿或呼吸道感染)、依从性差、胰岛素泵衰竭以及使用 β 类醇或类固醇治疗患者[12]。

孕妇和非妊娠妇女的 DKA 表现相似,有恶心、呕吐、口渴、多尿、多饮、腹痛症状,当病情严重时,可发生精神状态改变。实验室检查包括高血糖[通常>250mg/dL(13.9mmol/L)]、酸中毒血症(动脉 pH 值<7.30)、阴离子间隙升高(>12mmol/L)、酮症、低血清碳酸氢盐(<15mmol/L)、升高的碱值(>4mmol/L)和肾功能不全[65]。严重的高血糖可引起渗透性利尿,导致母体体液减少。反过来又可导致与 DKA 代谢异常相关的子宫灌注减少,产生危及胎儿生命的低氧血症及酸中毒。DKA 导致的产妇死亡率低于 1%,但已报告的胎儿死亡率为 9%~36%,并且增加了早产的风险[64]。因此,DKA 是一种真正的产科急症。在急性 DKA 期间,胎儿心率通常出现变异减少或缺失,以及无变异加速和反复减速[64]。这些异常通常需要通过纠正 DKA 来解决,但纠酸可能需要几个小时[66]。

DKA 对孕妇及非孕妇的管理是相似的。积极的水化、静脉注射胰岛素和基础病因的纠正是最重要的干预措施,密切监测电解质(特别是葡萄糖和钾)(表 14.4)[12,65]。最为重要的是确定 DKA 的病因,如感染或胰岛素拒用。

在 DKA 期间应避免使用糖皮质激素及 β-氨基糖苷类抗生素,因为它们会加重高血糖症。单独的 DKA不是终止妊娠的指征。应避免产妇稳定之前的紧急分

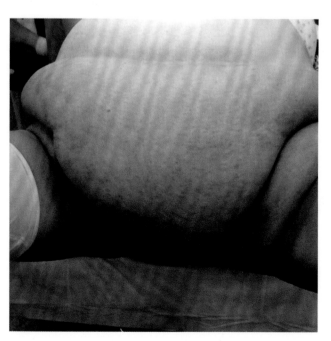

图 14.11 产房内一位重度肥胖的孕妇。

**表 14.4　妊娠期糖尿病酮症酸中毒的治疗**

**静脉补水**：使用等渗盐水(0.9%NS)

　第 1 小时：给予 1L NS

　2~4 小时：0.5~1 L NS/h

　此后(24 小时)：给予 250mL/h 0.45% NS 直至 80%缺失被纠正

　机体水缺失量={[0.6 体重(kg)]+[1-(140/血清钠)]}≈100mL 缺失量/kg 体重

**胰岛素**：在输注之前将 50 单位常规胰岛素混合在 500mLNS 中冲入静脉

　负荷量：0.2~0.4 单位/kg

　维持：2~10 单位/小时

继续胰岛素治疗，直至碳酸氢盐和阴离子间隙正常化

**钾替代**：维持血清 K+在 4~5mmol/L

　如果 K+最初正常或降低，则考虑输注高达 15~20mmol/h

　如果 K+升高，则不补钾，直到水平在正常范围内，然后加入 20~30mmol/L

**磷酸盐**：如果血清磷酸盐<1.0mg/dL 或存在心脏功能障碍或迟缓患者，则考虑更换

**碳酸氢盐**：如果 pH 值<7.1，将将 1Amp(44mmol)的碳酸氢盐添加到 1L 0.45%NS 中

**实验室检查**：入院时检查动脉血气；每 1~2 小时检查血糖、酮体和电解质，直至正常

　如果血糖在前 2 小时内下降小于 20%，则考虑加倍胰岛素输注速度

　当血糖达到 250mg/dL 时，将静脉输液改为 D5NS

　继续胰岛素滴注直至酮症消退，并开始给予第一次皮下胰岛素注射

资料来源：改编自 ACOG 实践报告，Pregestational diabetes[12]

缩写：NS，生理盐水；IVF，静脉注射液；K+，钾；kg，千克

婉，因为它会增加产妇的发病率及死亡率的风险，并可能导致早产儿的缺氧、酸中毒，或许在病情控制后胎儿能得到一个更好的结果。分娩的时机需要根据多种因素进行个体化确定，包括孕龄、产妇状况(母亲是否积极配合治疗或消极应对)和胎儿状况(胎心率模式是否正在改善或恶化)。母体酸中毒导致的胎儿心率异常通常可以随着 DKA 的治疗及母体的改善而改善[64]。

# 14.4　妊娠期糖尿病

妊娠期糖尿病(GDM)是指在妊娠期间被首次发现或确诊的糖尿病[67]。据估计，GDM 的总体发病率为 7%，是产科医生面临的最常见的并发症之一[3]。妊娠期

糖尿病病例中，88%为 GDM[67]。GDM 的筛查以及血糖控制的重要性在于可降低高血糖症及相关并发症的发生[68,69]。如果 GDM 在妊娠早期被诊断出来，那么它很可能为先前就存在的糖尿病，应该进行相应的治疗，以尽量减少妊娠前糖尿病并发症的发生(见上文)。

## 14.4.1　病理生理

GDM 的病理生理是由循环激素导致的胰岛素抵抗，包括母体和胎盘产生的人胎盘催乳素、黄体酮、生长激素、皮质醇的增加。随着胎盘质量的增加，循环激素增加；相应地，妊娠期糖尿病的发病率随着孕周的增加而增加。体重的增加及能量的摄入也会增加与妊娠相关的胰岛素抵抗，并可能抵消孕妇正常增长的胰岛素分泌[70]。与非糖尿病孕妇相比，已发现患有 GDM 的孕妇除了胰岛素抵抗之外，还具有较低的基础胰岛细胞功能。这两个因素的结合有助于 GDM 的进展。这种胰岛素抵抗和胰岛素分泌减少在产后持续存在，并可能导致该类人群发展成为 2 型糖尿病。

## 14.4.2　筛查

对于哪类人群、何时、以何种方法筛查及确诊 GDM 存在争议。

对于哪些人应当接受筛查尚无统一认识[67]。可能不需要接受筛查的低风险女性(选择性筛查)必须符合以下所有标准：年龄<25 岁、低风险的种族来源(非西班牙裔、非洲裔、美洲土著、南亚或东亚或太平洋岛民)、体重指数(BMI)<25、既往没有葡萄糖耐量异常的个人或家族史，也没有与 GDM 相关的不良产科结局[71]。尽管如此，最常采用普遍筛查。发生 GDM 的风险与孕前 BMI 直接相关[72]。

筛查通常推荐在孕 24~28 周进行[67]。存在危险因素的女性(表 14.5)应进行孕前筛查或首次产检筛查[71]。有 5%~10%的存在这些危险因素的女性可能发展为早期 GDM，这些患者占孕 24~28 周后诊断的所有 GDM 患者的 40%[73]。如果早期筛查为阴性，则应在孕 24~28 周进行复筛。通常，如果患者在早期时 1 小时葡萄糖筛查失败并通过了早期的 3 小时糖耐量检测，则应在孕 24~28 周重复 3 小时糖耐量检测。GDM 的诊断为 3 小时血糖检测存在 2 项异常值。表 14.6 提供了正常值。

GDM 的筛查是存在争议的，通常可以采用一步筛

表 14.5 GDM 的风险因素

| |
|---|
| 既往不明原因的死产 |
| 既往先天畸形早产儿(如果无孕期筛查) |
| 既往巨大儿 |
| 妊娠期糖尿病史 |
| 糖尿病家族史 |
| 肥胖 |
| 长期应用类固醇激素 |
| 年龄>35 岁 |
| 糖尿 |

资料来源:ACOG 实践报告。*Gestational diabetes mellitus*[67]

表 14.6 标准 100g 葡萄糖负荷诊断妊娠期糖尿病的标准

| | 国际糖尿病数据组 | | Carpenter–Coustan 标准 | |
|---|---|---|---|---|
| | mg/dL | mmol/L | mg/dL | mmol/L |
| 随机快速 | 105 | 5.8 | 95 | 5.3 |
| 1 小时 | 190 | 10.6 | 180 | 10.0 |
| 2 小时 | 165 | 9.2 | 155 | 8.6 |
| 3 小时 | 145 | 8.0 | 140 | 7.8 |

查法或两步筛查法进行。一项大型试验显示,两步筛查比一步筛查更具成本效益[74]。

### 14.4.3 并发症

并发症的发生率与血糖控制水平呈反比。在控制不良的糖尿病中,母亲体内葡萄糖的增加导致新陈代谢异常,而在胎儿中,则会导致高胰岛素血症及相应后果。然而,即使是轻度 GDM 的治疗也会降低出生体重百分位数及新生儿脂肪含量[75]。其他并发症包括高血压疾病和子痫前期、巨大儿、手术产和产伤(见上文,妊娠前糖尿病)[71]。除了短暂的新生儿低血糖外,在 GDM 母亲所生的婴儿中没有报道其他代谢紊乱。而远期的成人疾病,如葡萄糖耐受不良和肥胖,已经被假定在这些新生儿中经常发生,如同患有妊娠前糖尿病的女性的新生儿一样,但观察性研究尚未证实这一点[76]。如果进行纵向随访,大约有 50% 的 GDM 女性被认为在 10 年内会发展成为糖尿病[77]。

## 14.5 治疗

通过饮食、运动、血糖监测以及药物治疗相结合,可以改善妊娠结局和降低妊娠期糖尿病并发症的发生

风险。

### 14.5.1 饮食

根据母体的体重指数（BMI）调整营养需求,BMI 正常的女性需要 30~35kcal/(kg·d)。母体小于理想体重(IBW)的 90% 可另外增加 5kcal/(kg·d),而超过 120% IBW 的患者应该将原值降低到 24kcal/(kg·d)[12]。

### 14.5.2 运动

适度运动通过增加骨骼肌中的葡萄糖的摄取来减少对 2 型糖尿病患者的胰岛素治疗的需求,因此,应该强烈鼓励糖尿病患者适度运动。

### 14.5.3 血糖监测

餐前及餐后的家庭血糖监测,可加强血糖控制,缩短达到目标血糖所需时间。使用血糖仪测量毛细血管血糖(指尖血),每天至少 4 次测量:餐前快速及餐后 2 小时。目标水平见表 14.7[78]。连续血糖监测虽未被广泛应用,但与常规监测相比,其与出生体重下降及巨大儿的发病率相关[79,80]。最近的研究显示,与每日 4 次的血糖监测相比,连续血糖监测的女性,在血糖控制及母婴妊娠结局方面没有改善[81,82]。

糖化血红蛋白 $A_{1c}<6\%$ 为正常[83]。糖化血红蛋白 $A_{1c}$ 为 6%,反映平均血糖水平为 120mg/dL;糖化血红蛋白 $A_{1c}$ 每增加 1% 相当于平均血糖水平变化 30mg/dL。有证据表明,在整个妊娠期间,血糖(以及糖化血红蛋白 $A_{1c}$ 的测量)均应保持在正常范围之内,而不仅仅是在特定的妊娠期,以降低发生妊娠不良结局的风险[84]。

### 14.5.4 口服降糖药

没有足够的证据来评估口服降糖药对于妊娠前糖尿病孕妇血糖控制的有效性。因此,即使在孕前口服降糖药的女性,也建议她采用胰岛素控制血糖。偶尔,

表 14.7 目标静脉血浆葡萄糖水平

| | |
|---|---|
| 随机快速 | 60~90mg/dL |
| 餐前 | 60~100mg/dL |
| 餐后 1 小时 | ≤140mg/dL |
| 餐后 2 小时 | ≤120mg/dL |
| 凌晨 3 点 | 60~90mg/dL |

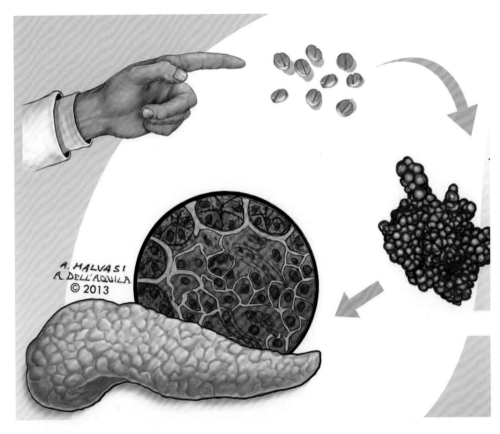

图 14.13 二甲双胍给药降低糖尿病妊娠患者的血糖。

对于孕前口服格列本脲或二甲双胍血糖控制良好,以及糖化血红蛋白 $A_{1c}$ 正常的女性,可以继续口服这些药物(图 14.13)[16,85]。较新的证据表明,口服降糖药中,二甲双胍优于格列本脲(至少对于 GDM 来说)[86]。当大剂量胰岛素治疗仍血糖控制不佳的孕妇添加二甲双胍治疗后,可增强孕妇的血糖控制,并减少新生儿低血糖、呼吸窘迫综合征以及入住 NICU 的风险[87]。

## 14.5.5 胰岛素

多剂量胰岛素(MDI)注射是妊娠前糖尿病的主要治疗方法。所有皮下胰岛素剂型在妊娠期的应用均已被批准。

表 14.8 列出了胰岛素的类型、起效及作用时间。人胰岛素优于动物胰岛素。女性,尤其是那些刚接触胰岛素治疗的女性,需要就各种胰岛素的差异进行咨询,以发挥其最大功效。建议至少每周与供应商联系进行密切监测,以最大限度地调整胰岛素使用。低血糖是胰岛素治疗的副作用。在紧急情况下,胰高血糖素可供家庭治疗。

中效胰岛素比短效胰岛素更能获得满意的血糖控

表 14.8 胰岛素类型及药代动力学

| 类型 | 起效 | 峰值 | 持续时间 |
| --- | --- | --- | --- |
| 赖脯/门冬胰岛素 | 15~30 分钟 | 0.5~3 小时 | ≤5 小时 |
| 常规胰岛素 | 30 分钟 | 2.5~5 小时 | 4~12 小时 |
| 低精胰岛素 (NPH) | 1~2 小时 | 4~12 小时 | 14~24 小时 |
| 地特胰岛素 | 3~4 小时 | 3~9 小时 | 6~23 小时(剂量依赖性) |
| 甘精胰岛素 | 3~4 小时 | 无 | 24 小时 |

资料来源:ACOG 实践报告。*Pregestational diabetes*[12]

制结果[88]。然而,晚上注射长效胰岛素(例如甘精胰岛素)和餐时注射短效胰岛素(例如赖脯人胰岛素或门冬胰岛素)的联合使用,更有可能实现更佳的血糖控制。甘精胰岛素不能与其他胰岛素混合在同一注射器内使用。也可使用每日两次的中效胰岛素[例如低精胰岛素(NPH)],代替甘精胰岛素。研究表明,短效胰岛素与常规胰岛素一样有效,可以改善餐后血糖控制,减少早产[89,90]。赖脯胰岛素应在餐前立即注射。与每日两次胰岛素注射相比,增加的剂量与改善血糖控制有关[91]。对甘精胰岛素与 NPH 进行队列研究的荟萃分析没有发现婴儿出生体重、先天畸形和呼吸窘迫等结局存在任何显著性差异[92]。一项包含 310 例妊娠的随机试验比较了地特胰岛素与 NPH,发现母亲血红蛋白 $A_{1c}$、低血糖发作的频率、早期胎儿丢失、先天性异常和不良事件均没有差异[89,93]。

皮下胰岛素泵治疗[持续皮下胰岛素输注治疗(CSII)]可在符合条件的女性中继续应用。在非妊娠的成年女性中,符合胰岛素泵治疗的女性提升了满意度,降低了严重低血糖的发生率,并且更好地控制了血糖[12]。在妊娠期间,基础输注率区域增加,碳水化合物与胰岛素比值下降[94]。目前尚无足够的证据证明相比于 MDI,CSII 泵可推荐孕期使用[95,96]。吸入性胰岛素已在非孕期的成人中进行了检测,但尚没有用于妊娠期的有效数据[97]。

在早期妊娠中, 可以灵活应用碳水化合物计数以及使用每 15g 碳水化合物/1 单位胰岛素的比值来灵活调整饮食,但试验中尚无研究。随着妊娠的进展伴随着胰岛素抵抗的增加, 需要增加胰岛素与碳水化合物的比值,1 单位胰岛素覆盖较低的碳水化合物量,例如 1 单位胰岛素/3g 碳水化合物[94]。

（谢薇 译 刘玉环 审校）

# 参考文献

1. Lethbridge-Cejku M, Rose D, Vickerie J (2006) Summary health statistics for u.s. adults: national health interview survey, 2004. Vital Health Stat 10 (228):1–164
2. Greene MF, Creasy RK, Resnik R, Iams JD, Lockwood CJ, Moore T (2008) Creasy and Resnik's Maternal-fetal medicine: principles and practice. Elsevier Health Sciences, Philadelphia, PA
3. American Diabetes Association (2010) Diagnosis and classification of diabetes mellitus. Diabetes Care 33(Suppl 1):S62–S69. doi:10.2337/dc10-S062
4. Alberti K, Davidson MB, DeFronzo RA et al (1998) Report of the expert committee on the diagnosis and classification of diabetes mellitus. Diabetes Care 21:S5
5. Balsells M, Garcia-Patterson A, Gich I, Corcoy R (2009) Maternal and fetal outcome in women with type 2 versus type 1 diabetes mellitus: a systematic review and metaanalysis. J Clin Endocrinol Metab 94(11):4284–4291
6. White P (1978) Classification of obstetric diabetes. Am J Obstet Gynecol 130(2):228–230
7. Diamond MP, Salyer SL, Vaughn WK, Cotton R, Boehm FH (1987) Reassessment of White's classification and Pedersen's prognostically bad signs of diabetic pregnancies in insulin-dependent diabetic pregnancies. Obstet Gynecol 156(3):599–604
8. Bennett SN, Tita A, Owen J, Biggio JR, Harper LM (2015) Assessing white's classification of pregestational diabetes in a contemporary diabetic population. Obstet Gynecol 125(5):1217–1223
9. Cormier CM, Martinez CA, Refuerzo JS et al (2010) White's classification of diabetes in pregnancy in the 21st century: is it still valid? Am J Perinatol 27(5):349–352. doi:10.1055/s-0029-1243307
10. Sacks DA, Metzger BE (2013) Classification of diabetes in pregnancy: time to reassess the alphabet. Obstet Gynecol 121(2, PART 1):345–348
11. Korenbrot CC, Steinberg A, Bender C, Newberry S (2002) Preconception care: a systematic review. Matern Child Health J 6(2):75–88
12. ACoP B (2005) ACOG practice bulletin. clinical management guidelines for obstetrician-gynecologists. number 60, march 2005. pregestational diabetes mellitus. Obstet Gynecol 105(3):675–685
13. Jensen DM, Korsholm L, Ovesen P et al (2009) Peri-conceptional A1C and risk of serious adverse pregnancy outcome in 933 women with type 1 diabetes. Diabetes Care 32(6):1046–1048. doi:10.2337/dc08-2061
14. Guerin A, Nisenbaum R, Ray JG (2007) Use of maternal GHb concentration to estimate the risk of congenital anomalies in the offspring of women with prepregnancy diabetes. Diabetes Care 30(7):1920–1925, doi: dc07-0278 [pii]
15. Diabetes Control Complications Trial Research Group (1996) Pregnancy outcomes in the diabetes control and complications trial. Obstet Gynecol 174(4):1343–1353
16. Tieu J, Coat S, Hague W, Middleton P (2010) Oral anti-diabetic agents for women with pre-existing diabetes mellitus/impaired glucose tolerance or previous gestational diabetes mellitus. Cochrane Database Syst Rev (10):CD007724
17. Fischl AF, Herman WH, Sereika SM et al (2010) Impact of a pre-conception counseling program for teens with type 1 diabetes (READY-girls) on patient-provider interaction, resource utilization, and cost. Diabetes Care 33(4):701–705. doi:10.2337/dc09-1821
18. Greene MF, Hare JW, Cloherty JP, Benacerraf BR, Soeldner JS (1989) First-trimester hemoglobin A1 and risk for major malformation and spontaneous abortion in diabetic pregnancy. Teratology 39(3):225–231
19. Miller E, Hare JW, Cloherty JP et al (1982) Elevated maternal hemoglobin A1c in early pregnancy and major congenital anomalies in infants of diabetic mothers. Obstet Gynecol Surv 37(2):111–113
20. Ylinen K, Aula P, Stenman UH, Kesaniemi-Kuokkanen T, Teramo K (1984) Risk of minor and major fetal malformations in diabetics with high haemoglobin A1c values in early pregnancy. Br Med J (Clin Res Ed) 289(6441):345–346
21. Macintosh MC, Fleming KM, Bailey JA et al (2006) Perinatal mortality and congenital anomalies in babies of women with type 1 or type 2 diabetes in England, Wales, and Northern Ireland: population based study. BMJ 333(7560):177, doi: bmj.38856.692986.AE [pii]
22. Van Beynum IM, Kapusta L, Bakker MK, Den Heijer M, Blom HJ, De Walle HE (2010) Protective effect of periconceptional folic acid supplements on the risk of congenital heart defects: a registry-based case-control study in the Northern Netherlands. Eur Heart J 31(4):464–471. doi:10.1093/eurheartj/ehp479
23. Cheschier N, ACOG Committee on Practice Bulletins-Obstetrics (2003) ACOG practice bulletin. neural tube defects. number 44, july 2003. (replaces committee opinion number 252, march 2001). Int J Gynaecol Obstet 83(1):123–133
24. Wald N, Cuckle H, Boreham J, Stirrat G, Turnbull A (1979) Maternal serum alpha-fetoprotein and diabetes mellitus. BJOG 86(2):101–105
25. Huttly W, Rudnicka A, Wald NJ (2004) Second-trimester prenatal screening markers for down syndrome in women with insulin-dependent diabetes mellitus. Prenat Diagn 24(10):804–807
26. Evans MI, O'Brien JE, Dvorin E et al (1996) Similarity of insulin-dependent diabetics' and non-insulin-dependent diabetics' levels of beta-hCG and unconjugated estriol with controls: No need to adjust as with alpha-fetoprotein. J Soc Gynecol Investig 3(1):20–22
27. Ray JG, Vermeulen MJ, Shapiro JL, Kenshole AB (2001) Maternal and neonatal outcomes in pregestational and gestational diabetes

mellitus, and the influence of maternal obesity and weight gain: the DEPOSIT study. Diabetes endocrine pregnancy outcome study in Toronto. QJM 94(7):347–356

28. Langer O (2005) Ultrasound biometry evolves in the management of diabetes in pregnancy. Ultrasound Obstet Gynecol 26(6):585–595

29. Starikov R, Bohrer J, Goh W et al (2013) Hemoglobin A1c in pregestational diabetic gravidas and the risk of congenital heart disease in the fetus. Pediatr Cardiol 34(7):1716–1722

30. Philipps AF, Porte PJ, Stabinsky S, Rosenkrantz TS, Raye JR (1984) Effects of chronic fetal hyperglycemia upon oxygen consumption in the ovine uterus and conceptus. J Clin Invest 74(1):279–286. doi:10.1172/JCI111412

31. Cohn HE, Cohen WR, Piasecki GJ, Jackson BT (1992) The effect of hyperglycemia on acid-base and sympathoadrenal responses in the hypoxemic fetal monkey. J Dev Physiol 17(6):299–304

32. Shelley HJ, Bassett JM, Milner RD (1975) Control of carbohydrate metabolism in the fetus and newborn. Br Med Bull 31(1):37–43

33. Hay WW Jr, DiGiacomo JE, Meznarich HK, Hirst K, Zerbe G (1989) Effects of glucose and insulin on fetal glucose oxidation and oxygen consumption. Am J Physiol 256(6 Pt 1):E704–E713

34. Nylund L, Lunell N, Lewander R, Persson B, Sarby B, Thornstrom S (1982) Uteroplacental blood flow in diabetic pregnancy: measurements with indium 113m and a computer-linked gamma camera. Blood 144(3):298–302

35. Landon M, Vickers S (2002) Fetal surveillance in pregnancy complicated by diabetes mellitus: is it necessary? J Matern Fetal Neonatal Med 12(6):413–416

36. Siddiqui F, James D (2003) Fetal monitoring in type 1 diabetic pregnancies. Early Hum Dev 72(1):1–13

37. Lampl M, Jeanty P (2004) Exposure to maternal diabetes is associated with altered fetal growth patterns: a hypothesis regarding metabolic allocation to growth under hyperglycemic-hypoxemic conditions. Am J Hum Biol 16(3):237–263

38. Menon RK, Cohen RM, Sperling MA, Cutfield WS, Mimouni F, Khoury JC (1990) Transplacental passage of insulin in pregnant women with insulin-dependent diabetes mellitus: its role in fetal macrosomia. N Engl J Med 323(5):309–315

39. Alexander GR, Himes JH, Kaufman RB, Mor J, Kogan M (1996) A United States national reference for fetal growth. Obstet Gynecol 87(2):163–168

40. American College of Obstetricians and Gynecologists (2000) Fetal macrosomia. ACOG Pract Bull 22:1–11

41. Acker DB, Barss VA (1995) Obstetrical complications. In: Brown FM, Hare JW (eds) Diabetes complication pregnancy, 2nd edn. Wiley-Liss, New York, p 153

42. Modanlou HD, Komatsu G, Dorchester W, Freeman RK, Bosu SK (1982) Large-for-gestational-age neonates: anthropometric reasons for shoulder dystocia. Obstet Gynecol 60(4):417–423

43. Benedetti TJ, Gabbe SG (1978) Shoulder dystocia A complication of fetal macrosomia and prolonged second stage of labor with midpelvic delivery. Obstet Gynecol 52(5):526–529

44. Langer O, Berkus MD, Huff RW, Samueloff A (1991) Shoulder dystocia: should the fetus weighing ≥ 4000 grams be delivered by cesarean section? Obstet Gynecol 165(4):831–837

45. Ecker JL, Greenberg JA, Norwitz ER, Nadel AS, Repke JT (1997) Birth weight as a predictor of brachial plexus injury. Obstet Gynecol 89(5):643–647

46. Scioscia M, Vimercati A, Ceci O, Vicino M, Selvaggi LE (2008) Estimation of birth weight by two-dimensional ultrasonography: a critical appraisal of its accuracy. Obstet Gynecol 111(1):57–65. doi:10.1097/01.AOG.0000296656.81143.e6

47. Combs CA, Rosenn B, Miodovnik M, Siddiqi TA (2000) Sonographic EFW and macrosomia: is there an optimum formula to predict diabetic fetal macrosomia? J Matern Fetal 9(1):55–61

48. Dashe JS, Nathan L, McIntire DD, Leveno KJ (2000) Correlation between amniotic fluid glucose concentration and amniotic fluid volume in pregnancy complicated by diabetes. Obstet Gynecol 182(4):901–904

49. Sibai BM, Caritis SN, Hauth JC et al (2000) Preterm delivery in women with pregestational diabetes mellitus or chronic hypertension relative to women with uncomplicated pregnancies. Obstet Gynecol 183(6):1520–1524

50. Greene MF, Hare JW, Krache M et al (1989) Prematurity among insulin-requiring diabetic gravid women. Obstet Gynecol 161(1):106–111

51. Mimouni F, Miodovnik M, Siddiqi TA, Berk MA, Wittekind C, Tsang RC (1988) High spontaneous premature labor rate in insulin-dependent diabetic pregnant women: an association with poor glycemic control and urogenital infection. Obstet Gynecol 72(2):175–180

52. Reece EA, Sivan E, Francis G, Homko CJ (1998) Pregnancy outcomes among women with and without diabetic microvascular disease (white's classes B to FR) versus non-diabetic controls. Am J Perinatol 15(9):549–555. doi:10.1055/s-2007-994059

53. Bedalov A, Balasubramanyam A (1997) Glucocorticoid-induced ketoacidosis in gestational diabetes: sequela of the acute treatment of preterm labor. A case report. Diabetes Care 20(6):922–924

54. Fisher JE, Smith RS, LaGrandeur R, Lorenz RP (1997) Gestational diabetes mellitus in women receiving beta-adrenergics and corticosteroids for threatened preterm delivery. Obstet Gynecol 90(6):880–883

55. Mathiesen ER, Christensen AL, Hellmuth E, Hornnes P, Stage E, Damm P (2002) Insulin dose during glucocorticoid treatment for fetal lung maturation in diabetic pregnancy: test of analgoritm. Acta Obstet Gynecol Scand 81(9):835–839

56. Refuerzo JS, Garg A, Rech B, Ramin SM, Vidaeff A, Blackwell SC (2012) Continuous glucose monitoring in diabetic women following antenatal corticosteroid therapy: a pilot study. Am J Perinatol 29(5):335–338. doi:10.1055/s-0031-1295642

57. Gary CF, Gant N, Leveno K, Gilstrap L, Hauth J, Wenstrom KD (2005) Williams obstetrics. Mc Grow-Hill, New York, pp 823–829

58. Temple R, Aldridge V, Sampson M, Greenwood R, Heyburn P, Glenn A (2001) Impact of pregnancy on the progression of diabetic retinopathy in type 1 diabetes. Diabet Med 18(7):573–577

59. Arun C, Taylor R (2008) Influence of pregnancy on long-term progression of retinopathy in patients with type 1 diabetes. Diabetologia 51(6):1041–1045

60. American Diabetes Association (2012) Standards of medical care in diabetes--2012. Diabetes Care 35(Suppl 1):S11–S63. doi:10.2337/dc12-s011

61. Klein BE, Moss SE, Klein R (1990) Effect of pregnancy on progression of diabetic retinopathy. Diabetes Care 13(1):34–40

62. Holmes VA, Young IS, Patterson CC et al (2011) Optimal glycemic control, pre-eclampsia, and gestational hypertension in women with type 1 diabetes in the diabetes and pre-eclampsia intervention trial. Diabetes Care 34(8):1683–1688. doi:10.2337/dc11-0244

63. Gordon MC, Landon MB, Boyle J, Stewart KS, Gabbe SG (1996) Coronary artery disease in insulin-dependent diabetes mellitus of pregnancy (class H): a review of the literature. Obstet Gynecol Surv 51(7):437–444

64. Sibai BM, Viteri OA (2014) Diabetic ketoacidosis in pregnancy. Obstet Gynecol 123(1):167–178. doi:10.1097/AOG.0000000000000060

65. Carroll MA, Yeomans ER (2005) Diabetic ketoacidosis in pregnancy. Crit Care Med 33(10):S347–S353

66. Hagay ZJ, Weissman A, Lurie S, Insler V (1994) Reversal of fetal distress following intensive treatment of maternal diabetic ketoacidosis. Am J Perinatol 11(6):430–432. doi:10.1055/s-2007-994613

67. American College of Obstetricians and Gynecologists (2001) ACOG practice bulletin# 30: gestational diabetes. ACOG, Washington

68. Alwan N, Tuffnell DJ, West J (2009) Treatments for gestational diabetes. Cochrane Database Syst Rev (3):CD003395

69. Crowther CA, Hiller JE, Moss JR, McPhee AJ, Jeffries WS,

Robinson JS (2005) Effect of treatment of gestational diabetes mellitus on pregnancy outcomes. N Engl J Med 352(24):2477–2486

70. American Diabetes Association (2004) Gestational diabetes mellitus. Diabetes Care 27(Suppl 1):S88–S90

71. Metzger BE, Buchanan TA, Coustan DR et al (2007) Summary and recommendations of the fifth international workshop-conference on gestational diabetes mellitus. Diabetes Care 30(Suppl 2):S251–S260. doi:10.2337/dc07-s225

72. Torloni M, Betrán A, Horta B et al (2009) Prepregnancy BMI and the risk of gestational diabetes: a systematic review of the literature with meta-analysis. Obes Rev 10(2):194–203

73. Meyer WJ, Carbone J, Gauthier DW, Gottmann DA (1996) Early gestational glucose screening and gestational diabetes. J Reprod Med 41(9):675–679

74. Meltzer S, Snyder J, Penrod J, Nudi M, Morin L (2010) Gestational diabetes mellitus screening and diagnosis: a prospective randomised controlled trial comparing costs of one-step and two-step methods. BJOG 117(4):407–415

75. Mackeen AD, Trauffer PM (2011) Gestational diabetes. In: Maternal-fetal evidence based guidelines. Informa Healthcare/Distributed in North America by Taylor & Francis, London/Boca Raton, p 247

76. Kim SY, England JL, Sharma JA, Njoroge T (2011) Gestational diabetes mellitus and risk of childhood overweight and obesity in offspring: a systematic review. Exp Diabetes Res 2011:541308. doi:10.1155/2011/541308

77. Kim C, Newton KM, Knopp RH (2002) Gestational diabetes and the incidence of type 2 diabetes: a systematic review. Diabetes Care 25(10):1862–1868

78. Mackeen AD, Trauffer PM (2011) Pregestational diabetes. In: Maternal-fetal evidence based guidelines. Informa Healthcare/Distributed in North America by Taylor & Francis, London/Boca Raton, p 39

79. Murphy HR, Rayman G, Lewis K et al (2008) Effectiveness of continuous glucose monitoring in pregnant women with diabetes: randomised clinical trial. BMJ 337:a1680. doi:10.1136/bmj.a1680

80. Mclachlan K, Jenkins A, O'neal D (2007) The role of continuous glucose monitoring in clinical decision-making in diabetes in pregnancy. Aust N Z J Obstet Gynaecol 47(3):186–190

81. Secher AL, Ringholm L, Andersen HU, Damm P, Mathiesen ER (2013) The effect of real-time continuous glucose monitoring in pregnant women with diabetes: a randomized controlled trial. Diabetes Care 36(7):1877–1883. doi:10.2337/dc12-2360

82. Petrovski G, Dimitrovski C, Bogoev M, Milenkovic T, Ahmeti I, Bitovska I (2011) Is there a difference in pregnancy and glycemic outcome in patients with type 1 diabetes on insulin pump with constant or intermittent glucose monitoring? A pilot study. Diabetes Technol Ther 13(11):1109–1113

83. Gabbe SG, Graves CR (2003) Management of diabetes mellitus complicating pregnancy. Obstet Gynecol 102(4):857–868

84. Damm P, Mersebach H, Råstam J et al (2014) Poor pregnancy outcome in women with type 1 diabetes is predicted by elevated HbA1c and spikes of high glucose values in the third trimester. J Matern Fetal Neonatal Med 27(2):149–154

85. Tieu J, Crowther CA, Middleton P (2008) Dietary advice in pregnancy for preventing gestational diabetes mellitus. Cochrane Database Syst Rev (2):CD006674

86. Balsells M, Garcia-Patterson A, Sola I, Roque M, Gich I, Corcoy R (2015) Glibenclamide, metformin, and insulin for the treatment of gestational diabetes: a systematic review and meta-analysis. BMJ 350:h102. doi:10.1136/bmj.h102

87. Ibrahim MI, Hamdy A, Shafik A, Taha S, Anwar M, Faris M (2014) The role of adding metformin in insulin-resistant diabetic pregnant women: a randomized controlled trial. Arch Gynecol Obstet 289(5):959–965

88. Ismail NAM, Nor NAM, Sufian SS, Mustafa N, Jamil MA, Kamaruddin NA (2007) Comparative study of two insulin regimes in pregnancy complicated by diabetes mellitus. Acta Obstet Gynecol Scand 86(4):407–408

89. Hod M, Mathiesen ER, Jovanovič L et al (2014) A randomized trial comparing perinatal outcomes using insulin detemir or neutral protamine hagedorn in type 1 diabetes. J Matern Fetal Neonatal Med 27(1):7–13

90. Mathiesen ER, Kinsley B, Amiel SA et al (2007) Maternal glycemic control and hypoglycemia in type 1 diabetic pregnancy: a randomized trial of insulin aspart versus human insulin in 322 pregnant women. Diabetes Care 30(4):771–776, doi: 30/4/771 [pii]

91. Nachum Z, Ben-Shlomo I, Weiner E, Shalev E (1999) Twice daily versus four times daily insulin dose regimens for diabetes in pregnancy: randomised controlled trial. BMJ 319(7219):1223–1227

92. Pollex E, Moretti ME, Koren G, Feig DS (2011) Safety of insulin glargine use in pregnancy: a systematic review and meta-analysis. Ann Pharmacother 45(1):9–16. doi:10.1345/aph.1P327

93. Mathiesen ER, Hod M, Ivanisevic M et al (2012) Maternal efficacy and safety outcomes in a randomized, controlled trial comparing insulin detemir with NPH insulin in 310 pregnant women with type 1 diabetes. Diabetes Care 35(10):2012–2017, doi: dc11-2264 [pii]

94. Mathiesen JM, Secher AL, Ringholm L et al (2014) Changes in basal rates and bolus calculator settings in insulin pumps during pregnancy in women with type 1 diabetes. J Matern Fetal Neonatal Med 27(7):724–728

95. Farrar D, Tuffnell DJ, West J (2007) Continuous subcutaneous insulin infusion versus multiple daily injections of insulin for pregnant women with diabetes. Cochrane Database Syst Rev (3):CD005542

96. Mukhopadhyay A, Farrell T, Fraser RB, Ola B (2007) Continuous subcutaneous insulin infusion vs intensive conventional insulin therapy in pregnant diabetic women: a systematic review and meta-analysis of randomized, controlled trials. Obstet Gynecol 197(5):447–456

97. Hollander PA, Blonde L, Rowe R et al (2004) Efficacy and safety of inhaled insulin (exubera) compared with subcutaneous insulin therapy in patients with type 2 diabetes: results of a 6-month, randomized, comparative trial. Diabetes Care 27(10):2356–2362, doi: 27/10/2356 [pii]

# 第 **15** 章
# 妊娠期高血压疾病

Jamil ElFarra，Richard Viscarello，Cynthia Bean，James N. Martin Jr.

## 15.1 引言

妊娠期高血压疾病的发病率约为 10%，是孕产妇和胎儿发病率和死亡率的主要原因之一。每年全世界估计有 50 000~60 000 例母婴死亡与子痫前期相关。高血压疾病可以是妊娠前（慢性高血压）或是妊娠期特有疾病（即妊娠期高血压和子痫前期）[1-4]。

慢性高血压常见于 30 岁以上患者。慢性高血压在 30~39 岁人群的发病率是 4.6%~22.3%，而在 18~29 岁人群的发病率是 0.6%~2%。随着越来越多的女性推迟生育计划，卵子捐献（图 15.1）和辅助生殖不孕治疗（图 15.2）的应用增多，妊娠平均年龄增加。因此，慢性高血压及其并发症在妊娠期增多，不可避免地增加了子痫前期的发生率。大约 25% 的慢性高血压在妊娠期会进展为子痫前期，相对而言，无潜在高血压患者子痫前期的发生率是 4%。子痫前期与母婴风险是相关的，这使得慢性潜在高血压和子痫前期患者的妊娠风险非常高[1,2,5]。

在妊娠期第一阶段和第二阶段早期出现的血压升高，尤其是孕 20 周前，通常是慢性高血压所导致的（图 15.3）。妊娠早期出现的血压升高，通常是已知的

J. ElFarra, MD • C. Bean, MD
J.N. Martin Jr., MD, FACOG, FRCOG (✉)
Department of Obstetrics and Gynecology,
Winfred L. Wiser Hospital for Women and Infants,
The University of Mississippi Medical Center, Jackson, MS, USA
e-mail: jelfarra@umc.edu; cmbean@umc.edu;
jmartin6@comcast.net

R. Viscarello, MD
Department of Obstetrics and Gynecology,
Maternal Fetal Care P.C.,The Stamford Hospital,
Stamford, CT, USA
e-mail: perinatal@aol.com

高血压疾病或先前未确诊的慢性高血压而不是妊娠所引起的。妊娠期前的高血压可分为原发性高血压或继发性高血压。未发现原发性高血压的根本病因。然而，继发性高血压必有病因。如果怀疑继发性高血压，则需进一步的检查，因为大多数继发性高血压有潜在治愈的可能[1,2,5]。

了解高血压疾病的分类和管理是必要的。识别妊娠期潜在高血压疾病患者非常重要，因为她们出现并发症的风险更大。一些潜在的高血压病女性患者可能需要门诊药物治疗，或去医院紧急治疗，或转到更高级别的治疗机构，甚至某些病例须终止妊娠。早期识别这些高血压病患者并相应治疗，可使产妇和围生期的发病率和死亡率总体降低[1]。

## 15.2 妊娠高血压疾病的诊断

高血压容易被忽视，因为血压升高通常无症状。体检发现血压升高才碰巧诊断。血压在早期妊娠有生理性下降的过程，使先前的高血压表现为正常血压。生理性血压下降可能掩盖先前存在的高血压，尤其是妊娠前 16 周[1,5]。

### 15.2.1 定义

妊娠期高血压定义为收缩压 ≥140mmHg 和（或）舒张压 ≥90mmHg（图 15.4）。为了确定高血压的诊断，至少两次测量为高血压，且间隔 4 小时以上[1,2,5]。

高血压进一步分为轻度和重度。收缩压 ≥160mmHg 和（或）舒张压 ≥110mmHg 属于重度高血压，其余均是轻度高血压。在持续重度范围内的高血压，不必等 4 小时即可诊断出重度高血压。更重要的是，当重

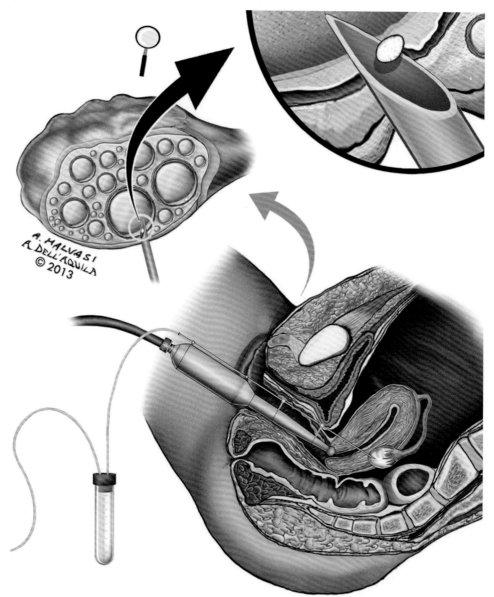

图 15.1　拾取卵子。

度高血压持续时，可立即开始治疗[1]。

　　白大衣高血压，定义为当看到医护人员时血压升高，在非妊娠个体中可达 15%。白大衣高血压可能做出高血压的错误诊断。其在家测量的血压值常低于在医院测量的血压。怀疑白大衣高血压时，建议进行动态血压监测[1]。

## 15.2.2　血压的最佳测量法

　　正确测量血压是高血压诊断的关键。不准确的血压测量可能导致不恰当的诊断。不准确的高血压读数可能误诊为妊娠期高血压。不准确的血压读数偏低可能将高血压患者标记为正常。以下是获得准确血压测量值的要求[6-10]：

- 袖带大小合适。
- 患者舒适坐姿。
- 有背部支撑。
- 腿不交叉。

　　手臂稳定支撑，使上臂的袖带中部与右心房处于同一水平。

　　指示患者放松，不要说话。

　　如果血压升高，至少间隔 5 分钟才能再次测量。

　　应当将血压计连接袖带的气球的中线置于肱动脉搏动处，且上臂衣服宽松。

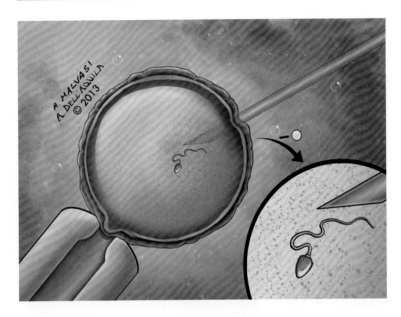

图 15.2 单精子细胞质内注射(ICSI)技术。

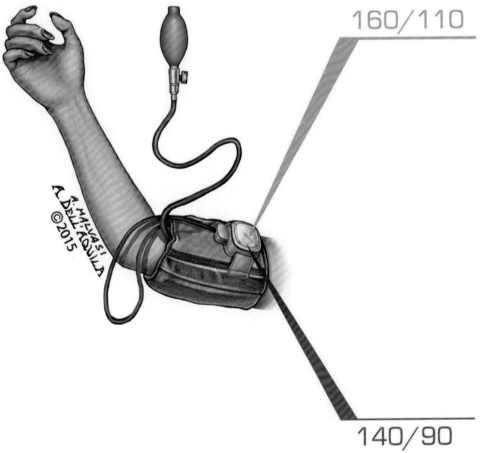

图 15.3 慢性高血压患者测量血压。

## 15.3 早期妊娠高血压的评估

早期认识妊娠期高血压疾病、确定器官损害的程度并识别并发症是至关重要的,这需要详细了解病史,进行全面的体格检查、实验室检查和影像学检测,并及时转诊患者。这确保了患者的正确管理,有助于减小母婴风险。

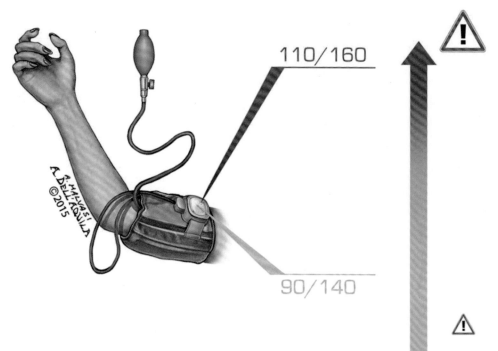

图 15.4　妊娠高血压定义为收缩压≥140mmHg 和(或)舒张压≥90mmHg。图中收缩期和舒张压数字颠倒。

　　关注患者的病史(内科、外科、孕产史、家族、社会情况) 以及异常体检结果可为正确诊断及管理措施提供有价值的信息。和患者充分交流,给患者机会充分表达焦虑及提问, 建立一个坚实健康的医患关系。这种关系有益于彼此信任,可使患者分享一些还未被发现的重要信息。审查患者的药物清单是同等重要的,因为这有助于最大限度减少潜在的致畸剂的暴露。

　　实验室检查的评估对治疗高血压病患者是很重要的一步。在妊娠前半程对慢性高血压患者和血压初始升高者进行实验室检查有两个目的。首先,它有助于评估终末器官损害的程度和疾病的严重程度及相关并发症。第二,它有助于建立一个基线值,可与妊娠后期比较。实验基线值有助于区别是慢性高血压加重还是慢性高血压并发子痫前期。如前所述,两者之间的区别是非常重要的, 因为并发症的发生率和管理方法是显著不同的。

　　如果可以的话,应在第一次产前咨询或备孕前进行适当的实验室检查。

　　推荐以下实验室检查项目[1,2]:
　　•尿液分析、尿液培养及尿蛋白定量评估(即 24 小时尿液收集或蛋白/肌酐比)。
　　•肾功能检查。

　　•具有血小板计数的全血细胞计数。
　　•血糖。
　　•电解质。
　　•尿酸和肝酶。
　　•促甲状腺激素(TSH)。
　　•心电图和可能的超声心动图。

　　确定高血压患者明确的孕周和预产期非常必要,因为可能出现胎儿生长受限, 早产可能性很大。推荐尽早预约彩超[1,2]。

　　慢性高血压患者备孕前应做咨询。评估终末器官的损伤程度, 因为妊娠的风险和医疗建议会依据疾病的严重程度而改变。

　　慢性高血压患者应咨询妊娠风险及对妊娠期的预测。患者应改为服用妊娠安全药物且开始补充叶酸。这个阶段建议接种合适的疫苗[1,2]。

## 15.4　妊娠期高血压疾病的分类

妊娠期主要发生 4 种高血压疾病[1](表 15.1):
(1)慢性(已存在的)高血压。
(2)妊娠期高血压。
(3)子痫前期–子痫/溶血、肝酶升高与血小板减少

**表 15.1　妊娠期高血压疾病的病因**

| 妊娠期特异性 | 非特异性 |
|---|---|
| 妊娠期高血压 | 原发性高血压 |
| 子痫前期 | 肾脏疾病 |
| 慢性高血压并发子痫前期 | 阻塞性睡眠呼吸暂停 |
| HELLP 综合征 | 库欣(Cushing)综合征 |
| 妊娠滋养细胞疾病 | 肾动脉狭窄 |
| 镜像综合征 | 嗜铬细胞瘤 |
| | 主动脉缩窄 |
| | 原发性醛固酮增多症 |
| | 甲状腺功能不全 |
| | 红斑狼疮 |
| | 毒品和药物治疗 |

(HELLP)综合征。

(4)慢性高血压并发子痫前期–子痫。

## 15.5　慢性高血压

慢性高血压被定义为怀孕前血压升高。如果妊娠前血压未知,孕 20 周前发现血压升高,推定诊断为慢性高血压。然而,要在这种情况下对慢性高血压做出确定的诊断,必须是产妇的血压一直持续到产后 12 周以后。

## 15.6　妊娠期高血压

妊娠期高血压是妊娠期特有疾病。妊娠期高血压是指孕 20 周后首次出现血压升高且尿蛋白阴性,并且不符合子痫前期的标准(见下文)。

妊娠期高血压是一种妊娠特有的暂时性疾病,妊娠期开始并在产后 6~12 周内消退。持续性的血压升高超过产后 6~12 周提示慢性高血压。尽管妊娠期高血压本质上是短暂的,但它可能预示未来高血压病[1,2,5]。

## 15.7　子痫前期 / 子痫 /HELLP 综合征

与妊娠期高血压相似,子痫前期–子痫和 HELLP 综合征也是妊娠期特异疾病,通常发生在妊娠后期(孕 20 周后)。然而,与妊娠期高血压不同,子痫前期是高血压伴随新发蛋白尿。蛋白尿的定义是 24 小时尿液蛋白含量≥300mg 或蛋白质/肌酐比值≥0.3(按照 mg/dL 计算)。如无条件监测,可采用尿液试纸法,尿蛋白≥一个加号(+)。然而该方法假阳性率和假阴性率较高[1]。

最近诊断标准出现改变,没有尿蛋白也可诊断为子痫前期。除急性高血压外,当出现血小板减少、肾功能不全、肝功能异常、肺水肿、脑功能或视觉障碍症状,即使没有尿蛋白也可诊断为子痫前期(表 15.2)[11]。

由于子痫前期是一种进展性疾病,不再分轻度和重度。目前子痫前期分为伴有严重表现的子痫前期和无严重表现的子痫前期。胎儿生长受限和大量尿蛋白(>5g/24h)不再作为子痫前期严重表现的诊断标准[1]。

子痫前期确诊后,即评估疾病的严重程度。治疗方案的选择依据疾病的严重程度和孕周。子痫前期很

**表 15.2　子痫前期的诊断标准**

| 血压 | 妊娠前血压正常,孕 20 周后首次出现收缩压≥140mmHg 和(或)舒张压≥90mmHg,两次测量间隔 4 小时以上 |
|---|---|
| | 收缩压≥160mmHg 和(或)舒张压≥110mmHg;高血压短时间内再次确认(间隔 15 分钟),及时降压治疗 |
| 和 | |
| 蛋白尿 | 24 小时尿液中蛋白含量≥300mg |
| | 尿蛋白/肌酐≥0.3 |
| | 尿液试纸≥1+(其他定量测量不可用时) |
| 或者没有尿蛋白,新发的高血压伴有以下任何一种症状 | |
| 血小板减少 | 血小板计数少于 100 000/μL |
| 肾功能不全 | 血清肌酐>1.1mg/dL 或无其他肾脏疾病时血清肌酐浓度加倍 |
| 肝功能受损 | 血清肝脏转氨酶浓度升高到正常值的 2 倍 |
| 肺水肿 | |
| 脑神经或视觉改变 | |

少在妊娠前半段发生，因此详细的治疗方案不在此讨论[1]。孕20周前很少出现子痫前期病情的进展。如果妊娠前半段发生子痫前期，应考虑诊断为妊娠滋养细胞疾病(GTD)或镜像综合征。应立即检测β-人绒毛膜促性腺激素(β-hCG)和做超声检查。

　　GTD或葡萄胎(图15.5)可出现子痫前期所有典型症状包括高血压、终末器官损害和尿蛋白。子痫的罕见病例也有报道。子痫前期作为的GTD的后遗症更多的是完全性葡萄胎(46 XX或XY);然而，子痫前期也可发生于部分性葡萄胎(69 XXX或XXY)和绒毛膜癌(图15.6)。因为早期诊断和治疗，在过去40年里，与GTD有关的子痫前期一直下降。GTD的诊断主要是通过检测β-hCG水平和超声来确诊。GTD的治疗有清宫(图15.7)或子宫切除术，取决于患者是否有生育要求。有些患者因为疾病的持续和进展，会采取化疗。如同子痫前期发生在妊娠后期，终止妊娠有效解决病症，子宫内容物的清除很快解决了似子痫前期的症状[12-23]。

　　镜像综合征(mirror syndrome)，又称巴兰泰综合征(ballantyne syndrome)，是一种罕见的病症，其定义为与胎儿水肿相关的子痫前期症状的进展。这种综合征可以在妊娠早期发生，表现为子痫前期的症状和体征。子痫的病例也有报道。确诊孕周一般在孕22.5~27.8周。母体水肿，很常见且令人印象深刻，如同胎儿水肿的镜像反应。根据Braun等的一项56例入选病例的系统性综述,80%~100%的患者出现水肿。78%和

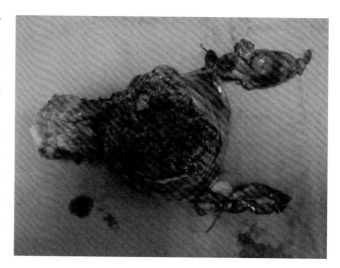

图15.6　绒癌的全切子宫标本(剖开子宫前壁)。

20%~56%的患者分别出现血压升高和蛋白尿。大多数病例归因于胎儿畸形(图15.8)、胎儿或胎盘肿瘤(图15.9)(37.5%),其次是Rh同种免疫反应(29%)。双胎输血综合征占18%,病毒感染占16%[2,24-30]。

　　镜像综合征患者经历了如上所述的子痫前期的体征和症状。然而，在实验室检查与超声检查方面两者之间有不同。镜像综合征患者出现血液稀释和羊水过多，而子痫前期患者则存在血液浓缩和羊水过少。建议遵照母胎医学专科医师的治疗建议，因为治疗方案的选择可能因胎儿水肿的原因和疾病的严重程度有所不同。分娩可能是镜像综合征患者的解决方法。产妇通常在产后4.8~13.5天症状好转[25,27-30]。

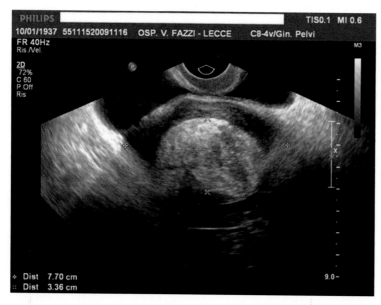

图15.5　妊娠滋养细胞疾病(GTD)或葡萄胎(子宫的高回声部分)的子宫超声横断面图像。

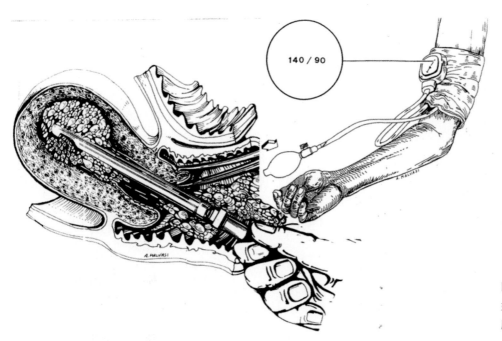

图15.7　图像显示清宫手术：妊娠期滋养细胞疾病或者葡萄胎，通过卡曼套管清宫。

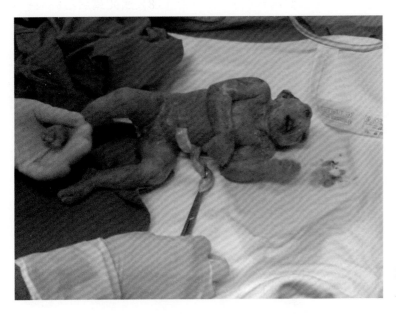

图15.8　34周内出生的无脑儿，母亲患有重度高血压合并羊水过少和胎盘早剥。

子痫，孕妇新发的不能用其他原因解释的剧烈抽搐，是子痫前期的严重表现。不幸的是，抽搐的发生不能通过血压升高、蛋白尿或实验室检查值来预测[1,2]。

治疗子痫的唯一方法是在病情稳定之后尽快分娩。在无禁忌证时，例如重度肾损害，建议静点硫酸镁控制抽搐以及预防抽搐再发生。

如果抽搐再次发作，或无硫酸镁，或者硫酸镁药物禁忌时可以小心使用安定[Diazepam（Valium）]或者苯妥英[phenytoin（Dilantin）]。然而，这些药物的疗效均不如硫酸镁[1,2]。

HELLP综合征是子痫前期/子痫的一种特殊形式，其特点表现为（图15.10）：

- 溶血。
- 肝酶升高。
- 血小板减少。

像子痫前期一样，HELLP综合征通常在孕期第三阶段。

HELLP综合征在孕期前半程发生，往往与其他病因相关如抗磷脂综合征或葡萄胎。无其他继发病因，HELLP综合征不常在孕25周前发生[31-35]。

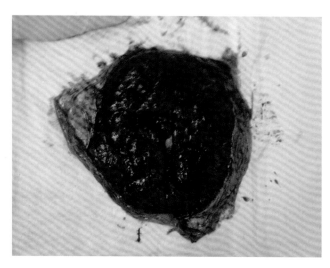

图 15.9 胎盘肿瘤(非典型性血管浸润和非典型增生)。

胎儿娩出是 HELLP 综合征的唯一解决方法。无论胎龄或胎儿存活的可能性如何,HELLP 综合征患者在母体情况稳定后应立即终止妊娠[1]。

产妇的病情稳定包括治疗重度高血压以及应用硫酸镁预防癫痫发作。依据密西西比治疗规范,可考虑使用地塞米松[35,36]。

如前所述,当子痫前期、子痫或 HELLP 综合征发生在胎儿可存活的孕周时,建议孕妇病情稳定后尽快终止妊娠。

为了孕妇的安全和健康,建议尽快终止妊娠,可采用药物或者手术的方式,这取决于孕周、患者选择以及可用的医疗资源。

无论选择哪种方案,目标都是实现安全有效的分娩[1,37,38]。

子痫前期与红斑狼疮有时候确诊困难,因为两者之间存在很多相同症状(即高血压、尿蛋白、水肿)。通常情况下,红斑狼疮患者血清补体低,抗双链 DNA 抗体升高,红细胞升高。症状进展迅速,补体水平在正常范围内波动,更支持子痫前期的诊断。在孕 20 周前出现这些症状,红斑狼疮更可能是正确的诊断[2,39,40]。

## 15.8 慢性高血压并发子痫前期

慢性高血压患者在妊娠过程中进展为子痫前期的风险增加。据报道,4 例慢性高血压患者在妊娠某个时期就会有 1 例进展为子痫前期[1,5]。

确立子痫前期的诊断是比较有争议的,因为很难区分是慢性高血压恶化还是慢性高血压进展为子痫前期。区分这两种情况很必要,因为治疗方法和母婴并发症不同。慢性高血压并发子痫前期可能出现以下情况[1]:

- 血压控制平稳下突然血压升高或为维持血压稳定需要增加降压药物剂量。
- 新发蛋白尿或者在妊娠前或早期妊娠已有蛋白尿但尿蛋白定量突然增加。

上述特征更强调在早期妊娠时,确定实验室检查基线和血压测量的重要性。而且实验室基线值、血压测量值和 24 小时尿蛋白的值可作为妊娠期间的参照标准。

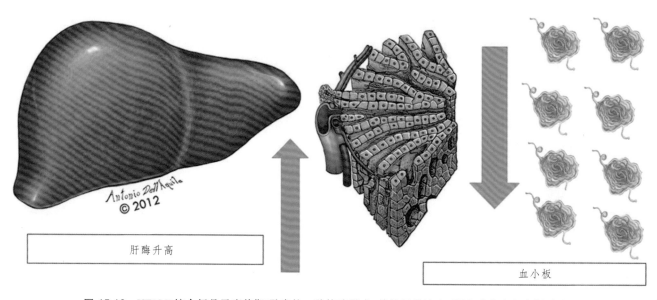

肝酶升高

血小板

图 15.10 HELLP 综合征是子痫前期/子痫的一种特殊形式,其特征是溶血、肝酶升高和血小板减少。

## 15.9 继发性高血压的筛查

继发性高血压约占妊娠期外高血压疾病的5%~10%。对于临床医生来说,在早期妊娠考虑到继发性高血压是很重要的,因为继发性高血压的病因往往是可以治疗的。某些患者应考虑到继发性高血压,如果发现病因,开始病因治疗,往往会改善妊娠结局[1,2,10]。

医务人员需要密切关注患者的症状、体检结果、影像学检查和(或)实验室检查,这些结果可能提示继发性高血压。继发性高血压的症状可能很隐匿,检查患者的药物和饮食同样很重要,因为某些药物和膳食补充剂可能引起高血压。

一些病史和体检结果促使进一步检查,其中包括[1,2,10]:

• 年龄小于35岁,除外肥胖、非洲裔美国人且无高血压家族史的女性。
• 多种药物及患者依从性良好,但血压仍难控制。
• 肾脏疾病家族史。
• 面色潮红和发汗。
• 血清肌酐升高(>1.1mg/dL)。
• 非药物性低钾血症(<3.0mmol/L)。
• 腹部听诊闻及肾动脉杂音。
• 上下肢收缩压不一致,股动脉波动缺失。

一旦怀疑继发性高血压,应转诊至高血压病专科医生,因为与妊娠高血压相比,诊断性检查和标准是不一致的。应注意除外肾性高血压和嗜铬细胞瘤,此类疾病与不良妊娠结局相关,疾病的全面评估和彻底治疗倾向于推迟到产后。这样可以减少误诊风险,避免继发性高血压与妊娠期生理变化导致的诊断混乱[1,2]。

下面列出了一些常见的继发性高血压的病因(表15.1)。

### 15.9.1 肾脏疾病

肾脏疾病(图15.11)是继发性高血压最常见的确切病因,对妊娠影响显著。肾脏疾病与母婴不良结局相关,与肾损伤的程度成比例。肾脏疾病通常是有严重的家族病史或已知的合并症造成肾损害(如糖尿病和系统性红斑狼疮)。慢性肾病的依据是肾功能检查异常(血清肌酐升高)或尿蛋白。一旦出现蛋白尿,就需要对其进行定量检测。需要做肾脏超声,且转诊至于肾病专科医生处就诊[1,2]。

### 15.9.2 甲状腺功能异常

出现甲状腺功能减退(如心动过缓、怕冷、便秘、体重增加)或甲状腺功能亢进(如心动过速、怕热、体重减轻)的任何可疑症状,应怀疑甲状腺功能障碍(图15.12)。如果怀疑有甲状腺功能障碍,应检测促甲状腺素(TSH)。促甲状腺素(TSH)对甲亢和甲减都敏感,可依据其变化进行相应的治疗。有趣的是,甲状腺功能

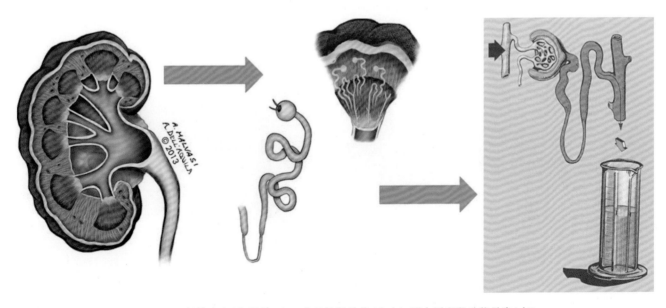

图 15.11 肾性高血压:肾脏(左)、病理性肾单位(中央)、蛋白尿和肾功能异常(右)。

发性醛固酮增多症引起。首先推荐检测醛固酮和肾素，计算醛固酮与肾素的比值。如果怀疑此种疾病，强烈建议转诊至内分泌专科就诊[10,42,43]。

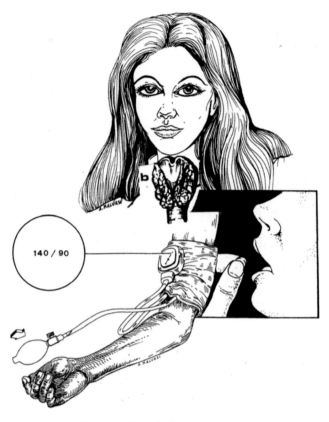

图 15.12　妊娠期高血压合并甲亢。

减退主要影响舒张压，而甲状腺功能亢进则对收缩压有影响[10,41]。

## 15.9.3 原发性醛固酮增多症

出现高血压和非药物性低钾血症时，应怀疑是原

### 15.9.4 阻塞性睡眠呼吸暂停综合征

阻塞性睡眠呼吸暂停(OSA)也可以引起继发性高血压(图 15.13)。肥胖、或睡眠中发生呼吸暂停或经常白天困倦的患者均可疑阻塞性呼吸睡眠暂停综合征。有时，仅仅被伴侣抱怨鼾声太大。确诊需要通过睡眠监测[10,44]。

### 15.9.5 库欣综合征

出现下列症状时应怀疑库欣综合征:水牛背、向心性肥胖、满月脸和紫纹。主要是询问用药史排除医源性皮质醇增多。初始试验包括 24 小时尿皮质醇、小剂量地塞米松或午夜唾液皮质醇试验。当怀疑此病时，最好让内分泌专科医生评估[10]。

### 15.9.6 肾动脉狭窄

当听诊发现肾动脉杂音时，应怀疑肾动脉狭窄。杂音是尖锐全收缩期肾动脉杂音(图 15.14)。闻及此种杂音,肾动脉狭窄的危险增加近 5 倍,应随后进行影像学检查。常用的影像学检查包括 CT 扫描、MRI 和多普勒超声。在选择检测方法时应考虑使用造影剂的风险和益处[1,2,10]。

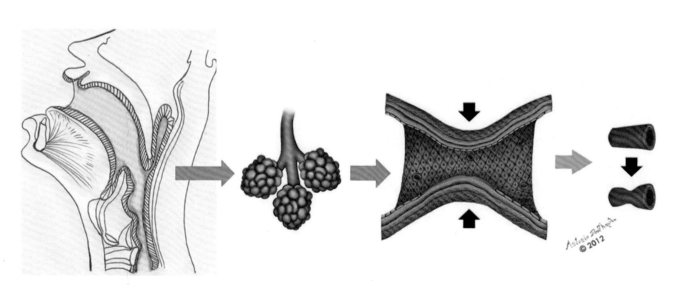

图 15.13　妊娠伴有阻塞性睡眠呼吸暂停:睡眠期间发作或持续诉白天困倦(左);阻塞性肺泡(中间);血管痉挛(右)。

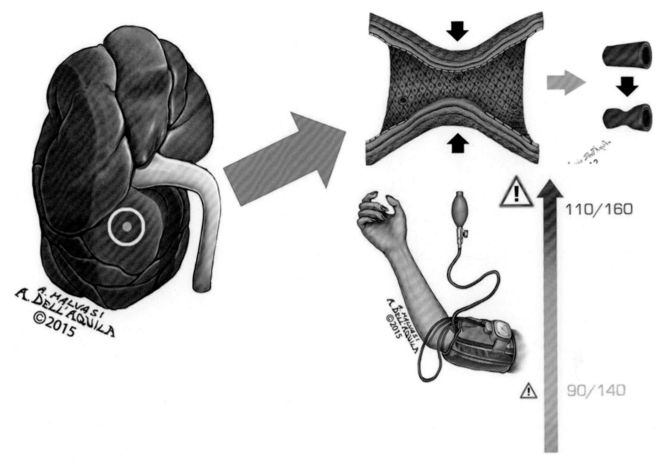

图 15.14 高血压合并肾动脉狭窄。

### 15.9.7 嗜铬细胞瘤

当出现面部潮红、出汗、心悸、头痛、晕厥和血压不稳定时应考虑此疾病(图 15.15)。检查方法是测量 24 小时尿样本或血液中游离甲氧基肾上腺素。治疗方法是手术切除肿瘤。如果妊娠期间发现此疾病,应尽早评估和治疗,减少妊娠的相关风险[1,2,10]。

### 15.9.8 主动脉狭窄

该病的诊断线索(图 15.16)是某些解剖部位血压存在差异(图 15.17)。最经典的发现是上肢高血压伴随下肢低血压或血压无法测量,还可能出现股动脉搏动延迟。通常选择影像学作为诊断,主要是 MRI。妊娠期间的治疗应咨询专科医生后进行[1,2,10]。

### 15.9.9 毒品和药物

询问药物、补充剂和违禁药物使用史很重要 (图 15.18)。处方药、非处方药和中药有可能引起血压变化。违禁药物的使用也可能导致急性高血压。

一些已知的影响血压的药物包括减轻充血剂 (pseudoephedrine)、精神科药物(TCA 和 SSRI)、非甾体抗炎药和类固醇。违禁药物,如苯丙胺(amphetamines)和可卡因(cocaine)可能导致血压升高。中药如人参会影响血压,甘草也可引起高血压和低钾血症[2,10,45]。

## 15.10 妊娠期高血压疾病的治疗管理

管理措施涉及多方面,目的是预防发生妊娠并发症。然而,尽管有适当的治疗,妊娠期高血压疾病风险仍高且多发生并发症。了解和认识妊娠期高血压疾病各种并发症是至关重要的,治疗的时机很关键。妊娠期高血压疾病的治疗方案取决于高血压病的类型、严重程度、孕周、母体合并症以及母婴状况。

在妊娠期外,减重、运动和饮食调整已经被证实可以改善血压,降低并发症发生率和延缓疾病的进展。

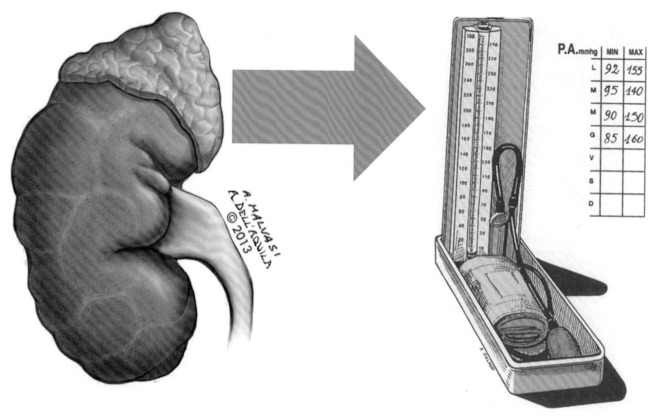

图 15.15    嗜铬细胞瘤导致的高血压。

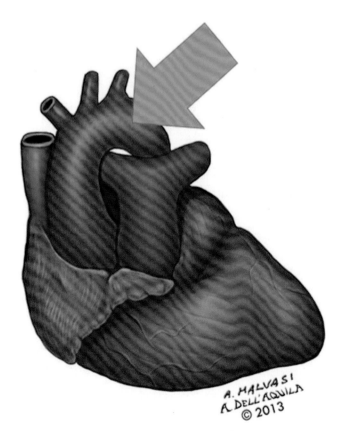

图 15.16    主动脉狭窄。

目前,由于缺乏高质量研究,这些养生方案在妊娠期的效果还没有被证实。目前,美国妇产科学会(ACOG)工作组不建议在治疗慢性高血压合并妊娠中减重和极低盐饮食(Na<100mmol/d)。ACOG 工作组也不推荐限盐、卧床休息或者限制体力活动作为预防子痫前期的初级预防[1]。

美国妇产科协会第 623 号委员会意见指出:持续重度妊娠期高血压定义为收缩压≥160mmHg 和(或)舒张压≥105mmHg,须立即静脉注射拉贝洛尔、肼屈嗪或口服硝苯地平[46]。然而,关于轻度妊娠期高血压的治疗方案尚存在争议。为了减少孕期不良的母婴结局,最佳目标血压仍难以达成一致。

关于轻度血压升高的治疗依据仍存在争议,没有达成共识。Anukumah 等报告了当血压低于 140/90mmHg 会改善不良母婴结局[1,2,47]。早产儿、子痫前期和小于胎龄儿发生率均可下降。然而,2007 年的一项 Cochrane 综述(46 项试验,4282 例妊娠女性)没有显示出如上述所说的改善。但这项荟萃分析确实显示了血压下降可以减缓严重疾病的进展速度[1,2,48]。

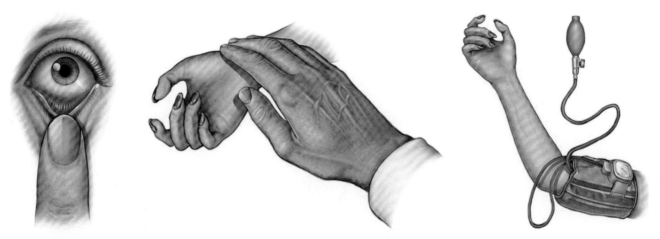

图 15.17 主动脉狭窄的临床诊断;某些解剖部位血压的差异。

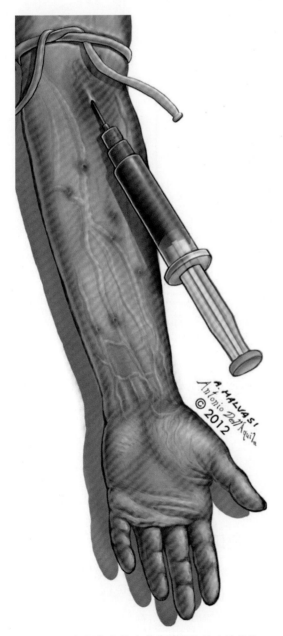

图 15.18 妊娠期的药瘾者在手臂注射违禁药物。

决定是否开始治疗完全取决于获益风险比。母体治疗的益处是否大于由于药物暴露所致的潜在的胎儿风险?由于缺乏明确的证据表明治疗轻度高血压有明显益处,以及对治疗安全和致畸作用的担忧,多数观点建议除非有并发症,轻度血压升高(140~159mmHg/90~104mmHg)不采用降压治疗。这一建议主要基于缺乏强有力的证据显示治疗的益处,而不是治疗的致畸可能。随着新的研究数据出现,这一建议可能会改变[1,2,5]。

如果患者已经开始降压药物治疗,只要认为对妊娠时安全的,就应该继续服用(图 15.19),否则,应该选择更安全的替代药物。理想情况下,应该在孕前或者早期妊娠阶段咨询专科医生,以尽量减少药物致畸的可能性[1,2]。

对于妊娠期高血压(长期控制)的非紧急治疗,考虑以下一线药物[1,2]:

- 甲基多巴(Methyldopa)(口服)。
- 拉贝洛尔(Labetalol)(口服)。
- 硝苯地平(Nifedipine)(口服)。

利尿剂因对血浆容量有影响应作为二线药物。如果利尿剂已经在妊娠前用于控制血压,那么在怀孕后可以继续服用。利尿剂作为降压的辅助药物,最初服用会对胎儿有危险,有证据表明可引起胎盘功能不全。血管紧张素转化酶抑制剂(angiotensin-converting enzyme inhibitors,ACEI)和血管紧张素受体阻断剂(angiotensin receptor blockers,ARB)在妊娠期应避免服用,可引起继发性胎儿肾发育不全和功能障碍[1,2,49-54]。

在需要紧急控制血压的情况(即时控制),药物的选择取决于医院、可供选择的药物和提供者的执行能

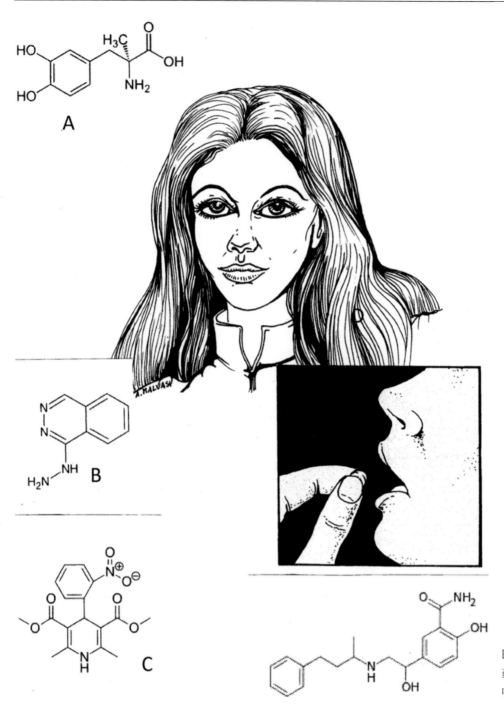

图 15.19 妊娠期常见的降压药物:(a)甲基多巴;(b)肼屈嗪;(c)硝苯地平;(d)拉贝洛尔。

力。在推荐用药(见下文)仍不能控制血压的罕见的情况,建议咨询专家。推荐的药物包括[1,46,55]:

- 拉贝洛尔(Labetalol)(静脉注射)。
- 肼屈嗪(Hydralazine)(静脉注射)。
- 硝苯地平(Nifedipine)(口服)。

### 15.10.1 甲基多巴(Methyldopa)

甲基多巴是作用中枢的 α 激动剂。其药物安全追溯记录时间足够长,在对儿童的长期随访中,甲基多巴

是唯一安全的药物。在控制严重范围血压方面,甲基多巴的效果稍逊于其他推荐的降压药物。不建议用于控制急性血压升高[56,57]。

### 15.10.2 拉贝洛尔(Labetalol)

拉贝洛尔是一种联合的 α 和 β 受体阻滞剂。它可以安全地用于治疗妊娠期急、慢性血压升高。其造成胎儿生长受限的顾虑确实存在,然而,大多数研究的实验证据自相矛盾,目前尚无定论[2,58-62]。

### 15.10.3 硝苯地平(Nifedipine)

硝苯地平是一种钙通道阻滞剂，是治疗妊娠期高血压的一线用药。已使用硫酸镁的患者应谨慎家用硝苯地平,理论上联合用药因增强了药效,有低血压和神经肌肉阻滞的风险[1,63]。

### 15.10.4 肼屈嗪(Hydralazine)

肼屈嗪是一种外周血管扩张剂，紧急降压非常有效。肼屈嗪可通过外周血管扩张引起反射性心动过速[1,2]。

## 15.11  母婴不良结局

孕妇血压升高增加了许多不良妊娠结局的风险,母婴皆有。这些高血压并发症的发展取决于许多因素,如慢性高血压病程、终末器官程度损伤、产前保健的依从性和疾病严重性[1,2,5]。

须谨记,先兆子痫和胎盘早剥的发生率分别为10%~50%和0.7%~10%。一些母体并发症可潜在的威胁生命。包括出血性脑卒中(图15.20)、心力衰竭(图15.21)、肺水肿(图15.22)、高血压脑病、视网膜病变和急性肾衰竭或末梢器官加速损伤。剖宫产(OR 2.7; 95% CI,2.4~3.0)产后出血(OR 2.2;95% CI,1.4~3.7)和妊娠糖尿病(OR 1.8;95% CI)风险与非高血压人群比较均是增高的[1,2,5,64~70]。

在母体高血压的存在下,早产率也上升,据报道,重度高血压患者的早产率高达70%,较轻的高血压患者早产率达12%~34%。小于胎龄儿出生率随着疾病的严重程度不同而增高(轻度8%~15.5%,重度31%~40%)。还发现围产儿死亡率总体上增加了4倍[1,2,5,67~71]。

导致发病的另一个因素是降压药物的致畸作用。当子痫前期导致早产或者如果子痫前期在妊娠期出现一次以上,建议在早期妊娠近结束的时候,开始服用小剂量阿司匹林[1]。

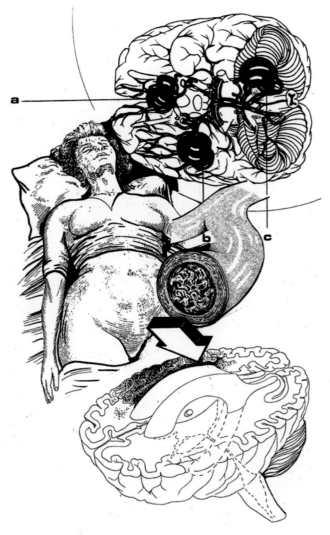

图 15.20  妊娠合并出血性脑卒中。

## 15.12  结论

妊娠高血压是一种常见的导致孕产妇和胎儿发病和死亡的重要病因。

病因、预后、结局和疾病的管理是多种多样的。只有基于正确的诊断,才能规划针对患者本人和妊娠状态的综合管理计划,实现最好的母婴结局。找到继发性高血压的病因是同样重要的,它可能威胁生命且有潜在治愈的可能。需要进一步研究血压和妊娠不良结局的相关性,目前仅推荐药物治疗重度高血压。

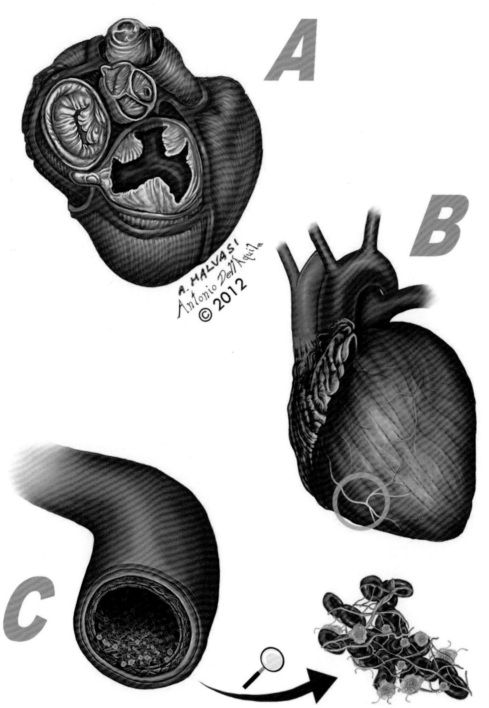

图 15.21　心力衰竭的进展（从上到下）。

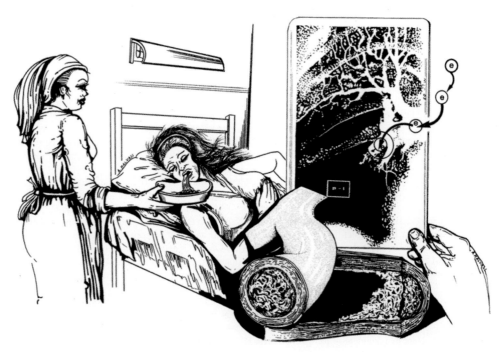

图 15.22　孕妇合并肺水肿。

（杨雪　译　　彭雪冰　审校）

# 参考文献

1. American College of Obstetricians and Gynecologists; Task Force on Hypertension in Pregnancy Hypertension in pregnancy (2013) Report of the American College of Obstetricians and Gynecologists' Task Force on Hypertension in Pregnancy. American College of Obstetricians and Gynecologists, Task Force on Hypertension in Pregnancy. Obstet Gynecol 122(5):1122

2. Creasy RK et al Creasy and Resnik's Maternal-Fetal Medicine: Principles and Practice, 7th edn

3. World health organization (2005) The world health report: 2005: make every mother and child count. Geneva, WHO. Available at http://www.who.int/whr/2005/whr2005_en.pdf

4. Duley L (1992) Maternal mortality associated with hypertensive disorders of pregnancy in Africa, Asia, Latin America and the Caribbean. Br J Obstet Gynaecol 99:547–553

5. Sibai BM (2002) Chronic hypertension in pregnancy. Obstet Gynecol 100:369–377

6. ESH/ESC Task Force for the Management of Arterial Hypertension (2013) Practice guidelines for the management of arterial hypertension of the European Society of Hypertension (ESH) and the European Society of Cardiology (ESC): ESH/ESC Task Force for the Management of Arterial Hypertension. J Hypertens 31(10):1925–1938

7. Pickering TG, Hall JE, Appel LJ et al (2005) Recommendations for blood pressure measurement in humans and experimental animals: part 1: blood pressure measurement in humans: a statement for professionals from the Subcommittee of Professional and Public Education of the American Heart Association Council on High Blood Pressure Research. Circulation 111(5):697

8. Myers MG, Godwin M, Dawes M et al (2011) Conventional versus automated measurement of blood pressure in primary care patients with systolic hypertension: randomized parallel design controlled trial. BMJ 342:d286

9. O'Brien E, Asmar R, Beilin L et al (2005) Practice guidelines of the European Society of Hypertension for clinic, ambulatory and self blood pressure measurement, European Society of Hypertension Working Group on Blood Pressure Monitoring. J Hypertens 23(4):697

10. Viera AJ, Neutze DM (2010) Diagnosis of secondary hypertension: an age-based approach. Am Fam Physician 82(12):1471–1478

11. Williams D (2011) Long-term complications of preeclampsia. Semin Nephrol 31(1):111–122

12. Soto-Wright V, Bernstein M, Goldstein DP et al (1995) The changing clinical presentation of complete molar pregnancy. Obstet Gynecol 86(5):775

13. Mosher R, Goldstein DP, Berkowitz R et al (1998) Complete hydatidiform mole. Comparison of clinicopathologic features, current and past. J Reprod Med 43:21

14. Hou JL, Wan XR, Xiang Y et al (2008) Changes of clinical features in hydatidiform mole: analysis of 113 cases. J Reprod Med 53:629

15. Felemban AA, Bakri YN, Alkharif HA et al (1998) Complete molar pregnancy. Clinical trends at King Fahad Hospital, Riyadh, Kingdom of Saudi Arabia. J Reprod Med 43:11

16. Mangili G, Garavaglia E, Cavoretto P et al (2008) Clinical presentation of hydatidiform mole in northern Italy: has it changed in the last 20 years? Am J Obstet Gynecol 198:302.e1

17. Ramsey PS, Van Winter JT, Gaffey TA, Ramin KD (1998) Eclampsia complicating hydatidiform molar pregnancy with a coexisting, viable fetus. A case report. J Reprod Med 43:456

18. Slattery MA, Khong TY, Dawkins RR et al (1993) Eclampsia in association with partial molar pregnancy and congenital abnormalities. Am J Obstet Gynecol 169:1625

19. Wong LF, Stuart B, Gleeson N (2007) Triploidy partial mole and proteinuric hypertension. J Obstet Gynaecol 27(4):424–425

20. Yoneda N, Shiozaki A, Miura K et al (2013) A triploid partial mole placenta from paternal isodisomy with a diploid fetus derived from one sperm and one oocyte may have caused angiogenic imbalance leading to preeclampsia-like symptoms at 19 weeks of gestation. Placenta 34(7):631–634

21. Prasannan-Nair C, Reynolds SF, Budden G (2006) Partial molar pregnancy with severe pre-eclampsia at 19 weeks' gestation. J Obstet Gynaecol 26(8):817

22. Falkert A, Yildiz A, Seelbach-Goebel B (2009) Partial mole with fetal triploidy as a cause for imminent HELLP-syndrome at 16

weeks of gestation. Arch Gynecol Obstet 279(3):423–425

23. Luna Russo MA, Multani SS, Ridgway M et al (2015) Second trimester presentation of preeclampsia and choriocarcinoma in a primigravida with live birth. J Matern Fetal Neonatal Med 28(8):889–891

24. Vidaeff AC, Pschirrer ER, Mastrobattista JM et al (2002) Mirror syndrome. A case report. J Reprod Med 47:770

25. van Selm M, Kanhai HH, Gravenhorst JB (1991) Maternal hydrops syndrome: a review. Obstet Gynecol Surv 46:785

26. Braun T, Brauer M, Fuchs I et al (2010) Mirror syndrome: a systematic review of fetal associated conditions, maternal presentation and perinatal outcome. Fetal Diagn Ther 27:191

27. Heyborne KD, Chism DM (2000) Reversal of Ballantyne syndrome by selective second-trimester fetal termination. A case report. J Reprod Med 45:360

28. Pirhonen JP, Hartgill TW (2004) Spontaneous reversal of mirror syndrome in a twin pregnancy after a single fetal death. Eur J Obstet Gynecol Reprod Biol 116:106

29. Livingston JC, Malik KM, Crombleholme TM et al (2007) Mirror syndrome: a novel approach to therapy with fetal peritoneal-amniotic shunt. Obstet Gynecol 110:540

30. Okby R, Mazor M, Erez O et al (2015) Reversal of mirror syndrome after selective feticide of a hydropic fetus in a dichorionic diamniotic twin pregnancy. J Ultrasound Med 34:351

31. Sezik M, Ozkaya O, Sezik HT et al (2007) Expectant management of severe preeclampsia presenting before 25 weeks of gestation. Med Sci Monit 13(11):CR523–CR527

32. Pawelec M, Palczynski B, Karmowski A (2012) HELLP syndrome in pregnancies below 26th week. J Matern Fetal Neonatal Med 25(5):467–470

33. Berry EL, Iqbal SN (2014) HELLP syndrome at 17 weeks gestation: a rare and catastrophic phenomenon. J Clin Gynecol Obstet 3(4):147–150

34. Haram K, Trovik J, Sandset PM et al (2003) Severe syndrome of hemolysis, elevated liver enzymes and low platelets (HELLP) in the 18th week of pregnancy associated with the antiphospholipid-antibody syndrome. Acta Obstet Gynecol Scand 82(7):679–680

35. Martin JN Jr (2015) The 2015 compendium of HELLP syndrome: from bench to bedside. Nova Science Publishers, New York

36. Martin JN Jr, Owens MY, Keiser SD et al (2012) Standardized Mississippi protocol treatment of 190 patients with HELLP syndrome: slowing disease progression and preventing new major maternal morbidity. Hypertens Pregnancy 31(1):79–90

37. Goldberg AB (2014) When pregnancy must end in the second trimester. Obstet Gynecol 123(6):1153–1154

38. Dickinson JE, Jennings BG, Doherty DA (2014) Mifepristone and oral, vaginal, or sublingual misoprostol for second-trimester abortion: a randomized controlled trial. Obstet Gynecol 123(6):1162–1168

39. Buyon JP, Cronstein BN, Morris M, Tanner M, Weissmann G (1986) Serum complement values (C3 and C4) to differentiate between systemic lupus activity and pre-eclampsia. Am J Med 81(2):194–200

40. Buyon JP, Tamerius J, Ordorica S, Young B, Abramson SB (1992) Activation of the alternative complement pathway accompanies disease flares in systemic lupus erythematosus during pregnancy. Arthritis Rheum 35(1):55–61

41. Klein I, Danzi S (2007) Thyroid disease and the heart [published correction appears in Circulation. 2008;117(3):e18]. Circulation 116(15):1725–1735

42. Seiler L, Rump LC, Schulte-Mönting J et al (2004) Diagnosis of primary aldosteronism: value of different screening parameters and influence of antihypertensive medication. Eur J Endocrinol 150(3):329–337

43. Funder JW, Carey RM, Fardella C et al (2008) Endocrine society. Case detection, diagnosis, and treatment of patients with primary Aldosteronism: an endocrine society clinical practice guideline. J Clin Endocrinol Metab 93(9):3266–3281

44. Brickner ME, Hillis LD, Lange RA (2000) Congenital heart disease in adults. First of two parts. N Engl J Med 342(4):256–263

45. Farese RV Jr, Biglieri EG, Shackleton CH, Irony I, Gomez-Fontes R (1991) Licorice-induced hypermineralocorticoidism. N Engl J Med 325(17):1223–1227

46. Committee on Obstetric Practice (2015) Committee opinion No. 623: emergent therapy for acute-onset, severe hypertension during pregnancy and the postpartum period. Obstet Gynecol 125(2):521

47. Ankumah NA, Cantu J, Jauk V, Biggio J, Hauth J, Andrews W, Tita AT (2014) Risk of adverse pregnancy outcomes in women with mild chronic hypertension before 20 weeks of gestation. Obstet Gynecol 123(5):966–972

48. Abalos E, Duley L, Steyn DW, Henderson-Smart DJ (2007) Antihypertensive drug therapy for mild to moderate hypertension during pregnancy. Cochrane Database Syst Rev (1):CD002252

49. Soffronoff EC, Kaufmann BM, Connaughton J (1997) Intravascular volume determinations and fetal outcome in hypertensive diseases of pregnancy. Am J Obstet Gynecol 127:4–9

50. Sibai BM, Grossman RA, Grossman HG (1984) Effects of diuretics on plasma volume in pregnancies with long-term hypertension. Am J Obstet Gynecol 150:831–835

51. Sibai BM, Anderson GD, Spinato JA et al (1983) Plasma volume findings in pregnant women with mild pregnancy-induced hypertension. Am J Obstet Gynecol 147:16–19

52. Burrows RF, Burrows EA (1998) Assessing the teratogenic potential of angiotensin-converting enzyme inhibitors in pregnancy. Aust N Z J Obstet Gynaecol 38:306–311

53. Arias F (1975) Expansion of intravascular volume and fetal outcome in patients with chronic hypertension and pregnancy. Am J Obstet Gynecol 123:610–616

54. Rosa FW, Bosco LA, Graham CF et al (1989) Neonatal anuria with maternal angiotensin-converting enzyme inhibition. Obstet Gynecol 74(Pt 1):371–374

55. Duley L, Meher S, Jones L (2013) Drugs for treatment of very high blood pressure during pregnancy. Cochrane Database Syst Rev (7):CD001449

56. Redman CW, Beilin LJ, Bonnar J (1977) Treatment of hypertension in pregnancy with methyldopa: blood pressure control and side effects. Br J Obstet Gynaecol 84:419–426

57. Ounsted M, Cockburn J, Moar VA et al (1983) Maternal hypertension with superimposed pre-eclampsia: effects on child development at 71/2 years. Br J Obstet Gynaecol 90:644–649

58. Sibai BM, Gonzalez AR, Mabie WC et al (1987) A comparison of labetalol plus hospitalization versus hospitalization alone in the management of preeclampsia remote from term. Obstet Gynecol 70(Pt 1):323–327

59. Plouin PF, Breart G, Maillard F et al (1988) Comparison of antihypertensive efficacy and perinatal safety of labetalol and methyldopa in the treatment of hypertension in pregnancy: a randomized controlled trial. Br J Obstet Gynaecol 95:868–876

60. Pickles CJ, Symonds EM, Broughton Pipkin F (1989) The fetal outcome in a randomized double-blind controlled trial of labetalol versus placebo in pregnancy-induced hypertension. Br J Obstet Gynaecol 96:38–43

61. Easterling TR, Brateng D, Schmucker B et al (1999) Prevention of preeclampsia: a randomized trial of atenolol in hyperdynamic patients before onset of hypertension. Obstet Gynecol 93(Pt 1):725–733

62. Duley L, Meher S, Abalos E (2006) Management of pre-eclampsia. BMJ 332:463–468

63. Magee LA, Miremadi S, Li J, Cheng C, Ensom MH, Carleton B, Côté AM, von Dadelszen P (2005) Therapy with both magnesium sulfate and nifedipine does not increase the risk of serious magnesium-related maternal side effects in women with preeclampsia. Am J Obstet Gynecol 193(1):153–163

64. Vanek M, Sheiner E, Levy A, Mazor M (2004) Chronic hypertension and the risk for adverse pregnancy outcome after superim-

posed pre-eclampsia. Int J Gynaecol Obstet 86(1):7–11

65. Zetterström K, Lindeberg SN, Haglund B, Hanson U (2005) Maternal complications in women with chronic hypertension: a population-based cohort study. Acta Obstet Gynecol Scand 84(5):419–424

66. Sibai BM, Anderson GD (1986) Pregnancy outcome of intensive therapy in severe hypertension in first trimester. Obstet Gynecol 67:517–522

67. Rey E, Couturier A (1994) The prognosis of pregnancy in women with chronic hypertension. Am J Obstet Gynecol 171(2):410–416

68. Sibai BM, Abdella TN, Anderson GD (1983) Pregnancy outcome in 211 patients with mild chronic hypertension. Obstet Gynecol 61:571–576

69. Sibai BM, Lindheimer M, Hauth J, Caritis S, VanDorsten P, Klebanoff M et al (1998) Risk factors for preeclampsia, abruptio placentae, and adverse neonatal outcomes among women with chronic hypertension. N Engl J Med 339:667–671

70. McCowan LM, Buist RG, North RA, Gamble G (1996) Perinatal morbidity in chronic hypertension. Br J Obstet Gynaecol 103:123–129

71. Ferrer RL, Sibai BM, Murlow CD, Chiquette E, Stevens KR, Cornell J (2000) Management of mild chronic hypertension during pregnancy: a review. Obstet Gynecol 96:849–860

# 索 引